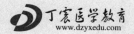

事业单位招聘护士综合应试策略

SHIYE DANWEI ZHAOPIN HUSHI ZONGHE YINGSHI CELUE

第 2 版

主　审　牟作峰　张伦忠

主　编　杨会香　井秀玲　马小霞

副主编　衣晓娟　徐金辉　钱秀玲　杨志丽

编　者　（以姓氏笔画为序）

马小霞　井秀玲　吕志云　刘国丽

衣晓娟　杨志丽　杨会香　张爱云

郑萍萍　施晓平　钱秀玲　徐金辉

高海云　黄　瑞　崔海燕　魏艳芳

北京航空航天大学出版社
BEIHANG UNIVERSITY PRESS

图书在版编目（CIP）数据

事业单位招聘护士综合应试策略 / 杨会香，井秀玲，
马小霞主编 . — 北京：北京航空航天大学出版社，
2019.1

ISBN 978-7-5124-2916-1

Ⅰ . ①事… Ⅱ . ①杨… ②井… ③马… Ⅲ . ①护士 -
资格考试－自学参考资料 Ⅳ . ① R192.6

中国版本图书馆 CIP 数据核字 (2019) 第 002408 号

事业单位招聘护士综合应试策略
主　编：杨会香　井秀玲　马小霞
责任编辑：丁　震
*
北京航空航天大学出版社出版发行
北京市海淀区学院路 37 号（邮编 100191）　http：//www.buaapress.com.cn
发行部电话：(010) 82317024　　传真：(010) 82328026
读者信箱：yxbook@buaacm.com.cn　　邮购电话：(010) 82316936
山东华立印务有限公司印装　　各地书店经销
*
开本：787×1092　1/16　印张：26　字数：666 千字
2019 年 6 月第 1 版　　2019 年 6 月第 1 次印刷
ISBN 978-7-5124-2916-1　定价：59.00 元

若本书有倒页、脱页、缺页等印装质量问题，请与本社发行部联系调换。联系电话：010-82317024

　　本书内容共分三部分：第一部分为面试知识，讲解面试基础知识、答题技巧，152道面试题系统地总结了近十年卫生系统事业单位招聘护士面试考试的命题方向和考试题型；第二部分为技能操作，按照新形势下人性化的操作标准，对常考的50项技能操作项目进行了程序细化，对操作的目的、准确性、熟练程度及注意事项进行了详尽解析和评定；第三部分为理论知识，精炼了历年考试中的重点、难点、易考点，让应试者通过典型试题来掌握解题方法和答题技巧，方便考生复习和记忆。本书透彻解析了面试、操作、理论三方面考核的应试策略，方便护理毕业生针对事业单位招聘考试系统学习和训练，提高考试成绩。

　　长期以来，全国各地医疗卫生系统单位均实行逢进必考的录用管理模式。我国每年都有大量的护理毕业生面临就业，为给全国护理毕业生提供一本针对性、实用性强的录用考试综合辅导教材，我们在充分调查用人单位要求和考生需求的基础上，组织编写了涵盖面试知识、技能操作和理论试题三方面内容的《事业单位招聘护士综合应试策略》，于2014年10月由人民军医出版社出版。该书出版后，受到读者的广泛好评与推荐，成为2015年度医学考试辅导畅销图书。由于2016年人民军医出版社按照中央要求停止对外有偿服务，《事业单位招聘护士综合应试策略》即停止市场销售，但我们不断接到来自全国各地读者的购买问询，迫切希望本书能尽快再次发行。

　　近几年，随着护士招聘考试形式的变化，面试占分比重逐年加大，很多考生迫切期待有针对性强的面试考试专用教材。2016年10月，我们编写的《医疗卫生事业面试一本通》由化学工业出版社出版。书中详细讲解了结构化面试的规律，开拓应试者的认知模式，强调面试中的创新性思维模式，引导应试者掌握灵活多变的解题方法与思路；书中还总结了近十年来全国医疗卫生机构招录考试中的部分面试真题，并给出参考答案，可以满足医疗卫生系统各个专业应聘考试的需求。该书因内容全面、科学实用、指导性强，被指定为医疗卫生系统招录工作人员考试专用教材，成为30多家网络书店的热销图书，多次印刷。本书的面试知识即选取自《医疗卫生事业面试一本通》书中的部分经典内容。

　　在目前我国的医疗服务体系中，患者对护士的护理水平提出了更高的要求，用人单位都希望能够招录到业务熟练、善于沟通、有较强判断力的护理人员。随着护理新技术的不断应用以及一次性耗材的更新，过去很多经典的护理操作程序已不能适应新形势下患者的人性化护理需求，亦不能满足当今事业单位招聘护士技能考试的需求。于是，我们对常考的50项护理技术进行了改编，对每项护理技术的操作目的、操作流程和注意事项都作了详尽解析。标准化的操作程序样式统一，布局合理，方便查阅与学习，明显降低学习的难度；每项操作技术的内容标分、扣分点均根据操作的标准质量、熟练程度及对患者所起到的效果而经过准确计算和量分，可使操作重点突出，方便了考评老师公平公正地测评，也有利于操作者自己修正错误和针对性地演练。

　　在理论知识部分，精选了历年护士招聘考试的重点、难点、易考点，总结了典型的20套演练试卷，涵盖了基础护理学、内科护理学、外科护理学、妇科护理学、儿科护理学以及常见急救知识等方面的重要知识点，方便应试者快速复习与记忆，在充分构建理论知识体系的前提下，全面夯实理论基础，快速提高实战能力。

　　本书已编写两年，经过不断修改完善，但水平有限，难免有疏漏和不当之处，敬请读者与同仁批评指正，以使本书更趋完善，更好地服务于护理人员和应试者。

井秀玲

2019年3月

第一部分　面试知识

第二部分　技能操作

第三部分　理论知识

第 一 部 分

面试知识

第一章 面试知识概述

第一节 面试的含义及重要性

一、面试的含义

有人认为，面试就是谈谈话、见见面而已；也有人认为，面试就是口试，就是主考官与应试者交谈，应试者以口头回答问题的考试形式；也有人认为，面试即面谈加口试，是通过主考官与应试者直接见面、边提问边观察分析与评价应试者的仪表气质、言谈举止、体质精力以及相关素质能力，权衡是否与职位要求相适应的考试方式。而我们认为，面试是一种在特定场景下，经过精心设计，通过主考官与应试者面对面的观察、交谈等双方沟通的方式，了解应试者素质特征、能力状况以及求职动机等的人员甄选方式。"精心设计"的特点使它与一般性的交谈、面谈、谈话有区别，面谈与交谈，强调的只是面对面的直接接触形式与情感沟通的效果，它并非经过精心设计；"面对面的观察、交谈等双方沟通方式"，不但突出了面试"问""听""察""析""判"的综合性特色，而且使面试与一般的口试、笔试、操作演示、背景调查等人员素质测评的形式也分别开。口试强调的只是口头语言的测评方式及特点，而面试还包括对非口头语言行为的综合分析与判断。

多数用人单位招聘录用考试采取笔试和面试的方式，测试应试者的专业基础知识、技能水平以及其他适应职位要求的业务素质与工作能力。另一项研究表明：80%以上的招聘单位，在其人员的招聘与录用工作中，是借助于面试这一甄选手段来完成的。可见，面试无论是在卫生系统事业单位的录用考试中，还是在其他单位的人员选聘中，都发挥着极为关键的作用。

卫生系统事业单位招录护理人员面试考试是由卫生系统事业单位招录部门精心设计，通过多种方法，在特定的场景下面对面的测评应试护理人员的基本素质、沟通能力、协调能力、应急能力、专业知识等相关素质的一种考试方式。在卫生系统事业单位招录工作中，笔试、操作考核、面试是考核应试者知识素质、工作业绩、能力素质的三个不可缺少的组成部分，而面试是测评新晋工作人员能力素质的最直接、最有效的途径，同时也是最关键环节。因此，面试越来越受到人们的重视。

二、面试的特点

作为卫生系统事业单位招录考试中的一个重要环节，面试有其显著的特点。笔试是测评应试者是否具备职位所要求的专业知识能力素质，而面试是以谈话与观察为主要手段，由表及里测评应试者的素质、能力、经验等多种素质的一种方法。面试具有以下几个特点：

1. **内容灵活** 面试内容因招聘工作岗位的不同和人员的多少而无法固定。不同的工作岗位其工作内容、职责范围、任职资格条件等都有所不同。例如，公安岗位和医院招聘临床护理岗位，无论其工作性质、工作对象，还是其任职资格等都有很多差别。企业与事业单位相比，因其职能不同，职位的条件、要求就有较大悬殊。因此，面试的测试内容和测试方式就不能统一规定，面试题目和考查角度都因岗位的不同而应有所侧重，灵活多样。因招聘岗位所需人员和报考人员的数量，每场面试可以是几人或者是几百人，面试的形式可以是单独面试和集体面试两种形式。

2. **以谈话和观察为主要手段** 谈话是面试过程中的一项非常重要的手段。在面试过程中，主考官向应试者提出各种问题，由应试者针对这些问题进行回答，他不仅可以直接、有针对性地了解应试者某一方面情况或素质，而且对于驾驭面试进程、营造良好的面试氛围都有重要影响。观察是面试过程中的另一个主要手段，在面试中，主考官应善于运用自己的感官，观察应试者的非语言行为，判断应试者的行为类型，进一步推断其深层心理和素质。

3. **面试是一个双向沟通的过程** 面试是主考官和应试者之间的一种双向沟通过程，应试者也不是完全处于被动状态。主考官可以通过观察和谈话来评价应试者，应试者也可以通过主考官的行为来判断主考官的评价标准、对自己面试表现的满意度等。同时，应试者也可借此机会了解自己应聘的职位情况、工资待遇及自己关心的信息，以此决定自己是否接受这一工作。

4. **主观因素强** 面试和笔试有很大的差异，不像笔试那样有明确的客观标准，可以一目了然，面试往往带有较强的主观性。面试考官的评价结果往往受到个人主观印象、情感和社会经验等诸多因素的影响，使得不同考官对同一应试者的评价结果会有较大差异。所以，面试评价的主观性似乎是面试的一大弱点，但从另一个角度讲，面试的这种主观性也为用人决策提供了"可靠"的依据。假如一位应试者的理论成绩很好，但面试中考官认为他的表现不好或者他的性格不适合这一工作，就有可能被淘汰出局。

三、面试在招录中的重要性

1. **考查内容全面** 笔试是以文字为媒介，考查一个人的知识水平和专业素质能力，但专业素质能力很难通过文字表现出来。现在很多岗位需要一些仪表端庄、形象气质佳、表达能力强、善于沟通的工作人员，这必须靠面试来进行考查和选拔。

2. 可以避免高分低能和冒名顶替　在日常生活中我们经常见到一部分人，笔试成绩优秀，但言语木讷，回答问题观点幼稚、肤浅，分析问题和解决问题的实际能力很差；还有一部分人，笔试成绩一般，如果仅以笔试成绩作为录用依据，这部分人就没有机会被录用，但如果再辅以面试考试，这部分人或许在面试中对答如流，表现极佳，从而成为最佳人选。考场如战场，有的人为了打胜仗，不是去提高自身实力，而是使用各种歪招，让人冒名顶替自己应试，通过面试中考官对应试者准考证和身份证的审查，以及考官与应试者面对面的交流，可以避免冒名顶替的现象。

3. 可控性强　根据招录要求，考官可以灵活设计面试考题和实施面试方案，考查的内容可深可浅，有很大的弹性。面试方案只要设计合理，措施得当，就可以准确地测试出应试者的某方面素质，包括人的心理素质、发展潜力、身体素质等，这样就能为单位选拔到综合素质较高的优秀人才。

4. 可深度测评综合素质　从理论上讲，面试只要精心设计、措施得当，就可以准确地测评出应试者的特定素质。如果在面试中加入心理测验、情景模拟、角色扮演、工作演示等考核方法，不仅可以考查出应试者的组织能力、协调能力，还可以考查出一些应试者的实际工作能力，甚至应试者的心理素质、身体状况等，也可以通过面试得知。

第二节　卫生系统事业单位结构化面试概念和构成要素

面试依据规范化程度，可分结构化和非结构化面试两个基本类型。目前卫生系统事业单位面试考试主要采用结构化面试的形式。

一、结构化面试概念

结构化面试又称结构化面谈或标准化面试，是指面试前就面试所涉及的内容、试题评分标准、评分方法、分数使用等一系列问题进行系统结构化的面试方式。结构化面试的一项主要要求是对报考相同职位的应试者，应测试相同或相近的面试题目，使用相同的评价标准，必须严格遵循特定程序。测评人员通过与应试者面对面的语言交流，对应试者进行评价。结构化面试是当前面试应用最广的一种方法，党政领导干部选拔面试、公务员录用考试、竞争上岗等都把它作为一种主要方式。结构化面试的结构严谨，层次性强，面试的程序、考核的内容、评分模式相对固定，标准化程度高，对应试人员的综合素质测定相对准确，面试结果也更为客观、公平、有效。结构化面试也是目前卫生系统事业单位招录医疗卫生人才的主要面试方式。

二、结构化面试构成要素

面试要素是指构成面试的一些基本要素。面试有10个要素，即面试目的、面试内容、面试方法、面试考官、面试应试者、面试试题、面试时间、面试考场、面试信息、面试评定。这些要素是任何一项面试活动都不可缺少的，它们的有机构成是面试活动成立的前提条件。在不同的面试活动中，这些要素的表现形式和作用是不同的。合理的配置和使用这些要素，是做好面试工作的基础。

1. **面试目的**　面试目的是指面试要达到的目的，即通过面试要达到的预期效果。在事业单位招录中，面试的目的是通过对应试者素质进行有效的测评，选出德才兼备的合适人才。从应试者方面来说，参加面试的目的是向考官展示自己的素质，以此作为获得被录用的资格条件。

2. **面试内容**　面试内容即面试测评项目或测评要素，是指面试需要测评的应试者的能力、个性品质等方面的具体内容。现行面试的主要模式是要素分解式，即设想应试者的素质是由多种要素构成的有机体，把这个有机体的构成要素列出来，再选择重要的和相关的素质指标进行测评。因此，如何恰当地、有针对性地选择与岗位要求密切相关的素质进行测评，是十分重要的问题。

3. **面试方法**　面试方法是实施面试的具体技术，是影响面试效果的重要因素之一。不同的面试方法对应试者素质测评的侧重点也不同，在面试时存在一个面试方法的选择问题，如面试可以分为结构化面试、半结构化面试和非结构化面试3种，事业单位招录面试采用的则是结构化面试方法。

4. **面试考官**　面试考官是面试的测评者，是对应试者的素质进行评价的执行者，在面试中扮演着十分重要的角色。面试考官的素质如何，对面试结果有很大影响。面试考官的任务是实施面试，包括提出面试问题、观察和分析应试者在面试中的各种行为表现、对应试者进行评价等等。

5. **面试应试者**　面试应试者是面试测评的对象，与面试考官一同构成面试活动的主体。应试者与考官之间是被测评者与测评者的关系，在面试中，考官正是通过应试者对面试问题的回答，达到对应试者测评的目的。

6. **面试试题**　面试试题主要是指面试考官对应试者提出一定的行为反应的要求。面试试题不同，提出的要求也不相同。由于面试模式的不同，面试试题也有多种多样的表现形式，即题型的多样性。比如，行为性的面试试题，要求应试者描述过去发生的真实行为事件；情境性的面试试题，要求应试者回答在假定情境中的行为表现；意愿性的面试试题，要求应试者反映自己的行为动机。

7. **面试时间**　面试时间是面试活动在时间维度上的体现。一般而言，在其他条件不变的情况下，面试时间越长，面试结果的可信度越高。但是，在实践中受多种因素的影响，面试时间往往不可能太长。因此，如何在较短时间内得到全面准确的应试者的信息是一个值得研究的问题。

8. **面试考场**　面试考场是面试活动在空间维度上的体现。面试考场的布置是实现面试效果如何的关键，面试室的大小、考官与应试者位置的安排、光线以及噪声干扰等问题对面试都有一定的影响，这些因素都是面试考场布置时需要考虑的因素。

9. 面试信息　面试信息主要包括考官信息和应试者信息两个方面。考官信息指面试测评过程中考官所发出的信息。最主要的考官信息，是考官对应试者下达的测评指令，以及对应试者的行为反应所表现的态度等。应试者信息指面试测评过程中应试者所表现出的行为反应信息，包括自觉发出的和不自觉发出的、语言的和非语言的。最主要的应试者信息是对考官的提问所做出的行为反应，即作答情况。

10. 面试评定　面试评定指面试考官利用事先拟定的测评标准，根据应试者的行为表现对其相关的素质进行评分或评价。

第三节　卫生系统事业单位结构化面试的基本形式和实施

一、结构化面试的主要形式

1. 单独面试　单独面试是指主考官逐个地与应试者单独面谈，这是最普遍、最基本的一种面试方式。单独面试的优点是能够提供一个面对面的机会，让面试双方较深入地交流。单独面试有两种类型：一是只有一个主考官负责整个面试过程，这种面试大多在较小规模的单位录用较低职位人员时采用；二是有多位主考官参加整个面试过程，但每次均只有一位与应试者交谈，事业单位招录面试大多采用这种形式。

2. 集体面试　集体面试又叫小组面试，指多位应试者同时面对面试考官。在集体面试中，通常要求应试者作小组讨论，相互协作解决某一问题，或者让应试者轮流担任领导主持会议、发表演说等。这种面试方法主要用于考查应试者的人际沟通能力、洞察与把握环境的能力、领导能力等。无领导的小组讨论是最常见的一种集体面试法。

3. 一次性面试与分阶段面试

（1）一次性面试：指用人单位对应试者的面试集中在一次进行。在一次性面试中，面试考官的阵容一般都比较"强大"，通常由用人单位人事部门负责人、业务部门负责人及人事测评专家组成。在一次性面试情况下应试者能否面试过关，甚至是否被最终录用，都取决于这一次面试表现。面对这类面试，应试者必须发挥所长，认真准备，全力以赴。

（2）分阶段面试：分阶段面试又可分为两种类型，即依序面试和逐步面试。依序面试一般分为初试、复试和综合评定三个阶段。初试的目的在于从众多应试者中筛选出较好的人选，主要考查应试者的仪表风度、工作态度、上进心、进取精神等，将明显不合格者予以淘汰。初试合格者进入复试，复试以考查应试者的专业知识和业务技能为主，衡量应试者对拟任工作岗位是否合适。复试结束后再由人事部门会同用人部门综合评定每位应试者的成绩，最终确定合格人选。

4．常规面试与情境面试

（1）常规面试：是最常用的面试，以问答形式为主。在这种面试条件下，主考官处于积极主动的地位，应试者处于被动地位。主考官提出问题，应试者根据主考官的提问作出回答，展示自己的知识、能力、素质和经验。主考官根据应试者对问题的回答以及应试者的仪表仪态、肢体语言、在面试过程中的情绪反应等对应试者的综合素质作出评价。

（2）情境面试：是面试形势发展的新趋势。在情境面试中，突破了常规面试即主考官和应试者一问一答的模式，引入了无领导小组讨论、公文处理、角色扮演、演讲、答辩、案例分析等人员甄选中的情境模拟方法。在这种面试形式下，面试的具体方法灵活多样，面试的模拟性、逼真性强，应试者的才华能得到更充分、更全面的展现，主考官对应试者的素质也能作出更全面、更深入、更准确的评价。

二、结构化面试实施程序

面试考试的实施在卫生系统事业单位招聘考核中是一个非常重要的环节，一般遵循以下程序：

1．根据岗位工作性质和特点，确定面试考核的内容、测评的要素和应试者应具备的必要条件。

2．根据测评要素，组织专家命题并进行讨论，编制合适的面试题和评价标准。

3．根据岗位特点、测评要素、面试对象（面试一般是笔试合格人员）确立合适的面试方法。

4．在事业单位招录面试考试时，用人单位招聘负责人会根据单位领导的要求确立考评小组，由面试主考官和其他考官组成，人员一般有单位领导、人力资源部人员、科室负责人等。

5．根据面试要求，拟定面试程序，并提前联系好考试中所涉及的场所，安排好面试室、候考室、服务人员，备好面试考试中所需要的各项物资和面试评分表等各种材料。

6．对应试人员下达面试考试时间、地点、考试要求、注意事项、考试顺序等事宜。

7．面试开始前，召开考官会议，检查工作的准备情况，进一步明确评分标准、面试时间、职责分工、组织协调等问题。

8．一般由主考官向应试者提问和讲解注意事项，应试者答题，主考官负责进一步提出问题进行提问，对考场出现的意外情况进行决策。

9．在面试考核过程中，面试小组应遵循公平、公正、严谨、回避、合理等原则。事业单位面试考试要求必须有监督部门参与全程监督，目的是保证考核在平等竞争的条件下进行。

10．面试结束后，考评小组负责人和面试考官要及时整理考试材料和计算面试成绩，报主管部门，以便确定录取分数线，拟定合格人选。

第四节 卫生系统事业单位结构化面试的程序和测评要素

一、结构化面试程序

1．面试前一段时间，招录单位通知应试者限于一定时间在某一地点集合，在此期间工作人员负责将应试人员的通讯工具集中放置，并组织所有应试者进行抽签来决定考试顺序，将此次面试考试的顺序与以前的笔试考试序号打乱，抽签后，应试者进入候考区。

2．应试者等到工作人员通知后进入思考室，一般会有两道思考面试题，思考时间一般为3～5分钟，有的考点会准备好笔和纸，可以允许应试者写下所回答问题的提纲和内容。由于地区差异等因素，有的地区没有进入思考室这一环节。

3．工作人员引导应试人员在面试考场门外等候，或者直接进入面试考场。

4．应试者入场这一环节特别重要。在这个环节，考官通过对应试者的仪表、仪态观察，形成对应试者的第一印象。

5．面试答题是整个面试流程中的核心环节，也是能否取得面试成功、获得理想职位的关键阶段。结构化面试一般要求应试者在规定的时间内回答两个题目。题目的给出通常采用以下三种方法，一种方式是在思考室给出，有3～5分钟的思考时间；另一种方式是现场给出，由考官读题；还有一种方式就是让应试者从一个信封内多个题目中随机抽题。无论是采用哪种方式，考官都会提示应试者思考时间和答题时间，第一种方式则不需要提示思考时间。如果现场答题，应试者应认真听题，快速组织答案，还要合理安排思考和答题时间，把握好答题节奏。一般来说，思考时间和作答时间基本一致较为合适。

6．在结构化面试环节中，考官可能会根据你的回答进行随机提问，有可能因为你前面的回答很精彩而引起考官的重视和了解欲望，也可能是因为你回答的不够清楚或有漏洞而进行追问，无论是哪种情况，应试者都应该镇定自若，从容回答。

7．面试答题结束后，考官会让应试者退场。在退场时，应试者依然要保持好的仪表仪态，给考官一个始终如一的印象，对考官微笑致谢，给考官留下好的整体形象，避免因退场时仪表仪态不佳而影响面试成绩。

8．由于各地情况不同，计分和公示分数方法也不同。有的地方稍等片刻就当场公布分数，有的地方是等所有人面试结束后统一公布分数，有的地方是几个考场加权分值后再进行公布。无论结果如何，应试者都应该保持良好的心态，给考官及他人留下好的印象。

二、卫生系统事业单位结构化面试的测评要素

结构化面试的测评要素是指能将某一工作中表现优异者与表现平平者区分开来的个体潜在的深层次特征因素。结构化面试测评要素的确定应依据对面试的具体要求（如面试达到的目的、

职位的具体要求等）而定。由于医疗护理岗位的特殊性和职位的专业性，卫生系统招录护理工作人员结构化面试不同于公务员面试和选拔党政领导干部的面试，其测评要素也有较大差异。近年来，在卫生系统事业单位招录护理人员面试中常用的测评要素主要有以下几点：

1．综合分析能力　综合分析能力是应试者分析问题、判断问题、解决问题的能力。通过应试者对问题的回答，主要考查应试者能否看透事物的本质，对事物的认识是否深刻，思维是否清晰条理，判断是否准确，表达是否流畅，以及是否有系统、全面、准确地分析事物和解决问题的能力。

2．组织协调能力　组织协调能力就是根据工作任务，对资源进行分配，同时协调、控制和激励群体活动，使之相互配合，从而实现组织目标的能力。组织协调能力是每个人打开工作局面、培养良好的人际关系、实现工作目标和取得优异成绩的基本功。组织协调能力目前已经成为21世纪衡量人才的重要素质之一，在卫生系统面试考试中也是必考题，所占权重跟综合分析能力相同。

3．人际沟通能力

（1）人际沟通能力是指通过情感、态度、思想、观点的交流，建立和维护自己与他人、团体的关系，这些关系是有目的的、与工作相关的，包括与他人的沟通，以及组织中的服从、合作、协调、指导等方面的能力。

（2）由于卫生系统事业单位护理工作人员要与各种各样的人打交道，需要处理各种繁杂的事物，是否有较强的社交能力和沟通能力直接影响到工作的顺利开展和服务质量。因此，在卫生系统事业单位面试中，人际沟通能力也成为一项重要的测评要素。

4．应变能力　应变能力要求应试者在有压力的情况下，思考、解决问题时能够迅速而灵活的转换角度、随机应变、触类旁通，做出正确的判断和处理。在卫生系统事业单位面试中，考官测评应试者的应变能力，一般是注重以下几个方面：头脑机智灵活的程度，对突发事件的应急处理能力，对重大问题的决策能力，对考官提出的问题是否迅速、准确的理解，并尽快作出相应回答的能力。

5．自我情绪控制能力　自我情绪控制能力是指在受到较强刺激或处于不利的情景时，能否保持自己的情绪稳定，并约束自己行为反应的能力。医疗护理人员在工作中经常会遇到患者病情突然出现异常变化、家属情绪激动有施暴现象等，这就需要工作人员有良好的自我情绪控制能力，从而能够冷静从容的应对，以控制当前局面。在卫生系统事业单位面试中，善于用理智控制感情，针对不同的场合、不同的事情、不同的对象，恰到好处地流露自己的情感，这是十分重要的。在面试过程中，考官要看应试者能否在遇到批评、遭遇挫折以及工作压力时，克制情绪，理智对待。

6．责任心与进取心　因为卫生系统事业单位工作人员所从事的工作，是关系到患者生死攸关、非常神圣的工作，医疗护理人员应具备严谨、负责的品质。卫生系统事业单位工作人员的责任心，不仅表现为医疗护理工作职责的责任感，还应该表现为有较强的社会责任感。医疗护理人员应注重学习，不断进取，用学到的新知识、新技术更好地为患者服务，这对维护患者的生命健康起着非常重要的作用。

7. 举止仪表　举止仪表是指应试者外在的穿着打扮和言行举止表现。应试者的穿着打扮是否得体，言行举止是否符合一般的礼节，表现是否沉着、稳重，精神是否饱满，这些要素都是考官评价考生的参考依据。

8. 求职动机与拟任岗位的匹配性　求职动机是指在一定需要的刺激下直接推动个体进行求职活动以达到求职目的的内部心理活动。个人的求职目的与拟任职位所能提供的条件一致时，个人胜任该职位并稳定从事该工作的可能性较大。求职动机与拟任岗位的匹配性是用来了解考生为何选择做医疗护理工作，对所从事的工作是否了解，在工作中追求什么，以便判断用人单位所提供的工作环境和职位能否满足其工作要求和期望，同时也是测试考生是否具备该职位所需要的素质和能力。

第二章 面试准备

　　面试是一种在特定场景下经过组织者精心设计以考官与应试者的面对面交谈与观察为主要手段，由表及里测评应试者的知识、能力、经验等与所从事的职业相关程度的一种考试活动，包括语言和非语言两种水平的信息交流过程。在面试中，应试者并非完全处于被动状态。考官可以通过观察和言辞问答来评价应试者，应试者也可以通过考官的行为来判断考官的态度和偏好、价值判断标准，对自己在面试过程中表现的满意度，以此来调节自己在面试中的行为。同时，应试者也可以借此机会了解将要从事的工作岗位的条件、待遇、特殊性，并由此决定自己是否可以接受这一职务。

第一节　面试前准备

　　很多应试者在面试之前都进行了充分准备，上考场之前信心百倍，志在必得，但最终的结果常常令考生百思不得其解。有的考生高谈阔论，指点江山，却名落孙山；有的考生在面试中规规矩矩，不显山露水，却金榜题名。可能有的人认为后一种考生表现过于平淡，然而，稳重、沉着却恰恰是护理工作最需要的素质。考场上发挥失常让很多应试者都与事业单位职位失之交臂，而失败的原因往往并不是自我知识的匮乏，通常是心理准备不足，以致前功尽弃。根据应试者的这一心理特征，本节专门对此问题详细讲解，希望对应试者有较大的帮助。

一、心理准备

　　1. 树立自信心　面试还没开始，很多考生的信心大厦就已经倒塌了。很多考生都知道在卫生系统事业单位招聘录用考试中，面试是最关键的一环，因而习惯性无限度地夸大面试中的每一个因素，把每一个因素都当成难以逾越的大山，结果不战而败。那么如何跨越这个心理难关呢？

　　第一，应试者对事业单位要求具有强烈的职业认同感，这是积极心态的来源。只有你真正地想得到它，才能在激烈的竞争中勇往直前。所以，应试者在备考过程中要认真思考自己的未来，在职业选择中清晰定位。

第二，应试者要学会欣赏自己。在与其他应试者的比较中，多想一想自己的优势和潜能，有利于增强自信。能发现自己的优势，能够客观地评价自己也是成熟的表现。从应试者走进考场的那一刻起，举止仪表，都要表现出足够的信心，把真实的自己表现出来。既然想应聘，那就应该相信自己能胜任工作。过于低估自己的能力或认为所面试单位高不可攀，会挫伤自信力，降低面试的成功率。

第三，给自己适当的心理暗示，可降低面试时的紧张程度。

第四，应试者要认识到，考官是在为单位挑选合格的人才，考生就是面试单位要招录的优秀成员。这样考生就会站在面试单位的角度考虑问题，能摆脱假想的敌对状态，可以不必劳神费力地讨好考官，只需要坦然自若地展现自己的优势即可，这样考生就能在面试中保持一种轻松的心理状态从容应对。

2．充满爱心　医务工作者所从事的是救死扶伤、关系到患者生命安危、神圣的工作。作为护士应从内心深处热爱自己的工作，爱岗敬业，以一颗善良、坦诚的心对待每一位患者，进行发自内心的同情和实施人道主义的帮助。在工作中应设身处地为患者着想，处处关怀和体贴患者，体现出诚实可信的美德及良好的慎独修养，认真平等地对待每一位患者，使自己的崇高素质在工作中得到完美体现，有效地提高护理工作质量，为患者的生命健康奉献自己的大爱。在与同事相处时，也要怀着一颗关爱他人的心，严以律己，宽以待人，既要尊重同事，也要包容同事，学会换位思考，关心他人，无论是工作还是生活，只要怀有一颗关爱他人的心，自然可以建立良好的同事关系。

3．准备精心　这种准备不只是知识、面试技巧和形象设计方面的准备，还应有心理上的准备，相信自己的实力，敢于挑战，拥有强烈的进取心，这是成功的基础。精神状态的准备也是很重要的，沉着、冷静、放松，心情舒畅，保持最佳的竞技状态，这是成功的保证。还有胆量的准备，怯场是失败者的通病。对此，事先可多了解有关应聘单位实施面试考试的一些方法和面试程序，对面试考试提前进行一些必要的模拟演练，以强化自己对考试环境的适应能力，这是成功的重要条件。平时自己要有意识加强这方面的锻炼，善于利用一切机会来锻炼自己的胆量，训练自己的表达能力，不怕出丑，不怕被人耻笑。在面试中，评委打分，不只看你问题回答得怎样，还会关注你在考场上的精神状态、心理素质、内在气质和外在形象等。如果在考场上表现得慌乱、紧张、缺乏理智，会给评委留下不好的印象，问题回答得再好，得分也不会很高。孙子说：知己知彼，百战不殆。所以面试前的精心准备是很重要的。

4．体现责任心　首先，责任心反映了一个人的精神境界。有责任心的人，突出的优点是他们绝不是个人中心主义者，他人的、集体的、国家的利益总是先于自己的利益。"风声雨声读书声，声声入耳；家事国事天下事，事事关心。"责任感之所以可贵，是因为这种伟大的情怀往往同奉献乃至牺牲联系在一起。绝大多数人的工作是平凡的，但只要自觉承担责任，就会受到人们的尊敬。其次，责任感反映了一个人的思想品德，责任感总是和顾全大局、忍辱负重、任劳任怨等优良品德联系在一起。经验告诉我们：凡是那些为社会、为国家做了好事又不期望得到回报的人，通常也是乐于以高度负责精神投入工作的人。再次，责任感落实到日常工作中就是责任心。学识、能力、才华很重要，但缺乏责任感、责任心，就无法担当重任，就不可能成功。缺乏责任心使我们看不到应该看到的细节，或者看到并没有认真去对待，或者做不到位。无论是高层领导还是平凡岗位上的工作人员，对待工作都应该保持高度的责任心。一颗铆钉足以倾覆一列火车；一根火柴足以毁掉一片森林；一张处方足以决定一个人的生死。很多低级错误，包括一些不该发生的医疗事故，就是因为缺少那么一点点责任心造成的。

5．一颗平常心　所谓平常心，就是看淡招聘应试。把参加考试当成一次检阅、展示、锻炼自己的机会。看淡，并非放弃、不积极进取，而是要对应试有一个正确的认识，重在参与，不过分计较成败。竞争总会有胜者和败者，胜败都无所谓，只有以这种心态进行面试，才能思想放松，轻装上阵。如果将应试看得太重，心理压力太大，势必造成情绪紧张。心理负担过重，就会导致面试时过度紧张，影响自己水平的发挥。面试是自己综合素质的体现，不要指望奇迹的出现。绝大多数的应试者在重大关头出现应急性的焦虑，这个是正常的。过高地要求自己，不仅会使心理紧张，也会在回答问题过程中，不断地停顿，而停顿会让考官感觉你不自信，这其实是对自己要求过高导致的。

焦虑是指一种明显缺乏客观原因的内心不安或无根据的恐惧。预期面临不良处境的一种紧张情绪，表现为持续性精神紧张（紧张、担忧、不安全感）或发作性惊恐状态（运动性不安、小动作增多、坐卧不宁或激动哭泣），常伴有自主神经功能失调表现（口干、胸闷、心悸、出冷汗、双手震颤、厌食、便秘等）。常见的摆脱焦虑的方法有以下几种。

（1）接受自己。要想得到别人的欢迎，首先得自己接受自己。

（2）对自己宽严有度。苦难是人生的一块垫脚石，对于强者它是一笔财富，而对于弱者它是万丈深渊。要做到胜不骄，败不馁。这防馁之道便是宽容自己，当然这种宽容是有一定程度的。

（3）倾诉焦虑。当心中有苦闷焦虑时，不妨向他人倾诉出来，在交谈中释放自己的焦虑，这样你就会觉得轻松愉快了很多。

（4）坦然面对。当产生焦虑时，可想"天下本无事，庸人自扰之"这句话，不要自己吓唬自己。因此，无论在面试前，还是面试中，应试者都要避免过度的焦虑，带着一颗平常心，去做自己该做的事情，坦然面对一切。

二、常见的心理问题及克服方法

1. **期望过高** 有些应试者看社会过于理想化，不能正确地评价自己与周围的环境，常常对自己期望过高。在面试过程中，这类应试者表现出盛气凌人、目空一切、满不在乎、舍我其谁的姿态。他们一般个性鲜明，在学校里是班干部，实习时是实习队长，某方面有专长，过去受过很多奖励或得过许多荣誉。但期望值过高、过于自负的应试者往往他们的成绩不尽如人意，应试结果事与愿违。克服期望过高的办法是有意识地多参与社会生活，多和同学、朋友沟通，多听取别人的建议，拉近自己与现实生活的距离，提高自我评价能力和适应社会的能力。

2. **趋同心理** 指应试者一味迎合、顺从主考官。具体表现为对考官言听计从，甚至言行举止都与主考官保持一致。趋同心理的根源在于缺乏应有的个性品质，如缺乏自信、盲目模仿、无主见等。具有这种心理的人特别注重别人对自己的看法，把别人对自己的评价视为高于一切。在和别人打交道时，一味期求得到别人的好感，甚至不惜放弃自身的观点，唯恐招致别人的不满。

具有较强趋同心理的人往往极力在各种场合为自己塑造一个人见人爱的形象。这种人在面试中会不失时机地向主考人员恭维几句，在回答问题时也往往顺着主考人员的弦外之音进行回答。应试者企图用逢迎的表情和语言来博得考官的好评。事实上在大多数情况下，非但得不到主考人员的好感，而且还会降低他们对于应试者真实素质的评价，因而是不可取的。面试是综合素质的体现，展现的是自身的真才实学及良好的仪表风度。所以面试时应试者不必刻意去迎合考官，应该保持良好的心态，自然而从容的应答才是最佳选择。

3. **过度紧张** 有多种方法可以帮应试者较好地克服面试紧张的问题。第一，换一种心态，既然你想应聘，那你就应该相信自己能胜任工作，充分考虑自己的优势，有一种"我行"的自信。有了自信，紧张感就会被战胜。第二，面试前，对自己进行适当的心理暗示，经常对自己说："我很优秀！""我很棒！""我一定能成功！""我是勇敢的人，我怕什么呀！"。一方面可以鼓励自己，同时也可以起到心理暗示的作用，降低面试时的紧张程度。第三，如果答题前非常紧张，或者没准备好，不知道说什么，这时候可以说点"过渡"的话（起缓冲作用，事先准备好的一些话）过渡一下，但不宜说太多，比如说"我来到这里面试，很激动，也有点紧张，请多包涵！"类似的话可以在很大程度上减少心理紧张度。稳定自己紧张的情绪，在思考中使思维重新回到题目上来，不能急躁，不能冷场，更不能流露出不知所措的情绪。再开始答题，你会发现已经放松了好多，为了缓解情绪紧张，答题时还可以适当放慢节奏。其实大家一般都会理解你的心情，更不会嘲笑你。第四，要学会"目中无人"，两眼平视，不要盯着考官的双眼与其对视，看其额头或者下颌，或者把考官假想为自己的朋友或者师长，这样可以减轻自己的紧张程度。第五，正式面试前，尽量多参加几次面试，或者找朋友及家人模拟面试，训练自己克服恐惧，这样就可以提高自己的心理承受能力。相信自己经过这样的训练后，心理素质会越来越好。第六，如果面试时特别紧张，应试时会晕倒或者紧张颤抖得说不出话来，可以在答题前半小时舌下含化心得安 5～10mg，效果很不错。答题时会非常冷静，从容面对。相信以上方法可以帮助应试者较好地消除面试紧张的问题，充分发挥出自己的真实水平。

第二节 面试知识准备

一、面试材料搜集

对于即将参加面试的应试者来说，首先要做的就是全面搜集有关面试的相关材料，包括考试大纲、教材、历年考题等。向老师及有面试经验的人请教，或者找有权威的面试培训班参加面试培训，尽可能掌握面试的各种知识，以做到心中有数。

二、面试前职位调研

对所要报考的单位和职位进行调查研究，会减少你报考的盲目性，从而减少你被录用以后可能产生的心理落差，也有利于顺利开展工作及职业生涯的设计。求职动机不单是主考官必须关心的问题，也是应试者必须关心的问题。应试者必须对自己的求职动机有明确的认识，而这种明确的认识必须建立在可靠的信息基础上，因此，你必须尽可能多地了解拟任职位情况。如果你在了解实际情况后依然坚持自己的选择，那么你就不会在将来的工作中产生巨大的心理落差。

首先，调查研究招考单位的性质、主要职能、组织结构和规模；其次调查研究招考单位拟任职位全面真实的信息，如工作的性质、任务、职责以及工作待遇等。应试者在考前掌握的信息越充分，复习备考就越有针对性，面试也就容易得高分。

第三章　面试礼仪

第一节　着装礼仪

从礼仪的角度看，着装不能简单地等同穿衣。面试中，失败者的穿戴常常不合时宜，男士可能是西装笔挺，却不打领带，脚蹬跑鞋，或一身牛仔；女士则可能是身着超短裙，T恤飘飘洒洒，脚下是一双走起路来"咯咯"作响的高跟鞋。这样的着装无异于在公共场合自我曝光，表明自己是"不入流"同时不注重与周围环境协调一致的人，而这种人恰恰是面试官不希望看到的。

一位面试考官评论某位应试者说："某某考生的着装，让我们很难接受她。她衣着奇特，美丽活泼，热情奔放，我认为她应该去做演员或者模特，而不适合在我们医院做护理工作。"而这位小姐之所以如此穿着，可能只是选择上的错误，她认为这样能表现她自己，却忘记了从应聘职位和面试官的角度考虑穿着。

一、着装 TPO 原则

20 世纪 60 年代，日本人提出了场合着装的 TPO（Time、Place、Object）原则，其基本含义就是穿着打扮要有章法，清楚穿衣的时间、地点及目的，直到今天它仍是各国人士在着装时所遵循的基本规则。尤其是对于参加事业单位招录面试的应试者来说，在面试考场这样一个极其正式和重要的场合，得体的穿着，不仅为应试者增色很多，而且可以让应试者从众多的竞争对手中脱颖而出。

1. 穿着整洁　参加事业单位招录面试的应试者应准备一套正式场合的服装，不需要多么高档华贵，只要保持清洁、平整，穿起来就能给人以衣冠楚楚、庄重大方的感觉。衣服整洁不仅自己穿起来舒心，更是尊重他人的表现。衣服整洁可以给考官留下良好的印象，为面试成功打下良好的基础。

2. 着装得体　一个人如果忽略自己的社会角色而着装不当，很容易造成别人对你的错误判断，甚至误解。穿着要与自己的身份、年龄相符，还要与外交、生活、工作等场合相适应，得体的着装可以体现一个人的素养。

3．着装与场合相协调　无论穿戴多么亮丽，如果不考虑场合，也会被人耻笑。如果去郊游，大家都穿便装，你却穿正装，就欠妥当。同理，面试是非常正式的场合，穿着过于随便是不可取的。

二、男士着装礼仪

西装起源于欧洲，有独特的着装标准。西方人穿西装，常根据不同的场合和季节选择不同颜色。重大礼节性场合着深色西装，上下班、娱乐和会友时则穿浅色、暗格、小花纹正装。从肤色角度考虑，中国人在社交场合宜选择深蓝、深灰、黑灰色西装，这些颜色不仅端庄儒雅，而且还能将面色衬托得更有光彩。体胖的人可穿深蓝、深灰、深咖啡色西装，忌米色、银灰色等膨胀色，如果是带有图案的西装，宜选用带较紧竖条的，这样可以不显胖；而体格瘦弱的人，可以穿米色、鼠灰色等暖色调，图案选用格子或者人字斜纹的西装，就会显得较为丰满、强壮。

1．男士穿西装要注意四点　一是要熨烫平整，不可有折痕；二是西装领要贴背，并低于衬衣 1cm 左右；三是西装的长度要适中，标准的西裤长度为裤管盖住皮鞋；四是西装口袋不要放任何杂物。

2．男士西装搭配服饰需要注意的问题　应试者穿着西服时，必须了解衬衫、领带、鞋袜等与之组合搭配的基本常识，才能真正地穿出品位，使应试者显得更有魅力。

（1）在正式场合穿西服套装时，全身颜色必须限制在三种之内，否则就会显得有失庄重，这也是人们常说的三色原则。

（2）男士穿西服套装时，鞋子、腰带、公文包的色彩必须协调统一，最理想的选择是鞋子、腰带、公文包皆为黑色，色彩统一，有助于提升穿着者的品位。袜子最好为深色，与皮鞋相匹配。国外一些清洁工常穿白色袜子，所以，正式场合不要穿白色袜子。

（3）身着正装时，衬衣必须是长袖的、硬领的，领子要干净，衬衣的领子不可过紧或过松，袖口的长度应该正好到手腕，以长出西服袖口 1 ～ 2cm 为宜。

（4）领带是男士打扮的焦点，通过它能展现穿戴者的个性。不同的领带配同一件衬衫，能产生不同的视觉效果。领带的颜色应根据衬衫来挑选，通常最易搭配的是红色、蓝色或以黄色为主的花色领带，领带一般稍长于裤子的腰带即可。

（5）西装扣的扣法也很有讲究。穿双排扣西装，扣子要全部扣上；单排两粒扣西装，可以全扣，也可以只扣第一粒扣。

（6）对于戴眼镜的朋友，镜框的佩戴最好能使人感觉稳重、协调。眼镜的上框高度以眉头和眼睛之间的 1/2 为合适，外边框以与脸最宽处平行为宜。

（7）男士最好要戴款式简单的机械表，如果表带是皮质的话，颜色应与腰带颜色一致。

（8）在正规场合穿西服、套装时，要注意拆去衣领和袖口上的商标，并且不能穿着夹克打着领带。

三、女士着装礼仪

1. **女式西服礼仪** 女式西服没有固定的穿着模式，只要穿着合体，突出女性的形体美，不要过大过松或者过小过紧，松紧度要恰到好处。女士穿西服需要考虑年龄、体型、气质、职业等特点。女士西装的颜色，一般应为单色、深色，且无花纹或者图案。若为多色、丰色，或者有过于花哨的图案，则会给人带来轻浮不稳重的印象。此外，对于女士西装来说，跟男士西装的要求一样，需要将其颜色控制在三种颜色之内，以保持正装庄重的风格。西服上装与下装也不一定需要颜色相同，只要感觉搭配和谐即可。例如：浅色上装可以搭配深色裤子、裙子等。

2. **女式套裙礼仪** 迄今为止，没有任何一种女装在塑造职业女性形象方面，能像套裙一样可塑造出强有力的形象。对于女性而言，穿好套裙，形象立刻光鲜百倍。气质和风度有了很好的保证，事业也就拥有了更多成功的契机。穿着职业女装要注意以下几点。

（1）整洁平整。服装并非一定要高档华贵，但必须保持清洁，并熨烫平整，穿起来就能大方得体，显得精神焕发。

（2）色彩技巧。不同色彩会给人不同的感受，如深色或冷色调的服装让人产生视觉上的收缩感，显得庄重严肃；而浅色或暖色调的服装会有扩张感，使人显得轻松活泼。因此，可以根据不同需要进行选择和搭配。在正式场合，建议穿着正装应以冷色调为主，借以体现着装者的典雅、稳重。职业套裙的最佳颜色是黑色、藏青色、灰褐色、灰色和暗红色。

（3）长短合适。作为正装的套裙，上衣不宜过长，下裙不宜过短。通常套裙之中的上衣最短可以齐腰，而裙子最长可以达到小腿的中部。裙子下摆恰好抵达小腿肚子上的最丰满处，乃是最为标准、最为理想的裙长。

（4）配套齐全。除了主体衣服之外，鞋袜等的搭配也要多加考究。如袜子以透明或半透明近似肤色为好，带有大花纹的袜子不能登大雅之堂。正式、庄严的场合不宜穿凉鞋或靴子，黑色皮鞋是使用最广的，可以与任何服饰相配。在国际交往中，穿着套裙时必须穿着袜子。

（5）饰物点缀。巧妙地佩戴饰品能够起到画龙点睛的作用，给女士们增添色彩。但是，佩戴的饰品不宜过多，否则会显得杂乱，还会分散对方的注意力。佩戴饰品时，应尽量选择同一色系。佩戴首饰最关键的就是要与你的整体服饰搭配统一起来。

（6）穿着禁忌。任何正式场合的着装都有以下五忌。

①忌鲜艳。在正式场合的着装颜色不宜较为繁杂，过分耀眼。

②忌暴露。在正式场合通常要求不暴露胸部，不暴露肩部，不暴露大腿，不暴露后背。

③忌透视。在正式场合中着装过分透视显得不稳重，也有失于对别人的尊重。

④忌短小。在正式场合，不可以穿短裤、超短裙，不允许穿露脐装、短袖衬衫等等。

⑤忌紧身。身着紧身衣服不但行动不便，而且容易走光，会带来不好的影响。医疗护理工作要展示的是爱岗敬业的精神和训练有素的态度，而不是优美的线条。

第二节　仪容仪表礼仪

一个人的面试形象不仅取决于着装，对仪容的修饰也不容忽视。在面试前，应试者应对自己进行全方位的修饰和包装，以求以最佳的形象去面对考官。

一、发型设计

1. 男性考生在参加面试时，一定要记住头发要保持整洁，不要太长也不要太短，前发不要遮眼遮脸。男生鬓角的头发不要过耳，头发整洁、无异味、没头屑，不要过多地使用发胶。如果考生的头发偏长蓬松很容易被风吹乱，可以适当喷洒一些定型水，以保持良好的发型。至于具体的发型，首先要与自己的脸型、风格、气质相一致。举止端庄、稳重的人要选择朴素、沉稳的发型，活泼直爽的人要选择线条明快、造型开朗的发型。无论选择哪一种发型，首先要适合自己的脸型。

（1）方形脸，又称国字脸，一般视觉印象为脸盘较大，脸部轮廓呈扁平感。掌握整发的要诀就是"避免蓬松"，在梳理头发分线的时候也要避免"中分"，以左右旁分为佳。

（2）圆形脸，容易给人迟钝的感觉，在职场上可能因为这种感觉不占优势。掌握整发的要诀就是"轻快、简洁"，一般人印象中的简洁七分头反倒不合适圆脸型，最佳的长度应该是中长度，并且在前额剪出打薄的刘海，这样的直短发可以让人显得更专业。

（3）倒三角形脸，容易让人产生不易接近的感觉，所以整发的重点在于消除给人的不良印象。避免将整个头发往后梳理是一个重要原则，否则会让倒三角形的脸更加明显，稍有刘海并将两侧头发打薄，避免头发蓬松，就不会让人感到上半部脸过宽。

（4）长脸形，让人显得忧郁、老成，整发的重点在于让脸型缩短，让人显得更有活力与朝气。理想的发型是将前面刘海留长，然后采用旁分法将刘海向两侧自然分开梳理，避免将两侧头发打薄。

（5）男性考生最为常见的是分头，但注意不要留中分的发型。有的人喜欢留平头，平头显得人精神，但是不宜过短，否则显得不够成熟。男士不宜留卷发和烫发。

2. 对女性考生来说，发型的样式则可以多一些，既可以是长发，也可以是短发，甚至整齐的半披肩发也很受欢迎。正因为如此，女生的发型在细节方面要多加注意，不要过于呆板。医疗护理人员因为职业的特殊性，工作忙碌节奏快，着装打扮要符合一个医务工作者的身份。最合适的发型是将长头盘于枕后或用网套兜住，用发夹将头发夹住，也可以是短发，短头发也要梳理整齐，没有散乱的碎发，前面可以留刘海，也可以不留刘海。如果留刘海，刘海应高于眉头。

总之，让人看起来像是一个干练、庄重的医务工作者。具体细节还要注意以下几点。

（1）头发的颜色最好是自然色，头发染色可染成黑色或近黑色，严禁染成鲜艳的色彩，如果头发的颜色很夸张，就会显得不够庄重、严肃。

（2）头发自然后梳，两鬓头发放于耳后，不可披散于面颊，需要时可用小发卡固定。固定头发用的发卡、头花、网套等应与头发同色系，以素雅、大方为主色调，避免过于鲜艳和夸张。

（3）披肩发要注意把头发置于肩后，若搭在胸前显得很随意。有长短层次的刘海应斜梳定型，让人看起来端庄文雅。

（4）短头发不宜烫发，否则会显得不够稳重。

（5）无论是留长发还是短发，都必须露出眉毛、眼睛和耳朵，显得干练精神。

二、面部化妆

端庄而整洁的形象会给考官留下良好的第一印象，是面试成功的第一步。面试中，脸部的化妆一定要淡而自然。对男性来说，只要面颊干净整洁即可，不要留胡须，鼻毛长的考生在面试前要修剪一下。女性良好的形象会帮助考生在面试中取得高分。最佳形象的理想效果是：虽然是精心装饰过，但却看不出修饰的痕迹，贵在无痕。女性考生一定要坚持素淡的原则。让面容更精致、更精神的同时还要给人爽洁、清新、大方的感觉，切不可浓妆艳抹。因为一脸浓妆无异于在向面试官诉说着："我没有自信，所以我要掩饰我的本来面目。"不宜使用假睫毛和有浓烈味道的香水。面试前最好使用与自身肤色相近而又能够提亮肤色的化妆品修饰一下，画一个淡妆，让自己看上去更健康、精神。

第三节　考场礼仪

卫生系统事业单位招录面试环节中，应试者在考场上所体现出的礼仪问题，在很大程度上影响着面试的成绩。因此，下面就论述一下应试者在面试考场上应如何展现自己得体的考场礼仪。

一、考场中的基本礼仪

如果工作人员没有为应试者开门，应试者可以用中等力度敲门，敲门的速度不要太快。等里面的考官说"请进"时，轻轻推门进入室内，然后回身双手将门轻轻关上。开门动作要轻，以从容自然为好。走进考场时，应抬头、挺胸、面带微笑。走到应试者席面向考官站立，此时可以微笑着稍稍前倾上身并点头，同时问候："各位考官好！"，待考官示意"请坐"后，方可在应试者席坐下。这里需要注意的是，应试者不必像受过军训一样，全身绷紧，立正90°鞠躬，这样很不自然，给人以僵硬和紧张感。鞠躬在30°左右为宜，一般不超过45°。

1. 走姿

（1）一般情况下，脚步沉稳，表示其沉着、自信、踏实；脚步轻快可反映出其内心的愉悦；脚步小且轻，表示其谨慎、服从；脚步凌乱，则可判断其性格急躁。

（2）女性一般走一字步，走路时两脚走一条直线。男性一般走二字步，两只脚沿两条直线走。走路时，男性要步履沉稳，显出阳刚之美；女性要款款轻盈，显出阴柔之美。

（3）美丽走姿训练方法：训练时，头顶一本书，如果能让头上的书不掉下来行走，上身和颈部就能保证是挺直的，这是漂亮走姿的关键。

2. 站姿

（1）男士体现刚毅：挺胸收腹，两脚分开，肩膀自然放松，想象自己的脚像在地里生根把泥土抓住一样。手有三种姿势：双手交叉，垂放于小腹前；或自然下垂，放在两侧裤缝；或背手放在后边。

（2）女士体现优雅轻盈：丁字步，脚跟并拢，脚尖分开，双手交叉放于腰际，整个颈椎到脑部好像有一根线在吊着你，这样会有轻盈的感觉；手也可垂于两侧。注意不要双腿交叉，不能双手抱胸。如果想站得舒适些，可以把丁字步稍稍打开，但不要交叉起来。手臂不要抱得很紧，这是拒绝的姿态。

（3）回答问题时，身体要保持直立，不要晃动。避免身体歪斜、依靠椅背、手扶椅背、两腿分开很大距离或双腿交叉，这些都是不雅和失礼的仪态。

如果考官主动伸出手来，就可以坚定而温和地握手。如果考官不主动握手，应试者切勿伸手向前与考官握手，以免因对方没有思想准备而出现尴尬局面。

3. 握手

（1）握手的姿势：握手时双方距离 100cm 左右，站立，不要坐着与人握手。与对方右手相握，手臂微屈，手掌紧贴，力度适中，上下晃动三四次然后自然松开，时间 1～3 秒。切忌用左手握手，如果右手受伤不便，则应该向对方说明并致歉。

（2）握手时的礼仪：握手时要微笑地注视对方，不可戴着墨镜与人握手，或握手时毫无表情、东张西望；也不要太过热情，拉住手不放，说个没完。一般别人伸出手来要马上回应，要保持手是干燥温暖的，如果手不干净，应婉拒握手并致歉。

（3）握手的次序：握手的原则是尊者优先，女士优先。尊者先伸出手时，方可握手。如果地位较低者失礼先伸手，尊者也不要过于计较，应与之配合避免尴尬。男女会面，女士先伸手，男士方可回应。如与多人握手，原则是由尊及卑，由长而幼，或者按照就近顺序依次握手，且忌多人交叉握手。

4. 坐姿　进入考场内，若无考官或服务人员提示请坐，应试者切勿自行坐下。对方提示请坐下时，切勿扭扭捏捏，应大大方方地说声"谢谢"。坐姿需要注意的问题：左侧入座，位前转身，要落座无声，坐下时要放松自己。应坐椅子的三分之二，上身自然坐直，切勿弯腰弓背。随身携带的皮包、物品等应拿在手中，或放在膝盖上面。双手保持安静，不要有小动作。需要递送个人资料时，应站起身双手捧上，表现出大方、谦虚和尊重。脚平稳地放在地上，不要来回抖动。女士的坐姿，大腿、膝盖、脚跟通常是不分开的。

5. 表情　在面试中，从应试者面部表情中获得的信息可达 50% 以上。在面试过程中，应试者的面部表情会有许多变换，考官一般通过观察到的这种表情变换，分析判断应试者的内在心理。人的脸部表情总是很丰富，脸部表情在反映一个人的情绪中占有很重要的地位，它是鉴别情绪的主要标志。在人们的面部表情中，许多表情都与面部整体的肌肉活动有关，但嘴有其特殊性，因为嘴角肌肉的微小活动可以反映出一个人心理活动的内容，如轻视、思索、自信等。如果在面试中表情呆滞死板、冷漠无生气等，一般很难打动人。所以，我们的表情应尽量放松，保持自然。

6. 微笑　俗话说，"面带三分笑，礼数已先到"。微笑是一种无声的语言，起着很微妙的作用。美学家调查研究发现，人在微笑的时候面部各器官的比例是最美的，人微笑的时候是最漂亮的，缩短心灵距离最快的方法就是微笑。微笑的时候，唇部向上移动，略呈弧形，牙齿外露不超过八颗。微笑应贯穿面试的全过程。微笑必须真诚、自然。只有真诚、自然的微笑，才能使对方感到友善、亲切和融洽。微笑要适度、得体。适度就是要笑得有分寸、不出声，不能哈哈大笑；得体就是要恰到好处，当笑则笑，不当笑则不笑。否则，会适得其反，给对方留下不好的印象。面对陌生的考官，应试者不仅应面带微笑，而且要谦和热情，谦和热情是对他人的敬重。

7. 眼神　眼神根据不同的注视角度、注视部位和注视时间表达不同的感情和礼仪含义。

（1）注视的角度。平视：也称为正视，常常用在与身份、地位平等的人进行交往时。侧视是平视的特殊情况。当位于交往对象的一侧时，要面向并平视对方。如果斜视对方，则是一种不礼貌的举动。仰视：表示敬重、敬畏对方。俯视：可以表示对晚辈的宽容和怜爱，也可以表示对他人的轻慢和歧视，所以不能随便使用。

（2）注视的部位。双眼：表示自己重视对方，但注视的时间不要太久。额头：表示严肃、认真、公事公办的意思。眼部与唇部：表示礼貌、尊重对方。眼睛与胸部：多用于关系密切的男女之间，表示亲近与友善。任意部位：对他人身上的某一部位随意一瞥，多用于公共场合注视陌生人，最好不要轻易使用。

（3）注视的时间。如果想向对方表示友好，应该不时地注视对方，时间约占全部相处时间的 1/3。注视对方的时间如果达不到全部相处时间的 1/3，而且目光游离，则被认为是轻视对方；注视对方的时间如果占全部相处时间的 2/3 左右，则被认为是重视对方；如果目光始终盯在对方身上，注视对方的时间超过全部相处时间的 2/3，一般情况下会被认为对对方有敌意；如果目光始终盯在对方身上，但偶尔会离开一下，注视对方的时间占全部相处时间的 2/3 以上，也可以表示对对方非常有兴趣。

交流中目光要注视对方，但万万不可死盯对方。具体来说，进入考场后首先要环视所有考官，向考官鞠躬问好。当考官是两位以上时，回答谁提出的问题，你的目光就应注视谁，并应适时地环顾其他考官以表示你对他们的尊重。谈话时，眼睛要适时地注视对方，不要东张西望、漫不经心，也不要眼皮低垂、缺乏自信。

8. **手势**　手势语是指通过手的动作表现出来的一种体态语，是典型的动作语。在多数情况下，手势语作为一种伴随语言，使有声语言行为化，或重点强调，或辅助口语表达。在揭示人的内心活动方面，手势语极富表现力。若双手相交，就会显得人精神十分紧张；示指交叉，叠放在一起，常给人漫不经心之感；若叠放的位置很高，常体现对抗情绪；摇头表示反对，拍手表示喜悦，用示指指着别人表示质问等。手势语在交谈中使用频率很高，应试者要善于使用手势语。

（1）手势语要得体、协调：手势语言毕竟是辅助语言、伴随语言，它不能喧宾夺主，不能代替有声语言。因此，手势语并非多多益善，要适量，当用则用，不当用则不用，尽量简练。有些应试者对此不够注意，在面试中采用过多的手势，比如边说话边挥舞，以至于有些动作幅度过大，姿势粗俗欠优雅。因此，使用手势语时应注意使用的频率、摆动的幅度、手指的姿态等要恰到好处，能更好地配合有声语言传递信息。过多、过杂或不文雅的手势动作，则给人缺乏修养之感。手势语言能弥补有声语言之不足，能辅助表达应试者的思想和情感，如果使用不当，结果会适得其反，给人装腔作势之感。

（2）纠正不良的习惯性动作：应试者在日常生活或工作中可能不自觉地养成了一些不良的动作，在面试中会无意识地表现出来，如在倾听对方说话时，用手指摸鼻子，用手指推眼镜框，说话时抚摸手背，用手指敲桌子，用手指摸耳朵等，这些无意识的动作，既不雅观，又失礼。特别是有些手势动作，表达的是消极的不礼貌的信息，尽管你是无意的，对方却不能不注意，以致造成误解，妨碍正常的交流，对你产生不好的印象。

9. **禁忌**　俗话说"细节决定成败，素质成就未来"，所以面试时应尽量避免不雅的行为和举止。否则会让考官对你的印象大打折扣。

面试时，以下情况应尽量避免。打喷嚏：想打喷嚏时是很难避免的，实在控制不住时，应将头转过去，用手遮住嘴，面部朝下，打完以后跟对方说抱歉，千万不要对着考官的脸打喷嚏。在面试时打呵欠、伸懒腰、修指甲、整理衣服、嚼口香糖、随地吐痰、扔杂物等都是不良行为。

有个流传很广的关于招聘的故事说，有家公司要招聘一名高级管理人才，他们对一群应聘者进行了复试，尽管应聘者都很自信地回答了考官们的简单提问，可结果都没有被录用，只得怏怏离去。这时，有一位应聘者，走进房门，他看到地毯上有一个纸团。地毯很干净，那个纸团显得很不协调。这位应聘者就弯腰捡起了纸团，准备把它扔到纸篓里。这时考官发话了："您好！朋友，请看看您拣起的纸团吧！"这位应聘者打开纸团，只见上面写着：热忱欢迎您到我们公司任职！正是通过这个行为细节让考官看到了应聘者优秀的一面，从而使他获得了机遇。要想在考试中取得好的成绩，平时就应该注重提升自己的素质，养成良好的行为习惯，培养诚实、积极、乐观的个性，以及人际交往等各方面的能力，这样才能在面试中有恰到好处的表现。

二、面试后的礼仪

面试结束并不意味着求职过程的结束，也不意味着考生就可以拱手以待聘用通知。许多考生往往只留意面试过程中的礼仪，忽略了善后工作。其实，这些善后工作也能加深考官的印象，因此，面试后的礼仪也应引起考生的加倍重视。关于面试后考生应注意的方面有以下三点。

1．面试结束，考生需要向考官表示谢意。考生向考官表示感谢是十分重要的，因为这不仅仅是礼貌之举，也会让考官在成绩评定时对考生有更深刻的印象。据调查，考生在面试结束后都会机械地对考官表示感谢，缺乏真诚和生动的表情。如果有考生注意到这个细节，就自然会鹤立鸡群，格外出色，说不定会起到关键性的作用。

2．不要过早地打听面试结果。一般情况下，面试结束后，人事部门将考官组的评分进行汇总，根据理论、技能、面试这三项考核成绩所占的比例再进行精确计算，最终确定录用人选，呈交单位主要领导批准。这样一来考生可能要等 5 ～ 7 天，在这段时间内，考生一定要耐心等候通知，不要过早地打听录取结果。

3．适时查询结果。一般来说，如果在面试两周后或在用人单位许诺的通知时间已到时，还没有等到对方的答复，就可以打电话给用人单位人事部门，询问是否已做出了决定。需要注意的是，询问时措辞应该礼貌、谦虚、得当。

第四章　护士招聘面试必备技巧

第一节　树立正确的态度

每一个人都是独一无二的，都是与众不同的，就像不可能找到两个完全相同的脸庞一样，我们也不可能找到一个在性格、能力、气质等方面与自己完全相同的人。同样，每一个考生都有自己的应试风格，即使不同的应试者看了相同的一本书，参加了一个相同的培训，他们的面试风格也仍将是不同的。但是，无论哪一种风格的考生，在面试中，都要树立正确的态度，正所谓"成功者在品质与态度上都是相同的，失败者各有各的不足"。什么样的面试态度在卫生系统事业单位招聘中会有好的效果呢？我们就此问题进行了归纳和总结，供大家参考和借鉴。

一、自信

美国爱默生说：自信是成功的第一要诀。自信心是应试者叩开事业单位招录大门的最有效的工具，也是成就任何事业的必备条件。你有自信，不见得一定能成功，但缺乏自信，就很难成功，即使成功也是侥幸的。作为考官，一般是预先制定好理想人选的条件，然后在面试中逐一检查应试者，从中选拔出最适合从事此项工作的人。

应试者在面试中就要保持充分的自信，不要怀疑自己的能力，即要让各位考官相信你是最合适的人选。所以应试者在说话时要面带微笑，声音洪亮，态度自然，举止庄重，行为得体，步伐坚定，尽力做到最好。自信、勇气在很大程度上决定了你的成败！

二、真诚

前面我们谈了一些诸如形象设计等来"包装""修饰"应试者在面试考场上的形象。这似乎与真诚相矛盾，其实不然，不管应试者怎样"包装"自己，都是基于扬长避短，并没有虚假和欺骗在里面。如果应试者本来就性格坦诚、直率，那么完全可以抛开面试技巧，拒绝"包装"，以自己的真实面目出现在考场上。有时，这种面试风格可因应试者的真诚而使其从众多应试者的世故老练中凸显出来，给考官留下深刻的印象。

真诚，首先要实事求是，以诚实的态度展示自己。诚实之外，应试者还要用自己率直的性格、真诚的情感流露，与考官进行情感交流。一次，一位考官问一位应试者为什么理论成绩平平，是否也赞同"及格万岁"？这位应试者平静地说："我自幼父母双亡，只有爷爷弟弟与我相依为伴。在党和政府以及众多好心人的帮助下，我才能长大成人。考上大学后，为了不再给所有关心我的人添麻烦，我坚持着各种社会实践，靠勤工俭学完成了自己的学业，这也花费了我很多的时间。成绩不好，是我最大的遗憾，我想如果我能有足够的时间来学习，我相信我的成绩一定会非常优秀"。这位应试者并未以自己的坎坷经历去谋取考官的同情，真正感动考官的是她身处逆境却不气馁、顽强奋斗的精神。她的自强不息，她的自信，在她真诚的话语中自然流露。不事雕琢、朴实无华的形象有时能起到任何交际技巧起不到的作用。

三、不卑不亢

不卑不亢是人际交往的一条基本原则，它不是简单地表示自己友好的交际态度，它有着丰富的内涵。这是一种胸有成竹的风格和进退自如的交际策略。

面试中不卑不亢的态度对应试者尤为重要。有的应试者自恃学历高或其他成绩骄人，在面试中表现得满不在乎，不遵从考场工作人员的安排，这种目空一切、恃才自居的处事风格不仅在面试考场上不被喜欢与接受，在任何交际场合都将处处碰壁。

其次，求职不是乞职，不是求人。尽管卫生系统事业单位的人员招聘竞争非常激烈，但是不管怎样应试者和考官的地位是平等的。这种平等体现在"双方自愿、等价、互惠"的招聘、应聘原则上。应试者和报考单位是"双向选择"的，应试者不应只看到自己被选择的一面，也应该看到自己有选择单位的权利。

面试中的平等还体现在应试者与考官在人格上的平等，以及应试者自身心态上的平衡。正如德国有句谚语"站在山顶上的国王与站在山下的农夫，在彼此的眼里是一样大的"。考生也是如此，俗语云"礼下于人必有所求"，应试者为了面试的顺利进行，必须保持自己的谦虚和对考官的敬重，但是因为如此而放弃自己的人格尊严，百般讨好考官，则始终处于劣势。一位考官深有感触地说：言词表情上的卑微，比实力弱更糟。谁把卑微写在脸上，谁就注定要失败。应试者还要将尊卑态度与自身的实力、地位分开处理，排除地位、实力对交际态度的消极干扰。地位低而不怜。

保持不卑不亢的姿态，有时候也不排除必要的"反击"。有位大学毕业生在面试时与考官发生了一番争论，回去后面试经验丰富的朋友说："一个很好的就业机会被你吵掉了。"但结果令"行家们"大跌眼镜，该应试者被录取了。原来争论是考官故意设置的，以考查应试者有无勇气表述自己的观点，以及应试者的辨别能力、表述能力等。面试考场上，请小心提防考官们设下的"陷阱"，也许考官提出一个错误观点请应试者评论，如果应试者不能坚持原则，那就失策了。

四、礼貌

面试中的礼貌体现于多方面，本书也在多处强调了这一点。作为人才的一项非智力因素，礼貌会把应试者的尊重准确而直接地传达给考官，让他们在情感上得到满足的同时，将礼貌及时反馈给应试者，这样考场上的支持协作就开始了。

礼貌不仅是表面上的、形式上的，也是与其他问题相结合的、表层下的。如果应试者经常打断考官的话，或在考官说话时，老想插入几句，或者"踊跃"地指出考官念错的字，那么即使应试者在礼仪上表现得再礼貌，也会让考官感到应试者对其的不尊重。

五、热情

应试者面试时主动积极，礼貌大方，热情地与考官们进行交流，也会使自己易于被考官接受与喜欢。但应试者的热情要有度，开放自己的精神空间也要有度。在考场上，由于角色的关系，考生必须注意和考官保持一定距离。如果考生对考官过度热情，容易让人产生动机不纯或为人处事欠稳重的看法。有些考生想与考官"见面熟"的急于求成的愿望是不切合实际的。正确的做法是既要主动接近考官，又要保持一定距离。这就是"热情"的含义。

六、谨慎

谨慎是苏联生理学家巴甫洛夫经常告诫青年科学工作者需要培养的一项重要工作态度。面试中尽管要求考生张扬个性，充分发挥，但保持适当的谨慎是尤其需要注重的。没听清、没听懂的问题完全可以请考官重复一遍，而不必急着回答。对自己不懂的或懂得很少的问题，千万不要不懂装懂，信口开河。这里有一段面试考场上的回答：

考官："你是学中医护理学专业的？"

考生："是，除了学中医护理学专业，我还自学英语，达到了较高水平，我的口语比较不错。"

考官（上身前倾，很感兴趣）："唔？挺不错的，您可不可以用英语谈一下外语在临床工作中的用途？"

考生："这个……这个嘛……"

从这段对话中我们不难看出，考生不谨慎的言行会自断退路，让自己下不了台。另外，考官提出的一些问题可能略显刁钻，或者似是而非；有的问题背后隐藏着考官对考生品行的考查等。这都需要考生保持冷静，深入思考后，再谨慎作答。

第二节　锻炼活跃的思维

考生如何才能在面试中使自己的思维水平临场发挥得更为出色，比其他竞争对手高出一筹呢？关键是要注意以下几个方面。

一、保持思维的明晰性

首先，要明确出题者的意图。当考官发问时，注意力应高度集中，摒弃各种杂念，听清题意。同时，反应要灵敏，注意揣摩出题者的真实用意，这样才能使自己答题时思维的指向不至于发生偏差。

其次，要理顺答题思路。有的考生面对试题不知怎样下手。其实，只要理顺了答题思路，问题就不难回答了。尽量从多方面展开思维，从多角度回答问题，以做到重点突出，详略得当，层次分明，合理分配时间。最好还要紧扣中心意旨，提出真知灼见。不能东拉西扯，思维紊乱，不得要领。在后面的答题技巧部分，还要对答题思路做详细的阐述。

二、讲究思维的发散性

要拓宽思路，走出思维定式，破除思维的局限性和封闭性，善于从面试试题所提供的材料中引申和发掘，由此及彼地展开联想，由表及里地进行剖析。

一是在时空上由此及彼。既可以由远及近，也可以由近及远。现实问题要寻找历史渊源，共性问题可联系自身的实际，这样延伸和拓展答题的思路，能把问题论述得更加全面清楚。比如，在回答"怎样才能切实做到讲正气"时，既可结合古人有关气节方面的论述及其范例，也可以联系实际谈自己的切身体会。

二是在层次上由表及里。对一些问题要透过现象挖掘本质，揭示事物内部的因果关系，这样，作答就会深刻而准确。切不可浮于表面，应就事论事。比如，在回答"希尔顿酒店的老板每到一处他的酒店，所做的演讲主题总是一个，那就是：《今天，你微笑了吗》，请谈谈你的理解"时，不能仅限于谈"微笑"，应该从"微笑"引申到如何与同事、朋友建立良好的人际关系，并结合自己的护理工作谈谈如何为患者提供优质护理服务等。

三是在范围上由点及面。既要善于做到具体剖析（点）与概括论述（面）相结合，兼备广度和深度；又要注意从特殊性（点）中得出普遍性（面）的规律。比如，"有人说钱的多少决定生活质量的高低，你怎么看？"这句话有一定的道理，但也不完全对。可以谈谈钱对我们生活质量的影响，钱的重要性，对于失学儿童和患病的患者尤为重要，甚至可以改变他们的人生。但钱也不是万能的，有很多东西也不是钱可以买来的，比如说，当一个人失去了健康、自由、信念的时候，有再多的钱也不快乐。我们生活质量的高低是由很多因素来决定的。

四是在性质上由正及反。对一些现象既可以从正面肯定，又可以从反面驳斥，这样就更有说服力。仍以"怎样才能切实做到讲正气"问题为例，既要从正面阐述讲正气的必要性，又要从反面来说明不讲正气的危害性。

三、重视思维的辩证性

首先，要突破直线型的思维模式，多角度地透视题意，善于从矛盾中寻求统一，避免陷入非此即彼的思维陷阱中。譬如，有这样一道面试题："在当今社会，作为一名优秀人才，你认为能力和人品哪个最重要？为什么？"对此类题，回答时就不能简单地在两者之间做出选择和判断。先要对题目进行明智地分析，最好不要轻易下结论什么最重要，如果草率下结论，往往容易陷入：什么最重要——理由，什么不重要——理由的答题思路。能力和人品都是优秀人才的基础条件，是基本要素，缺一不可。如果只是人品最重要，那么没有能力，谈何人才？每个人都应该有良好的人品，先做人，后做事，古人云：修身、齐家、治国、平天下。

其次，具体情况需要具体分析，多侧面、灵活分析和假设可能发生的各种情况，不要把话说死。面试毕竟是"纸上谈兵"，不少题目的答案并不具备唯一性，此时，关键是在答题中有理有据，让人心服，切忌前后矛盾，更不能逻辑混乱。列举的材料要能证明自己的观点，而不能离题万里；材料、观点和话题要一致，言之有理，持之有据；观点、看法和理由依据之间有必然的逻辑联系，语句流畅。切忌观点混乱，含糊其辞，吞吞吐吐，节外生枝，模棱两可，以偏概全，转移话题。

四、力求思维的形象性

有些题目，诸如"你认为自己最突出的优点是什么"等问题，看似简单，但要答好实则不易，应试者要想比其他竞争对手的思维更为周密，就应善于化抽象为具体。不难想象，在你回答"你最突出的优点"时，如果你的答案只有"勤奋敬业""能够团结协作""工作非常努力"等干巴巴的几句话，是很难得到高分的。在回答这类问题时，应采取举例的方法来充实话题，就能够有效地避免空发议论。一位面试成绩优秀的应试者是这样概括自己突出优点的：

第一，我组织协调能力较强。在校期间担任学生会干部、班级团委书记，实习期间担任所在医院实习队长。第二，热爱学习。每年都获得学校奖学金，在校期间，共发表过省级以上论文五篇。第三，技能操作水平较高。在校期间，曾获得技能操作大赛第一名。像这样善于展开问题的答案，内容饱满、骨肉兼备，自然就能得高分。

第三节　展示足够的自信

对事情缺乏自信心的人，通常不够优秀，也很难有所作为。单位招聘人员时都会对考生的自信心做出评价，而这种评价又直接影响录取结果。因此，考生要想获得面试成功，就必须充分展现足够的自信。

一、行为语言判断

一位著名的人才评论专家曾专门撰写强调了考查考生自信心的重要性，并指出面试中对自信心的判断靠行为语言，而不是靠回答问题的内容。判断的依据主要有以下几个方面。

1. **目光** 考生的目光不敢正视主考官的眼睛或一触即躲开，或盯着某一固定地方，这是内心胆怯的表现。

2. **手势** 如果考生在面试过程中，一直无意识地抓住什么东西（比如说衣角），或者手扭在一起，这可能是因恐惧所造成的。

3. **姿势** 如果考生的姿势不自然，如双肩耸立、身体前倾、双臂交叉在胸前等，属于保护自己的习惯动作，是不自信的表现。

4. **语言表达** 不自信的人在语言表达方面的显著特点是声音低弱，语调犹豫、平淡、情绪化，并且显示出一种时刻关心主考官的感觉等。

5. **语言内容** 不自信的考生会盲目赞同主考官的观点，不能坚持自己的观点，缺乏主见。当主考官进行有意识的引导时，他便会跟着走等。

二、非语言行为判断

考官对考生的非语言行为的观察和分析，主要包括两个方面的内容。

1. **面部表情** 在面试过程中，考生的面部表情会有许多变换。主考官借助于对考生面部表情的观察与分析，可以判断出考生的情绪、态度、自信心、反应力、思维的敏捷性、性格特征、人际交往能力、诚实性等素质特征。

2. **身体动作** 在面试过程中，人的身体、四肢的运动在信息交流过程中也起着重要作用。非语言交流的躯体表现包括手势和身体姿势，按照某些行为科学研究者的看法，手势具有说明、强调、解释或者指出某一问题、插入谈话等作用，是很难与口头的语言表达分开的。手势在人际交往中，往往是经过推敲而运用的。手势的运用是与身体姿势相互关联的，借助手势与身体姿势，人们可以表达惊奇、苦恼、愤怒、焦虑、快乐、自信、灰心、绝望等各种内在心理活动。

三、典型行为表现

在面试过程中，不同心理素质的考生，其身体动作的表现形式是不同的。因此，在面试中考官通过观察考生身体动作的改变可以得到从言语交流中得不到的信息。为了区分考生水平的优劣高低，考官也越来越重视对非语言行为的观察、分析和判断。下面列举的是自信、粗鲁、屈从这几种行为在语言和非语言方面的表现。

1. 自信的行为　自信的行为是当表达自己的观点、要求、见解时，确信他人也拥有表达和建议的同等权利。自信的人对出现的问题采取适当的态度，对他人充满信任等。自信的行为可以通过以下一些语言和非语言的方式表达出来："我相信……""我是这样认为的……""我打算……""对解决这个问题，看看我们还能做些什么……"作为自信的行为模式，可以从一些特殊的非语言形式中识别出来。一般来说，自信的行为通常表现为语气坚定、音量适中的声音，口齿清楚、语言流畅，目光稳定温和，面部表情坦诚，身体自然放松而有控制力。

2. 粗鲁的行为　粗鲁的行为是很少或根本不关心别人的观点、要求或感受；在表达自己的观点时，经常反驳别人的观点和主张。粗鲁的行为包括采用讽刺的语言，采取恩赐别人的态度，对出现的问题或失误采取责怪别人的态度，甚至对别人带有敌意或进行人身攻击，如："你干还是不干？""那是傻子才干的事！""你凭什么不相信？""都是你的错，与我无关！"粗鲁的行为还可以通过非语言行为表现出来。例如，讲话的声音高而刺耳，采用讽刺的语调，语言急促，时常有挑衅性。他们通常有一种别人不敢对视的目光，手势激烈，指指点点，甚至拍桌子、摔东西等。

3. 屈从的行为　屈从的行为产生原因主要是由于想得到他人的认同，避免伤害他人的感情或扰乱他人的心绪。他们不能坚持自己的观点，在表达他们的观点、见解时，通常用一种很谨慎、很胆怯的方式。

采取屈从方式的人，在工作中通常让人牵着走，让他人居功于自己完成的工作。他们或许对此非常不满，但是他们太软弱，常常忍气吞声。屈从的行为可以通过语言和非语言的方式表现出来，如："对不起，我占用了您宝贵的时间，但是……""如果我们……您是否会反对？""这只是我的观点，但是……""行，如果您那样认为……"至于非语言的表现则包括犹豫，经常以一种非常低的声音说话，或者不敢正视那些正在谈论的人的眼睛，做神经质的动作；或者扭着双手、耸起双肩，有时他们不论站着还是坐着，总是把双臂交叉在胸前，表现出一种保护自己的姿态。

第五章 护士招聘面试审题答题技巧

第一节 审题技巧

面试的主要内容就是"问"和"答"。在面试中，考官往往千方百计地"设卡"，以提高考试的难度，选拔真正需要的人才。要想在考试中轻松自如地应对这种局面，回答问题时能把握主题，回答得当，就一定要学会审题。审题就是通过"审视"确定你对此题的理解及思考方向。只有掌握审题要领，才能对从不同角度、以不同形式提出的问题进行正确解答。

一、确认考点

在面试中，有的问题难度较大，有些考生在短时间内没有真正理解题的含义；还有的考生由于过度紧张，没有听清楚完整的面试题目。如果出现了这种情况，应试者首先要记住，不要凭自己的小聪明胡乱猜测题意，开口千言，离题万里，最终导致面试失败。正确的做法是：再读一遍面试题目，重新思考一下，弄清问题大意再作回答，也就是必须先搞清楚面试题是"问什么"，也就是要找准"题眼"，即问题的症结和实质、核心，也就是"考点"；使用委婉的语气请教考官自己感到不明确的部分，有礼貌地请考官重述一遍。在面试中，考生一定要集中注意力听清考官的问题，把握面试题的考点。

二、审题步骤

1. **先审设问，准确把握设问方向** 卫生系统事业单位招录护士面试考试中，面试题目的设计很灵活，设问又往往是多层次的，因此解答好该题的关键在于把握设问的指向。面试试题中，关键词往往起决定性作用。因为关键词的指向不仅规定"答什么"，而且规定"怎么答"。"答什么"是指根据设问的指向找准材料的结合点，"怎么答"是根据设问的指向找准答题的切入点。这里的生活常识和专业就是关键词，它限定答题的角度。"分析说明"就是"怎么答"，而不是答"为什么""怎么办""有什么意义"这类题型，从而与其他设问区别开。可见，设问的指向既是连接题中材料与教材的桥梁，又是联系题目与答案的纽带，在答题中具有举足轻重的作用。

2. 审所给事例，准确把握材料核心　医院招录护士面试考核中所给出的考题中给出的事例，基本都是现实生活中的热点问题。其特点是源于教材，高于教材，活于现实，但万变不离其宗，题在书外理在书中，预料之外情理之中。考生应注意把设问与课本所学有机结合，从事例中"折射"出理论依据，准确把握好题意，对热点问题的本质、意义、影响、相关政策做大致了解，找到热点问题所反映的教材知识。更要在审题的过程中加强对该事例的理解，并学会从中提炼信息，概括观点，回归教材，形成一定的理论观点。

3. 审层次，准确把握结合点　在审设问的基础上，明确答题指向；通过思考事例，明确设问与教材的结合。但教材中与背景事例相关的知识点较多，该答哪部分、不该答哪部分，就需要用正确分析设问和事例分为哪几层意思，进一步对设问的内容由小到大、层层筛选，来判断事例所讲的是哪一部分知识或原理，从中概括出中心观点。准确切入教材，找到与教材的最佳结合点，然后用演绎法去看所举事例是如何体现这些观点的。如果题目不直接指出观点，须先归纳出问题中的观点，然后用演绎法去看本题是如何体现这一观点的。在审层次的过程中，还要善于挖掘例题中的隐性观点，即要注意从宏观上来把握其所反映的综合知识，只有这样才能做到理论联系现实。

第二节　答题技巧

答题时的思路和审题的思路差不多。审题在"思考问题"上下功夫，答题是在"组织答案"上下功夫。

一、答题思路

什么是思路？广义地说，思路就是人们思考某一问题时思维活动进展的线路或轨迹。思路也是组织文章结构的重要手段。答题思路就是从一个不变的规则中，延伸出来的一个思考应对系统。有了它就可以更好地做到"以不变应万变"，不变的是规则，万变的是环境。有了一个相对圆满的思路，面对考试，就可以做到"兵来将挡、水来土掩"。任何类型的面试题目都可以从"是什么、为什么、怎么看、怎么办"这四方面来思考，按照"是什么、为什么、怎么看、怎么办"的步骤去分析和处理，这样才能全面透彻地将问题说清楚，这样就可以赢得高分。

在卫生系统事业单位招聘护士面试考核中，考核重点是考查应试者的综合分析能力和组织协调能力。无论题目再怎么变化，实际上只有两道题：第一个是"怎么看"，第二个是"怎么办"，考察综合分析能力的题主要就是让你"怎么看"，考察组织协调能力的题主要就是让你"怎么办"。拿到题后要先确定是"怎么办"还是"怎么看"，确定这点最重要，因为这是所有问题的母体，再怎么变也逃不出去，而且也很好确定，看题目最后的问法就知道，之所以强调它，是因为这是根本，处理问题必须要抓住真正不变的根本，这是所有思路的立足点。"怎么看"跟"怎么办"，这两个问题的思路大同小异，只是侧重不同，"怎么看"侧重对事物的理解和把握，"怎么办"侧重应对的方式。

1. 看法 "看法"是侧重对事物的理解，这种理解需要看到对立的那方面，也就是说要辩证地看问题。比如医患关系的基本元素：患者、医生，患者、医院，基本元素剖出来之后，剩下的就看各人的能力和看法了，另外我们在看问题的时候一定要有深度，要透过现象看问题的实质，再与我们的日常工作建立联系。不要只看表面现象就侃侃而谈。举例："希尔顿酒店的老板每到一处他的酒店，所做的演讲主题总是一个，那就是：今天，你微笑了吗？谈谈你的理解"。这个题看起来谈的是微笑，但实质上揭示的主题是人际关系和优质服务的重要性。可参考以下答题方法：美学家调查研究发现，人在微笑的时候面部各器官的比例是最美的，人微笑的时候是最漂亮的，缩短心灵距离最快的方法也是微笑，通过微笑我们可以和周围的人（包括陌生人）建立良好的人际关系，作为服务行业，让我们的患者满意也是我们的服务宗旨。作为医务工作者，我们应该具备良好的服务态度，真正关心患者，这样才会不断提高我们的服务水平。

2. 办法 "办法"是针对"看法"中发现的问题所开的药方，这时候需要分清楚什么是病因，什么是诱因，病因是自身问题，诱因是环境问题，因为本身存在病因，所以会被环境诱发而生病。

有的面试题既是综合分析题也是组织协调能力题，既让你阐述"看法"，也让你说出"办法"。举例：同事之间既存在竞争也存在合作，你如何理解这种情况，你打算怎样处理？对于此类题，首先要作出"该说法、观点错误或正确"的定性判断，这是辨析题答案的一个层次，也是规定的答题要求，然后再进一步展开"怎么办"的论述。

二、答题原则

考生在回答问题时要注意语言的严谨，应遵循以下几个原则。

1. 实事求是指在面试中应试者回答考官提问时要从本人的实际情况出发，不夸大，不缩小，正确对待和处理考官的发问。好的回答会对问题答案有适度的拔高，但拔高不代表无节制的夸大和弄虚作假，对答案适当的、有理有据的发挥是非常必要的。比如说问你得过什么奖学金，你完全可以把得奖次数加上一两次，诸如此类。强调一点：发挥要有度，要有依据，不要把自己没有经历过、不太了解的内容说得天花乱坠。但是有的问题必须要有一说一，比如专业性很强的问题，如果确实不知道答案，要坦率地承认，向考官表示歉意，向考官表明自己会加强这方面的学习。如果你夸夸其谈，华而不实，一味地卖弄口才，那只会弄巧成拙。

2. 随机应变是指随着情况的变化掌握时机，具有灵活应付的多变能力。一般来说，结构化面试中的题目大多是固定的，但是应记住一点：几乎所有的问题都可能被主考官深化和挖掘。遇到超乎自己想象的或者带有"陷阱"的问题时，不要慌乱，依照临场感受灵活处理。

　　3．自圆其说是指在回答问题前要尽可能想得周到，才能不至于被动。比如说考官问求职者：你为什么离开原来的医院？考生回答：我感到在这个医院没有前途。考官反问：你原来医院很不错，近几年群众满意度也很高，你为什么会觉得没有前途呢？你觉得怎么才算有前途？考生就不好回答了。这就是考生没有意识到他的回答随着问题的不断深入将难以成立，无法"自圆其说"。有的题目并不一定有什么标准答案，只要能回答得合情合理就是成功。

第六章　护士招聘面试语言技巧

第一节　语言表达技巧

语言理解与表达能力是对应试者能力考核的重要组成部分，也是面试的重要测评要素之一。在面试中，考生良好的语言表达技巧不仅可以推动面试的顺利进行，反映出考生的知识水平和个人修养；同时，优秀的言语表达技巧也利于考生与考官之间的交流，使考官能够更全面地了解考生的能力和素质，从而帮助考生取得好成绩。

要在面试过程中回答的得体而不失水准，把握语言技巧就显得尤为重要。良好的语言技巧需要将语言表达、倾听技巧、提问方式三个方面有机结合，使面试顺利进行，有效避免面试中长时间沉默的尴尬局面。

一、表达自身观点的技巧

面试中一项常规且重要的测评项目，是考生能否就某一问题发表合理的、有建设性的意见。为了争取考官的认可，考生除了具备真才实学，能够发表真知灼见之外，也要掌握表达自己观点的艺术，使考官易于理解和接受自己的观点。

1. "密切关注"考官　要注意倾听考官的提问，抓住提问要点，同时合理组织自己的语言。考官未说完，绝不能打断，静待考官说完后再从容不迫地发言。发言时，一定要密切观察考官的反应，考官未听清楚时要及时重复，考官表示困惑时要加以解释或补充说明。如果考官流露出不耐烦的情绪，则要尽快结束话题，而不要等到被打断。

2. 提出观点与意见处理　当问题属于中性或不易引起争论时，可直接坦率地提出自己的观点。当自己的观点不易被接受时，可以使用"层层递推法"和"反证法"。

"层层递推法"是指先从考官易接受的但离考生的真实主题较远的观点谈起，逐步接近考生的真实观点；"反证法"则是只用"相反"的方法提出观点，然后逐步去证明这种观点是错误的，最终阐明考生真正的观点。当考官明确提出相反的意见时，要虚心接受并真诚请教；若要坚持自己的观点，也要记住不要明确否定考官的意见，同时尊重考官的意见。

二、加强语言的逻辑性

考生的发言需简洁、精炼,谈吐流利、清楚,以中心内容为线索,展开发挥。为了突出中心论点,考生可采用"结构化"语言:即回答问题时,开宗明义,先做结论,然后再做叙述和论证,条理清晰地展开主要内容,当然也要避免议论冗长。

1. 避免表达含糊和出现歧义　避免使用含糊的词语或句式,如:"可能","也许","如果必须做出结论的话……"等。杜绝使用歧义词语,以免造成考官的误会。

2. 指代清楚　口语表达不同于书面表达,口语速度快,没有文字记录,考官难以分清指代关系,尤其是"他""她""它"在口语中是无法分清的。因此,为了避免指代不清造成的误解,考生在面试作答时,应尽量少用人称代词,而使用姓名。

3. 不要随意省略主语　日常交往中谈话者经常省略主语,但在面试考场上应使用较正式的口语,即使双方都能理解的情况下,也最好不要随意省略主语,尤其是对考官的称呼不能随意省略,如考生询问"我的观点对吗",就不如"某老师,您认为我的观点对不对"的表达好。

4. 情节叙述需提供确切信息　有些考生回答问题,不紧扣中心,泛泛而谈。例如,被问到对过去的某个过失怎样认识时,考生回答:"有一次我做错了一件事情,我觉得……"这样的回答由于未提供足够的信息,是没有意义的。

5. 巧用关联词和小结　考生可以适当使用一些连接词、关联词,来加强语句之间的联系以及突出层次关系,增强谈话的逻辑结构。对于一些时间、空间、逻辑结构不明显的叙述或较长的一段话,考生可以在结尾言简意赅地做一个小结,给考官以清晰、完整的印象。

三、解释的技巧

在面试中,解释是常用的表达方式。解释的目的是将考官不明白或不了解的事实,观点说清楚,或是阐释某件事情的前因后果,或是将考官的误解及时澄清。

1. 端正解释态度　考生在解释时,不能因为考官要求解释的问题太简单而表现出不耐烦或自傲的态度。考官要求考生解释某一问题,并不是没有听清楚或者不明白考生的意思,而是考查考生的表达能力。考生也不能因被误解或怀疑需要解释而感到委屈或不满。在解释时,态度要真诚,用富有情感的语言来说明问题。

2. 有理有据,实事求是　解释其实就是阐明考生的观点和论据。在确凿的证据和一定逻辑推理的支持下,考官会很容易接受考生的解释。解释时,若真实情况难以直言,不要寻找借口,强词夺理,更不能巧言令色,凭空编造。考生若有不便直说的或不愿意在考场表露的,可以如实地向考官说明并请求他们的谅解。

3. 巧用间接解释　间接解释即从第三者的角度去解释,包括自己的原单位领导、大学的老师、奖状证书等书面材料以及媒体咨询等。用第三者的身份进行解释可以增强解释的客观性和说服力。

4．适时收尾　当解释实在难以奏效时，考生不必着急，如果考官已经做出了某种判断，考生往往很难改变他的观点，这时转移话题是最好的解决办法。而考生若抓住这个问题不放，则可能将考生与考官的关系弄僵。

5．勇于承担责任　当考生要求解释自己在过去工作中的失误或某些不足时，若仅仅说明事情的经过而回避自己的责任就不妥当了。要想通过自己的解释获得考官的信任和谅解，考生最好勇于承担责任。在自己承担责任时，要就事论事，将责任严格限定于所解释的事情上，不要随意扩大。有的考生误以为自己承担的责任越大，就表明自己的态度越诚恳，这种误解后果会很严重。有的问题只需承认自己失误或不懂，不用做过多解释。

四、面试中说话的"禁忌"

1．自己和自己抢话也不让别人插话　有些考生一句话刚说完马上又抢着说下一句话，并在话题链接的位置插入无意义的"所以……""而……"等连接词语，让语言"水泄不通"，难以让考官插话以做出适当的响应。例如某考生这样说："我要说的是就是这些……所以……换句话说……"

2．语言呆板或重复啰唆　如果考生回答每一个问题都像小学生解问答题一样："因为……所以……"，那么即使内容非常精彩，也会令考官乏味。考生应尽可能地变换句式，使用同义词或近义词等。例如"因为"就可以在不同的地方换用成"因此""由于""由于这个原因""之所以……是因为……"等。另一方面，当考生说话时反复重复某一句话或经常补充前面的话时，也会令考官厌烦。

3．确定性的两个极端　语义的确定性要适时而定。有些考生形成一种语言习惯，经常使用绝对肯定或很不确定的词语。例如一些考生总是说：肯定是、绝对是、当然了等，另一些考生却把"也许""可能""大概""差不多""还可以吧"等挂在嘴边，这两种情况都应该避免。

4．随意扩大指代范围

有的考生经常使用"众所周知……""正如每一个人了解的那样……"等话语，似乎面试考场应该加入更多人。这样表达易造成考官的逆反心理："我就不知道……"。

5．爱用口头禅和伴随性动作　一个人的"言语形象"可能带着一些"斑痕"，如反复使用的口头禅"那个""然后""呃"等，以及扬眉、歪嘴角、搔头皮、抹鼻子等伴随动作，都会给考官留下不良印象，考生最好能在平时的说话和生活中多加注意，避免在考场出现不雅的口头禅和小动作。

五、注意"我"字的使用

为了向考官推荐自己，考生往往急于做以下的陈述："我"毕业于某某院校，"我"适合这份工作，"我"富有工作经验等。心理学家研究发现，较多地使用"我"字的人既有展示自我愿望又有不愿意做别人观众的心态，因此在考试中考生应尽量减少"我"字的使用。可以用较有弹性的"我觉得""我想"来代替强调"我认为""我建议"等词语，以起到缓冲作用。同时，考生可以对"我"做一些修饰和限定，如"我的拙见""我个人的看法"等，给人谦虚谨慎的印象，以赢得考官的好感。

考生面试时，在符合语法的情况下可以省略主语"我"，如将"我认为这是一次成功的运作"省略主语，变为"这是一次成功的运作"。应尽量变单数的"我"为复数的"我们"，但当"我们"出现过多时，应使用"我们"的替代语，如"大家"等，以转移"我们"的语义堆积作用。

第二节　倾听技巧

一、倾听的必要性

面试过程中"倾听"对于考官和考生都是十分重要的，双方都要力图把握对方的真实意图，获取尽可能多的信息。考生处于被面试的地位，要时刻注意考官的思维变化、谈话内容的要点、主体的转变以及语音、语气、语调、节奏的变化等各种信号，进行准确的分析判断，然后才能采取合理有效的应对措施。因此"听"清楚考官的每句话是最基础、最根本的前提。面试中的"听"不是"听听"就算了，而是能够站在对方的立场上去"听"。倾听的要点是先不要有任何成见或决定，而要密切注意谈话者所要表达的内容及其情绪。这样才能使人畅所欲言，无所顾忌。而后听到的人才能得到比较真实而完整的信息，以此作为判断和行动的依据。

二、有效的倾听技巧

1. 耐心，即使对一个知之甚多的普通话题，出于尊重，考生也不能心不在焉。面试的目的在于让考官了解、信任、接受考生，而不是相互比较高下，所以要尽量让考官把话说完，不要随意打断。考生如果确实需要插话，应先征得考官同意，这样可以避免引起敌视或不耐烦之类的误解。

2. 专心，考生应全神贯注，始终保持饱满的精神状态，专心致志地注视着考官，以表明对他的谈话感兴趣。在与考官交流的过程中要不时表示听懂了或赞同。如果一时没有听懂考官的话或存有疑问，则不妨提出一些富有启发性或针对性的问题。这样不但可以帮助考生全面了解问题，明确问题思路，而且考官会觉得考生听得很专心，对他的话很重视，从而会直接提高他的评分。

3. 细心，指的是要具备足够的敏感性，善于从考官的话语中发现其表达不完全的意思。同时了解考官对考生的回答是否真正理解和认同，对考生所谈的内容是否感兴趣，以此作为调整谈话的依据。

正确有效的倾听，应注意达到以下要求。

（1）不仅要听对方所说的事实内容或说话的本身，还要留意谈话者所表达的情绪，并加以捕捉。

（2）必要时，将考官所说的关键内容予以重述，以表示考生在注意听，也希望考官能继续说下去。

（3）考生遇到确实想多知道的细节问题时，不妨重复要点，请考官作进一步的解释。如果考生持有反对考官的观点，应暂时予以保留。如果这样造成考官对考生的错误排斥，那么考生应找时机礼貌地予以解释或澄清。

（4）在谈话中间，避免直接质疑或反驳，要让考官畅所欲言。即使有问题，也要稍后再来查证。此时重要的是获知考官的真实想法。

（5）注意找出信息的关键部分，关注中心问题。

（6）要始终表现出对考官的尊重与信任，这是一条根本法则。对考官表现出尊重，是面试获取成功的必要条件，否则，即使考生才高八斗，学富五车，恐怕也无济于事。对考官表现出信任，考官才能相信考生的话，这是人际关系中的互动原理，任何单方面的要求都将遭到心理上的排斥。

（7）记录重要的谈话内容。

（8）即使考官所讲的内容无关紧要或者出现错误，仍要耐心的倾听。注意，倾听只针对信息，而不针对传递信息的人。

（9）不要受到周围环境中让人感觉不舒服因素的影响。

第三节　提问技巧

一、掌握提问技巧的必要性

面试中，考生的提问包括向考官提问，以及在小组面试中对其他考生的提问。面试过程是考官与考生双向交流的过程，一般主要是考官提问，考生回答。考生除非感觉确有需要，否则尽量少提问或不提问，特别是不要提那些特别简单、特别复杂或十分敏感的问题，因为大多数考官不习惯回答考生的问题。这是基本原则，一般情况下都要遵循。当然，这并不是说考生绝不能提问，礼貌得体的提问往往能活跃面试气氛，激发考官的兴趣，展示考生的热情、自信和才华，起到锦上添花的作用。

二、禁忌提问方式

1．确认式提问　确认式提问如"听明白了吗""这样可以吗"。这类语言能够表达出提问者对自己所发出的信息是否被理解和接受的期待，鼓励信息接受方继续与之交流。但类似的问题不能提出太多次，否则就会适得其反，表现出对考官的不尊重和不信任。

2．开放式提问　开放式提问以"如何""什么""为什么""哪个"形式开头，目的是获取信息，鼓励回答，避免被动。例如，"这件事您怎么看？"只有在自己坦诚不知道的情况下，方可向主考官这样提问，以示虚心求教。

3．模糊式提问　有些考生追求提问方式的婉转，本来是一个好问题，但由于掌握不好分寸，变成了兜圈子、捉迷藏，考官一时摸不着头脑，产生烦躁情绪。提问题时应使用大家都能容易理解的语言，避免使用难以理解的专业术语或行话。要牢记：如果要得到清楚的回答，提问也必须清楚和明确。

4．连串式提问　不要一连问主考官好几个问题，例如，"考官，我想问您几个问题：1.……2.……3.……4.……"，这种连串式提问往往叫人应接不暇、疲于应战，容易引起考官的厌烦情绪。

5．压迫式提问　压迫式提问的分寸很难把握，稍一疏忽就可能给考官造成不良印象，以为考生有意挑衅，对他不尊重、不信任。考生不可存心挑剔考官的毛病，也不要加以指正。例如，"主席，您刚才不还说……现在怎么又说……"，这类提问往往使人下不来台，造成尴尬局面，是应当极力避免的。

6．重复式提问　重复式提问是指返回信息以检验考官的真正意图，检验得到的信息是否正确。目的是让考官知道考生收到了信息并非常重视。例如，"您是说……""如果我理解正确的话，您说的是……"。

7．引诱式提问　引诱式提问看起来很平常，但对回答者具有欺骗性。这种方式是建立在一种对他人不信任的基础上的。

有的考生自作聪明，为了急于让考官认同自己的某个观点，故意设置一个圈套，使考官钻进去，最后不得不承认考生是正确的。使用这种提问方式的危险在于会产生事与愿违的结果。考官一旦发现自己上当，将对考生产生反感，而不是对他的"机智"产生钦佩之情。

因此，从面试一开始，考生就应采取以诚待人的方式。考生必须清楚这一点：要获得面试成功，不是仅仅获得考官形式上的认可就能实现，关键还是要打动考官的内心世界。

8．假设式提问　假设式提问是指考生想象、探索考官的态度或观点。目的是希望对方从不同角度思考问题。例如："如果您是我的话，您会怎样处理这个问题"，必须在交谈气氛非常融洽和谐的情况下，才能做出这种假设式提问，否则应尽量避免。

9．清单式提问　清单式提问是指呈现出选择、可能性或抉择的问题。目的是获取信息，探询考官想要得到的答案，但这种提问也有风险，如果考生列举的一大串答案还没有一个让人满意的，考官就容易怀疑考生的思维和能力。例如："在您看来贵院管理上存在什么问题？制度不健全、有令不行、有禁不止或是别的什么问题"。

第七章　护士面试真题汇编

第一节　2008—2018 年护士招聘综合类面试真题

1. 自我介绍。

〖参考答案〗

内容：姓名、年龄、出生地、毕业院校、实习地点、个人的优势等。重点是突出优势，如：英语四级、计算机二级，曾担任班长、实习队长等，少说一些大众的句子。

要掌握几点原则：①开门见山，简明扼要，一般最好不要超过三分钟。②实事求是，不可胡编乱造。③突出特长，所突出的特长要与申请的职位有关。④有缺点也不要隐瞒，但是一定要谈自己克服缺点的愿望和努力。⑤善于用具体生动的实例来证明自己。⑥谈优点时要保持低调，语气平静，只谈事实，不用自己的主观评论。由于主考官喜好不同，要求自我介绍的时间不同，所以最好准备 1 分钟、3 分钟、5 分钟的介绍稿，以便面试时随时调整。一分钟介绍以基本情况为主，包括姓名、学历、专业、家庭情况等；三分钟的介绍除基本情况之外，还可加上工作动机、主要优缺点等；五分钟介绍还可以谈谈自己的人生观，说些生活趣事，举例说明自己的优点等。面试时间一定把握准，充分利用你的时间展现自己的才华，不能超时，不能时间太短，所以面试前的准备是必不可少的工作。举例：甲和乙都是英语专业大学生，都非常优秀，同时应聘某公司高级秘书，主管部门看完两人的简历后无法取舍，就组织了一次面试。考官叫他俩做一下自我介绍。甲说："我今年 22 岁，大学刚毕业，英语专业，浙江人，父母都是高级工程师，我爱好音乐和旅游，性格开朗，做事一丝不苟，很愿意到贵公司工作。"乙说："我的情况简历上介绍的比较清楚了，需要强调的两点是我英语口语不错，曾利用假期在旅行社做过导游，带过欧美团。再者，我的文笔较好，曾在报刊上发表过 6 篇文章，如果您有兴趣可以过目。"最后人事经理录用了乙。

2. 护士所具备的素质（怎样才是一名优秀的护士）。

〖参考答案〗

（1）心理素质：护士应具备积极向上、乐观自信的生活态度，稳定的情绪、宽阔的胸怀、临危不惧、遇挫不灰心等良好的心理素质。

（2）专业技术方面的素质：①有扎实的专业理论知识，掌握常见病的症状、体征和护理知识。②娴熟的护理操作技能，高超的护理技术不仅能增强自信心，轻松工作，还能让患者减少痛苦，赢得患者的信任。③掌握急救技术、急救药品和设备的应用，熟练配合医生完成危重患者的抢救。④具有高度的责任心，遵守操作规程和三查七对制度，杜绝医疗事故的发生。⑤具有敏锐的观察力，较强的沟通能力。

（3）职业道德方面的素质：是健康行为的内在驱动力。①有正确的从业动机，富有爱心，热爱护理工作，不受世俗偏见所干扰。②有坚强的意志力、高度的自觉性和慎独精神。

（4）身体素质：护理工作是脑力和体力相结合的工作，有健康的身体，才能保证工作的顺利进行。

（5）文化仪表方面的素质：护士除了专业知识外还要多学一些语言学、哲学、人际关系、礼仪知识等，丰富自己的内涵，使自己的言行举止得体、符合护士的身份，能应对各种挑战。以下用简短的句子来概述护士应具备的素质：思想品德高尚，爱岗敬业，富有爱心，具有高度的责任心，有丰富的理论知识和熟练的操作技能，有较强的反应能力、沟通能力、协调能力以及健康的体魄、积极的心态等。

3．你是怎样看社会医疗纠纷这个热点话题的？请谈谈你的看法。

〖参考答案〗

（1）医疗纠纷和医疗事故的发生是不可预料的，特别是近年来受诸多因素的影响，医疗事故的发生率呈明显上升趋势。

（2）分析近年来发生的各类医疗纠纷及事故，几乎都存在责任方面的原因，如医务人员工作不认真、医院制度不完善等。因此，我觉得要减少医疗纠纷的发生，必须强化各级医务工作人员的责任意识。

（3）要减少医疗纠纷的发生，医护人员在进行各项操作前，要跟患者及其家属认真沟通，取得患者和家属的理解和信任。作为患者，首先要信任并遵守医生的嘱托，主动配合医生的治疗和检查，同时多了解疾病常识。医务工作者也要以细心、耐心的态度对待每位患者，建议做相关检查和治疗时，要向家属交代清楚。这样才能从主观上防止纠纷的发生，从而保证医疗工作的顺利进行。

（4）不断提高医疗技术、护理水平，可以减少因误诊误治而引起的纠纷。

4．你怎样看待在"非典"事件中个别护士辞职和临阵脱逃问题？

〖参考答案〗

护士的职责就是救死扶伤，实行革命的人道主义。从道德义务上分析，面临瘟疫灾难时，救死扶伤是医务人员的社会职业及义务。"非典"发生时许多医生、护士不顾个人安危义无反顾走上抗击"非典"第一线，值得我们全体医务工作者学习。但也有个别护士临阵脱逃，我认为这种行为是非常可耻的，有损护士圣洁的形象。当疫情来临时，我认为应该克服一切困难，主动走向抗击"非典"前线救治患者，为社会贡献自己的一份力量。同时需要做好消毒隔离和自我防护工作。

5．如何处理护患关系？

〖参考答案〗

护患关系是在护理过程中护士与患者之间产生和发展的一种工作性、专业性、帮助性的人际关系，而护理工作的目的是最大程度地帮助患者保持健康、恢复健康、减轻痛苦。因此，良好的护患关系首先要建立起两者的信任、互相的尊重。以患者为中心，尽量满足他们合理的需要。我认为建立良好的护患关系不仅仅是要有扎实的临床知识和道德修养，而且还要加强护患沟通。与患者在不同的时间进行恰当的沟通、解答患者疑问，对缓解护患矛盾、减少护患纠纷的发生有关键作用。通过沟通，增进护患相互理解，最终达到医院经济效益和社会效益双重提高的效果。总之，护士不仅要有良好的服务态度、高尚的职业道德，还要有扎实的基础理论、精湛的护理技术以及丰富的心理和社会文化知识，才能为患者提供高质量的护理服务，才能真正赢得患者的信任和尊重，才能减少或避免护患纠纷的发生。

6．请你给考官倒一杯水。

〖参考答案〗

考查应试者是否有礼节，会否察言观色，干活是否干练、得体、大方等。俗话说：茶倒半杯酒倒满，现在还有种说法是"水倒七分，留下三分情谊"。纸杯倒水，考虑的因素较多，夏季倒九分比较合适，秋冬季节一般倒六七分，让人拿起来都不会洒为佳。如果是女生，右手拿水杯二分之一处，左手托杯底。男生双手环拱水杯的二分之一处。如果是盖杯，取下杯盖仰放在桌上，左手拿起水杯，右手拿水壶倒七八分满，尽量不要把水溅洒到桌上。杯把要放在方便别人拿的方向。水送到考官手里或面前时一定要说"请喝水"。

7．你怎样看待护理工作（护士这个职业），你准备如何去做？

〖参考答案〗

护理工作虽然很平凡，很琐碎，但这是一个关系到人们生命健康的神圣的工作。俗话说"三分治疗，七分护理"。可见护理工作对患者来说是非常重要的，在患者的住院过程中，与患者接触最多的是护士，高水平的护理不仅可以促进患者康复，更有助于构建和谐的护患关系。我会做到爱岗敬业，无私奉献，发扬南丁格尔崇高的人道主义精神，用"爱心、耐心、细心、责任心"去爱护每一个患者。我想只要用心去做，在平凡的岗位上也能取得不平凡的成绩，也会得到别人的尊重。

8. 你为何要选择护理这个工作？护理工作又脏又累，你为何还来应聘护士这个岗位？

〖参考答案〗

（1）最初是家人帮助选的这个职业，但通过三年（或四年）的学习，我知道了提灯女神南丁格尔，知道了护理人员肩负的神圣使命，知道了护士这个职业的辛苦，但当我穿上圣洁的白衣走进医院，我会感到油然而生的骄傲与自豪，因为我热爱护理这个行业。

（2）护士的工作虽然琐碎而繁忙，但有白衣天使们"非典"期间用青春和热血捍卫人民的生命与健康的勇敢；有汶川地震白衣天使们不顾安危奋力抢救哪怕只有一丝生机的遇难者的执着。在这些护理前辈们的影响下，我相信我会更加珍惜这个职业。

（3）将护士称为白衣天使，是每位患者或家属给予护士的极高荣誉和殷切希望。护士承担着救死扶伤、为患者解除病痛的责任，能为患者维护生命、带来健康我很快乐，我愿意用自己的爱心帮助每位患者早日康复。

9. 请你谈谈对薪资的要求。

〖参考答案〗

我对工资没有硬性的要求，我相信咱们医院在薪资问题上会有合理的安排。我注重的是找对自己喜欢和适合自己发展的工作单位，把握目前的就业机会。只要条件公平，我不会计较太多。我认为，只要我们大家都努力工作，为医院做出贡献，医院发展好，我们的待遇就会越来越好。

10. 你家人是否愿意你报考我们医院？

〖参考答案〗

（1）我父母非常支持我报考我们医院。报考我们医院是我在对自身及医院各方面进行综合分析的基础上做出的选择。在这个过程中，父母听取了我的想法，也给了我很好的建议。

（2）我们医院规模大，发展快，专业技术水平高，在社会上享有很好的声誉，我相信能在这里学到很多知识，得到锻炼，也能给我提供很好的发展空间，我非常珍惜这次机会，也希望能应聘成功，成为咱们医院的一员。

11. 你为何选择了本所医院？

〖参考答案〗

（面试官试图从中了解你求职的动机、愿望以及对此项工作的态度，建议从医院、自身两个方面来回答。）

我知道咱们这个医院是省（市）级三甲（或者二甲）医院（如果是专科医院可以突出专科医院的特点，比如妇产科医院，可以说这个医院是专业的妇产医院），规模大，实力强，发展快，管理严格、设备先进、技术精湛、社会信誉高，十分重视人才的培养。在这里能够学到更多的知识，能更好地将理论应用于实际中，会较快地提高自己的能力，实现自身的价值。

12．医院建立了远程会诊平台，你怎么看待这件事情？

〖参考答案〗

（1）远程会诊是医院与全国知名医院联合建立的面对面在线交流，是我院重要的医改惠民举措，为市民搭建更加权威化的诊断平台。通过远程会诊不出市区就能享受到专家的优质医疗服务，使各地优质医疗资源更好地服务于市民。

（2）为我市市民节省了资金及就诊时间，有效解决了挂号难、看病难的问题。

（3）这也说明了社会的发展和科学的进步。

13．你竞聘有何优势？

〖参考答案〗

我学习成绩优秀，在校期间曾多次获得奖学金。因为我学习认真，知识基础扎实，这次理论考试成绩突出。在实习期间我善于理论联系实际，认真学习各项操作技术，工作积极主动，技术操作水平高。护理工作并不是吃药打针这么简单，护士和患者接触的机会最多，医患关系是否和谐还要求护士有良好的沟通能力，我在校期间曾任班长（实习队长），有较强的沟通能力和协调能力，另外，我对这次应聘作好了充分的准备，我相信我会在这次竞争中取得成功。

14．你在校期间，曾获得过什么奖励？

〖参考答案〗

在校期间，因为我学习认真，成绩优秀，年年获得奖学金，连续三年被评为优秀学生或优秀毕业生，在学校组织的技能操作大赛中取得过第一名的成绩，还获得普通话大赛第二名。（或者真诚地说：由于我那时不够努力，只获得过一次奖学金和一次三好学生。）

15．你认为在这次竞聘中你能成功吗？你对这次考试有信心吗？

〖参考答案〗

我相信这次应聘是非常公平的，我理论成绩优秀，有较高的操作水平（或者说，我这次操作考试成绩突出），在校期间我一直担任班干部，个人综合能力较强，有一定协调能力和沟通能力，对这次应聘我也作好了充分的准备，我相信我会在这次竞争中取得成功。我相信凭着自身的优势会在这次的应聘中取得成功。

16．你是本科还是大专？你的优势是什么？

〖参考答案〗

（1）我是本科，我理论知识丰富，善于理论联系实际，我的笔试成绩突出，操作水平较高，有较强的反应能力和沟通能力，我相信我会成功。

（2）我是大专生，今年二十岁，我特别细心、认真，善于学习，因为我比别人更年轻，我更有时间和精力在工作中提高自己，我会比别人做得更好。我有较强的沟通能力，为人热情，同事和患者都很喜欢我，我能及时处理好工作中的各种问题。

17．用人单位要求高学历，你怎么看？

〖参考答案〗

（1）大多数人都认为高学历者接受的教育多，掌握的知识相对比较丰富，会更全面和扎实一些，在高和低之间当然择优择高，与其以后花钱去培养和培训低学历者，当然不如一步到位好。

（2）当然高学历不等于高能力，但能力的考核不是一时能完成的，所以只有以学历这个标准来衡量能力，很多单位在验收和升级时对职员的素质有一定的要求，所以单位也需要招收高学历的职工。

（3）用人单位应该结合实际与需要，不能盲目，一概而论，要充分发挥人才资源，否则对人才、对社会都是一种浪费。

18．你怎样看待这次竞聘中的机遇和挑战？

〖参考答案〗

机遇是要我们自己抓住的，挑战则需要我们坚强的性格和不屈的毅力去克服。这次医院招聘护士对于我来说就是一种机遇，参加这次竞聘的人很多，优秀的人也很多，这对我就是一种挑战。美国哈佛大学有句著名的校训："时刻准备着，当机会来临时你就成功了。"我认为只有通过平时不懈的努力和付出，不断地提升自己的能力，当面对机遇和挑战时，才能脱颖而出，取得成功。因为我平时的努力和考试前的积极准备，我相信会在竞聘中取得成功。

19．竞聘如果不成功，有何打算？你会改行吗？

〖参考答案〗

我相信这次应聘是非常公正、公平的，我做了充分准备，凭着自身优势（我理论考试和技能考试成绩优秀），我相信自己会成功。如果不成功说明我还不够优秀，我会总结经验教训，找出差距，加大自己的学习力度，争取在下次应聘中取得成功。我非常喜欢护士这个职业，一般是不会改行的。

20．如果应聘成功，你愿意到哪个科室工作？以后打算如何工作？

〖参考答案〗

我将听从领导，服从安排，愿意到忙碌的和条件艰苦的科室去工作，一方面多学习知识，另一方面挑战自己，提升自己的能力，为医院做贡献。无论在哪个岗位工作，我都会遵守医院的规章制度、爱岗敬业、无私奉献，在工作中多向有经验的同事学习，我相信只要用心去做，平凡的岗位也能做出不平凡的贡献来。

21. 你怎样看待个人利益和集体利益之间的关系？

〖参考答案〗

个人利益和集体利益是一对对立统一的矛盾。①对立性：集体利益是强调全局利益，长远利益。个人利益则表现为局部利益和眼前利益。其中，集体利益起到根本的、决定性的作用。两者有时会产生矛盾。②统一性：集体利益和个人利益在根本上是一致的。一方面，个人利益和集体利益互为前提而存在；另一方面，个人利益和集体利益相互促进而共同发展（必须正确处理个人与社会的关系）。分析个人利益和集体利益必须坚持两点论和重点论的统一。一方面，要看到个人利益和集体利益两者在根本上是一致的，既不能为了实现个人利益而损害集体利益（这是个人主义的表现），也不能只讲集体利益忽视个人的正当利益。另一方面，集体利益是全局性、长远性的利益，处于首位。因此，个人利益必须服从和维护集体利益。③要求：坚持集体主义价值取向，正确处理个人利益和集体利益的关系：一方面，个人利益必须自觉服从和维护集体利益，把集体利益放在首位，以大局为重；另一方面，又要充分尊重和维护个人的正当利益，发挥个人的主观能动作用。当个人利益和集体利益发生矛盾的时候，我会放弃个人利益，服从集体利益。

22. 你怎样看待工作中的加班问题？

〖参考答案〗

加班作为特殊情况下完成工作的非常规工作方法，国家在《劳动法》中作了相应的规定，但具体问题要具体分析，我认为可以从以下几个方面正确看待：第一，要分析加班的原因。如果是因为个人的原因，使本来应该在上班时间内完成的工作没有做完，那么加班责无旁贷。单位由于一些特殊的原因要临时加班的，可以进行加班，不过要和职工说清楚。第二，要分清行业的特点。由于行业的特点，有的行业必须采取加班这种方式，职工们必须早出晚归，这是可以理解的。第三，加班的时间、频率要符合国家《劳动法》的规定，确实保障职工的身心健康。第四，加班要按照规定给予一定的物质补贴，只有这样才能调动职工的积极性。如果工作需要我会义不容辞加班，听从领导安排，以工作为重，以患者为重。我现在单身没有任何家庭负担，可以全身心地投入到工作。年轻的我正是学知识积累工作经验的时候，加班虽然可能让我感到身心疲惫，但却是磨炼我的意志的机会，只有努力付出，才能取得更大的进步。同时我也会提高工作效率，减少不必要的加班。个人利益服从集体利益，需要加班就应该积极主动加班。

23. 你打算在工作中如何提高自己？

〖参考答案〗

注重理论联系实际，不断总结经验，多和老同事沟通、请教，向周围优秀的同事学习，业余时间多看与工作有关的书籍和资料，丰富自己的知识，向成功人士学习，取长补短，不断提高自己的能力。

24．表现是一个人的本能。你走上新的工作岗位后，将如何表现自己？

〖参考答案〗

（1）贬义的表现：自以为是，夜郎自大，不谦虚，不厚道。

（2）褒义的表现：对新岗位的兴趣，对做好工作的决心，对克服困难的信心，对同事的虚心。

（3）结合自己再具体谈一谈（可以谈如何处理好与领导、同事的关系，如何提升自己的能力，自己的工作态度等）。

25．你打算工作后继续学习深造吗？

〖参考答案〗

是的，工作以后，我会利用业余时间不断学习，争取掌握更多的知识和提高自己的能力，来更好地服务于患者。如果有合适的机会，我当然会考虑继续深造。但是，我会认真考虑这件事情，我觉得很多人回学校学习是很盲目的。如果我发现自己所做的工作确实有价值，而且也需要获得更多的教育才能在这一领域做得出色，我当然会毫不犹豫地去学习。

26．你怎样看待工作中的对手？

〖参考答案〗

我认为工作中没有对手，只有同事和朋友。如果我的同事很优秀，我会跟他交朋友，学习他好的品格和工作方法，争取超过他。他的存在和他的能力会让我更有进取的信念，可以激励和鞭策我，让我进步得更快。

27．如果同事和你有了矛盾，你打算如何处理？

〖参考答案〗

矛盾无处不在，人都有独立的思想，思想因人而异，一个心胸宽广的人是很少会与别人有矛盾的。即使产生了矛盾，也不会斤斤计较，更不会因此而影响与周围人的关系。如果与同事有了矛盾，我首先要换位思考，多反思自己的不足，与同事多沟通，努力化解矛盾，与同事和睦相处。

28．谈一下你的人生观和价值观。

〖参考答案〗

人生观，是人们对人生问题的根本看法。正确的人生观指引我们选择正确的人生道路，指导人们从集体、从社会的整体需要出发，用自己的劳动去创造人生业绩，成为一个有益于社会、有益于人民的高尚的人。错误的人生观会使人误入歧途，做出有违社会道德、有损人民利益的事。能否树立正确的价值观，做出科学、合理的价值取向，对一个人的发展至关重要。正确的价值观，有利于人们客观地分析自身的价值，发挥自身最大优势，为社会创造更大的财富。我认为做人要正直、诚实、富有爱心，应该有所追求，弃恶扬善，做一个对社会和家庭有贡献的人，这样才能体现出一个人的价值。

29．每天面对患者，如何培养自己好的心态？

〔参考答案〕

（1）第一种方法：改变态度。改变了态度往往就能产生激情，有了激情就有了奋发向上的斗志，结果往往就会发生变化。心态可以影响人的行为，行为可以改变人的命运。在工作和生活中，我们应该以积极的心态对待遇到的每一件事，只有这样才会把事做好。

（2）第二种方法：享受过程。保持积极乐观的心态，享受做好每件事的过程，在过程中体会快乐，收获意想不到的结果。

30．谈谈做人与工作的关系。

〔参考答案〕

《工作即做人》这是美国通用公司训导员工修身励志的第一课。做好工作和干好事业的基本前提是学会做人。一个人的工作水平与其做人水平是相辅相成和相得益彰的。做工作没有技能不行，而不懂做人道理、做人标准、做人原则和做人艺术也同样行不通。"会做人"是指做人要具有良好的道德修养，并能按道德标准处理好各种社会关系；"能做事"就是在一定社会关系中充分发挥自己的才智，做好各方面工作并获得社会认可。"品行好"就是道德修养好、"会做人"，业务能力强、"能做事"。只有道德高、能力强，有良好的沟通能力和社会适应能力，才会取得更大的成功。

31．你喜欢和什么样的人交朋友？

〔参考答案〕

我喜欢和正直、善良、诚信、优秀、有上进心的、能团结互助的人交朋友，俗话说：物以类聚、人以群分。朋友对自己的影响是非常大的，我希望和优秀的人在一起，不断学习他们的长处，听取他们的建议，改正自己的缺点，从而让自己更优秀，让自己更快成功。当然我会真正关心和帮助别人，建立真挚的友谊，一同走向成功。

32．你朋友对你如何评价，你认为客观吗？

〔参考答案〕

朋友对我的评价是，我是一个容易交往并且值得交往的人。我认为朋友对我的评价还是比较客观的。这与我的交友原则是分不开的。①诚信原则：孔子说"人而无信，不知其可也"。真诚待人，才能取得别人的认可。②谦虚原则：与朋友交往要平易近人，不能恃才高傲，这样才更有亲和力。③主动热情，竭尽全力帮助朋友。交际是双向的，只有双方共同付出，才能保证友谊的长久。

33．恩格斯说"从一些小事，可以看出一个人的优良品质。"请结合护士工作特点谈谈体会。

〖参考答案〗

对护士工作来说，小事确实很重要，一切要从小事做起。事无巨细，关乎大局。对于一个刚开始工作的人，更是如此。我想这句话还可以衍生为："小事可以看出一个人的不良品质。"品质是一个抽象名词，是由无数的小事汇聚在一起得出的综合结论，以小见大是有道理的，我相信人人皆是人才，关键是要用对地方。作为护士来说，我们做的工作有些看似是小事，但对于患者来说也许就是大事，也许会对患者产生很大的影响。所以我们必须事事认真、谨慎，才能更好地为患者服务，让患者满意。

34．智者说：一个人要愉快，就要把自己当作别人，把别人当作自己，把别人当作别人，把自己当作自己。你如何理解？

〖参考答案〗

把自己当作别人，把别人当作自己，就是换位思考。遇到误会矛盾时要站在别人的立场着想，这样才能化干戈为玉帛，无论别人遇到困难或是取得成功时都能感同身受，这样才是关心别人的人，别人也会关心你。把自己当作自己，把别人当作别人，就是要勇于承担。自己的责任绝不推脱给别人，对于别人比自己强的方面不妒忌，不把属于别人的东西占为己有。总而言之，得到愉快的人，是懂得如何取舍的人，这位智者告示我们的就是这样一种豁达健康的生活处事态度。不拿别人的错误惩罚自己，不拿自己的错误惩罚别人，不拿自己的错误惩罚自己。

35．处理好与同事之间关系的关键是什么？

〖参考答案〗

处理好与同事之间关系的关键是严于律己、宽以待人、善待同事，应着重做到以下几点：一是公正客观，一视同仁。即坚持公道，不论亲疏，一视同仁，创造团结和谐、富有凝聚力的工作氛围。二是笑口常开，态度和蔼。即以微笑温暖同事，真诚而和蔼地对待同事，做到工作繁重时给予鼓励，出现失误时给予信任，遭受不幸时给予安慰，完成任务时给予赞赏，取得成绩时给予表扬。三是用人不疑，知人善任。即善于发现同事的优点和长处，察有用之才为己用，形成职责分明、任务共担的局面。四是指令明确，决断及时。即对同事提出要求和安排工作要具体明白，处理问题要果断及时。五是以身作则，作出表率。即正人先正己，要求同事做到的自己首先做到，发挥自身的模范带头作用。六是己所不欲，勿施于人。即自己不愿做的事，不要强加同事去做，以免强人所难，伤害同事，造成逆反心理。七是从严要求，承担责任。即对同事的工作质量和效率要从严要求，一丝不苟。同时，当同事工作中出现失误或偏差时，要主动承担责任，不可一味推卸和发难。八是谨慎许诺，有诺必践。即对同事提出要求和意见，要慎重对待，一旦许诺，应言出必行，不可言而无信、许空头诺言。九是经常沟通，化解矛盾。十是政治关心，生活体贴。即对同事应进行严格的教育和管理，以自己的模范言行搞好帮带，不断提高他们的政治觉悟和政治水平。

36．你通常在什么情况下赞美你的朋友和同事？举例说明。

〖参考答案〗

当朋友和同事取得了成绩、获得了奖励或者有了进步，当他们的穿着打扮有了改变，当他们给予了我帮助的时候，我都会赞美他们。羊皮卷里有这样一句名言：赞美可以使敌人成为朋友，赞美可以让朋友成为手足。因为通过我们真诚地赞美对方，可以拉近与对方之间的距离，使关系更加融洽。有一次，我同事获得了操作技能大赛，我不但赞扬了她，还和她单独沟通了一下，知道她是如何取得这次成功的，我也有了很多的收获。如果同事遇到了困难和挫折，我也会去安慰、鼓励和帮助。我们不仅要赞美朋友和同事，还要赞美我们周围所有的人，如果一个患者的病情好转了，患者变坚强了，或者他的穿着、发型有了改变等，我都会赞美他。我想通过我们的赞美，可以与患者建立良好的护患关系，提高患者的满意度，更好地提高我们的服务质量。

37．同事之间既存在竞争也存在合作，你如何理解这种情况，怎样处理？

〖参考答案〗

同事之间存在的竞争和合作的状态并非矛盾。①同事之间存在竞争和合作是正常的。一个单位要想发展，取得进步，需要员工内部的竞争，竞争是组织发展的动力。在竞争的过程中，每个人都为实现既定的目标而努力，从而将个人能力最大限度地发挥出来，通过层层对比，使先进者找到了自我的价值，使相对落后者找到了自己的不足，并为未来的发展制定方向。同时，竞争的另一面又加强了合作。正是由于出现了不同的能力趋向，才进一步扩大了成员之间的合作意识，促进大家在互帮互助中更快更好地完成组织的任务。②但竞争和合作也不能走向极端。一些人将竞争片面地看成争夺之战，为了个人权益而忽视了合作，最终只能是"一无所获"。而另一些人将合作看成是"大锅饭"，只求大家的共同努力而没有成员之间的竞争也是不可取的。③一个团体要想进步，必须既重视竞争也重视合作。可以在单位内部建立一个竞争机制，激发成员的工作激情，活跃大家的工作气氛。并在日常的工作中注意成员间的合作，将每个人都融进集体中，让大家在和谐、融洽的氛围中实现集体的目标。

38．怎样正确处理好与上级领导的关系？

〖参考答案〗

正确处理好与上级领导的关系，是赢得上级领导的支持和信任的关键。要力求做到：①坚持党性，服从至上。即把一切有利于坚持原则、坚持党性和遵纪守法作为处理与领导者关系的指针，自觉自愿、真心实意地服从服务于上级领导。②大局为重，不计小私即坚持大局为重的原则，不斤斤计较个人得失，自觉维护整体利益和上级的威信。③尊重上司，主动分忧即尊重上级领导的指示精神，尽职尽责地做好工作，又创造性地完成上司交办的任务，当好领导出谋划策的参谋和分忧解难的助手。④注意仪表，不卑不亢。⑤理解意图，取得信赖即要充分理解和领会上级领导的方针、思想、思考方法、工作方法及对问题的看法等，尽心尽力地去完成任务。⑥勤奋务实，谨防粗心。工作中要认真细致，精益求精，避免粗枝大叶。⑦言而有信，兑现承诺即要在领导面前树立"言必信、行必果"的自身形象，始终做出"言而有信"，使领导对你的承诺充满信心。⑧慎重参谋，巧言进谏即作为领导的部属既要当好"参谋"，又要讲究策略，掌握分寸，选择场所巧言进谏。⑨注意保密，守口如瓶。⑩不打旗号，不出难题即生活上不滥用领导的威信发号施令，不给领导出难题和增加负担。⑪有限忍耐，合理斗争。既要从维护良好的上下级关系的愿望出发，在一定限度内对自己进行自我约束，同时又要对某些错误的领导行为进行合理的抵制和斗争。

39．怎样正确处理好与组织的关系？（如果你是一位年轻的领导，你如何处理好与组织之间的关系？）

〖参考答案〗

领导者个人与组织间的关系构成，主要体现在组织程序、隶属关系、依存关系和工作职能等方面，处理好二者间的关系，是能否建立坚强的领导核心，提高组织的凝聚力和号召力，实现组织目标的原则问题。因此作为年轻的领导在处理与组织的关系问题上，应着重做好以下十个方面的工作：一是要加强政治修养，树立正确的人生观，即要用马列主义武装自己的头脑，忠诚党的事业，以组织目标和要求为行为准则，不畏困难和险阻，积极进取，勇往直前。二是善于顾全大局，自觉维护组织整体利益，即当个人与组织在目标导向、价值选择、环境适应、工作评价等方面导致行为偏差时，要识大体、顾大局，自我控制，自我矫正，自觉维护组织的整体利益。三是保持清正廉洁，维护组织良好的形象，即要洁身自好，为政清廉，以个人的美好操守在群众中树立组织的良好形象。四是增强班子团结，发挥组织的堡垒作用，即要善于协调组织中各成员间的关系，互相配合，互相支持，团结奋斗，充分发挥组织的战斗堡垒作用。五是养就正派作风，不断增强组织的凝聚力，即要光明正大做人，踏踏实实做事，不阳奉阴违，不口是心非，做增强组织凝聚力的促进派。六是坚定政治方向，增强适应组织活动能力。七是开拓宽广胸怀，富有自我牺牲精神。要在工作上比贡献，不在个人得失上论成败。八是增强组织观念，认真遵守组织纪律。九是强化法制意识，慎重用好手中权力，即要严格按照组织的行政法规办事，依法行政，忠于组织，接受监督，用好组织授予的权力，保证工作不失方向，办事不违法规，避免渎职行为的发生。十是服从组织分配，完成组织交办的任务，即同组织保持行为上的高度一致，认真落实组织分配的任务，克己奉公，恪守职责，牺牲自我利益，矢志不渝地为实现组织的目标而努力。

40．领导交给你的工作如果没完成，你会怎么办？

〖参考答案〗

领导交给的工作，我一定要全力以赴、克服一切困难来完成，如因特殊情况没有完成，要找出原因主动向领导讲明。我是一个认真工作的人，基本上都能及时完成领导布置的任务。如果确实没有完成，我想第一要如实告诉上级，第二要认真分析原因，第三要给出解决建议和办法。

我会这样对上级进行汇报：领导，我把您交代的这项工作情况向您汇报一下。首先很对不起，由于我的经验不足，所以这项工作到目前为止还没有全部完成。目前完成的部分是……没有完成的部分是……对于这次的失误，我认真进行了检讨，主要是自己对这项工作的复杂性、艰巨性估计不足。二是没有认真计划、安排好时间。三是在工作中遇到了一些新的情况，比如……自己没有及时向您和同事求助，所以造成这次任务没有及时完成。在这里向您再次道歉！对于下一步工作，如果时间还来得及，请您再相信我，给我一个机会，让我完成好。我就此做了一个工作方案，这里也请您一并审批。

41．领导给你安排了很多工作，你已经很努力了，可领导说你没干好，很不满意，你怎样做？

〖参考答案〗

我在工作中会很努力，很用心，我会想尽一切办法，加班加点，甚至请别人帮忙把工作做好，我想会让领导满意的。如果我认为自己已经按质按量地完成工作了，领导还是不满意，我会主动跟领导和同事积极沟通，询问自己工作中的不足，进一步提高工作效率，改变工作方法，提升自己的能力，争取让领导满意。除此之外，我还要多请示、多汇报，多了解领导的要求，为领导分忧，与领导建立良好的人际关系。

42．领导安排的任务不合理，你会怎么办？

〖参考答案〗

首先考虑领导这样安排也许有他的道理，原则上我会尊重和服从领导的工作安排，同时私底下找机会婉转地表达自己的看法，看看领导能否改变想法。如果领导没有采纳我的建议，我也同样会按领导的要求认真地去完成这项工作。

43．如果你和同事正在议论领导的缺点，这时领导正好推门进来了，那你怎么办？

〖参考答案〗

首先，我不会随便跟同事议论领导的缺点，人无完人，领导也是普通的人，他自身有缺点或者在工作中有不足，这是正常现象，我们应该理解。如果同事议论，我会劝同事尽量不要再议论。如果领导的缺点和不足严重影响到我们的工作，我会在合适的机会，用适当的方法，向领导委婉地提出建议。

44．如果你的领导有些习惯你无法忍受，你怎么办？

〖参考答案〗

在工作中，我会尊敬领导、听从领导安排，认真做好工作，尽量适应领导的一些习惯，当领导的有些习惯我无法忍受时，我会换位思考，多为领导着想，寻找自己的不足，调节自己的心态，尽量适应领导。如果领导的有些习惯确实很不好，我也会在合适的机会，用恰当的方式和领导单独沟通，帮助领导改正，让领导更优秀。

45．你的专业性很强，而你的领导对技术操作不熟悉，经常叫你做这做那，让你无可适从，你会怎么办？

〖参考答案〗

第一，人各有所长，领导对技术操作不熟悉，但他（她）的领导组织、协调能力的确比我强，在实际工作中存在这种现象不足为奇，应该承认和接受这种现象；第二，因为领导是决策者和组织者，我是执行者和具体任务完成者，对领导的工作计划安排和下达的任务一般情况下要尽量适从；第三，如果领导的工作计划安排和下达的任务违反技术操作规程，盲目执行可能造成损失或事故，要说服领导改变或拒绝执行；第四，要和领导经常进行沟通，和他（她）交流讨论有关技术方面的知识和技术操作规程，促使他（她）熟悉有关技术方面的知识和技术操作规程，在每项工作计划安排和下达的任务前，多提建设性意见，供他（她）参考。

46．假设你在某单位工作，成绩比较突出，得到领导的肯定。但同时你发现同事们越来越孤立你，你怎么看这个问题？你准备怎么办？

〖参考答案〗

（1）成绩比较突出，得到领导的肯定是件好事情，以后要更加努力。

（2）检讨一下自己是不是对工作的热心超过与同事间交往的热心了，加强同事间的交往，培养共同的兴趣爱好。

（3）不做背人的工作，伤害别人的自尊心。

（4）不在领导面前搬弄是非。

（5）乐于助人。

（6）和领导私人间的接触不能太过分。

47．你有一个很好的工作设想，你经过实际调查认为这个设想既科学又可行，但你的领导和同事们很固执，你采取什么办法说服他们与你合作？

〖参考答案〗

第一，如果产生这种情况我会感到很遗憾，但要一片公心，不能心存怨恨，觉得领导和同事不同意你的方案有其他方面的原因。第二，认真查找自己方案的可行性，保证在实施过程中不但会出现自己意料中的效果，而且也不会出现不良的后果。第三，与领导和同事们进行沟通，问清楚是什么原因不同意你的方案，并虚心听取他们对你方案的意见，很多时候由于阅历不足等原因，方案并没有可行性。第四，如果方案没有问题，那么根据不同的原因进行说服工作，统一思想。如果是涉及荣誉的问题，可以将你的想法公开当作大家讨论、集体的结晶。

48．遇到同事正在议论别人的隐私，你如何处理？

〖参考答案〗

每个人都有"隐私"，隐私与个人的名誉密切相关，背后议论他人的隐私，会损害他人的名誉，引起双方关系的紧张甚至恶化，因而是一种不光彩的、有害的行为。随便议论别人的隐私是不合适的，我不仅不会参与别人的议论，而且也会劝同事不要随便议论别人的隐私。

49．你的两个同事在病房吵架，你看见了如何处理？

〖参考答案〗

首先劝同事不要在病房吵架，以免影响患者，劝她们以大局为重，不要计较个人小事。我会想一些办法，做好他们的思想工作，说服他们，尽量促使她们和好。

50．患者和你吵架了，你会怎样对待患者？

〖参考答案〗

作为护士，首先要有爱心，要多忍耐，不能和患者吵架。因为患者身体上承受着痛苦，要多理解和关心他们，要善于和他们沟通，使护患关系和谐。如果患者和我争吵，我会先让患者倾诉，等患者情绪平静后，再和患者沟通是什么原因使他发火，如果是患者误解了自己，我会给患者一个合理的解释。如果确实是自己做得不对，我会向患者道歉，取得患者的原谅，避免以后再犯。

51．遇到地震，你正在医院值班，该怎么办？

〖参考答案〗

（1）第一时间把安全通道楼梯门都打开，保持冷静。近震常以上下颠簸开始，之后才左右摇摆。远震以左右摇摆为主，而且声脆、震动小。一般小震和远震不必外逃。

（2）告诉患者不要慌乱，不要跑向出口，维持逃生秩序，分散人流，避免拥挤。

（3）先躲后撤。在房屋内选择承重墙的内侧或厕所等空间小的地方躲避。切记不要躲在靠窗的外墙一侧，不要躲在桌子、床下，而是要以比桌、床高度低的姿势，躲在桌子、床铺的旁边。

（4）禁止患者乘坐电梯，在从室内逃离时，要注意保护好头部。

（5）不可盲目跳楼。可从阳台或邻街的窗口向外部发出求救信号，比如白天挥动鲜艳的物品、向楼下抛物、击打东西发出声响，夜间可用发光的手电、应急灯等。

52．在你上夜班的时候，患者因对你不满意要打你，你如何应对？

〖参考答案〗

首先我要用心工作，尽量做到让患者满意，如果患者不满意，情绪激动要打我，我会找医生过来帮忙，先暂时回避患者或给保安打电话，以保护自己。等患者的情绪稳定后再和患者沟通，并从中总结教训，以求把工作做得更好。

53．你在病房上夜班时，突然停电，你如何处理？

〖参考答案〗

首先要冷静，找出手电筒或蜡烛，先去巡视和安慰重症患者，打电话通知值班室，请有关部门协助解决，以后也要做好停电准备，把手电筒、火柴、蜡烛等放在固定地方备用。

54. 你一个人上夜班，正和医生抢救危重患者，另一个患者需要马上换输液瓶，还来了一个新患者需要安排，你如何处理？

〖参考答案〗

先抢救危重患者，让换输液瓶的患者暂时把开关调小或关闭，向他做好解释，让新入院的患者先到病床上去等候，如果新患者病情重，就给值班室或听班人员打电话，前来协助解决，也就是先处理重要和紧急的事情，再想办法处理其他问题。

55. 你在值班时，手里已经有很多事务，护士长又交给你一件重要的事，你怎么办？

〖参考答案〗

作为护士难免会遇到这样的情况，这就要求我们想方设法，克服困难，按时保质地完成任务。

（1）应该相信这是护士长一时疏忽，或者是人员不够，没办法才交给我的，正确看待，不心存怨言。如几项工作时间上不发生冲突，我会按轻重缓急的原则处理。

（2）如果可能的话，在安排新患者时，看是否可以利用空余时间来完成护士长交代的事情，没有空余时间可以加班完成。

（3）向领导说明情况，由同事来协助或承担其他工作。如果由我来做最合适，那就请护士长协调，将我手头上的事务交由其他人处理。

56. 打错针或输错液、发错药时该怎么处理？

〖参考答案〗

（1）在第一时间纠正错误，不能故意隐瞒，向患者道歉，取得他的谅解，并且解释这种药对患者是没有伤害的。

（2）及时报告护士长及值班医生，做出正确处理，争取把伤害降到最低。

（3）对此事进行反思和总结，找出原因并做好防范措施，避免以后再犯此类错误。

57. 一个患者因误会而投诉你了，你会怎样对待？

〖参考答案〗

首先，我会认真工作，尽量不让患者投诉。遇到投诉问题，我会摆正心态，站在患者的角度去考虑问题。安抚患者的情绪，耐心听患者的倾诉，不要急于为自己辩解。等患者冷静下来及时和患者进行沟通，对患者做出耐心的解释，消除误会，化解矛盾，使护患关系融洽。其次，要认真分析投诉发生的原因，反思自己的不足，在以后的工作中及时改正缺点，真诚关爱患者，提高与患者的沟通水平，预防和减少投诉的发生，以精湛的技术和优质的服务赢得患者的信赖。

58. 你怎样看待对患者隐瞒病情这件事？

〖参考答案〗

对这种情况要辩证地看。从心理学的角度来看，大多数患者在得知自己身患绝症后都会陷入绝望，甚至会拒绝继续接受治疗。因此，对患者适当隐瞒病情有利于患者配合治疗。首先，医生对患者隐瞒病情出发点是好的，要隐瞒的病情往往是比较严重的，考虑到患者的情绪波动和接受能力可能会对病情造成更恶劣的影响，所以才对患者隐瞒病情，也许这就是所谓的"善意的谎言"。其次，在向患者隐瞒病情的过程中应该充分考虑到患者的心情，因为患者有知情权，这是他的一项权利。如果患者已经有所察觉并坚持询问病情，医生就应该尊重患者的知情权，采取委婉的方式告诉其病情，同时多加开导，帮助其渡过心理难关，树立战胜疾病的信心。

59. 你怎样看待以往实习中的细节失败？

〖参考答案〗

失败是人生很重要的财富，能让我们看到自己的不足，只要是失败，我们就要主动找出原因，总结经验，避免再犯，以求更好。细节决定成败，只有把每一个细节做好了才能成功。

60. 谈一谈你同学在实习时出现的差错，对你有何启示？

〖参考答案〗

跟我一起实习的一个同学因为粗心大意，给患者打错针导致患者过敏，引起了患者的强烈不满，使我深深地认识到，做护士必须要细心、认真，严格三查七对，同时学会与患者进行沟通，取得患者的理解和信任。

61. 你是在哪家医院实习的，服务质量如何？

〖参考答案〗

我是在某医院实习的，总的来说，医院的医疗服务质量是很不错的，大多数的医护人员对患者都很负责，态度很好，工作很认真，但也有少数人的服务态度需要进一步提高。

62. 你如何看待个别医务工作者违反规定收受红包？如果遇到这种情况，你会怎么做？

〖参考答案〗

（1）收红包这种现象是存在的，但这是个别现象，而不是普遍的，大多数医生是拒收红包的。近年来，卫生主管部门多次拿"收红包"开刀，开展行业不正之风整顿工作。从建立举报电话，到设立廉洁账户、聘请社会监督员暗访等；《中华人民共和国执业医师法》中规定：医师不得利用职务之便，非法索取、收受患者财物或者牟取其他不正当利益。收红包的问题近几年已经有了很大的改观。

（2）医院大部分都是公有制，医生的正常收入是靠资历、职称来定，有能力的医生，干工作多，拿的并不多，这样就心理不平衡，也是收红包的原因之一。患者往往对医生有这样的观点，以为不送红包，医生就不会认真看病，其实这是社会形势下患者及家属对医生的误解。

（3）当我遇到这样的情况时，会跟患者说明绝对不收红包，并且跟他说明，医生都是负责任的，不会因为没有收红包就会对患者的病情有所懈怠，这是我们的职业道德，也是医务人员的准则。

63．医疗工作者被认为是救死扶伤的天使，给予人们生命的希望，但近年来医疗系统却暴露出许多不符合天使形象的事件，比如医生不负责任频出意外事故等，你对这种现象怎么看待？你认为该如何去改进？

〖参考答案〗

这件事需要用辩证的观点来看待，绝大多数医疗工作者都是能够对患者认真负责的，但也不否认个别人素质或者技术差，对工作不负责任，导致意外事故的发生，严重影响了患者的身心健康，造成了极坏的影响，败坏了白衣天使的形象。医疗卫生工作是高风险的工作，患者对于病情变化不了解、医患之间沟通不良等问题，都有可能造成医患纠纷。我认为医院应该加强医德医风教育，提高医务工作者的思想觉悟，加强责任心，提高医疗技术，制定相关制度和措施，加大处罚力度，减少此类事件的发生。

64．现在社会群众觉得医院对患者漠视，出现家人不满，你会采取什么措施来尊重患者的生命健康？

〖参考答案〗

作为一名医务工作者，漠视患者，丧失了基本的医德品质，即使医术再高，也不是一名合格的医务人员。患者生病本身就很痛苦，再加上高额的医疗费，会使患者及家属的心理负担加重。我会悉心照顾每位患者，帮助患者树立战胜疾病的信心，用优质的服务和熟练的护理技术减轻他们的痛苦，维护患者的生命健康。

65．在当今社会医疗纠纷成为了热点话题，你是怎样看待的？

〖参考答案〗

（1）医疗纠纷和医疗事故的发生是不可避免的，特别是近年来受诸多因素的影响，医疗事故的发生率呈明显上升趋势。

（2）分析近年来发生的各类型医疗纠纷及事故，几乎都存在责任方面的原因，如医务人员工作不认真，医院制度不完善等。因此，我觉得要减少医疗纠纷的发生，必须强化各级各类人员的责任意识。

（3）要减少医疗纠纷的发生，医务人员在进行各项操作前，要跟患者及其家属认真沟通，取得患者和家属的理解和信任。作为患者，首先要信任并遵守医生的嘱托，主动配合医生的治疗和检查，同时了解一些疾病常识。医务人员要以一种细心、耐心的态度对待患者，建议做相关检查和治疗时，要向家属交代清楚。这样才能从主观上防止纠纷的发生，从而保证医疗工作的顺利进行，让患者得到及时治疗，尽快康复。

66. 有人说你医院的药品很贵，你怎样解释？

〖参考答案〗

药品由于生产厂家的不同或者是品牌不同，价格上有很大的差异，有的药品听起来名字一样，实际上质量和效果有很大差别，我们医院的药品都是从知名厂家进的，价格也是经过物价局审核批准的，应用高品质的药物对人的健康是很有好处的。（这个题是一个反败为胜的例子，不仅作出解释，还宣传了医院）

67. 如果你看到患者或家属在破坏公物，你会怎么做？

〖参考答案〗

我会加以制止，向他讲道理，并说明这样的不良后果，另外还要积极和患者或家属沟通，找出原因，帮助解决思想问题。

68. 手术后护士发现，只剩下六块纱布，而她记得明明是七块，医生却说就是这样，谈谈你的看法？

〖参考答案〗

（1）首先应该肯定，这种认真负责的态度是正确的，如果一块纱布真的被遗忘在患者体内，后果将是不堪设想的。

（2）对患者高度负责是医生应该具备的基本医德。对于医生来说，在自己没有十分把握的情况下，要本着为患者负责的态度，保证自己所说事情的正确性。医生和护士是合作的关系，对于出现的医疗性的问题，医生不能凭自己的看法而决定一件事的结果，应对护士提出的疑问认真分析，找出正确答案。

（3）坚持自己的意见，要求重新检查一遍，做到万无一失。

69. 假如你见义勇为做了好事，家人和朋友不理解，你怎么办？

〖参考答案〗

我坚持认为见义勇为是件好事，面对坏人坏事，每个人都应该挺身而出，保护国家的财产和利益。如果每个人都不见义勇为，那么社会的道德会丧失，犯罪分子会更加嚣张，社会便不会和谐。同时，能够取得家人和朋友的理解是十分重要的，我会和家人朋友讲道理，耐心沟通。我想他们不理解可能是因为担心我见义勇为受到伤害。我会尽自己最大努力说服他们，同时在见义勇为时注意自身安全。若家人还是不理解我，我仍然坚持见义勇为，我相信最终他们会理解和支持我的。

70. 有专家说"现在多数人不是死于疾病，而是死于无知"，你怎样理解？

〖参考答案〗

首先，很多人缺乏对疾病的预防知识，缺乏保健意识，导致疾病的发生。其次是患病后不正确对待，不及时治疗以致延误了最佳治疗时机，加重了病情，甚至造成死亡。我认为国家应该大力宣传防病、及时治病的重要性，提高人民群众防病治病的意识。

71．在当今提倡和谐社会中，你具体要从哪些方面做起？

〖参考答案〗

和谐社会是党中央国务院在我国社会主义建设新时期，高瞻远瞩下所提出的以科学的发展观来建设我们的社会主义新社会的理念。和谐社会要求我们要用科学发展的眼光来看待问题、分析问题、处理问题。要实现经济发展与环境资源间相协调的可持续发展战略。作为一名医务人员，我会严格要求自己，努力学习，不断提高自己的自身修养，尊敬领导、团结同事，建立良好的人际关系，掌握丰富的理论知识和操作技能，认真工作，尽职尽责地服务于患者，与患者建立和谐的护患关系，争取多为社会做贡献。

72．很多人都知道吸烟有害健康，可为什么国家还支持生产香烟，作为一名医务工作者，你怎样看待这个问题？

〖参考答案〗

（1）吸烟有害健康，这在人们心中已成共识，不可置疑，但烟草因为其高税率而给国家带来大量财政收入，所以二者是一对矛盾的集合体。

（2）中国人有很长的吸烟史，想突然让烟厂停止生产，让大家不吸烟是不可能的，当前应采取缓冲措施，一方面采用科学技术提高卷烟质量，减少有害物质，并通过一些措施控制吸烟，如公共场所不准吸烟等。

（3）这对矛盾不是没有解决办法，但不能要求一蹴而就，需要一个过渡期，需要各方努力配合，才能彻底解决矛盾。作为一名医护工作者应大力宣传吸烟的危害，积极倡导戒烟，对特殊患者重点讲解，以维护人们的身体健康。

73．你如何组织一次爱心救助？

〖参考答案〗

上级交给这项任务说明了领导对自己的信任，也是锻炼组织能力、工作能力的良好机会，我一定努力圆满完成。首先应了解活动的意义、目的。根据救助的对象设定目标，将计划活动的内容、时间、地点、形式等报请领导，征求领导意见。当方案被批准后，按照方案要求组织实施，大力宣传救助的理由，发动广大同事、同学以及社会力量积极参与献爱心活动，把救助工作做好。活动结束后，要进行认真总结，肯定成绩、找出差距，写好这次爱心救助的总结，报送领导，以不断提高自己的工作能力，今后能更好地做好这方面的工作。

74．你如何组织一次考试？

〖参考答案〗

根据卫生局和人事局的要求，听取多方面的意见，先制定一个计划，包括考试时间、地点、考试范围及考场安排等，报请领导批准。然后根据计划发布招聘信息，出考卷，合理安排考场及操作面试考试，以选择优秀的人才为目的，使这次考试公平、严密、合理，考试结束以后再作出一个总结。

75．你的英语几级？请谈一下英语在工作生活中的用途？

〖参考答案〗

三级（或四级）。英语是我们生活中不可缺少的一部分，在学校生活、家庭生活和社会生活中随处遇到。如电脑、一些药物、器械的使用说明书，外国人在本地住院以及将来出国学习等很多地方都会用到英语，随着国际文化的交流，英语的用途会更多，每个人都应该学好英语，适应时代的发展。

76．请你谈谈上网的利与弊。

〖参考答案〗

随着人们生活水平的不断提高，现代科技的迅速发展，网络成了我们获取知识、生活娱乐的重要平台。在增强信息交流、促进知识更新、推动经济发展等方面，网络发挥了巨大的作用，并以快捷、灵活、丰富的优势，改变了人们获取信息的方式，扩展了学习内容，对我们起到了重要的促进作用。但由于种种原因，也产生了一些不容忽视的反作用。如：有人在网上发布、传播、浏览各种虚假、黄色信息，网络环境虚拟、语言粗俗、格调低下，网上聊天交友不负责任，并引发了一些社会问题；少数人利用网络从事违法犯罪活动；一些青年学生受了网络的不良影响，影响了学习和工作。由此可见，网络给我们带来的有好也有坏。我们要充分利用网络信息的作用，倡导"绿色上网"，提倡文明上网，创造全新的网上生活方式，做有正义感、责任感、上进心的合格网民。

77．一些网民在网上随便发表言论，一些媒体和政府官员也在网上发表一些看法和意见，你对此有何看法？

〖参考答案〗

随着电脑的普及和网络的广泛应用，很大程度上方便了网民发表自己的看法和反映问题。公民有言论自由，网络这种形式，方便政府、媒体与网民之间的信息传播及沟通。政府和媒体可以听到网民的心声，了解到一些看不到的和被忽视的问题以及一些事实真相，提供了社会发展和改革的依据，对政府官员也是一种监督。媒体和政府官员在网上发表看法和意见，也可以让网民了解媒体和官员的看法，起到了沟通的作用。虽然这其中也有虚假的东西，需要用辩证的观点来对待，但我们相信这也是社会发展和进步的表现。

78．用以下词编一个故事，要求这些词在故事中按顺序出现：信息、友谊、金融、风暴、中草药。

〖参考答案〗

在 21 世纪这个信息时代，人们通过网络不仅结识网友建立友谊，还畅谈学术、社会热点，比如金融、医疗等方方面面的问题。网络风暴的崛起，让更多的人认识到中草药治疗疾病的优势，给中草药带来了巨变，使得它将贸易扩展到了海外，给更多的人带来了健康。

79．国家现在极力倡导低碳生活，对此你有何感想？

〖参考答案〗

低碳生活可以理解为：减少二氧化碳的排放，就是低能量、低消耗、低开支的生活。"节能减排"，不仅是当今社会的流行语，更是关系到人类未来的战略选择。增强"节能减排"意识，对自己的生活方式或消费习惯进行简单易行的改变，一起减少全球温室气体（主要是减少二氧化碳）排放，意义十分重大。追求健康生活，不仅要"低脂""低盐""低糖"，也要"低碳"。"低碳生活"，节能环保，有利于减缓全球气候变暖和环境恶化的速度，势在必行。减少二氧化碳排放，选择"低碳生活"，是每位公民应尽的责任。我个人坚决响应倡导，从生活细节入手，做到节水、节电、节气，外出多步行或骑自行车，少乘电梯，积极响应植树造林，为贯彻全民低碳生活尽一份力。

80．作为一名医务工作者，你认为有哪些优势和不足？

〖参考答案〗

（1）作为一名医务工作者，从事医务工作，能够接触各式各样的人，经常处理一些紧急事件，这就使我具有较强的为人处事的能力，遇事比较冷静、处理事情层次分明，干脆利落，做事认真、稳重、耐心细致。

（2）我有比较强的团体精神，能和同事建立起一种相互信任的合作关系，有良好的倾听能力和沟通能力，能和其他人互动，共享信息和荣誉，对待工作认真努力，能够及时完成任务，乐于助人，而且在工作中能不断提高和完善自我。

（3）俗话说"金无足赤，人无完人"，同样在我身上也存在着许多不足，诸如社会阅历浅、工作经验少等，只有通过自身不断地发现并改正，真诚、虚心地向别人请教学习，才能改正缺点，不断完善自己。

81．你被录用以后，如果抽调去下乡支农，你会做哪些准备工作？

〖参考答案〗

（1）作为新录用的护士，到基层进行锻炼是非常必要的，而且基层的工作也非常重要，因此我会以积极的心态去基层锻炼，争取通过这次锻炼能够丰富我的基层工作经验，为以后的工作打下良好的基础。

（2）查阅相关资料，深入了解国家农村政策和措施。

（3）通过有关部门了解本乡镇的经济发展总体状况，如统计局等。

（4）深入田间地头了解实际情况，了解群众的想法，了解当地薄弱的环节，并作出自己工作的规划和工作中的重点问题。

82. 到乡镇社区卫生院服务 5 年，你认为在社区的作用大还是在市级医院的作用大？

〖参考答案〗

国家大力发展社区卫生服务事业，这是利国利民的政策，作为新录用的医务人员，发挥作用的大小，我认为要辩证地看。到基层去工作，能够丰富我的基层工作经验，可以提高我的基本业务水平，为以后做好工作打下良好的基础。市级医院能够接触到的病种多样，锻炼的机会相对也多，业务水平能得到很大的提升，因为有了之前在社区积累下的经验，就能够发挥更大作用。

83. 某大型医药企业推销员来你科室推销药品，声称已经在医院打通关系并且其他同事都已收下红包，只要你这里帮忙多开药品，就能按比例提成，在准备送你红包时，此时刚好同事进来，你该如何处理？

〖参考答案〗

（1）我会跟药物代表说明我绝对不收红包，作为一名医务工作者，我会遵守基本的职业道德。

（2）积极跟同事沟通，说明当时情况的经过，并且向同事请教，下次再遇到这样的事情要如何解决。

（3）进行自我反省，看自己是否存在语言或行为方面的不足之处，给药物代表造成了错误的印象，引起了误会。

（4）如果这种收红包的现象确实发生的话，我应该向医院建议健全有关制度。

84. 假设单位举行竞争上岗，你的同事找你拉选票，你会怎么做？

〖参考答案〗

既然是竞争上岗，讲究的就是公平、公开、公正，以便发现该岗位的合适人才。如果大家不是靠自己的真才实学，而靠拉票来赢得竞争，势必违反了正当竞争的宗旨，也有违单位举行竞争上岗的初衷。因此我会拒绝拉票，坚持自己的主张，把自己的一票投给那些优秀的人才，并向领导反映情况，以便领导及时采取措施，制止这种不正常的竞争现象，确保竞争上岗的质量。

85. 你怎样看待血荒这个问题？（有偿献血变成无偿献血后，出现血源短缺，血荒这个问题怎样解决？）

〖参考答案〗

血荒严重影响到输血患者的康复和生命安全，通过有关部门调查发现，不愿献血的人有相当一部分是因为对献血的知识缺乏了解，认为献血有损健康、会传染疾病等。作为医务工作者，我们有责任和义务宣传献血的有关知识，让更多的人认识到通过正当渠道献血不仅是安全的、无损健康的，而且当自己或者亲属急用输血时是免费的。作为政府和有关部门，应加大献血知识的宣传力度，让无偿献血的观念深入到每一个人的心中。

86．近些年，有些不法商人使用多种危害人体健康的添加剂制作有毒食品的事件被曝光，令人对食品添加剂谈虎色变。那么应该怎样正确看待食品添加剂呢？

〖参考答案〗

食品添加剂是指用于改善食品品质、延长食品保存期、便于食品加工和增加食品营养成分的一类化学合成或天然物质。使用合法的食品添加剂并按规定控制好使用剂量，是不会对人体造成损害的。合理使用食品添加剂可以防止食品腐败变质，保持或增加食品的营养，改善或丰富食物的色、香、味等。一方面，食品添加剂促进了食品工业的发展，增加生活的便捷度，满足了我们对事物多样性的追求；但另一方面，违规使用就会带来不良后果，如三聚氰胺、瘦肉精、苏丹红，这些根本不是食品添加剂，是被不法分子、不法生产者非法添加进去的非食品物质，以染色馒头为例，染色馒头是通过添加柠檬黄，来改变馒头颜色，从而冒充玉米馒头。但柠檬黄是一种安全的添加剂，可以添加到饮料和膨化食品中，这不是食品添加剂本身的问题，而是滥用添加剂。国家对各种食品添加剂的使用范围、使用限量都有严格的规定和限制。按照国家标准正确使用添加剂，对人体是不会有危害的，是安全的。所以添加剂没有好与坏之分，正确使用就是好的，违规使用就会带来问题。

87．社会上有些人说"看病难，看病贵"，这个你如何理解？

〖参考答案〗

"看病难"可分为两种。第一是"绝对性"看病难，是由于医疗资源绝对不足无法满足基本医疗卫生服务需求的"看病难"，这往往发生在我国中西部经济落后、交通不便、地广人稀的偏远农村地区。第二是"相对性"看病难，是指由于优质医疗资源相对于居民需求的不足，造成患者去大医院看专家"难"。突出表现为许多人看小伤小病也涌到大医院，大医院人满为患。这是目前"看病难"的主要表现形式和特征。"看病贵"也有几种：第一是"个人主观感受的'贵'"。患者认为看病就医所花的钱超过了自己的预期，或者觉得所花医疗费不是"物有所值"。第三是"家庭无力支付的'贵'"，就是看病就医总花费超过了家庭支付能力，造成"因病致贫和因病返贫"，其实质是疾病的经济负担过重而缺乏有效的社会医疗保障问题。第四是"社会无法承受的'贵'"。从社会发展角度看，全社会医疗费用的总水平有一种不断增长且居高不下的趋势，如果不能有效控制，当它超过了整个社会的承受能力时，就会影响经济社会的可持续发展。第五是患者的自我感觉，和国外的很多国家相比，我国患者的就诊治疗时间远远短于其他国家，诊疗费也远远低于其他国家。要解决此问题就要从以下几方面进行改革：一是调整医疗卫生资源的配置格局。通过建立比较完善的基层医疗卫生服务体系，使人民群众不出社区和乡村就能享受到便捷有效的服务。重点为基层培养一批留得住的本土人才，承担起居民健康"守门人"的职责。二是加

65

快完善医疗保障制度。在城市，要在完善城镇职工基本医疗保险制度的同时，建立健全服务城镇居民医疗保险制度；在农村，推进新型农村合作医疗。三是强化公立医院公共服务职能，加强医德医风建设，规范收支管理，纠正片面创收倾向。关键是明确政府责任，增加政府对医疗卫生的投入，对公立医院实行收支两条线管理，改变目前公立医院以药养医、片面创收的运行机制。四是建立国家基本药物制度，整顿药品生产和流通秩序，保证群众基本用药。

88．你如何看待医院改革？

〖参考答案〗

首先我认为医院改革是一件非常好的事情，是社会发展和进步的表现。医院的改革是顺应民心的，它的目的是为了解决百姓"看病难、看病贵"的问题，方便百姓，让百姓满意，让百姓得到实惠；另一方面，通过改革，医院的经营体制、用人制度和薪酬分配等会发生改变，应该会越来越合理，能者多劳，多劳多得，会在一定程度上调动大家的积极性，也促进了医院的发展。

89．公立医院改革成功的目的是什么？

〖参考答案〗

通过公立医院的改革，百姓要切切实实得到实惠，同时医务人员还能受到鼓舞，监管人员利于监管，如果做到这三点，我们的改革就成功了。

（山东省潍坊市公立医院医改措施：力求通过完善公立医院服务体系和实行多元化办医，从距离减短、优化布局等方面解决看病难问题；通过改革补偿机制，从价格调整、医保转移支付等方面解决看病贵的问题；通过改革内部运行机制，从质量管理和流程再造等方面分别解决看病不放心、不方便问题。）

90．小羊站在屋顶上，狼在壕沟里，羊嘲笑狼，狼说：你嘲笑我是因为你的地势。你怎样理解这个问题？

〖参考答案〗

（1）小羊本来是弱势动物，由于他站在了屋顶上，才敢嘲笑狼，狼也吃不到他，这说明了地势的重要性，从这里我们可以得到启示：思路决定出路。无论在任何情况下，我们都要善于思考，找到对自己有利的一面，借助外部的有利因素来弥补自己的不足，以增加自己的优势，使自己处于不败之地。

（2）但小羊也不应该因为自己一时地势优势而嘲笑狼，因为羊也不可能永远站在屋顶上。事情总是处在不断发展变化之中的，它应该保持谦虚的心态，不断学习本领，找到对抗狼的办法，争取在地上也能够很好的生存。

（3）狼虽然很强势，但当他面对在屋顶上的小羊时，却不能发挥自己的本领，这让我也想到了，一个人要想取得成功也是要具备很多条件的，不仅自己要优秀，还要会借助诸多外部因素，找准时机，才能最终取得成功。

91．从应聘时"拣纸团"从而取得竞聘成功的这个事例，你得到了什么启示？

〖参考答案〗

机会总是留给那些有准备的人，细节决定成败，素质成就未来。我认为人如果想取得成功，就要从小事做起，才能赢得干大事的机会。另外，还要不断提升自己的素质，加大自己的优势，时刻准备着，当机会来临时，才能很好地把握机会，取得成功。

92．你怎么理解"日日有新知、日日有不知"这句话。

〖参考答案〗

"日日有新知"说明了当今是知识更新特别快的时代，我们要想提升自己的能力，在工作中取得好的成绩，就要不断地加强学习力度，用知识充实我们的大脑，让我们每天都有进步和提高。"日日有不知"说明了知识学无止境，我们要保持谦虚的心态，持续不断的学习，还要选择性地进行学习，多学习与自己专业有关的知识，不断丰富自己的知识。

93．希尔顿酒店的老板每到一处他的酒店，所做的演讲主题总是一个，那就是：今天，你微笑了吗？谈谈你的理解。

〖参考答案〗

美学家调查研究发现：人在微笑的时候面部各器官的比例是最美的，人微笑的时候是最漂亮的，缩短心灵距离最快的方法也是微笑，通过微笑我们可以和周围的人（包括陌生人）建立良好的人际关系。作为服务行业，让我们的顾客满意，也是我们的服务宗旨。只有顾客满意，我们才会有效益。作为医务工作者，我们应该具备良好的服务态度，真正关心患者，才会不断提高我们的服务水平。

94．请谈谈规矩和创新的关系。

〖参考答案〗

没有规矩不成方圆，所谓规矩就是法规、规则、政策。一个社会没有规矩的约束是一个混乱无序的社会；一个单位没有规矩的约束也是一片混乱，这说明了我们无论干什么事情都要守规矩，按照法律、法规和程序办事。有时候有的人做事情，都想按照自己的想法、自己的见解去做，这并非一件坏事，但是在创新的基础上一定要有规矩，要适可而止。我们也不能强调规矩而按部就班、墨守成规、不思进取。所谓创新就是求新、求异、求变、求发展，创新是人类进步的灵魂。我们要把上级精神跟实际结合起来，大胆创新、开拓进取、与时俱进，只有这样才能更好地为人民服务。我一定争取做一名既严守规矩，又有所创新的医务工作者。

95．请谈谈你对"沉默是金"的理解。

〖参考答案〗

"沉默是金"，很朴素的一句话，却蕴含着极其耐人寻味的真理。首先，沉默并不等于无言，它是一种积蓄、酝酿，以待猝发的过程。沉默并不是教人缄口不语，而是希望人们能深思熟虑，三思而后说。做人，要多听取别人的意见和建议，谨言慎行，不要随便发表议论。只有多闻慎言，才能做到心中有数，才能更好地做人做事。"沉默是金"原先是指遇事小心，多做少说，不轻易发表意见，在一个特定的环境或是一个特定的时期，沉默是最好的处事为人方式。对很多未经证实的言论最好不要评说，让不好的传闻止于你的沉默，是对别人负责也是对自己的尊重。作为医务工作者来说这句话的意义也特别重要，我们面对的是患者，更应该保持清醒的头脑，始终把患者的健康放在第一位，为特殊的患者暂时隐瞒病情，保护患者的隐私等，做到谨言慎行，才能为患者提供高品质的服务。

96. 有人说："一个篱笆三个桩，一个好汉三个帮。"但也有人说："一个和尚挑水吃，两个和尚抬水吃，三个和尚没水吃。"请结合工作实际，谈谈你的理解。

〖参考答案〗

（1）"一个篱笆三个桩，一个好汉三个帮"说明了个人的成功离不开众人的帮助和支持，充分强调了团结合作的重要作用。"三个和尚没水喝"说明集体职责分工不明确，竞争机制不健全，奖惩机制不见效，成员之间不团结，团队精神无合力。

（2）我认为引申到工作当中，我们一要思考原因，寻找根源；二要合理用人，而且要组织协调好员工之间的工作关系，使其各尽其能；三要明确职责，按制奖惩；四要定编定岗，引进竞争机制；五要珍惜荣誉，激发合力；六要集体决策，共同商量；七要遇到困难，共同克服。

（3）我们应该从实际入手，发挥个人的主观能动性，调动他们的积极性，让他们自愿形成竞争意识、危机意识，才能更好地在工作中发挥各自的作用。

97. 你怎样评论无私奉献与回报的关系？

〖参考答案〗

有耕耘才会有收获，有付出才会有回报。无私奉献是值得大力提倡和推广的，它永远是鼓舞和激励人们奋发向上的巨大力量。有奉献就有回报，它是客观规律中的因果关系。只谈奉献，不谈回报，不利于激励更多的人来奉献。回报不仅仅局限在金钱或物质上，还有荣誉、表彰、美誉度等非物质方面，在我们的实际工作中多讲付出，少计较回报，在不断的付出中锻炼自己，学到更多知识，提高个人能力，这样，在无形中就比别人收获了更多。

98. 你怎样理解"三人行必有我师"这句话？

〖参考答案〗

现代解释：几个人同行，其他人各具优点和缺点，他们的优点我要学习，他们的缺点，我要自己注意，加以防范，避免重蹈他们的覆辙，所以他们都可以是我的老师。这句话比喻到处都有值得我们学习的人，我们应该多向别人学习，而不是用自己的长处去和别人的短处比，应该虚心地向一切有长处的人学习。由于每个人的经历、所受的教育不同，每个人的智慧也不一样，各有自己的优势和不足。要选择他们的优点加以学习，对于别人的缺点和错误也要引以为戒，不要重犯，在工作中不断提升自己。

99．俗话说"活到老学到老"，你怎么看？

〖参考答案〗

（1）必要性：知识海洋的无边无际，需要我们不断的学习；知识内容的不断更新，也让我们永远无法停下学习的脚步。

（2）自觉性：对于我们自身而言，更加应该让"终身学习"不光要停留在口号上，而要作为一种自觉的意识，甚至成为一种乐趣。这也就是为什么那么多安享晚年的老者还能够对学习表现出浓厚的兴趣，因为在知识的领域里，没有年龄的差别，只有思维的新颖与否。

（3）我的感触是：年龄不是问题，一切皆有可能。我们年轻人更应学习这种难能的治学精神，从现在开始，坚持不懈，将学习进行到底。

（4）举例此次亲身参与的护士招聘面试，体会到平等择优的原则。但是如果成功录取，还需更多的努力。

100．有人说"失败是失败之母"，也有人说"失败是成功之母"，你如何理解，为什么？

〖参考答案〗

面对失败，不同的人站在不同的角度一定有不同的解释。

（1）有人说失败是失败之母，经历过失败的人贸然尝试失败是不可取的。每一次失败都会加重自己心目中失败者的形象。因为人的自我评价是建立在自己经历的基础之上的。失败必然削弱自信，没有成功更容易导致失败。从这个意义上说，失败是失败之母。

（2）有人说"失败是成功之母"，这句俗语我们都熟悉，古今中外的许多科学家、学者、知名人士正是经历过失败后转而取得成功的，在他们身上我们看到了这句话的现实表现。同时也明白了成功的前提之一就是要不断地吸取经验，在一次次失败的体验中成就成功的道路。

（3）对于这两种观点，需要我们正确地看待失败与成功之间的关系。失败人人都曾经历，关键是我们如何对待失败，怎样建立战胜失败的信心，只有正确看待失败所形成的原因，才能在下一次的工作中取得胜利。

101．有人说，人的一生中能有一个好的父母、好的老师、好的领导对自己的成长是很重要的，你怎么认为？

〖参考答案〗

首先肯定父母、老师和领导在自己成长中的作用是很重要的。父母是人生的启蒙老师，养育我们，教会自己如何做人；老师传授我们知识、学习的能力、做人的道理；领导在工作中给我们指导，让我们接受锻炼。有了这么好的成长环境，外因起着促进的作用，因此我们要发挥内因的能动性，将这两方面结合起来，就能成才。

102．现代社会，作为一名优秀人才，能力、健康的人际关系、人品你认为什么是最重要的？为什么？

〖参考答案〗

（特点：回答此类组合题，最好不要轻易下什么最重要的结论，这样往往容易陷入：什么最重要——理由，什么不重要——理由的答题思路。）我认为没什么最重要或不重要的问题，它们是成为优秀人才的基础条件，基本要素，缺一不可，如果一个人有极强的能力，却人品低下，便不会成就大事。每个人都应将良好的人品、个人的能力、健康的人际关系三者有机结合，先做人后做事。古人说：修身、齐家、治国、平天下就是这个道理。

103．在西部大开发中，有人认为最缺的是人才，有人认为最缺的是资金，有人认为最缺的是观念的更新，你是怎样认为的？为什么？

〖参考答案〗

我认为，在西部大开发中，这三者都重要，缺一不可。第一，任何地方的发展，往往都是有综合因素促成的，而这些因素中，最重要的就是观念的更新、高素质的人才、雄厚的资金，这已经是被事实证明了的。第二，这三者是辩证统一，不分先后、不分彼此的。没有资金，就没办法进行各种基础建设，没办法改善各种条件，也吸引不了人才，留不住人才，也同样不会有观念的更新。同样，光有人才，没有观念和资金，人才也无用武之地；光有观念更新，没有资金和人才作保障，观念也只能是空谈。第三，这三者是互为条件的，没有了任何一项，都不完整，所以我认为这三者都重要。

104．工作一年后，你被评为最美护士，你是如何做到的？

〖参考答案〗

主要从以下几个方面做好（跟领导的关系；同事关系；与患者的关系）

（1）在工作中听从领导，服从安排，爱岗敬业，积极奉献。

（2）严于律己，宽以待人，工作积极主动，多学习别人的长处，多向同事请教，关心和帮助同事，具有团队合作精神，营造良好的工作氛围。

（3）坚持"以患者为中心"的服务理念，对待患者热情、细心、耐心，态度好，为患者提供优质护理服务，经常与患者沟通交流，给予心理护理，与患者交朋友，建立良好的护患关系，加强学习，认真钻研、不断进取，不断提高理论知识和操作水平，以精湛的技术和丰富的理论知识让患者满意，工作突出，充分发挥模范带头作用。

105．俗话说："左手画圆、右手画方，两者不能同时进行。"你是怎样理解的？

〖参考答案〗

还有句俗话"鱼和熊掌不可兼得"，我认为说的是一个道理。无论我们做什么都需要集中精力，全心全意，坚持不懈才能做好。我想到了在我大三的时候，我担任了班里的副班长，还兼任学校年级的播音员，当时学校组织比赛，我同时参加了普通话和舞蹈比赛，由于时间紧，没有集中精力去练好一项，比赛结果很不理想，一项得了第三，一项得了第四（通过答题，让评委看到了自己以往的闪光点，拔高自己）。其实在我们的工作和生活中也经常遇到相互矛盾的问题，关键是如何把握重点和进行处理，例如，单位上需要我加班护理患者，我同学想找我玩，我首先会为工作和患者考虑，先把工作干好，抽空再和同学聚会。如果一个人一边工作一边聊天，同时进行，就会影响工作效率，让患者不满意，甚至会出现事故。所以，无论任何时候，我们都必须集中精力把工作认认真真干好。

106．你在工作中，患者和你有了矛盾（即便你做得对），那你怎么做。

〖参考答案〗

我服务态度好，理论知识丰富，操作技术水平较高，而且我非常善于和同事、患者沟通，同事和患者都非常喜欢我，经常受到他们的表扬，从来没出现过矛盾。如果患者由于误会和我有了矛盾，我会摆正心态，首先换位思考，站在患者的角度去考虑问题。如果患者带有不满甚至是愤怒的情绪，我首先要安抚他的情绪，不要急着为自己辩解，推卸责任，耐心听患者的倾诉，等他冷静下来及时和患者进行沟通，找出原因给患者一个合理的解释，消除误会，化解矛盾。其次，要认真分析矛盾发生的原因，找出自己的不足，总结教训，引以为戒，不断提升自己的能力，与患者积极沟通，减少误会，使护患关系融洽。

107．领导给你安排了任务，但是和你合作的人与你有矛盾，你怎么办？

〖参考答案〗

领导安排给我任务是对我的信任，也是对我业务能力的锻炼，我一定要认真负责，圆满完成任务。我认为一项工作需要各方面的合作才能高效完成，我与合作的人有矛盾势必影响到工作的进展，我打算采取以下措施来解决这个问题。首先，我会自我反思。如果是私人之间的矛盾我想我会主动和同事进行沟通，私人矛盾只是我们俩人之间的事情，希望我们以工作为重，以大局为重，精诚合作，共同圆满完成任务。我想同事也会有这种觉悟的。如果是工作的矛盾，我想可能是我平时说话做事不讲究方式方法，造成了同事对我的不满，那么我会利用这次合作的机会，和同事深入交流，坦诚我平时的一些缺点和不足，希望同事能够谅解。其次，在工作过程中，我会积极主动，有事情多和同事协商，听取他的建议和意见。如果他在工作中遇到困难，我会尽力帮助。最后，我会在日常工作中多关心同事，如果我有业务上的不懂之处，我会虚心向他请教，他有不懂的地方我也会主动帮助，相互学习，共同进步。

108．你如何面对挫折？

〖参考答案〗

事业有成、一帆风顺是许多人的美好愿望，但人的一生不可能是一帆风顺的，成功的背后会有许许多多的艰辛、痛苦。一段时期遇到一些挫折是很正常的，只有在不断磨炼中积累经验，才能成功。我觉得面对挫折要做到以下几点：

（1）敢于面对，哪里跌倒要从哪里爬起来。辩证唯物主义告诉我们，事物的发展都是前进性和曲折性的统一，虽然道路是曲折的，但发展的前途是光明的，因此我们要正视挫折。

（2）要认真分析失败的原因，在挫折中吸取教训，为下一次努力提供经验。

（3）在平时的工作中加强学习，善于吸取别人的经验和教训。

（4）当由于自己缺乏知识经验造成失败时，可以求教于亲人朋友，群策群力渡过难关。

（5）调整心态，必要时改变工作方法，避免再次遭遇挫折。

109．狮子和狐狸商量分工，狐狸搜寻猎物，狮子负责捕杀，两人合作很好，平分猎物，但狐狸觉得没有它去找猎物狮子就不能捕杀到猎物，它的功劳较大应该多分点，后来狐狸自己去捕杀猎物，结果被狼吃了，谈谈你对这个故事的看法？

〖参考答案〗

（1）狮子和狐狸的关系就是一种合作的关系，合作可以使人更能体验到成功的心理效应。它能使双方得到更多的好处。

（2）正是因为人无完人，每个人总有自己的优点，也有自己的不足之处，个人的能力是有限的，从狐狸后来的失败就可以看出这点。合作有利于取长补短，双方都取得成功，就好像狐狸擅长寻找猎物而狮子擅长捕杀猎物一样，合作能使双方的利益最大化。

（3）换位思考最重要，在考虑自身利益的同时，也要考虑对方的利益。这是维护合作关系的重要条件，互相算计或夸大自己的作用容易导致合作关系的破裂，最终导致不必要的失败。

110．寓言故事：黑熊和棕熊喜食蜂蜜，都以养蜂为生。它们各有一个蜂箱，养着同样多的蜜蜂。有一天它们决定比赛看谁的蜜蜂产的蜜多。黑熊想，蜜的产量取决于蜜蜂每天对花的"访问量"。于是它买来了一套昂贵的测量蜜蜂访问量的绩效管理系统。同时，黑熊还设立了奖项，奖励访问量最高的蜜蜂。但它从不告诉蜜蜂们它是在与棕熊比赛，它只是让它的蜜蜂比赛访问量。棕熊与黑熊想得不一样。它认为蜜蜂能产多少蜜，关键在于它们每天采回多少花蜜——花蜜越多，酿的蜂蜜也越多。于是它直截了当告诉众蜜蜂：它在和黑熊比赛看谁产的蜜多。它花了不多的钱买了一套绩效管理系统，也设立了一套奖励制度，重奖当月采花蜜最多的蜜蜂。如果这个月的蜂蜜总产量高于上个月，那么所有蜜蜂都受到不同程度的奖励。一年过去了，两只熊查看比赛结果，黑熊的蜂蜜不及棕熊的一半。这则寓言对你什么启示？

〖参考答案〗

同样是采用了激励手段，两个团队也同样都尽力去做，但结果却差别很大。黑熊的蜜蜂为尽可能多的提高访问量，却不采太多的花蜜。因为，黑熊只强调"访问量"并不强调采集量，所以，黑熊的蜜蜂是采用的是蜻蜓点水式的采蜜，而实际工作成效并不大。另外由于奖励范围太小，蜜蜂们为搜集更多的信息，相互之间变成了竞争对手，相互封锁信息。在自己的团队之间竞争压力太大，一只蜜蜂在获得了很有价值的信息，它也不会告诉同伴，缺乏团队意识。而棕熊的团队就不一样，虽然它只是花了不多的价钱购买一套评估系统，但它能有效地带领团队，充分调动团队的积极性。首先它的团队明白竞争对手是谁，这次比赛的方法，并告之若一个月的花蜜产量高于前一个月，那么所有的蜜蜂都可以获得不同程度的奖励。这样棕熊的团队在奖励范围上比较广，为了采集到更多的花蜜，嗅觉灵敏、飞得特别快的蜜蜂负责打探哪儿的花最好最多，然后回来告诉力气大的蜜蜂一齐到那儿去采蜜，剩下的负责将采集到的花蜜储藏，并将其酿成蜂蜜。虽然，采集花蜜多的可以获得更多的奖励，但其他蜜蜂同样可以获得好处，因此蜜蜂之间远没有到人人自危、相互拆台的地步。它们是个团队，有着明确的分工，相互协作。引申到工作中，由于对团队采用不同的绩效考核手段和激励机制，收到的效果会完全不同。

111．你认为发生医疗纠纷的原因有哪些？如何才能减少医疗纠纷的发生？

〖参考答案〗

（1）原因：①医务工作者没有认真遵守规章制度和操作规程，工作不认真，责任心不强，造成了差错事故。②服务态度不好，与患者缺乏沟通，患者不满意或者有误解。③患者对治疗结果不满意或者花费太高不满意。④病历书写不规范，随便涂改，记录不及时，没有及时执行各种检查和手术签约等。⑤医务人员收受红包、吃喝等。

（2）措施：①加强医院管理、员工培训落实奖惩制度，提高工作人员的责任心。②改善服务态度，及时与患者沟通，提高沟通水平，真诚地关爱患者，赢得患者的信赖。③精进技术、提高医疗服务质量。④认真记录各种医疗文书，及时与患者履行各种签约。⑤加强医德医风教育，提高工作人员的素养，廉洁行医，以减少医疗纠纷的发生。

112．对于现在大城市越来越严重的雾霾天气问题，你有什么建议和想法吗？

〖参考答案〗

（1）如果说机动车的排放是大城市污染的重要来源，那就在不影响百姓权利的情况下减少机动车出行。大型企业可以考虑安排班车、单身宿舍等来减少有车员工的机动车出行。

（2）城市雾霾有很多因素，比如规划不合理、重工业集中等。另外，汽车尾气是污染源之一，号召大家外出或上班时尽量选择公交车。我国现在还处于发展中，牺牲自然资源换取更大的经济利益可能很难避免，但我们要以西方国家工业化快速发展忽视环境保护的做法为警戒，做好预防工作。

（3）重视雾霾天气，人人有责。

113．现在是学习型社会，要与时俱进，与医院共发展，你怎么安排你的学习？

〖参考答案〗

（1）学习型社会，要求所有人都应该不断学习，做到"活到老学到老"。

（2）在不同的阶段，我们会遇到不同的问题。要解决问题，寻求更好的发展，就需要根据实际情况学习新的知识技能。一个好的员工，就是必须与医院制定的长期计划保持步调一致，自动自发地提升自身能力。变被动学习为主动学习，在积累了一定的经验之后，进一步明确自己的目标，使自己学有所长。

114．你刚参加工作，大家不认识你，让你做自我介绍时要注意哪些方面？

〖**参考答案**〗

（1）刚参加工作，科室的人都不认识我，我首先要介绍自己的姓名、年龄、毕业院校。

（2）表明自己在以后工作中的工作态度、工作方向等；尽力得到大家的肯定，希望同时在以后的工作中能不断帮助自己发现并改正不足。

115．你怎么理解"工作不应失去激情"这句话呢？

〖**参考答案**〗

（1）很多刚刚毕业的人，在刚进入工作时，总是意气风发，对刚接手的工作充满了激情。为了做好自己的工作，总会努力学习新的专业知识，提高自己的业务水平。然而，随着工作越来越深入，在对行业有了一定的了解，业务也能娴熟处理时，却失去了往日的工作激情。虽然每天也还是好好的工作，但剩余的时间却懒得学习专业书籍。另外，每天的工作内容简单而重复，没有丝毫的挑战性和创造性，很多人会感到工作的无聊。

（2）比尔·盖茨有句名言："每天早晨醒来，一想到所从事的工作和所开发的技术将会给人类生活带来的巨大影响和变化，我就会无比兴奋和激动"。只有在热爱工作的情况下，才能把工作做到最好。一个人在工作时，如果能有精进不息的精神，充分发挥自己的特长，那么即使是做最平凡的工作，也能成为最精巧的工人；如果以冷淡的态度去做哪怕是最高尚的工作，也不过是个平庸的工匠。

（3）激情是不断鞭策和激励我们向前奋进的动力，对工作充满高度的激情，可以使我们不畏惧现实中所遇到的重重困难和阻碍。激情是工作的灵魂，甚至是工作本身。当自己满怀激情的工作，并努力使服务对象满意时，我们所获得的利益一定会增加。

（4）一件事情如果对自己的能力是一种挑战，就应把自己能够发挥的全部激情都投入到其中去，这样才能取得更大的成功。

116．你上班后一直很守时，一天因紧急事耽误了上班时间，正好被护士长发现，护士长前几天刚开了会，说要成立奖罚制度，你成典型了，怎么办？

〖**参考答案**〗

（1）作为医务人员，按时上班，不迟到不早退，是我的职责所在。我上班后，一直很守时，严格遵守工作制度，应该一直保持下去。

（2）这次因为紧急事耽误了上班时间，我会虚心地承认错误，实事求是地向护士长说明情况，自觉接受处分，不找托词，积极改正自己的错误。

（3）在以后的工作中，我要引以为戒，严格遵守工作制度，不迟到不早退，尽忠职守，如有紧急情况，按规定流程请假，并做好交接班。

117. 护士长把工作交给你和小刘，由你负责，但小刘不配合你，你怎么做？

〖参考答案〗

（1）领导把这项工作交给我，是对我的信任，无论遇到多大的困难，我都会以工作为先，保证按时保质保量地完成任务。小刘不配合我，我会反省自己在工作方式方法上是不是有不妥的地方，还存在哪些不足等。

（2）私下我会找机会和小刘沟通，找到两人存在的误会，尽快消除误会，建立起良好的合作关系，互帮互助。我相信通过我的努力，小刘会很好地配合我的工作，我们不仅能做出最佳的工作方案，更能保质保量地完成领导交付的任务。

118. 你正要下班，患者突发状况怎么办？

〖参考答案〗

（1）作为一名医务人员，患者的生命高于一切。抢救患者最重要。

（2）根据情况采取不同的护理措施，开放静脉通道、监测生命体征、连接心电监护、吸氧等，通知值班医生及相关科室配合治疗。

（3）及时通知患者家属，让他们有心理准备。

第二节 2008—2018 年护士招聘专业类面试真题

1. 你在门诊一楼遇到一位患者，他向你咨询去哪个科看病，你应该怎么办？

〖参考答案〗

（1）首先我会询问他是哪里不舒服，确定他应该看哪个科。

（2）如果我不知道，我会带他去一站式服务台帮助咨询。

（3）确定了看哪个科后，我带他去挂号的地方，并且和他说明在几楼看病，怎么去。

（4）如果患者年龄很大，行动不便，我会尽自己所能将患者送到相应诊室。

2. 近年来体检发现很多年轻人出现肩周炎，你认为是什么原因？有什么解决措施？

〖参考答案〗

（1）大多数从事办公室工作的朋友都有这个毛病，因为工作的需要，一天8个小时都要在电脑前面工作，打字，一般会保持一个动作不变，后来经常感觉到两肩的位置都痛，这就出现肩周炎了。

（2）解决这个问题首先在工作休息的时候自己按摩，用健侧手的拇指和其余四指分别按摩患侧的颈部、肩后部、肩峰、肩前部及整个上肢，手法可用摩、拨、捏，每次 10 分钟，每天 2 次。可以做"爬墙"的运动：面对墙，患手沿着墙壁上爬，到最高点时停留 10 秒后放下，共做 10 次，每天 2 次。徒手体操：例如耸肩运动（上下前后耸动肩部）、扩胸运动、回头望月（患手抬高扶墙，面部转向健侧）、分水运动（双手做游泳状）、俯身下垂摆动（弯腰，身体前倾，患侧上肢前后摆动）。还有器械活动：借助吊环、哑铃、棍棒等器械在健肢的带动下进行上肢各方向的活动。

（3）还要注意肩部保暖，进行肩关节各种运动时，上体要保持正直，避免腰部活动代替，使肩关节得到最大范围活动。循序渐进，每天有规定的活动次数，做时动作宜缓慢，不能用力过猛，以免再度损伤引起剧烈疼痛。对心脏病、高血压患者应注意其心率、血压的变化，勿憋气，以免使血压上升。

（4）在生活中要尽量利用患侧手进行力所能及的操作，以促进肩关节功能恢复。肩周炎有其自然病程，一般在 1 年左右能自愈。但若不配合治疗和功能锻炼，即使自愈也将遗留不同程度的功能障碍。

3．外科护士应具备哪些素质？

〖参考答案〗

思想品德高尚，爱岗敬业，有丰富的理论知识和操作技能，有较强的应急能力，能熟练地进行抢救工作，还要有乐观的性格和健康的体魄（外科劳动强度大）等。

4．儿科护士应该具备哪些素质？

〖参考答案〗

思想品德高尚，爱岗敬业，富有爱心，有较强的观察力，还要细心和耐心，有丰富的理论知识和高超的操作技能等。

5．你认为急诊科护士需要具备什么样的素质？

〖参考答案〗

急诊室是医院的重要科室，急诊患者具有发病急、病情重甚至有生命危险的特点，要做一名合格的急诊护士，首先要有良好的心理素质，观察病情要敏锐、细心；其次应对突发状况要沉着、镇静、机智、果断；最后对患者的状况能做出正确判断，操作时要做到稳、准、快，尽量为抢救成功争取时间，为挽救急诊患者的生命做出应有的贡献。

6．你认为 ICU 护士要有什么样的素质？

〖参考答案〗

（1）护士的情绪，尤其是面部表情，对患者及家属都有着直接的感染作用，护士的情感要保持相对稳定，要有良好的工作心态，工作中迅速进入角色，不能喜怒无常，更不能把个人、生活、家庭中的烦恼迁怒于患者，ICU 护士尤其如此。

（2）同时 ICU 护士要善于自我调节，使自己的心境在紧张疲劳的工作中保持最佳状态，用积极的情绪去感染和影响患者，使患者达到最佳心理状态，帮助患者树立战胜疾病的信心。

7．有一位患者刚入院，请你为他做入院健康教育？（内科，外科）

〖参考答案〗

（1）您好，我是今天的值班护士，请跟我来。这是病房，您住 6 床。您的主管医生是 ×××，我们的科室主任是 ×××。您的责任护士是 ×××，我们的护士长是 ×××。

（2）介绍病房环境及规章制度，包括环境、物品摆放、陪护、探视、禁用电器、呼叫器使用、被服数量及床挡餐板的使用等。查房时间：早上 8:00 ～ 9:30。请假制度：住院期间未经主管医生同意请勿擅自离开病区。

（3）安全问题：①严禁在病区、病房内吸烟、喝酒。②严禁使用电饭煲、电暖气等家用电器。③自觉维护病室内外环境整洁，不要向窗外丢东西，倒水，不要将东西放置于窗户外面。④请不要将病室及卫生间的门反锁、拴死。⑤病室为公共场所，请将个人的手提电脑、现金、证件、手机等贵重物品随身携带以免丢失。⑥您在走路时，一定要小心防止滑倒。⑦请勿将 12 岁以下儿童带入病区。

（4）介绍病区环境，护士站、示教室（医生办公室）、打开水处（包含领热水瓶）、医院食堂等。为了防止您滑倒，请您不要在地面湿滑时到处走动。同时请保持病室内、水池旁、厕所、洗漱间、楼道地面干燥，有水渍时请与工作人员联系及时清洁，防止滑倒、摔伤。

（5）住院期间请您穿病员服，佩戴腕带（身份及信息识别标识也是住院后的临时身份证），出院时才可以取下。在给药及治疗前，我们会问您姓名，核对腕带。

（6）为了您的用药安全，请按时服用口服药，不要放在抽屉里，因口服药的外包装已去除，易受潮变质。

（7）检查及注意事项：①第二天早晨空腹抽血检查相关的项目，如血常规、血型、凝血系列、肝功能、感染系列等，请您在夜间 12 点后不要吃任何东西及喝水，以免影响检查结果，并留取尿标本。②做心电图时请摘下手表，不要讲话。③遵守磁共振的注意事项及禁忌事项。④遵医嘱做钼钯检查。

（8）除掉不良嗜好：①戒烟；②术前禁酒；③戒除高脂饮食，不要暴饮暴食。

（9）伴随疾病的宣教：糖尿病需低糖，冠心病需低脂，高血压需低盐。

（10）您目前的饮食是：□流质、□半流质、□普食、□低糖、□低盐、□低脂。

8．手术患者手术前一日应该做什么准备？

〖参考答案〗

（1）遵医嘱完善术前检查，做好患者的心理护理，讲解有关疾病的知识及术前术后的注意事项。

（2）皮肤准备：先清洁手术区域皮肤，剃除腹部及会阴部的毛发，注意清洁脐部，做好护理记录。

（3）胃肠道准备：晚餐照常进行，但以清淡易消化流质为宜。午夜 12 点以后不可饮水、吃饭，直至手术（根据具体情况回答，如食管癌患者手术前一天须禁食，并且清洁灌肠）。

（4）遵医嘱给予安神镇静药物，保证充足的睡眠。

（5）药物过敏试验：做有关药物的过敏试验，询问患者是否有药物及食品等方面的过敏史。抽取血标本，以备术中用血。

（6）签订手术前后护理宣教单。

9．你今天是器械护士，在手术的过程中，突然感到头晕，你现在应该怎么办？

〖参考答案〗

（1）突然头晕可能是低血糖反应，我会立即告知巡回护士，让他做好接替我的准备。

（2）巡回护士接替我后，我会向医生咨询有关头晕的知识，并及时补充能量。

10．住院患者让你解释一日清单上的收费问题，你该怎么办？

〖参考答案〗

（1）我会仔细核对收费清单，询问患者不明白之处，并耐心讲解。

（2）若患者询问用药数量问题，要将用药规则向患者做详细解释，并将医院收费系统的计费时间段详细告知。

（3）遇到我自己不明白的地方，我会请教其他同事，然后向患者解释清楚。

11．你给一位患者刚做完青霉素皮试，患者家属来找你，告诉你患者很不舒服，你该怎么办？

〖参考答案〗

（1）立即观察患者是否出现青霉素过敏，如果是，应立即抢救并通知医生。

（2）协助患者平卧，就地抢救，采取头低足高位。

（3）根据医嘱皮下注射 0.1% 盐酸肾上腺素 0.5 ～ 1ml，儿童酌减，每隔半小时可再皮下注射 0.5ml，直至脱离危险期，必要时遵医嘱应用糖皮质激素或抗组胺药。

（4）心脏停搏者，立即行心脏胸外按压术。

（5）心电检测，持续低流量吸氧。呼吸抑制时给予口对口人工呼吸，并肌内注射尼可刹米或山梗菜碱等呼吸中枢兴奋药。

（6）喉头水肿影响呼吸者通知医师，必要时行气管切开术。

（7）用地塞米松 5 ～ 10mg 或将氢化可的松 200 ～ 400mg 加入 5% ～ 10% 葡萄糖溶液 500ml 中静脉滴注。

（8）如血压仍不回升，遵医嘱应用血管活性药物如多巴胺、去甲肾上腺素等。

（9）注意保暖，密切观察病情变化，并做好护理记录。

12．假若你在输液过程中，两次穿刺失败，患者及家属很不满意，你应该怎么办？

〖**参考答案**〗

（1）我是一个工作细心、做事认真的人，我有丰富的理论知识和较高的技能操作水平，一般情况下都能一次穿刺成功，患者和家属都很喜欢我，以前未发生过此类事情。

（2）如果出现了以上情况，我会立即诚恳地向患者及家属道歉，并为他找另外一位技术更好的同事帮忙。

（3）教会患者正确处理穿刺失败的地方。

（4）查找穿刺失败的原因，总结经验，进一步提高自己的静脉穿刺水平。

13．遇到抢救患者时抢救器械坏了怎么处理？

〖**参考答案**〗

（1）首先检查器械是没有电还是插座没有插好，如果不是立即更换。

（2）如果本科室没有，联系医院总值班室请求支援，尽量不要惊动患者和家属，以免给家属和患者造成心理负担。

（3）与此同时可以用其他的方法抢救患者，以免延误最佳抢救时间。

（4）向护士长反映抢救器械的问题，及时维修，专人保管。

14．你知道的传染病有哪些？

〖**参考答案**〗

《传染病防治法》将37种传染病分为甲、乙、丙三类。甲类：鼠疫、霍乱。乙类：艾滋病、传染性非典型肺炎、病毒性肝炎、麻疹、狂犬病、流行性乙型脑炎、肺结核等。丙类：流行性感冒、流行性腮腺炎、风疹、麻风病等。现在又有禽流感、口蹄疫等传染病。

15．艾滋病患者的形象大使是谁？艾滋病是如何传播的？你怎样护理艾滋病患者？

〖**参考答案**〗

电影演员濮存昕是形象大使。艾滋病是通过性传播、血液传播、母婴传播的。当患者得知病情后，一部分人会恐惧死亡的来临，拒绝接受治疗。一部分人会担心受到亲朋好友和同事的歧视，情绪会非常低落，甚至有轻生的念头。我会积极主动地同患者交流，了解患者的思想情况，关心、安慰患者，鼓励患者树立战胜疾病的信心，绝不歧视患者，热情为患者解决实际问题，使其积极配合治疗。同时做好自我防护工作，在护理患者时防止被患者用过的锐器扎伤，严格消毒隔离工作，以防自己和他人感染。

16．现在艾滋病蔓延很快，我国吸毒人群越来越多，为了预防艾滋病，国家在吸毒严重的地区发放免费针管给吸毒人员，以防止艾滋病传播。有人认为这是纵容吸毒。对此你有什么看法？

〖参考答案〗

（1）众所周知，吸毒不但对自身影响很大，而且如果采用静脉注射方式吸毒，还容易感染艾滋病。据相关资料统计，艾滋病患者中有30%是吸毒者。可以说吸毒是艾滋病传播的最主要途径。

（2）政府在吸毒严重的地区发放免费针管，对预防艾滋病的传播有很重要的积极意义，对艾滋病的传播也起到了很好的防治作用，应该得到肯定的。

（3）但是我认为治标更应该治本，除了这些最基本的预防措施外，政府还应该在宣传教育上下足工夫，定期或不定期进行吸毒及艾滋病的预防宣传，尤其要到卫生意识淡薄的农村去进行宣传。其次政府要成立相关的部门，发现吸毒者要将其免费送往戒毒机构强行戒毒。再次公安部门应加大缉毒力度，切断毒品传播的途径。

17．甲型流感有哪些传播途径？怎样预防？

〖参考答案〗

甲型流感主要通过飞沫经呼吸道传播，也可通过口腔、鼻腔、眼睛等处黏膜直接或间接接触传播。接触患者的呼吸道分泌物、体液和被病毒污染的物品亦可能造成传播。

预防：①养成良好的个人卫生习惯，保证充足的睡眠，勤于锻炼，有足够的营养。②避免接触流感样症状患者或肺炎等呼吸道疾病患者。③经常用肥皂水和清水洗手，尤其在咳嗽或打喷嚏后。④避免接触生猪或有猪的场所。⑤避免去人群拥挤的公共场所。⑥咳嗽、打喷嚏时用纸巾遮住口鼻，用过的纸巾丢至垃圾桶。

18．如果你在门诊，突然发现一个患者疑似H1N1，你该怎么处理？

〖参考答案〗

（1）首先要保持冷静的态度，不要惊慌，在医院遇到这样的患者很正常。

（2）以委婉的语气告诉患者他需要做别的检查，然后带他去另一间房间进行隔离。

（3）立刻将这一情况汇报上级，并且说明已经对患者进行隔离。

（4）口气委婉地告知这个患者，他可能患有H1N1，要确诊还要进行别的检查，希望他能够配合我们的工作，进行隔离，不要到处走动。

19．你给一个患者进行输液，突然出现了不良反应，此时你该如何应对？

〖参考答案〗

（1）首先停止输液，对症处理。

（2）立即向经治医师汇报病情，做好急救准备，随时按医嘱实施抢救。

（3）严密观察患者生命体征，及时向医生汇报。

（4）抢救结束后总结患者发生不良反应的原因，吸取经验教训避免以后再发生。

20．卫生部关于公立医院改革的《指导意见》有哪些？

〖参考答案〗

卫生部关于公立医院改革的《指导意见》指出，试点要坚持公立医院的公益性质，把维护人民健康权益放在第一位，实行政事分开、管办分开、医药分开、营利性和非营利性分开，推进体制机制创新，调动医务人员积极性，提高公立医院运行效率，努力让群众看好病。要按照"适度规模、优化结构、合理布局、提高质量、持续发展"的要求，坚持中西医并重方针，统筹配置城乡之间和区域之间医疗资源，促进公立医院健康发展，满足人民群众基本医疗服务需求，切实缓解群众看病贵、看病难的问题。

《指导意见》提出，试点要坚持公平与效率统一，政府主导与发挥市场机制相结合；坚持公立医院的主导地位，鼓励多元化办医；坚持发展、改革和管理相结合；坚持总体设计，有序推进，重点突破，系统总结；坚持中央确定改革方向和原则，立足我国国情，鼓励地方解放思想，因地制宜，大胆探索创新。

《指导意见》指出，试点的总体目标是形成公立医院改革的总体思路和主要政策措施，为全面推动公立医院改革奠定基础。要构建公益目标明确、布局合理、规模适当、结构优化、层次分明、功能完善、富有效率的公立医院服务体系，探索建立与基层医疗卫生服务体系的分工协作机制，加快形成多元化办医格局，形成比较科学规范的公立医院管理体制、补偿机制、运行机制和监管机制，加强公立医院内部管理，促使公立医院切实履行公共服务职能，为群众提供安全、有效、方便、价廉的医疗卫生服务。

21．卫生部关于公立医院改革的试点内容有哪些？

〖参考答案〗

《指导意见》明确了九项试点的主要内容：一是完善公立医院的服务体系，加强公立医院规划和调控，优化公立医院结构布局，建立公立医院之间、公立医院与城乡基层医疗卫生机构的分工协作机制；二是改革公立医院管理体制，明确各级政府举办公立医院的职责，积极探索管办分开的有效形式，逐步实现公立医院统一管理，建立协调、统一、高效的公立医院管理体制；三是改革公立医院法人治理机制，明确政府办医主体，科学界定所有者和管理者责权，探索建立以理事会等为核心的多种形式的公立医院法人治理结构，制定公立医院院长任职资格、选拔任用等方面的管理制度，探索建立医院院长激励约束机制；四是改革公立医院内部运行机制，完善医院内部决策执行机制和财务会计管理制度，深化公立医院人事制度改革，完善分配激励机制；五是改革公立医院补偿机制，合理调整医药价格，逐步取消药品加成政策，加大政府投入，实现由服务收费和政府补助两个渠道补偿，完善医疗保障支付制度；六是加强公立医院管理，确保医疗安全，提高医疗服务质量，改善医院服务；七是改革公立医院监管机制，加强公立医院医疗服务安全质量监管和经济运行监管，充分发挥社会各方面对公立医院的监督作用；八是建立住院医师规范化培训制度，开展住院医师规范化培训；九是加快推进多元化办医格局，鼓励、支持和引导社会资本发展医疗卫生事业，鼓励社会力量举办非营利性医院。

22. 你怎样看待应用安乐死这个问题？

〖参考答案〗

从医学和法律的角度，对安乐死的论争非常激烈。在我看来还是应该按照国家的法律、法规来执行，不能随便应用。如果有的癌症晚期患者，非常痛苦，本人及家属强烈要求应用，就要向领导和医生反映，让领导决定。

23. 有一位癌症晚期患者，自己拿着哌替啶（杜冷丁）让你注射，你会如何处理？

〖参考答案〗

护士必须严格按照医生的医嘱来执行，不能私自给患者用药，可以找医生给他看病，让医生决定是否需要注射杜冷丁，按医嘱执行。

24. 你在值班的时候，在你面前一位急症患者突然晕倒，你如何处理？

〖参考答案〗

（1）在工作中遇到这样的事情是正常的，我应该冷静、迅速、妥善地处理这件事，切忌慌张。

（2）立刻吸氧、建立静脉通道，连接心电监护，检查患者的生命体征是否稳定，并且将患者情况告知值班医生。

（3）若患者病情稳定，我将和值班医生一起对这位患者的情况做出相应的对症处理。

（4）若患者情况危急，病情严重，我应该立刻抢救，并且联系其他科室正在值班的医生，请求协助治疗。

（5）治疗过程中，不能擅离职守，协助患者做好各项检查，及时将检查结果告知主管医生。

25. 在你值班的时候，如果发现群体性亚硝酸中毒你如何做？

〖参考答案〗

（1）立刻向院级领导汇报中毒情况，包括中毒的大致人数、地点、严重情况等。

（2）立刻与总值班医生联系，汇报具体情况后，请求总值班医生通知医院各个科室，做好抢救大量患者的准备。

（3）抢救患者应分清轻重缓急，重伤的应先抢救，进行抢救的同时，务必尽快与患者家属取得联系。

（4）通知医院保安人员维持秩序，并且注意安抚家属情绪，防止事态进一步恶化。

（5）这一过程中有情况要随时向上级领导汇报。

26．一个门诊就诊的患者经胃镜检查诊断为胃癌，你怎样与患者和家属沟通，让他住我院治疗？

〖参考答案〗

如果患者坚强、乐观，可以告诉患者实情（患者有知情权），在不了解的情况下，可以告诉患者其病情需要住院做进一步检查，以明确诊断和及时治疗。如果患者和家属都在场，可以先将实情告诉家属，和家属沟通，同时了解患者的情况，讲述我院和专家的优势，劝患者在我院住院。

27．你在值班室，若患者发生急性肺水肿，该采取哪些紧急处理措施？

〖参考答案〗

（1）立即停止输液并迅速通知医生，进行紧急处理。

（2）如病情允许，可协助患者取端坐位，双腿下垂，以减少下肢静脉回流，减轻心脏负担。同时安慰患者以减轻其紧张心理。

（3）给予高流量氧气吸入，一般氧流量为 6～8L/min，同时，湿化瓶内加入 20%～30% 的乙醇溶液，减轻缺氧症状。

（4）遵医嘱给予镇静、平喘、强心、利尿和扩血管药物。

（5）必要时进行四肢轮扎。

（6）静脉放血 200～300ml 也是一种有效减轻回心血量的最直接方法，但应慎用，贫血者应禁用。

（7）做好心理护理。

28．一些医疗服务机构在医疗改革中提出了要搞好"三好一满意"活动，你了解多少？

〖参考答案〗

"三好一满意"是指：服务好、质量好、医德好、群众满意。

29．"三好一满意"的主要目标是什么？

〖参考答案〗

（1）服务好。服务态度热情周到，服务行为文明规范，服务流程科学合理，服务措施便民利民，服务环境舒适安全，服务信息公开透明。医疗机构要真正做到"以患者为中心"，时时处处为患者着想，为患者提供方便、快捷、高效、温馨的医疗服务，完善患者纠纷投诉处理机制，构建和谐医患关系。

（2）质量好。严格依法执业，认真履行职责，落实医疗质量、医疗安全各项核心制度，规范诊疗行为，加强药品、医疗技术和大型设备临床应用管理，实施优质护理服务，做到合理检查、合理用药、合理治疗，确保医疗质量和医疗安全。

（3）医德好。要爱岗敬业，遵纪守法，廉洁行医，坚决抵制商业贿赂等行业不正之风；尊重患者权利，关爱患者，因病施治，严谨求实。加强医德医风和纪律法制教育，大力弘扬高尚医德，完善和落实医德医风制度规范，认真开展医德考评，坚决查处损害群众利益的突出问题，严肃行业纪律。

（4）群众满意。卫生行业形象持续提升，人民群众感受不断改善，医疗费用不合理增长得到有效控制，社会满意度有较大幅度提高。

30.“三好一满意”的活动着力点。

〖参考答案〗

（1）着力维护群众利益：开展“三好一满意”活动，必须把维护群众利益作为根本出发点和落脚点，以群众是否满意作为检验活动成效的根本标准。各级卫生行政部门和医疗卫生单位要进一步解放思想，更新观念，把工作着力点转移到深入贯彻落实以人为本、执政为民要求，更好地保障和改善民生上来，把有限的医疗卫生资源用到实现好、维护好、发展好人民群众的健康权益上来。广大医疗卫生工作者要刻苦钻研业务，努力解决为群众看得好病的问题，要特别关心儿童、妇女、农民工等弱势群体。真正做到想问题、办事情以群众满意不满意、拥护不拥护作为衡量尺度，使卫生工作获得最广泛、最可靠、最牢固的群众基础和力量源泉。

（2）着力弘扬良好风尚：以孙思邈“大医精诚”为代表的中国传统职业规范、以希波克拉底誓言为代表的西方医学道德标准和以白求恩为代表的革命人道主义精神，是我国医疗卫生职业精神的宝贵财富。他要求，在开展“三好一满意”活动中，要深入挖掘这些精神的核心内涵，并赋予时代特点，着力弘扬新时期的职业道德和良好风尚，凝聚人心、鼓舞斗志；要结合创先争优活动，力争通过三年“三好一满意”活动的开展，不断培育和发掘更多的先进集体和先进个人，发挥榜样的感召、激励和鼓舞作用，树立救死扶伤、患者至上、热情服务、文明行医的行业风尚，营造良好的社会氛围。

（3）着力解决实际问题：开展“三好一满意”活动，就是要着力解决医疗服务不方便、医疗质量不放心、医患关系不和谐等问题，要把问题解决得如何作为衡量一个地区、一个单位活动是否收到成效以及成效大小的重要标准。要做到活动开展到哪里、问题就解决到哪里，哪里开展活动、哪里就有新变化，努力创造全系统都来自觉弘扬新风正气、坚决抵制歪风邪气的良好氛围。

（4）着力促进卫生事业改革发展：各地区、各单位要以开展“三好一满意”活动的新成效促进卫生改革发展各项任务的全面落实。要把“三好一满意”活动与深化医改特别是公立医院改革结合起来，与实施各项便民惠民措施结合起来，与加强医疗机构行政监管和医院内部管理结合起来，与开展创先争优活动、加强行风建设、治理商业贿赂等项工作结合起来，以活动的开展促进卫生改革发展不断取得新的成绩。

31．为全面加强医院临床护理工作，深化"以患者为中心"的服务理念，为患者提供安全、优质、满意的护理服务，卫生部决定开展 2010 年"优质护理服务示范工程"考核活动。活动目标是什么？

〖参考答案〗

充分发挥优质护理服务先进单位和个人的示范作用，进一步推进优质护理服务深入开展，改善临床护理服务，提高护理水平，让安全、优质、满意的护理服务惠及更多患者。考核活动包括优质护理服务先进单位、优质护理服务先进病房及优质护理服务先进个人。

32．当今医疗卫生部门都在提倡优质服务，你认为作为一名护士，应该怎样做？（可参考优质护理服务先进个人考核活动重点要求）

〖参考答案〗

（1）正确理解认识"示范工程"活动的目的意义，工作中牢固树立"以患者为中心"的服务理念，热爱护理工作，具有良好的思想品德和职业道德。

（2）切实全面履行护理职责，工作到位，为患者提供生活照顾、病情观察、治疗、康复和健康指导等全面、全程优质护理服务，经常与患者沟通交流，给予心理护理。

（3）对待患者要热情、细心、耐心，态度好，工作上要认真、踏实、严谨，富有爱心，努力受到患者赞扬和好评。

（4）具有团队合作精神，沟通协调能力强，工作积极主动、配合默契，赢得同行、患者和社会认可。

（5）认真钻研、不断进取，爱岗敬业，工作能力突出，在开展优质护理服务工作中，发挥模范带头作用。

33．患者术后出现疼痛，你会如何护理？

〖参考答案〗

（1）首先应检查引起疼痛的原因，减少或消除疼痛的刺激源。

（2）及时向医生反映患者的情况，正确执行医嘱。

（3）正确使用止痛药物及配合其他护理措施如物理止痛、针灸止痛等，以减轻疼痛。

（4）做好心理护理，通过了解患者的心理，向患者讲解有关疼痛的知识，分散其注意力，减轻其心理压力。

（5）帮助患者取用正确的姿势，保持床单位舒适整洁，保持良好的采光和通风设备，维持适宜的室内温度，使患者舒适。

34．为防止 ICU 患者长期卧床出现压疮，你会怎么做？

〖参考答案〗

（1）防止局部皮肤长期受压：①鼓励和协助卧床患者经常更换卧位，每2小时翻身1次，必要时30分钟翻身1次。②减轻骨隆突处的压力和支持身体空隙处。③对于使用夹板、石膏、牵引固定的患者，应加强观察局部皮肤的变化。

（2）避免摩擦力和剪切力：①患者平卧时，如需抬高床头，一般不应高于30°。②患者翻身或更换床单时，避免拖、拉、拽、推等动作，以免形成摩擦力而损伤皮肤。③正确使用便盆。

（3）保持局部皮肤的清洁和干燥。

（4）按摩背部及受压局部，促进局部血液循环。

（5）改善全身营养状况，保证充足的营养，给予高热量、高蛋白、高纤维素、易消化的饮食。

第二部分

技能操作

第八章　技能操作知识

第一节　操作考试测评要素及注意事项

　　随着医疗技术的不断发展，患者对护士的服务水平有了更高的要求，娴熟的护理操作技术对减轻患者痛苦、帮助患者恢复健康具有极其重要的作用。技能操作考核在卫生系统事业单位招聘考试中占有较高的分值，大多数考生认为，操作考核只要操作步骤正确无误、在规定的时间内完成就可以取得高分。事实并非如此，医院招录人员在技能操作测评中不仅考查应试者的技能操作水平，而且还考查应试者的综合素质等多方面内容。如果考生仅机械性地完成操作步骤，不具备较强的沟通、应变等能力，将无法胜任复杂而忙碌的护理工作。因此考生应针对操作中的测评要素进行有目的、有计划的演练，力求操作准确、流畅、人性化，在应试中脱颖而出。

一、操作考试测评要素

　　招录单位考核人员通常注重考生以下几方面的测评：

　　1. **操作规范**　操作流程的规范程度是整个操作考试的主体，也是许多考生最大的失分点。书本上学到的操作流程、实际临床工作中的操作流程以及招录考核时的操作流程会有一定差异。考试前最好找技能操作水平较高的老师给予指导，利用各种操作用物进行真实演练，以达到操作准确、熟练、流畅、美观的效果，另外还要注意提高操作速度。考试时应根据招录单位的操作考试流程和现场考试要求进行操作，尽量减少在操作流程方面失分。

　　2. **无菌观念**　护理人员在工作中无菌观念不强，会直接影响患者的治疗效果，关乎到患者的身体健康。因此，无菌观念是考官对应试者测评的一个重要因素。如果应试者在操作考核中不能体现无菌观念、有多处污染的情况，势必会降低考官对应试者的评价，从而失分较多。

　　3. **应变能力**　由于各医院的考试规则不同，技能操作考试中的用物准备会有所不同。有的医院为考查考生的应变能力，会故意将用物打乱顺序或将几项操作的用物混在一起，要求考生自己准备操作用物。有的考生由于对操作不熟练或没有认真核对，以致考试过程中出现失误，导致技能操作考核不合格。

4．沟通能力　随着患者对护理服务质量要求的不断提高，很多医院在招聘护士时，注重考生与患者的沟通能力。从操作前的评估、解释工作到操作后注意事项的交代工作，都需要护士具备良好的沟通能力，才能取得患者的积极配合，使各项护理操作顺利完成。在技能操作考试中，不仅要求护士动作轻柔、操作细心，还要求语言清晰、态度和蔼、沟通耐心。应试者能否与患者进行亲切而友好的沟通，在很大程度上决定着考官的评分。

5．个人形象　护理工作不仅要求护士热情、有爱心，还应该具备干练、严谨等素质。在操作考试中，个人形象会对考试成绩产生一定影响。由于技能操作过程中需要经常低头弯腰，应试者头发散乱、发髻松动、头发遮住眼睛等问题势必会影响考试成绩。另外要注意不宜穿得过松或过紧，以免造成操作过程中的不便。

二、操作考试注意事项

1．考前应明确本次应试中关于技能操作考试的具体要求，了解该单位以往操作考试的方式，做到心中有数。携带本人居民身份证、准考证及操作考试中可能用到的黑色签字笔，还可以带水、饼干、巧克力、复习资料、化妆包等。

2．衣服要得体，符合护士的身份，不能太随便和过于休闲，鞋跟不要太高，穿着舒适，走路时不能发出"咯咯"的响声。因为操作考试一般是穿着白色的工作服进行的，所以应该穿浅色的裤子和鞋子，尽量穿护士鞋、护士裤。

3．无论是哪一种考试，礼貌作为最起码的礼节都是不可缺少的。在操作考试开始前，应面带微笑，向各位考官问好，给考官留下良好的印象。

4．操作时，应该边说边做，特别是操作体现不出来的内容，就需要在做的过程说出来，比如鼻饲技术中胃管的长度、肌内注射中缓慢注射药物等知识。

5．注意检查用物准备是否齐全、是否符合此项操作要求，如不正确，应报告考官及时更换。

6．注意操作过程中牢记无菌原则：六部洗手法洗手、戴口罩，一套无菌物品只供一位患者一次使用；操作过程中如有物品被污染，立即请求更换，切忌存侥幸心理而继续操作，影响最终成绩。

7．严格执行三查七对制度，发现错误立即纠正。

8．操作中的一些步骤要尽量面向考官操作，方便考官查看和评分。

第二节　50项常用护理技术操作规程

一、一般洗手法（手卫生）

（一）目的

去除手部皮肤污垢、碎屑和部分致病菌，防止病原微生物播散，避免交叉感染。

（二）操作流程

操作标准	标分	评分细则
准备质量标准	23	
1. 仪表端庄，着装整洁	4	一处不符合要求扣2分
2. 评估：周围环境是否符合操作要求	4	未评估周围环境扣4分
3. 用物：洗手液或肥皂液、消毒纸或小毛巾、集物桶、流动水及水池	7	用物缺少一件扣2分
4. 检查以上用物，修剪指甲，挽起衣袖，摘下饰物	8	一处不符合要求扣2分
操作质量标准	60	
1. 取少量洗手液（用避免手部再污染的方式），置于一手掌心，双手涂抹均匀	10	取洗手液方法不正确扣3分，手再污染一次扣3分，洗手液过多或过少各扣2分
2. 六步洗手法 （1）掌心相对，手指并拢相互摩擦 （2）手心对手背沿指缝相互揉搓，交换进行 （3）掌心相对，双手交叉沿指缝相互摩擦 （4）弯曲手指，使关节在另一手掌心旋转揉搓，交换进行 （5）一手握住另一手的大拇指旋转揉搓，交换进行 （6）五个手指尖并拢放在另一手掌心揉搓，交换进行每个步骤搓洗时间不少于15秒，每个部位揉搓5～6次	36	洗手方法一处不正确扣3分，搓洗时间不符合要求扣3分，顺序错一处扣2分
3. 打开水龙头（用避免手部再污染的方式），双手在流动水下彻底冲洗	6	冲洗方法不正确扣3分，未彻底冲净扣3分
4. 关闭水龙头（用避免手部再污染的方式）	4	手部再次被污染扣4分
5. 用一次性纸巾（或小毛巾）彻底擦干，将纸巾放入集物桶内	4	未彻底擦干扣2分，纸巾未放入污物桶内扣2分
终末质量标准	17	

（续　表）

操作标准	标分	评分细则
1．动作轻巧、熟练	4	动作不轻巧、不熟练各扣2分
2．顺序正确，方法准确	8	顺序错一处扣2分，方法不正确扣4分
3．清洗干净	5	根据清洁程度酌情扣分

（三）注意事项

1．手部不佩带戒指、手镯等饰物。

2．认真清洗指甲、指尖、指缝和指关节等易污染部位。

3．冲洗双手时，指尖应向下。

4．注意调节水的流量大小，避免污染环境及溅湿衣裤。

5．应当使用一次性纸巾或者干净的小毛巾擦干双手，毛巾应当一用一消毒。

6．手未受到患者血液、体液等物质明显污染时，可以用速干手消毒剂代替洗手。

7．应按手指皮肤的纵横纹路揉搓。

二、生命体征检测技术

体温、脉搏、呼吸的测量方法

（一）目的

1．判断体温、脉搏、呼吸有无异常。

2．动态监测体温、脉搏、呼吸变化，分析热型及伴随症状，间接了解心脏状况和循环系统的功能状况。

3．协助诊断，为预防、治疗、康复、护理提供依据。

（二）操作流程

操作标准	标分	评分细则
准备质量标准	22	
1．仪表端庄，着装整洁	2	一项不符合要求扣1分
2．双人核对执行单与医嘱是否正确	2	未核对扣2分

（续　表）

操作标准	标分	评分细则
3．评估 （1）查对患者的床号、姓名、腕带，了解患者的病情、意识状况及合作程度 （2）向患者解释测量体温、脉搏、呼吸的目的，以取得患者的理解与配合 （3）评估患者适宜的测量方法（选择测腋温） （4）评估周围环境是否符合操作要求（有遮挡设施）	8	未评估扣 8 分，少评估一项扣 2 分
4．洗手、戴口罩	2	一项不符合要求扣 1 分
5．用物：执行单、治疗盘、体温计、秒表、纱布、弯盘、棉花、记录单、笔、速干手消毒剂、一次性无菌口罩、集物桶、治疗车	4	用物缺少一件扣 1 分
6．清点体温计数目，检查有无破损，汞柱是否在 35℃以下，并检查以上用物	4	未清点、未检查体温计扣 2 分，未检查其他用物扣 2 分
操作质量标准	63	
1．测量方法		
（1）携用物至床旁，核对患者的床号、姓名、腕带，向患者解释	3	未核对患者、未取舒适体位各扣 2 分，其他一处不符合要求扣 1 分
（2）遮挡患者，帮助患者取舒适体位，解开衣扣，必要时擦干腋下	4	一处不符合要求扣 1 分
（3）将体温计汞端置腋窝深处，紧贴皮肤夹好，屈臂过胸，嘱患者保持好姿势	6	体温计放置位置不正确、夹体温计方法不正确、未嘱患者保持好姿势各扣 2 分
（4）10 分钟后取出，用消毒液纱布擦拭体温计，检视度数，放测温盘内，帮助患者扣好衣扣，记录体温计度数	10	时间不足、未擦拭体温计、未检视度数、未记录各扣 2 分，其他一处不符合要求扣 1 分
（5）测脉搏，用食指、中指、无名指的指腹平放于桡动脉处，测试 30 秒。（口述）如有异常可测 1 分钟	10	测试脉搏方法不正确、时间不足、次数误差大于 2 次各扣 2 分，其他一处不符合要求扣 2 分
（6）测量呼吸，手仍按在桡动脉处，观察患者胸部或腹部的起伏情况，数 30 秒，（口述）如有异常数 1 分钟	10	时间不足、次数误差大于 2 次各扣 3 分，其他一处不符合要求扣 2 分
（7）记录脉搏、呼吸次数	4	记录内容缺一项扣 2 分
（8）再次核对患者信息，协助患者取舒适卧位，整理床单位，撤去遮挡物	6	一处不符合要求扣 2 分
（9）整理用物，（口述）体温计消毒备用，洗手，记录	6	未口述体温计消毒备用扣 3 分，其他一处不符合要求扣 1 分

（续　表）

操作标准	标分	评分细则
2．绘制（口述）：将测量的体温、脉搏、呼吸绘制于体温单上	4	未口述将测量结果绘制在体温单上扣 4 分
终末质量标准	15	
1．操作熟练，动作规范	5	操作不熟练扣 5 分
2．测量结果准确	5	测量结果不准确扣 5 分
3．爱护体贴患者	5	爱伤观念不强扣 5 分

（三）注意事项

1．婴幼儿、危重患者、躁动患者，应设专人守护，防止意外。

2．腋下有创伤、手术、炎症，腋下出汗较多者，肩关节受伤或消瘦夹不紧体温计者禁忌腋温测量；婴幼儿、精神异常、昏迷、口腔疾患、口鼻手术、张口呼吸者禁忌口温测量；直肠或肛门手术、腹泻、禁忌肛温测量。

3．若患者不慎咬破体温计时，首先应及时清除玻璃碎屑，以免损伤唇、舌、口腔、食管、胃肠道黏膜，再口服蛋清或牛奶，以延缓汞的吸收。若病情允许，可食用粗纤维食物，加速汞的排出。

4．避免影响体温测量的各种因素，如运动、进食、冷热饮、冷敷、洗澡、坐浴、灌肠后需待 30 分钟再测体温。

5．勿用拇指诊脉，因拇指小动脉的搏动较强，易与患者的脉搏相混淆。

6．异常脉搏应测量 1 分钟；脉搏细弱难以触诊时，应测心尖搏动 1 分钟。

7．呼吸受意识控制，因此测量呼吸前不必解释，在测量过程中不使患者察觉，以免紧张，影响测量的准确性。

8．危重患者呼吸微弱，可用少许棉花置于患者鼻孔前，观察棉花被吹动的次数，计时 1 分钟。

血压的测量方法

（一）目的

1．判断血压有无异常。

2．动态监测血压变化，间接了解循环系统的功能状态。

3．协助诊断，为预防、治疗、康复、护理提供依据。

（二）操作质量标准

操作标准	标分	评分细则
准备质量标准	22	
1. 仪表端庄，着装整洁	2	一项不符合要求扣1分
2. 双人核对执行单与医嘱是否正确	2	未核对扣2分
3. 评估 （1）查对患者的床号、姓名、腕带，了解患者的病情、意识状况及合作程度 （2）向患者解释测量血压的目的，以取得患者的理解与配合 （3）询问患者是否有吸烟、运动、情绪激动等情况（若有应休息15～30分钟再测量） （4）评估患者周围环境是否符合操作要求（有遮挡设施）	8	未评估扣8分，少评估一项扣2分
4. 洗手、戴口罩	2	一项不符合要求扣1分
5. 用物：执行单、治疗盘、血压计、听诊器、记录本、笔、速干手消毒剂、一次性无菌口罩、治疗车	5	用物缺少一件扣1分
6. 检查血压计性能是否良好，并检查其他用物	3	未检查血压计性能扣2分，其他一处不符合要求扣1分
操作质量标准	63	
1. 携用物至床旁，查对患者的床号、姓名、腕带，向患者解释，遮挡患者	4	未查对患者信息扣2分，未向患者解释扣2分
2. 协助患者采取坐位或者平卧位（坐位时肱动脉平第4肋软骨；平卧位时肱动脉平腋中线），暴露一臂	6	卧位不符合要求、上臂暴露不充分、袖口过紧各扣2分
3. 让患者伸直肘部，手掌向上外展，血压计汞柱零点、肱动脉、心脏在同一水平	6	血压计汞柱零点、肱动脉、心脏不在同一水平扣3分，其他一项不符合要求扣1分
4. 放妥血压计，驱尽袖带内空气，平整地缠于患者上臂中部，松紧以能放入一指为宜，下缘距肘窝2～3cm，开启水银槽开关	10	血压计放置不妥当、袖带不平整、松紧不符合要求、部位不正确各扣2分，其他一处不符合要求扣1分
5. 戴好听诊器，将听诊器胸件置肘窝肱动脉处，用手固定	4	一处不符合要求扣2分
6. 一手握住气球向袖带内充气，至肱动脉搏动音消失再使其上升20～30mmHg，然后放气，正确判断收缩压与舒张压	10	充气过快、测量方法不正确各扣2分，测量数值误差大扣4分，重复测量时水银柱未降至零扣2分

（续 表）

操作标准	标分	评分细则
7. 测量完毕，驱尽袖带内余气，拧紧气门上的螺旋帽，整理袖带放于盒内，将血压计盒盖右倾45°，使水银回流槽内，关闭水银槽开关，整理妥善	8	关闭开关时水银未回流槽内扣3分，其他一处不符合要求扣1分
8. 协助患者穿好衣服，再次核对患者信息以及操作项目	4	未协助患者穿衣扣2分，未再次核对患者信息以及操作项目扣2分
9. 协助患者取舒适体位，整理床单位，交待注意事项，撤去遮挡设施	8	一处不符合要求扣2分
10. 整理用物，洗手并记录	3	一处不符合要求扣1分
终末质量标准	15	
1. 操作熟练，动作规范	4	操作不熟练扣4分
2. 测量结果准确	6	结果不准确扣6分
3. 护患沟通好，爱护体贴患者	5	爱伤观念不强扣5分

（三）注意事项

1. 血压计要定期检测，以保持其准确性。

2. 长期观察血压的患者，应做到四定：定时间、定部位、定体位、定血压计。

3. 按照要求选择合适的袖带。

4. 若衣袖过紧或衣服太多时，应脱掉衣服测量。

5. 充气不可过猛、过快，防止水银外溢；放气不可过快或过慢，以免读值误差。

6. 对偏瘫患者，应在健侧手臂上测量。

7. 为了避免血液流动作用的影响，在测量血压时，血压计"0"点应和肱动脉、心脏处在同一水平。

8. 运动、情绪变化、吸烟等要休息15～30分钟后测量。

三、铺无菌盘法

（一）目的

将无菌巾铺在清洁干燥的治疗盘内，形成无菌区，放置操作所需的无菌物品，以供实施治疗时使用。

（二）操作流程

操作标准	标分	评分细则
准备质量标准	22	
1. 仪表端庄，着装整洁	2	一项不符合要求扣 1 分
2. 评估操作环境（整洁）与操作台（宽敞、干燥）均符合要求	4	未评估扣 4 分，少评估一项扣 2 分
3. 剪指甲，洗手、戴口罩	4	未戴口罩扣 2 分，其他一处不符合要求扣 1 分
4. 用物：治疗盘、无菌持物钳包（持物钳置于大镊子桶中）、无菌巾包、无菌纱布缸或纱布包、无菌棉球袋、无菌洞巾包、器械包（内放治疗碗 2 个、镊子、弯钳、药杯）、生理盐水（或石蜡油）、无菌棉签、消毒液、弯盘、卡片、手表、笔、速干手消毒剂、一次性无菌口罩、集物桶、治疗车	8	用物缺少 1 件扣 1 分
5. 检查无菌物品的名称、灭菌日期（胶带已变色，包布无潮湿及破损）及其他用物	4	未检查用物扣 5 分，漏查一项扣 1 分
操作质量标准	63	
1. 用纱布清洁治疗盘	2	未用纱布清洁治疗盘扣 2 分
2. 打开无菌持物钳包，将无菌持物钳（于大镊子桶中）放置于桌面上，在胶带上注明开启时间，贴在大镊子桶上	5	污染无菌持物钳扣 3 分，未在大镊子桶上注明开启时间扣 2 分
3. 打开无菌巾包，用无菌持物钳夹取无菌巾放于治疗盘上，剩余治疗巾按原折包好，注明开包日期及时间	6	污染一处扣 2 分，剩余治疗巾未按原折包好扣 2 分，未注明开包日期及时间扣 2 分
4. 将无菌巾双折平铺于盘上，将上层呈扇形折叠到对侧，边缘向外	6	每污染一处扣 2 分，开口向内折叠扣 2 分
5. 放下列物品于治疗盘内：治疗碗、镊子、弯钳、无菌纱布 2 块、洞巾、药杯、干棉球 2 个于药杯内	24	每跨越一次无菌区、污染一处各扣 2 分，用物未放在治疗碗内扣 2 分，漏取一件用物扣 2 分
6. 用无菌法取无菌生理盐水（或石蜡油）倒于药杯内棉球上，并在液体瓶身上注明开瓶日期及时间	6	每污染一处扣 2 分，液体溅出药杯外扣 2 分，未在液体瓶身上注明开瓶日期及时间扣 2 分
7. 将无菌巾边缘对齐盖好，将开口处向上反折两次，两侧边缘向下反折一次	6	每跨越一次无菌区扣 2 分，无菌巾边缘未对齐、反折错误各扣 2 分
8. 在卡片上注明铺盘的日期、时间、铺盘者姓名	2	未注明铺盘的日期、时间与姓名扣 2 分，少注明一项扣 1 分
9. 整理用物，物品分别放置	4	未整理用物扣 2 分，物品未分别放置扣 2 分
10. 洗手，摘口罩	2	一处不符合要求扣 1 分

（续 表）

操作标准	标分	评分细则
终末质量标准	15	
1．操作熟练，动作敏捷	4	操作不熟练扣 3 分，动作不敏捷扣 1 分
2．方法正确，无菌观念强	7	无菌观念差扣 5 分、方法不正确扣 2 分
3．无菌盘折叠整齐，物品摆放符合要求	4	无菌盘折叠不整齐、物品摆放不合理各扣 2 分

（三）注意事项

1．严格遵守无菌操作原则。

2．铺无菌盘区域必须清洁干燥，无菌巾避免潮湿。

3．非无菌物品不可触及无菌物品，不可跨越无菌区。

4．无菌物品已被污染或疑有污染，应重新更换。

5．铺好的无菌盘应尽早使用，有效期不超过 4 小时。

四、穿、脱隔离衣法

（一）目的

保护工作人员和患者，防止病原微生物播散，避免交叉感染。

（二）操作流程

操作标准	标分	评分细则
准备质量标准	20	
1．要求护士仪表端庄，着装整洁	2	一项不符合要求扣 1 分
2．洗手、戴口罩	4	一项不符合要求扣 2 分
3．用物：治疗盘、隔离衣、衣架、消毒液、流动水或水盆内盛清水、避污纸、速干手消毒剂、一次性无菌口罩、消毒纸（或小毛巾）、集物桶	6	用物缺少一件扣 1 分
4．检查以上用物	2	未检查用物扣 2 分
5．评估 （1）操作环境是否符合要求 （2）隔离衣是否符合隔离的种类 （3）隔离衣的大小是否合适，有无破损及潮湿	6	未评估扣 6 分，少评估一项扣 2 分
操作质量标准	65	
1．穿隔离衣	32	

（续　表）

操作标准	标分	评分细则
（1）取下手表，卷袖过肘，手持衣领取下隔离衣，清洁面向自己，将衣领两端向外折齐、对齐肩缝，露出衣袖内口	5	未取下手表、卷袖过低、持衣领手法不正确各扣1分，隔离衣触地或碰物扣2分
（2）右手持衣领，左手伸入衣袖，右手拉衣领，举手抖袖，露出左手	5	污染衣领扣2分，其他一处不符合要求扣1分
（3）左手持衣领，右手伸入袖内，左手拉衣领，举手抖袖，露出右手	5	污染衣领扣2分，其他一处不符合要求扣1分
（4）双手持衣领，由领子中央顺边缘向后将领扣扣好，再扣好袖扣	5	污染一处扣2分，其他一处不符合要求扣1分
（5）双手分别将隔离衣两边渐向前拉，用手指捏住两侧边缘至背后将边缘对齐，宽余部分向一侧折叠，一手按住，另一手将腰带松解，拉至背后交叉，回到前面打一活结	12	手法不正确扣2分，污染一处扣2分，隔离衣后面不平整、裂缝大各扣3分，其他一处不符合要求扣1分
2．脱隔离衣	33	
（1）解开腰带，在前面打一活结	4	腰带触及他物扣2分，未打结扣2分
①解开袖口，将衣袖塞入工作服袖下，露出上臂，抓取避污纸打开消毒液的盖子，将避污纸投入避污桶内，在消毒液中浸泡消毒2分钟，按六步洗手法洗手 ②每个步骤搓洗时间不少于15秒，每个部位揉搓5～6次，必要时增加对手腕的清洗，在清水中冲洗，用消毒纸（或小毛巾）擦干	15	塞袖方法不正确扣2分，上臂未露出扣2分，使用避污纸方法不正确扣3分，手浸泡消毒不符合要求扣2分，污染一处扣2分，未用清水冲净扣2分，洗手法一处不正确及顺序错一处各扣1分
（2）解开领扣，右手伸入左衣袖内拉下袖子过手，然后用衣袖遮盖左手，捏住右袖外面，将右袖拉下，将双手退出至肩缝处，两手在袖内将衣袖对齐折好	7	污染一处扣2分，折叠方法不正确扣2分，其他一处不符合要求扣1分
（3）双手持衣领，将隔离衣清洁边向外挂于半污染区衣架上备用（内面向外），如果隔离衣不再使用，将内面向外卷起置污衣袋内	5	手法不正确扣1分，隔离衣不整齐扣2分，未口述隔离衣挂于半污染区扣2分
3．洗手，摘口罩	2	一处不符合要求扣1分
终末质量标准	15	
1．操作熟练，动作敏捷	5	操作不熟练扣5分，穿戴不整齐扣3分
2．隔离衣穿戴整齐，背部裂缝小于3cm	6	背部裂缝大于3cm扣3分
3．符合操作原则，清洁区、污染区概念清楚	4	不符合操作原则、区域概念不清各扣2分

（三）注意事项

1．隔离衣的长短要合适，需全部遮盖工作服，如有破洞，需补好后再穿。

2．隔离衣应每天更换，如有潮湿或污染应立即更换。

3．穿、脱隔离衣过程中避免污染衣领及清洁面，始终保持衣领清洁。

4．穿好隔离衣后，双臂保持在腰部以上，视线范围内；不得进入清洁区，避免接触清洁物品。

5．消毒手时不能沾湿隔离衣，隔离衣也不可触及其他物品。

6．脱下的隔离衣如挂在半污染区，清洁面向外；挂在污染区则污染面向外。

五、血糖监测技术

（一）目的

通过测试血糖，准确掌握血糖含量，为健康体检、胰岛素治疗、糖尿病患者的血糖控制等提供依据。

（二）操作流程

操作标准	标分	评分标准
准备质量标准	23	
1．仪表端庄，着装整洁	2	一项不符合要求扣1分
2．双人核对执行单与医嘱是否正确	2	未核对扣2分
3．评估 （1）查对患者的床号、姓名、腕带，了解患者的病情、意识状况及合作程度 （2）向患者解释测血糖的目的和方法，以取得患者的理解与配合 （3）询问患者进食的时间，采血前让患者用温水洗手、擦干 （4）评估周围环境是否符合操作要求	8	未评估扣8分，少评估一项扣2分
4．洗手、戴口罩	2	一项不符合要求扣1分
5．用物：执行单、治疗盘、无菌棉签、皮肤消毒液、弯盘、血糖仪、血糖试纸、采血笔、记录单、笔、速干手消毒剂、一次性无菌口罩、集物桶、治疗车	5	用物缺少一件扣1分
6．检查血糖仪的功能及以上用物	4	未检查血糖仪功能、未检查其它用物各扣2分
操作质量标准	62	
1．携用物至床旁，查对床号、姓名、腕带，向患者解释取得合作	3	未核对患者扣2分，未向患者解释扣1分
2．插入试纸，自动开机	4	插入方法不正确扣4分
3．选择采血部位（手指端或手臂），常规皮肤消毒，待干	8	部位不合适扣4分，消毒不符合要求扣2分，棉签含消毒液过饱或过少扣1分

（续　表）

操作标准	标分	评分标准
4. 用超微采血针，浅表采血，减轻痛感	6	未出血或采血过深各扣 2 分，采血方法不正确扣 2 分
5. 协助患者使其手臂下垂 10°～15°，用采血笔在指端两侧部位采血，将血滴轻触试纸顶部，试纸就自动吸收血样	20	手臂未下垂扣 2 分，采血方法不符合要求扣 2 分，滴血方法不正确扣 3 分，血样不足或过量扣 2 分
6. 不要涂血，以避免手上的油脂影响测定结果。不要触摸试纸条的测试区和滴血区（口述）。检测时，血糖仪应保持平稳，勿移动或倾斜	10	一处不符合要求扣 2 分
7. 5 秒后，读血糖数值并记录，再次核对患者信息，协助患者取舒适体位，整理床单位，交待注意事项	8	未记录血糖数值、未再次核对、未交待注意事项各扣 2 分，其他一处不符合要求扣 1 分
8. 整理用物，洗手，记录	3	一处不符合要求扣 1 分
终末质量标准	15	
1. 操作熟练，动作敏捷	5	操作不熟练扣 5 分
2. 方法正确，数值准确	5	方法不正确、数值不准确各扣 2.5 分
3. 爱护体贴患者	5	爱伤观念不强扣 5 分

（三）注意事项

1. 不要涂血，以免手上的油脂或温度影响测量结果。
2. 不要触摸试纸条测试区和滴血区。
3. 避免监测时血糖仪发生移动或倾斜。
4. 采血针不可重复使用，以免感染。
5. 血糖仪应定期检测，以保证检测的准确性。

六、人工心肺复苏术

（一）目的

以徒手操作来恢复猝死患者的自主循环、自主呼吸和意识，抢救突然发生意识丧失、呼吸、心脏骤停的患者。

（二）操作流程

操作标准	标分	评分细则
准备质量标准	10	
1. 仪表端庄，着装整洁	2	一项不符合要求扣 1 分

（续 表）

操作标准	标分	评分细则
2．用物：治疗盘、硬板床或木板、模拟人、治疗碗、纱布、弯盘、血压计、听诊器、手电筒、笔、记录单、速干手消毒剂、集物桶、治疗车	6	用物缺少一件扣 1 分
3．评估周围环境是否安全	2	未评估周围环境扣 2 分
操作质量标准	75	
1．快速判断 （1）意识丧失：轻拍患者肩部无反应，呼唤患者无应答，确认患者无意识 （2）呼吸停止（听、看、感觉）：操作者耳朵靠近患者口鼻听有无呼吸音，眼睛看胸廓有无起伏，感觉有无气流吹到面颊上 （3）心跳停止：触摸患者颈动脉（食指和中指指尖触及气管正中部，相当于喉结部位，旁开两指，至胸锁乳突肌前缘凹陷处）无波动，时间 5～10 秒 （4）呼救：判断患者心跳停止后立即呼救，记录抢救开始的时间	9	判断意识方法不正确、判断呼吸方法不正确、判断心跳方法不正确、未及时求救各扣 3 分，其他一处不符合要求扣 1 分
2．按压前准备 （1）复苏体位：撤去枕头，让患者仰卧于硬板床或地上，头、颈、躯干平直无扭曲，双上肢放于身体两侧 （2）松开衣扣、裤带，复苏者站或跪在患者的一侧	6	未撤去枕头、体位不符合要求各扣 2 分，未检查硬板床扣 2 分，其他一处不符合要求扣 1 分
3．胸外心脏按压（C） （1）确定按压部位：两乳头连线的中点（双乳下垂者，一手沿肋缘上移至胸骨切迹上两横指处）或胸骨中下 1/3 下端 （2）按压手法：操作者一手掌部根紧贴按压部位，另一手掌根部重叠于该手手背上，十指相扣，五指翘起，两臂伸直，保持肩、肘、腕在同一水平，两脚分开，借助身体重力垂直向下有节奏地按压，压力要均匀，不可冲击式按压 （3）按压幅度：使胸骨下陷 5～6cm，每次按压后使胸廓完全回弹，放松时手掌不能离开胸壁，按压时始终观察患者面色 （4）按压频率：100～120 次 / 分 （5）按压时间：按压与放松时间比为 1：1，按压 30 次（15～20 秒完成）	20	按压部位不正确、手法不正确、身体姿势不正确、按压不均匀、幅度不正确、频率不正确、时间不正确各扣 2 分，其他一处不符合要求扣 1 分
4．畅通气道（A） （1）用纱布清理口鼻分泌物，查看有无义齿，（口述）有义齿的取下 （2）判定颈部有无损伤，采用仰头提颏法打开气道，一手掌跟压患者前额，另一手提下颌骨（勿压迫颈部软组织），使患者耳垂与口角连线与地面垂直	9	未清理口鼻呼吸道分泌物、未查看有无义齿或（口述）取下活动的义齿、手法不正确、畅通气道不到位各扣 2 分，其他一处不符合要求扣 1 分

（续　表）

操作标准	标分	评分细则
5. 人工呼吸（B） （1）一手掌按住患者的前额，并用同手的拇指和食指捏紧患者鼻翼，另一手托住下颌 （2）深吸一口气，双唇紧贴包严患者口部，缓缓吹气 1 秒以上，观察患者胸部是否鼓起 （3）吹气毕，立即离开口部，松开捏鼻翼的手指，患者胸部下降后再重复吹气 1 次，频率 8～10 次/分 （4）按压与通气比为 30：2，即不间断进行胸外心脏按压 30 次后，立即 2 次人工呼吸，5 个循环检查一次，周而复始，直至抢救成功	16	未捏紧鼻翼、未托起下颌、未包严双唇各扣 2 分，吹气过度或胸廓未隆起各扣 3 分，吹气频率不正确、按压与通气比不正确各扣 2 分，其他一处不符合要求各扣 1 分
6. 复苏成功判断 （1）触摸颈动脉、检查呼吸（听、看、感觉），时间 5～10 秒 （2）（口述）大动脉搏动恢复、有自主呼吸恢复、（用手电筒检查）瞳孔变小，皮肤紫绀消退、测量上肢血压，收缩压在 60mmHg 以上，复苏成功，进一步生命支持，记录复苏成功时间 （3）扣好衣扣，穿好裤子，垫上枕头。协助患者取合适体位，头偏向一侧，安慰患者	10	判断颈动脉方法不正确、判断呼吸方法不正确各扣 2 分，未口述有效指征扣 5 分，少口述一项扣 1 分，其他一处不符合要求扣 1 分
7. 整理用物，洗手，记录抢救时间、过程并签名	5	未整理用物扣 2 分，未洗手扣 1 分，未记录抢救过程与签名扣 2 分
终末质量标准	15	
1. 操作熟练，动作敏捷	5	操作不熟练扣 3 分、不敏捷扣 2 分
2. 方法正确、抢救有效	8	方法不正确、操作无效果各扣 4 分
3. 爱护、体贴患者	2	爱伤观念不强扣 2 分

（三）注意事项

1. 应让患者立即平卧，争分夺秒就地抢救。在发现患者无呼吸或异常呼吸的心脏骤停成人患者，应立即启动紧急救护系统，马上做单纯的 CPR，而不是先行开放气道、人工呼吸。

2. 按压部位要准确，用力适中，以防止胸骨、肋骨骨折。严禁按压胸骨角、剑突下及左右胸部。成人按压幅度至少 5cm，儿童和婴儿至少为胸部前后径的三分之一。按压时要确保足够的频率，尽可能不中断胸外按压，每次胸外按压后要让胸廓充分回弹，以保证心脏得到充分的血液回流。

3. 清除口咽分泌物、异物，保证气道通畅。人工呼吸时要注意接触严密，防止漏气，呼吸复苏失败最常见的原因，是呼吸道阻塞和口对口接触不严密。人工呼吸频率为每分钟 8～12 次，每次送气量不宜过大，以免引起患者胃部胀气与过度通气。

七、青霉素过敏试验

（一）目的

青霉素药物皮内注射试验，以观察患者有无青霉素过敏反应。

（二）操作流程

操作标准	标分	评分细则
准备质量标准	23	
1. 仪表端庄，着装整洁	2	一处不符合要求扣 1 分
2. 核对执行单与医嘱是否正确	2	未核对扣 2 分
3. 评估 （1）查对患者的床号、姓名、腕带，了解患者的病情、意识状况及合作程度 （2）向患者解释青霉素皮试的目的，询问青霉素过敏史、酒精过敏史、用药史及其他不良反应史，以取得患者的理解与配合 （3）观察患者局部的皮肤情况 （4）评估环境是否符合操作要求（要求光线充足）	8	未评估扣 8 分，少评估一项扣 2 分
4. 洗手、戴口罩	2	一项不符合要求扣 1 分
5. 用物：执行单、治疗盘、治疗巾、5ml 注射器 2 个、1ml 注射器 2 个、消毒镊子、皮肤消毒液、75% 乙醇、无菌棉签、7 号注射器针头 2 个、砂轮、开瓶器、胶布、弯盘、80 万 U 青霉素、0.9% 生理盐水、锐器盒、0.1% 盐酸肾上腺素 1 支、笔、速干手消毒剂、一次性无菌口罩、集物桶、治疗车，必要时备氧气、急救车等	6	用物缺少一件扣 1 分
6. 检查药物、注射器质量以及以上其他用物	3	未检查药物及其他用物扣 3 分，一处不符合要求扣 1 分
操作质量标准	62	
1. 根据执行单核对青霉素，在治疗盘内铺上治疗巾	4	未核对扣 2 分，未铺治疗巾扣 2 分
2. 开启青霉素中心铝盖与生理盐水，在 0.9% 生理盐水瓶上注明开瓶日期及"冲青霉素专用"字样，在青霉素瓶身上注明开启时间	4	一处不符合要求扣 1 分
3. 用消毒液分别消毒青霉素和生理盐水瓶塞	4	消毒不规范扣 4 分
4. 检查针头，矫正盐水瓶负压	2	未检查针头扣 1 分，未矫正负压扣 1 分

103

操作标准	标分	评分细则
5．抽 0.9% 生理盐水 4ml 注入青霉素瓶内，1ml 含 20 万 U （1）取液 0.1ml＋0.9% 盐水至 1ml，1ml 含 2 万 U （2）取液 0.1ml＋0.9% 盐水至 1ml，1ml 含 2 千 U （3）取液 0.25ml＋0.9% 盐水至 1ml，1ml 含 500U 　　每次配制时，均需将药液混匀。配制完毕，在皮试液注射器上贴上"青霉素皮试液、日期、时间、批号"的标识，更换针头，放置于治疗巾内	20	抽取药液或者稀释药液不准确每次扣 3 分，药液未充分混匀、手法不正确、污染针头或活塞每次各扣 2 分，未注明名称、日期、时间、批号扣 5 分，少注明一项扣 1 分
6．携用物至床旁，再次查对患者的床号、姓名、腕带，询问用药史、过敏史，并取得合作	4	未查对扣 2 分，未再次询问过敏史扣 2 分
7．选择合适体位与注射部位，消毒皮肤，待干。再次核对患者与药物，皮内注射药液 0.1ml（含 50 单位），注射毕，迅速拔出针头，切勿按压、揉搓	10	体位不合适、注射部位不正确、未再次核对药物、注射剂量不正确各扣 2 分，其他一处不符合要求扣 1 分
8．再次核对患者信息与操作项目，记录注射时间，交待注意事项。在患者床前守候，20 分钟观察结果并告知患者（如皮试结果为阳性，应告知患者、家属、主管医生，给予注明并做好床头标记，对结果不能确定者两人判断）	8	未再次核对患者信息与操作项目、未记录注射时间、未交待注意事项、未告知皮试结果各扣 2 分
9．协助患者取舒适卧位，整理床单元，交代注意事项	3	一处不符合要求各扣 1 分
10．整理用物，洗手并记录	3	一处不符合要求扣 1 分
终末质量标准	15	
1．操作熟练，动作敏捷，遵守无菌原则	5	操作不熟练扣 3 分，污染一处扣 2 分
2．方法正确，剂量准确，结果判断准确	7	配制剂量不准确扣 2 分，结果判断不正确扣 5 分
3．与患者沟通自然，爱伤观念强	3	爱伤观念差扣 3 分

（三）注意事项

1．严格执行查对制度和无菌操作原则。

2．做药物过敏试验前，护士应详细询问患者的用药史、过敏史及家族史，如患者对需要注射的药物有过敏史，则不可作皮试，应及时与医生联系，更换其他药物。

3．做药物过敏试验皮肤消毒时忌用碘酊、碘伏，以免影响对局部反应的观察。

4．进针角度以针尖斜面能全部进入皮内为宜，进针角度过大易将药液注入皮下，并嘱患者勿揉擦、按压注射部位，以免影响结果的观察。

5．皮试药液要现用现配，剂量要准确，并备好肾上腺素等抢救药品及物品，以免发生意外。

6．如对皮试结果有怀疑，应在对侧前臂皮内注射生理盐水 0.1ml 以作对照，或经双人确认皮试结果。

7. 药物过敏试验结果如为阳性反应，应告知医师、患者及家属，不能再用此种药品，记录在病历上，并注明在一览卡和床头牌上。

八、胰岛素笔注射技术

（一）目的

方便患者在任何时间、地点都可以迅速、准确地注射胰岛素。

（二）操作流程

操作标准	标分	评分标准
准备质量标准	22	
1. 仪表端庄，着装整洁	2	一项不符合要求扣1分
2. 双人核对执行单与医嘱是否正确	2	未核对扣2分
3. 评估 （1）查对患者的床号、姓名、腕带，了解患者的病情、意识状况及合作程度 （2）向患者解释使用胰岛素笔的目的和方法，了解患者的进餐情况及有无药物过敏史，以取得患者的理解与配合 （3）选择注射部位，评估注射部位的皮肤状况 （4）评估环境是否符合操作要求（有遮挡设施）	8	未评估扣8分，一项不符合要求扣2分
4. 洗手、戴口罩	2	一项不符合要求扣2分
5. 用物：执行单、治疗盘、皮肤消毒液、无菌棉签、弯盘、胰岛素注射笔、笔芯、针头、笔、速干手消毒剂、一次性无菌口罩、集物桶、治疗车	5	用物缺少一件扣1分
6. 根据执行单查对胰岛素剂型、有效期，并检查以上用物	3	未检查扣3分，少检查酌情扣分
操作质量标准	63	
1. 携用物至床旁，查对患者的床号、姓名、腕带，向患者解释	3	未查对患者信息扣2分，未解释扣1分
2. 安装	18	
（1）压笔帽顶端，将注射笔从笔盒内取出	2	手法不正确扣2分
（2）扭转并拔下笔帽，拧开笔芯架	3	一处不符合要求扣1分
（3）将恢复装置往右旋转，直到活塞杆完全进入	4	恢复装置旋转方向错误扣2分，活塞杆未完全进入扣2分
（4）将胰岛素笔芯装入笔芯架内，先放入颜色代码帽的一端	3	笔芯放入方法不正确扣3分

（续　表）

操作标准	标分	评分标准
（5）旋转接卸装置与笔芯架，将二者紧密连接	2	连接不紧密扣3分
（6）撕开注射针的保护片，将针头拧在颜色代码帽上	4	污染针头扣2分，未将针头拧紧扣2分
3. 遮挡患者，帮助患者取合适体位，选择注射部位（口述可注射的部位：上臂三角肌下缘、上臂外侧、大腿前侧与外侧、下腹部组织及肩胛下方），常规消毒皮肤，待干	7	选择部位不正确、消毒不符合要求各扣3分，其他一处不符合要求扣1分
4. 确认剂量选择处于零位，按执行单调整所需单位，核对患者和胰岛素剂型	6	剂量不正确扣4分，其他一处不符合要求扣1分
5. 拿起注射笔，使针尖向上，轻弹笔芯架数下，按下注射推键，排尽笔芯中的空气	5	排气方法不正确扣2分，未排尽笔芯中的空气扣3分
6. 实施注射	14	
（1）手持注射笔，针头快速刺入皮下，按下注射推键，胰岛素即被注入	6	一处不符合要求扣2分
（2）注射毕，继续紧按注射推键，针头应保留皮下至少6秒钟再拔出针头	4	拔针过早、未继续紧按推键让针头保留皮下6秒钟各扣2分
（3）戴上外针帽，旋下注射针，戴上笔帽	4	一处不符合要求扣1分
8. 协助患者取舒适体位，整理床单元，交代注意事项，撤去遮挡物，观察用药物后的反应	7	未交待注意事项、未观察各扣2分，其他一处不符合要求扣1分
9. 整理用物，洗手、记录	3	一处不符合要求扣1分
终末质量标准	15	
1. 操作熟练，动作敏捷	5	操作不熟练扣5分
2. 手法正确，注射剂量准确	6	手法不正确、剂量不准确各扣3分
3. 关心体贴患者	4	爱伤观念不强扣4分

（三）注意事项

1. 胰岛素笔需储存得当，尚未启用的胰岛素笔（包括未开封的瓶装胰岛素和胰岛素笔芯）应当保存于2～8℃冰箱中，以保证胰岛素的有效生物活性。对已启用的胰岛素笔应置室温保存，下次使用时应更换笔芯后再继续使用（胰岛素笔可以使用多年）。

2. 安装连接机械装置部分和笔芯架前，应确认活塞杆已经完全回复到机械装置部分之内。

3. 保持机械部分与笔芯架之间结合紧密，不可出现松脱。

4. 每次注射前，都应该排尽空气。

5. 笔芯上的色带表示胰岛素的不同剂型。每次注射前，应仔细查对，确认所注射的胰岛素剂型无误。

6. 每次注射前，查看笔芯中的胰岛素余量是否够本次注射。注射之后，应检查剂量显示窗，确认读数已回零。

7．每次注射后，应立即取下针头。

8．勿用碘酒、酒精及含氯洗洁剂清洁胰岛素笔，以免损坏其塑料部分。

9．一只胰岛素笔仅供一人专用。

10．小心存放胰岛素笔、笔芯和针头，以防儿童误吞。

九、肌内注射技术

（一）目的

注入药物，用于不宜或不能口服或静脉注射，且要求比皮下注射更快发生疗效。

（二）操作流程

操作标准	标分	评分细则
准备质量标准	23	
1．仪表端庄，着装整洁	2	一项不符合要求扣1分
2．双人核对执行单与医嘱是否正确	2	未核对扣2分
3．评估患者 （1）查对患者的床号、姓名、腕带，了解患者的病情、意识状况及合作程度 （2）解释用药的目的、作用及方法，以取得患者的理解与配合 （3）观察患者注射部位的皮肤状况 （4）评估周围环境是否符合操作要求（有遮挡设施）	8	未评估扣8分，少评估一项扣2分
4．洗手、戴口罩	2	一项不符合要求扣1分
5．用物：执行单、治疗盘、药物、5ml注射器2个、皮肤消毒液、弯盘、砂轮、无菌棉签、锐器盒、一次性治疗巾、笔、速干手消毒剂、一次性无菌口罩、集物桶、治疗车，必要时备盐酸肾上腺素、备屏风	5	用物缺少一件扣1分
6．根据执行单核对药液检查质量，并检查其他用物	4	未根据执行单核对药液检查质量扣2分，未检查其他用物扣2分
操作质量标准	62	
1．按无菌原则铺一次性治疗巾，将安瓿尖端药液弹一下，在安瓿颈部用砂轮划一锯痕，用消毒棉签消毒安瓿颈部，打开安瓿	5	未铺一次性治疗巾扣2分，污染一次扣2分，其他一处不符合要求扣1分
2．开启一次性注射器，调节针头斜面，固定针头，试通一下	4	污染一处扣2分，其他一处不符合要求扣1分
3．用正确的方法抽取药液，套安瓿，放入一次性治疗巾内	6	药液吸不净、污染、手法不正确各扣2分

（续　表）

操作标准	标分	评分细则
4．携用物至床旁，查对患者床号、姓名、腕带，向患者解释	3	未查对患者扣2分，未解释扣1分
5．关闭门窗，遮挡患者，拉起床档，协助患者取合适体位（侧卧位、上腿伸直、小腿弯曲），退下裤子，暴露臀部，选择注射部位	8	体位不正确、定位不准确各扣2分，其他一处不符合要求扣1分
6．用棉球蘸取消毒液，消毒皮肤两遍，直径大于5cm	4	一处不符合要求扣2分
7．再次核对患者信息及药物，固定针头排气	4	未再次核对患者信息及药物、排气方法不正确各扣2分
8．左手绷紧皮肤，右手持针垂直刺入2.5～3cm，即针头的1/2～2/3	5	手法不正确扣2分，进针过浅或过深扣3分
9．固定针头，回抽无回血，慢推药液（小儿例外）	5	一处不符合要求扣2分
10．注射完毕，用干棉签压针眼，迅速拔针，继续按压片刻	4	拔针方法不正确扣2分，未及时按压、按压部位不正确各1分
11．协助患者穿上裤子，再次核对患者信息与药物，针头与安瓿放入利器盒	4	未再次核对患者信息与药物扣2分，用物放置不合理扣2分
12．取舒适卧位，整理病床单位，交待注意事项，（口述）观察用药后的反应及疗效	5	未口述观察药物反应及疗效扣2分，其他一项不符合要求扣1分
13．放下床档，撤去遮挡物，整理用物，洗手并记录	5	一处不符合要求各扣1分
终末质量标准	15	
1．操作熟练，动作轻柔	5	操作不熟练扣5分
2．无菌观念强	5	无菌观念不强扣5分
3．爱护体贴患者	5	爱伤观念不强扣5分

（三）注意事项

1．严格执行查对制度和无菌操作原则。

2．两种药物同时注射时，应注意配伍禁忌。

3．应选择合适的注射部位，注射部位应当避开炎症、硬结、瘢痕等部位，避免刺伤神经和血管。对2岁以下的婴幼儿不宜选用臀大肌注射，因其臀大肌尚未发育好，注射时有损伤坐骨神经的危险。

4．注射时切勿将针梗全部刺入，以防针梗从根部折断。若针头折断，应先稳定情绪，并嘱患者保持原位不动，固定局部组织，以防断针移位，同时尽快用无菌持物钳夹住断端取出；如断端全部埋入肌肉，应迅速联系外科医生处理。

5．对需要长期经常注射的患者，应交替更换注射部位，并选用细长针头，以避免或减少硬结的发生。如因长期多次出现局部硬结时，可采用热敷、理疗等方法予以处理。

十、静脉注射技术

（一）目的

1．不宜口服及肌内注射的药物，通过静脉注射迅速发挥药效。

2．通过静脉注入诊断性检查的药物。

（二）操作流程

操作标准	标分	评分标准
准备质量标准	25	
1．仪表端庄，着装整洁	2	一项不符合要求扣1分
2．核对执行单与医嘱是否正确	2	未核对扣2分
3．评估 （1）查对患者的床号、姓名、腕带，了解患者的病情、意识状况及合作程度 （2）向患者解释静脉注射药物的目的和方法，询问有无药物过敏史，以取得患者的理解与配合 （3）选择合适的穿刺部位，评估注射部位的皮肤、血管情况，协助患者排大、小便 （4）评估周围环境是否符合操作要求（要求光线充足，有遮挡设施）	8	未评估扣8分，少评估一项扣2分
4．洗手、戴口罩	2	一项不符合要求扣2分
5．用物：执行单、治疗盘、一次性治疗巾、止血带、一次性垫巾、皮肤消毒液、药物、注射器2个（20～50ml）、砂轮、无菌棉签、弯盘、笔、速干手消毒剂、一次性无菌口罩、锐器盒、集物桶、治疗车	7	用物缺少一件扣1分
6．根据执行单检查药物质量，检查注射器质量以及其他用物	4	未根据执行单检查药物扣2分，未检查其他用物扣2分
操作质量标准	60	
1．将安瓿尖端的药液弹至体部，用砂轮在安瓿颈部划一锯痕，用无菌棉签蘸消毒液消毒，并擦去玻璃碎屑，折断安瓿	5	一处不符合要求扣1分
2．打开注射器，调整针头斜面与注射器刻度在同一水平面，固定针头，拉动活塞试通注射器	4	一处不符合要求扣1分
3．将针头斜面向下放入安瓿内的液面下，抽动活塞，规范抽吸药液，将抽好的药液连同安瓿放入治疗巾内	5	污染药液扣3分，其他一处不符合要求扣1分
4．携用物至床旁，查对患者信息与药物，向患者解释	3	未查对患者信息扣2分，未向患者解释扣1分

（续 表）

操作标准	标分	评分标准
5. 遮挡患者，协助患者取合适体位，露出穿刺部位，在穿刺部位下放置小枕和一次性垫巾	6	未协助患者取合适体位、选择穿刺部位不合适各扣 2 分，其他一处不符合要求扣 1 分
6. 在穿刺部位上方 6cm 处扎止血带，嘱患者攥拳	3	止血带与穿刺部位距离不合适扣 2 分，未嘱患者攥拳扣 1 分
7. 用无菌棉签蘸消毒液常规消毒皮肤，直径大于 5cm	2	消毒不符合要求扣 2 分
8. 排尽注射器内空气，核对患者信息与药物	4	未排尽注射器内空气、未核对患者信息与药物各扣 2 分
9. 左手拇指绷紧静脉下端皮肤，右手持注射器，使针头斜面向上与皮肤成 15°～30° 角自静脉上方或侧方刺入皮下，再沿静脉方向潜行刺入静脉。见到回血后，再进针少许。松开止血带，嘱患者松拳，固定针栓，如为头皮针，应用胶布固定针柄，缓慢注入药物	10	手法不正确扣 2 分，进针角度不正确扣 3 分，过深或过浅扣 2 分，其他一处不符合要求扣 1 分
10. 在推药的过程中，跟患者沟通以转移其注意力，尽量减轻疼痛。询问患者感受，密切观察患者的反应，根据药物的特点和患者的具体情况调整合适的推药速度	5	未根据药物的特点和患者的具体情况调整合适的推药速度扣 2 分，其他一处不符合要求扣 1 分
11. 注射毕，将无菌棉签置于穿刺点上方，快速拔针，按压片刻至不出血为止	3	拔针方法不正确扣 2 分，按压不符合要求扣 1 分
12. 再次核对患者信息与药物，将安瓿和针头放入锐器盒	2	未再次核对患者信息与药物扣 1 分，未将安瓿和针头放入锐器盒扣 1 分
13. 协助患者取舒适体位，整理床单元，交代注意事项，（口述）观察用药后的反应及疗效，撤去遮挡物	5	一处不符合要求扣 1 分
14. 清理用物，洗手，记录	3	一处不符合要求扣 1 分
终末质量标准	**15**	
1. 操作熟练，动作敏捷	4	操作不熟练扣 4 分
2. 穿刺方法正确，一次成功	7	穿刺方法不正确扣 3 分，一次不成功扣 4 分
3. 爱护体贴患者	4	爱伤观念不强扣 4 分

（三）注意事项

1. 严格执行查对制度和无菌操作原则。

2. 对需要长期静脉给药的患者，应当保护血管，由远心端至近心端选择血管穿刺。

3. 注射过程中应随时观察患者的反应。

4. 静脉注射有强烈刺激性的药物时，应当防止药物外渗而发生组织坏死。

十一、静脉血标本采集技术

（一）目的

为患者采集、留取静脉血标本。

（二）操作流程

操作标准	标分	评分细则
准备质量标准	25	
1．仪表端庄，着装整洁	2	一项不符合扣 1 分
2．双人核对执行单与医嘱是否正确	2	未核对扣 2 分
3．评估 （1）查对患者的床号、姓名、腕带，了解患者的病情、意识及合作程度 （2）向患者解释采血的方法和目的，需空腹取血者应询问患者是否空腹，以取得患者的理解与配合 （3）评估穿刺部位的皮肤、血管状况和肢体活动度，协助患者排大、小便 （4）评估环境是否符合操作要求（要求光线充足）	8	未评估扣 8 分，少评估一项扣 2 分
4．洗手、戴口罩	2	一处不符合要求扣 2 分
5．用物：执行单、治疗盘、皮肤消毒液、无菌棉签、垫巾、止血带、输液贴、真空采血管、一次性采血针 2 个、条形码（床号、姓名、年龄、科室、住院号、检验项目）、弯盘、利器盒、笔、速干手消毒剂、一次性无菌口罩、集物桶、治疗车，必要时备屏风	5	用物缺少一件扣 1 分
6．选择合适的采血管，将检验条形码贴在采血管上，并检查以上其他用物	6	未选择采血管扣 2 分，未贴条形码扣 2 分，未检查其他用物扣 2 分
操作质量标准	60	
1．携用物至床旁，查对患者的床号、姓名、腕带与检验项目，向患者解释	4	未查对患者的信息与检验项目扣 2 分，未向患者解释扣 2 分
2．准备输液贴两条，帮助患者取舒适体位，将垫巾置于手臂下选择静脉	6	一处不符合要求扣 2 分
3．在进针点上方 6cm 处扎止血带（尽可能缩短止血带的结扎时间），嘱患者握拳	6	扎止血带过紧或过松扣 1 分，时间过长扣 2 分，位置不正确扣 2 分，未嘱患者握拳扣 2 分
4．消毒皮肤，消毒范围直径 >5cm，待干	5	消毒不符合要求扣 3 分，皮肤不干扣 2 分
5．检查采血针，根据静脉穿刺部位选择进针角度，见回血后输液贴固定采血针，遮盖穿刺点，插入真空采血管	10	穿刺一次不成功扣 5 分，污染一处扣 2 分，其他一处不符合要求各扣 1 分

操作标准	标分	评分细则
6．采集适量血液后，松止血带，嘱患者松拳	6	所采血量与实际相差 ±0.5ml 扣 2 分，其他一处不符合要求扣 1 分
7．迅速拔除针头，按压穿刺点及上方皮肤	4	拔针方法不正确、按压方法不正确各扣 2 分
8．按要求正确处理血标本，勿用力震荡	5	未按要求处理血标本扣 5 分
9．再次核对患者的床号、姓名、腕带与检验项目	2	未核对患者信息与检验项目扣 2 分
10．协助患者取舒适体位，整理床单位，交待注意事项	4	未交待注意事项扣 2 分，其他一项不符合要求扣 1 分
11．整理用物，洗手，记录	4	未整理用物扣 2 分，其他一处不符合要求扣 1 分
12．尽快送检血标本	4	不符合要求扣 4 分
终末质量标准	15	
1．操作熟练	2	操作不熟练扣 2 分
2．穿刺一次成功，血标本符合要求	11	一次不成功扣 6 分，血标本不符合要求扣 5 分
3．爱护体贴患者	2	爱伤观念不强扣 2 分

（三）注意事项

1．若患者正在进行静脉输液、输血，不宜在同侧手臂上采血。

2．在采血的过程中，应当避免导致溶血的因素。

3．需要抗凝的血标本，应将血液与抗凝剂混匀。

十二、密闭式静脉输液技术

（一）目的

1．补充水分及电解质，预防和纠正水、电解质及酸碱平衡紊乱。

2．增加循环血量，改善微循环，维持血压及微循环灌注量。

3．供给营养物质，促进组织修复，增加体重，维持正氮平衡。

4．输入药物，治疗疾病。

（二）操作流程

操作标准	标分	评分细则
准备质量标准	25	
1. 仪表端庄，着装整洁	2	一项不符合要求扣1分
2. 双人核对执行单与医嘱是否正确	2	未核对扣2分
3. 评估 （1）查对患者的床号、姓名、腕带，了解患者的病情、意识状况、心脏状况及合作程度 （2）向患者解释输液的目的和用药作用，以取得患者的理解与配合 （3）评估患者穿刺部位的皮肤、血管情况，协助患者排大、小便 （4）评估环境是否符合操作要求（要求光线充足，有遮挡设施），备输液架	8	未评估扣8分，少评估一项扣2分
4. 洗手、戴口罩	2	一项不符合要求扣1分
5. 用物：执行单、治疗盘、皮肤消毒液、输液贴、垫巾、止血带、弯盘、无菌棉签、启瓶器、一次性输液器2副、输液标签（床号、姓名、药物名称、浓度、剂量、用法、日期、时间）、药液、笔、速干手消毒剂、一次性无菌口罩、集物桶、治疗车、输液架，必要时备夹板和绷带	8	用物缺少一件扣1分
6. 检查以上用物	3	未检查用物扣3分
操作质量标准	60	
1. 根据输液标签查对输液袋，将输液标签倒贴在输液瓶上，开启瓶口中心部分	5	未根据输液标签查对输液袋、未贴输液标签各扣2分，未开启瓶口中心部分扣1分
2. 携用物至床旁，查对患者的床号、姓名、腕带与药液，向患者解释，备输液贴	5	未查对患者信息与药液、未准备输液贴各扣2分，其他一处不符合要求扣1分
3. 消毒瓶塞，打开输液器，插入瓶塞，挂于输液架上，排气一次成功	6	污染一处扣2分，其他一处不符合要求扣1分
4. 遮挡患者，协助患者取合适体位，选择静脉穿刺部位，置垫巾、止血带于穿刺部位下面	6	未取合适体位扣2分，静脉穿刺部位选择不合适扣2分，其他一处不符合要求扣1分
5. 消毒皮肤，扎止血带，再次消毒皮肤，嘱患者握拳	6	顺序不对、止血带过紧或过松扣1分，少消毒一遍扣2分，其他一处不符合要求扣1分
6. 再次核对患者信息与药物，排尽管道内空气	4	未核对患者信息与药物、未排尽空气各扣2分
7. 穿刺方法正确，一次成功	12	手法不正确扣3分，穿刺不成功扣6分，其他一处不符合要求扣1分

操作标准	标分	评分细则
8. 用输液贴固定针柄，覆盖针眼，调节合适滴速。取走垫枕、止血带。再次核对患者信息与药物	7	未调节滴速、未再次核对各扣2分，其他一处不符合要求扣1分
9. 帮助患者取舒适卧位，整理床单位	2	一处不符合要求扣1分
10. 交代注意事项，（口述）观察用药后反应及疗效，撤去遮挡物	4	未口述观察用药后反应及疗效扣2分，其他一处不符合要求扣1分
11. 整理用物，洗手并记录	3	一处不符合要求扣1分
终末质量标准	15	
1. 操作熟练，遵守无菌原则	5	操作不熟练扣2分，无菌观念不强扣3分
2. 手法正确，穿刺一次成功	6	穿刺一次不成功扣6分
3. 爱护体贴患者	4	爱伤观念不强扣4分

（三）注意事项

1. 对长期输液的患者，应当注意保护和合理使用静脉。

2. 防止空气进入血管形成血栓，及时更换输液瓶，输液完毕后及时拔针。

3. 根据患者年龄、病情、药物性质调节滴速。

4. 患者发生输液反应时应当及时处理。

十三、静脉留置针输液技术

（一）目的

1. 用于临床输液、输血，便于用药及抢救，适用于长期输液患者。

2. 保护血管，减少患者反复穿刺的痛苦，减轻护理人员的工作负担。

（二）操作流程

操作标准	标分	评分细则
准备质量标准	23	
1. 仪表端庄，着装整洁	2	一项不符合要求扣1分
2. 双人核对执行单与医嘱是否正确	2	未核对扣2分

（续　表）

操作标准	标分	评分细则
3．评估 （1）查对患者的床号、姓名、腕带，了解患者的病情、意识状况及合作程度 （2）向患者解释输液的方法和使用留置针的原因，以取得患者的理解与配合 （3）评估患者的血管和皮肤情况，协助患者排大、小便 （4）评估环境是否符合操作要求（要求光线充足，有遮挡设施），备输液架	8	未评估扣8分，少评估一项扣2分
4．洗手、戴口罩	2	一项不符合要求扣1分
5．用物：执行单、治疗盘、一次性输液器2副、静脉留置针2个、无菌透明敷贴2个、胶布、皮肤消毒液、无菌棉签、止血带、垫巾、药液、输液贴（床号、姓名、输液药物、剂量、日期、时间）、弯盘、笔、速干手消毒剂、一次性无菌口罩、集物桶、治疗车、输液架	5	用物缺少一件扣1分
6．检查以上用物，将药液与执行卡核对，开启药液瓶塞，将输液贴贴于药液袋上	4	未检查用物扣2分，其他一处不符合要求扣1分
操作质量标准	62	
1．携用物至床旁，查对患者的床号、姓名、腕带以及药物，向患者解释，备输液贴膜、胶布，在小胶贴上注明时间	5	未核对患者信息与药物扣2分，其他一处不符合要求扣1分
2．消毒药液瓶塞，插输液器，挂于输液架上，排气一次成功，检查有无气泡	5	污染输液器扣2分，排气一次不成功扣2分，其他一处不符合要求扣1分
3．打开留置针外包装，将头皮针插入肝素帽内，再次排气	4	未再次排气扣2分，其他一处不符合要求扣1分
4．遮挡患者，帮助患者取合适体位，穿刺部位下铺垫巾，选择静脉穿刺部位，消毒皮肤（直径大于8cm），在穿刺点上方10～15cm扎止血带，再消毒皮肤一次，待干	7	未取合适体位、消毒方法不正确、消毒范围不正确各扣2分，其他一处不符合要求扣1分
5．再次核对患者信息与药物，并排尽管道内空气，左右旋转松动外套管，去除护针帽	5	未再次核对患者信息与药物、未排尽管道内空气各扣2分，其他一处不符合要求扣1分

操作标准	标分	评分细则
6. 嘱患者握拳，左手绷紧皮肤，右手拇食指持针柄。针头与皮肤成 15°～30° 角进针，观察回血室有回血后调整穿刺角度，顺静脉走向平行推进 0.2cm，一手固定针芯，另一手将外套管沿血管走向缓慢推入，抽出钢针芯至套管根部，嘱患者松拳，松止血带，打开输液器开关，液体滴入顺利后，抽出钢针芯，置于包装盒内	17	未嘱患者握拳、未绷紧皮肤、角度不合理、回血后未调整针头方向、外套管推入不畅、未固定针柄、套管针未全部送入静脉、未固定针芯即送外套管、未松止血带、未开输液器开关即拔出针芯、钢针放置不合理各扣 1 分，一次穿刺不成功扣 5 分
7. 以进针点为中心粘贴透明膜，固定套管针，胶布固定头皮针	6	透明膜黏贴不当、套管针固定不当、未固定头皮针各扣 2 分
8. 取走垫巾和止血带，调节输液速度，再次核对患者信息及药物	4	未取走垫巾和止血带、未核对、未调速度、顺序错各扣 1 分
9. 协助患者取舒适卧位，整理病床单元，询问患者感觉，交代使用留置针的注意事项，撤去遮挡物	6	未交待注意事项扣 2 分，其他一处不符合要求扣 1 分
10. 整理用物，洗手，记录	3	一处不符合要求扣 1 分
终末质量标准	15	
1. 操作熟练，遵守无菌原则	5	操作不熟练扣 3 分，无菌观念不强扣 2 分
2. 穿刺一次成功	5	穿刺一次不成功扣 5 分
3. 爱护体贴患者，护患交流到位	5	爱伤观念不强扣 5 分

（三）注意事项

1. 严格执行无菌操作技术。

2. 保持穿刺点无菌，贴膜清洁干燥，如有渗出、污染或者贴膜卷边应及时更换。更换贴膜后，也要记录当时的穿刺时间。

3. 静脉套管针保留时间可参照使用说明（一般为 72～96 小时）。

4. 留置针穿刺侧的肢体，应避免剧烈活动和下垂。

5. 每次输液前后应当检查患者穿刺部位及静脉走向有无红、肿，询问患者有无异常感觉，如发现异常时及时拔除留置针，给予相应处理。

十四、静脉留置针封管技术

（一）目的

1. 减少患者痛苦，避免重复穿刺，保护血管。

2. 减少并发症，方便急救、用药及护理。

（二）操作流程

操作标准	标分	评分细则
准备质量标准	25	
1. 仪表端庄，着装整洁	2	一项不符合要求扣 1 分
2. 双人核对执行单与医嘱是否正确	2	未核对扣 2 分
3. 评估 （1）查对患者的床号、姓名、腕带，了解患者的病情、意识状况及合作程度 （2）向患者解释留置针封管的原因和方法，以取得患者的理解与配合 （3）评估患者血管、皮肤情况以及留置针是否正常 （4）评估操作环境是否符合操作要求	8	未评估扣 8 分，少评估一项扣 2 分
4. 洗手、戴口罩	4	一项不符合要求扣 2 分
5. 用物：执行单、治疗盘、5ml 注射器 2 个、胶布、皮肤消毒液、无菌棉签、弯盘、10 ～ 100μ/ml 肝素盐水、笔、速干手消毒剂、一次性无菌口罩、集物桶、治疗车	7	用物缺少一件扣 1 分
6. 检查以上用物	2	未检查用物扣 3 分
操作质量标准	55	
1. 携用物至床旁，查对患者床号、姓名、腕带，向患者解释	5	未查对患者扣 3 分，未解释扣 2 分
2. 协助患者取舒适体位，将带有留置针的肢体放置在合适位置	4	一处不符合要求扣 2 分
3. 再次检查肝素盐水，消毒瓶塞	6	未再次检查肝素盐水扣 2 分，消毒瓶塞不符合要求扣 4 分
4. 打开 5ml 注射器，抽取 3 ～ 5ml 肝素盐水（口述：血友病等凝血功能障碍患者应采用生理盐水等液体封管）	6	一处不符合要求扣 2 分
5. 分离头皮针与输液管，注射器接头皮针，将钢针留在肝素帽内少许，脉冲式推注封管液	10	污染一处扣 3 分，方法不正确扣 3 分。其他一处不符合要求扣 1 分
6. 等封管液剩余 0.5 ～ 1ml 时，一边推封管液，一边拔出针头（推液速度大于拔针速度），并将小夹子尽量靠近穿刺点夹闭，确保留置管内充满封管液	8	方法不正确扣 3 分，其他一处不符合要求各扣 2 分
7. 将留置针的远端用胶带妥善固定	2	未固定留置针的远端扣 2 分
8. 再次核对患者信息，交待注意事项，帮助患者取舒适体位，整理床单位，交代注意事项	8	一项不符合要求扣 2 分
9. 整理用物，洗手并记录	6	一处不符合要求各扣 2 分

操作标准	标分	评分细则
终末质量标准	20	
1. 操作熟练，遵守无菌原则	6	操作不熟练、无菌观念不强各扣3分
2. 方法正确，封管成功，无回血	10	封管不成功扣5分，其他一处不符合要求各扣2分
3. 爱护体贴患者，患者满意	4	爱伤观念不强扣5分

（三）注意事项

1. 封管时，不能待液体滴注完毕再封管，否则可使血液回流至套管针内造成凝血堵管。

2. 封管前应检查穿刺皮肤部位情况和静脉走向及有无红、肿、热、痛及静脉硬化，询问患者有无不适，如发现异常应及时拔除导管。

3. 封管时应注意无菌操作，避免污染。

4. 带有留置针的肢体不能过度活动、受压及长时间下垂，避免血液反流。

十五、密闭式静脉输血技术

（一）目的

1. 为患者补充血容量，改善血液循环。

2. 为患者补充红细胞，纠正贫血。

3. 为患者补充各种凝血因子、血小板，改善凝血功能。

4. 为患者输入新鲜血液，补充抗体及白细胞，增加机体抵抗力。

（二）操作流程

操作标准	标分	评分细则
准备质量标准	25	
1. 仪表端庄，着装整洁	2	一项不符合要求扣1分
2. 双人核对执行单与医嘱是否正确	2	未核对扣2分
3. 评估 （1）查对患者的床号、姓名、腕带，了解患者的病情、意识状况及合作程度 （2）了解患者的血型、有无输血史及不良反应，必要时，遵医嘱给予抗组胺或者类固醇药物。向患者解释输血的目的和方法，以取得患者的理解与配合 （3）评估患者的皮肤和血管情况，协助患者排大、小便 （4）评估操作环境是否符合操作要求（要求光线充足，有遮挡设施），备输液架	8	未评估扣8分，少评估一项扣2分

（续 表）

操作标准	标分	评分细则
4. 洗手、戴口罩	2	一处不符合要求扣 1 分
5. 用物：执行单、治疗盘、血袋、止血带、垫巾、胶布、生理盐水、皮肤消毒液、无菌棉签、弯盘、开瓶器、按医嘱备血（已核对）、输血器 2 副、笔、速干手消毒剂、一次性无菌口罩、集物桶、治疗车、输液架、必要时备小夹板及绷带	5	用物缺少一件扣 1 分
6.（1）检查血袋 四查： ①检查血袋或标签有无破损、漏血 ②血袋的有效期 ③血液质量：有无血凝块，血浆呈乳糜状或灰暗色、明显气泡、絮状物或粗大颗粒，未摇动时血浆层呈暗红色 ④采血日期及有效期，温度是否适宜 六对：两人核对输血相容性监测报告单与血袋上的姓名、血袋号、血型、RH 分型、血液品成分、剂量 （2）检查生理盐水，开启瓶塞部分，在标签上注明床号、姓名、输血专用 （3）再检查以上其他用物	6	一处不符合要求扣 1 分，未检查其他用物扣 1 分
操作质量标准	**60**	
1. 携用物至床旁，查对患者的床号、姓名、腕带、生理盐水与血型，向患者解释	3	未查对患者信息、生理盐水与血型扣 2 分，未解释扣 1 分
2. 消毒生理盐水瓶塞，插入输血器针头，挂于输液架上，排气一次成功	5	消毒不符合要求、污染针头各扣 2 分，其他一项不符合要求扣 1 分
3. 遮挡患者，协助患者取合适体位，选择静脉穿刺部位，下面铺一次性垫巾	5	选择静脉穿刺部位不合适扣 2 分，其他一处不符合要求扣 1 分
4. 消毒穿刺部位皮肤 6cm 以上，扎止血带，再次消毒皮肤	4	消毒不符合要求扣 2 分，其他一处不符合要求扣 1 分
5. 再次核对患者信息与生理盐水，检查并排尽管道内空气，穿刺一次成功	7	未再次核对患者信息与生理盐水扣 2 分，未检查与排尽空气扣 1 分，穿刺不成功扣 4 分
6. 输液贴固定针柄，覆盖针眼，调节合适滴速	3	一处不符合要求扣 1 分
7. 两人再次核对输血相容性监测报告单与血袋上所有信息，并签名	3	缺少两人再次核对扣 2 分，未签名扣 1 分
8. 轻轻摇匀血液，拉开血袋导管消毒。从生理盐水瓶上拔出输血针头后插入血袋，将血袋挂于输液架上	6	血液摇动方法不正确扣 2 分，污染针头扣 3 分，其他一处不符合要求扣 1 分

（续　表）

操作标准	标分	评分细则
9. 调节合适滴速，口述：开始 15 分钟内，宜缓慢滴入，每分钟约 2ml（30 滴 / 分），观察 10～15 分钟无反应后，根据病情、年龄及血液制品的成分调节滴速（成人一般 40～60 滴 / 分）。血小板和冷沉淀制剂输注时限为 30 分钟；血浆输注时限 40 分钟；红细胞输注时限 4 小时	4	未调节合适的滴速扣 2 分，未口述调节的方法与输血的时间扣 2 分
10. 询问患者感受，向患者交待注意事项，重点交待输血反应及应对方法	4	未询问患者感受、未交待注意事项各扣 2 分
11. 输血过程中密切观察输血反应，当血袋内血液输完后，输入少量生理盐水，将输液管内血液冲净后拔针	6	未观察输血反应扣 2 分，污染一次扣 2 分，其他一处不符合要求扣 1 分
12. 再次核对患者信息及血袋信息，协助患者取舒适体位，整理床单元，撤去遮挡物	5	未再次核对患者信息及血袋信息扣 2 分，其他一处不符合要求扣 1 分
13. 整理用物，口述空血袋的处置方法（按血液管理制度放在指定位置，保留 24 小时），洗手，记录	5	空血袋的处置方法不正确，扣 2 分，其他一处不符合要求扣 1 分
终末质量标准	15	
1. 严格无菌操作和查对制度	6	污染一处扣 2 分，少查对一项扣 2 分
2. 输血一次成功，无血液浪费	6	穿刺不成功扣 4 分，浪费血液扣 2 分
3. 操作熟练，动作稳健	3	操作不熟练扣 3 分

（三）注意事项

1. 输血前必须经两人核对无误方可输入。

2. 血液取回后勿振荡、加温，避免血液成分破坏引起不良反应。

3. 输入两个以上供血者的血液时，在两份血液之间应输入少量的 0.9% 氯化钠溶液将血液冲净，以防发生反应。

4. 开始输液时速度宜慢，观察 10～15 分钟，无不良反应后，将滴速调节至要求速度，并观察受血者有无不良反应，如有异常应及时处理。

5. 输液袋用后需低温保存 24 小时。

十六、输液泵的使用技术

（一）目的

准确控制输液速度，使药物速度均匀、用量准确并安全地进入患者体内发挥作用。

（二）操作流程

操作标准	标分	评分标准
准备质量标准	23	
1．仪表端庄，着装整洁	2	一项不符合要求扣1分
2．双人核对执行单与医嘱是否正确	2	未核对扣2分
3．评估 （1）查对患者的床号、姓名、腕带，了解患者的病情、意识状况及合作程度 （2）向患者解释使用输液泵的目的和方法，以取得患者的理解与配合 （3）评估患者注射部位的皮肤、血管情况以及留置针是否正常 （4）评估环境是否符合操作要求	8	未评估扣8分，少评估一项扣2分
4．洗手、戴口罩	2	一处不符合要求扣1分
5．用物：执行单、治疗盘、输液泵1台、输液器2副、静脉留置针或普通输液针2套、弯盘、笔、速干手消毒剂、一次性无菌口罩、集物桶、治疗车、输液架，根据医嘱准备药液	5	用物缺少一件扣1分
6．检查输液泵的功能、药物及其他用物	4	未检查输液泵功能、未检查其他用物各扣2分
操作质量标准	62	
1．备齐用物携至床旁，查对床号、姓名、腕带，向患者解释	3	未查对患者扣2分，未解释扣1分
2．查对液体，将液体挂于输液架上，排尽气体，关闭调节器	6	未查对液体、未排尽空气各扣2分，其他一处不符合要求扣1分
3．泵的安装 （1）将输液泵垂直固定在输液架上 （2）接通电源，按总开关键开机 （3）将输液器置于泵的卡式管道内 （4）将墨菲氏滴管置于泵的滴落探知器卡口中，使探知器置于液平面和水滴之间	17	一处安装不符合要求扣3分，顺序错误一处扣1分
4．泵的使用： （1）设定输液速度：调节输液器滴数显示键，按"A"或"V"键完成速度设定 （2）设定预定输液量 （3）打开输液器管理调节器，按相应键（purge），再次排气并与患者经静脉通道相连 （4）按"start"键开始输注 （5）修正时，按"C"键清除原有速度，再输入新速率	18	泵的使用一处不正确扣3分，设定速度不正确扣3分，顺序错误及其他一处不符合要求扣1分

（续　表）

操作标准	标分	评分标准
5. 再次查对患者信息及药物,记录输液速度、药物名称、剂量、时间	4	未再次查对患者与药物扣2分,未记录扣2分
6. 结束输液,按"stop"键中断连接	4	未按"stop"键中断连接扣4分（续　表）
7. 协助患者取舒适体位,整理床单位,交待注意事项	6	一处不符合要求扣2分
8. 整理用物,洗手,记录	4	未整理用物扣2分,未洗手、未记录各扣1分
终末质量标准	15	
1. 操作熟练,无菌观念强	7	操作不熟练扣5分,污染一处扣2分
2. 熟知输液泵性能,速度设定正确	5	对输液泵的性能不熟悉扣2分,速度设定不正确扣3分
3. 关心体贴患者	5	爱伤观念不强扣5分

（三）注意事项

1. 正确设定输液速度及其他必须参数,防止设定错误延误治疗。

2. 输液泵使用时尽量远离强点磁场。

3. 护士随时查看输液泵的工作状态,及时排除报警、故障,防止液体输入失控。

4. 注意观察穿刺部位的皮肤情况,防止发生液体外渗,出现外渗及时给予相应处理。

十七、微量注射泵的使用技术

（一）目的

微量注射泵（简称微量泵）是一种新型泵力仪器,是将少量药液精确、微量、均匀、持续地泵入体内,使药物在体内能保持有效血药浓度,运用微量泵抢救危重患者,能减轻护士的工作量,提高工作效率,准确、安全、有效地配合医生抢救。

（二）操作流程

操作标准	标分	评分标准
准备质量标准	22	
1. 仪表端庄,着装整洁	2	一处不符合要求扣1分
2. 双人核对执行单与医嘱是否正确	2	未核对扣2分

（续 表）

操作标准	标分	评分标准
3. 评估 （1）查对患者的床号、姓名、腕带，了解患者的病情、意识状况及配合能力 （2）向患者解释使用微量注射泵的目的和方法，以取得患者的理解与配合 （3）了解患者的过敏史、用药史、药物的副作用及配伍禁忌，评估注射部位的皮肤、血管情况以及留置针是否正常 （4）评估环境是否符合操作要求	8	未评估扣8分，少评估一项扣2分
4. 洗手、戴口罩	2	一处不符合要求扣1分
5. 用物：执行单、治疗盘、微量注射泵、连接管、注射器2个（根据药液选择合适的注射器）、一次性治疗巾、砂轮、无菌棉签、消毒液、利器盒、笔、速干手消毒剂、一次性无菌口罩、集物桶、治疗车，根据医嘱准备药液	5	用物缺少一件扣1分
6. 检查微量注射泵的功能及其他用物	3	未检查注射泵的功能扣2分，未检查其他用物扣1分
操作质量标准	63	
1. 按无菌原则在治疗盘内铺一次性治疗巾，规范抽取药物套安瓿放入治疗巾内	8	药液吸不净、污染、未放入治疗巾内各扣2分
2. 携用物至床旁，查对患者床号、姓名、腕带，向患者解释，取得合作，帮助患者取舒适体位	5	未查对患者扣2分，未向患者解释扣1分，未取舒适体位扣2分
3. 泵的安装 （1）将微量注射泵固定并接通电源 （2）按总开关键开机，微量注射泵进行自检 （3）核对药物，将抽上药液的注射器与连接管连接并排气备用 （4）放置注射器，用固定架固定 （5）选择注射器编码，按确认键确认 （6）将注射器与已建立的静脉通道连接	18	安装一处不合理扣2分，未核对药物扣2分，未排尽空气扣2分，顺序错误及其他一处不符合要求扣1分
4. 设置注射频率 （1）按数字键注射频率，并检查显示的数据 （2）修正注射频率时，按清除键清除原有的速度，重新输入新速率	6	设置频率不正确扣2分，未检查数据扣2分，修正注射频率方法不正确扣2分
5. 按"start"键开始输注	4	按键不正确扣2分
6. 再次查对患者、药物，记录输注的速度、用药浓度、剂量、时间	4	未再次查对患者与药物扣2分，未记录扣2分
7. 结束注射时，按"stop"键中断连接	4	未按"stop"键扣4分
8. 再次核对患者信息，帮助患者取舒适体位，整理床单位，交待注意事项	8	一处不符合要求扣2分
9. 整理用物，洗手、记录	6	一处不符合要求扣2分

（续　表）

操作标准	标分	评分标准
终末质量标准	15	
1. 操作规范，无菌观念强	5	操作不规范扣 5 分
2. 熟知注射泵性能，速度设定正确	5	不能熟练使用注射泵扣 5 分
3. 爱护体贴患者	5	爱伤观念不强扣 5 分

（三）注意事项

1. 正确安装和使用微量注射泵，不能随意搬动、调节或触摸注射泵，以保证用药安全。

2. 应加强巡视，患者出现不适感觉或微量泵报警及时处理。

3. 及时观察微量注射泵延长管及针头有无脱落，如有污染立即更换。

4. 患者输注药物的肢体不能进行剧烈活动，以防止药液外渗。

5. 每次使用微量注射泵后，应及时清洁、消毒，定期检查仪器的性能。

十八、口腔护理技术

（一）目的

1. 保持口腔清洁、湿润，预防口腔感染等并发症。

2. 预防或减轻口腔异味，清洁牙垢，增进食欲，确保患者舒适。

3. 观察口腔内的变化，提供病情变化的信息。

（二）操作流程

操作标准	标分	评分细则
准备质量标准	22	
1. 仪表端庄，着装整洁	2	一处不符合要求扣 1 分
2. 双人核对执行单与医嘱是否正确	2	未核对扣 2 分
3. 评估 （1）查对患者的床号、姓名、腕带，了解患者的病情、意识及合作程度 （2）向患者解释口腔护理的目的和方法，以取得患者的理解与配合 （3）用手电筒查看患者的口腔黏膜情况（有无炎症、溃疡），牙齿有无松动、有无义齿，评估操作环境是否符合要求（有遮挡设施）	8	未评估扣 8 分，少评估一项扣 2 分
4. 洗手、戴口罩	2	一项不符合要求扣 1 分

（续 表）

操作标准	标分	评分细则
5. 用物：执行单、治疗盘、治疗碗2个（一个盛生理盐水棉球18个，另一个盛漱口水）、弯血管钳、镊子、压舌板、吸水管、无菌棉签、治疗巾、弯盘、石蜡油、手电筒、笔、速干手消毒剂、一次性口罩、集物桶、治疗车，必要时备开口器、消炎药，必要时备屏风	6	用物缺少一件扣1分
6. 检查以上用物	2	未检查用物扣2分
操作质量标准	**63**	
1. 携用物至患者床旁，查对患者的床号、姓名、腕带，向患者解释	3	未查对患者信息扣2分，未解释扣1分
2. 酌情关闭门窗，遮挡患者，将用物放于床旁桌上，打开口腔护理包	5	打开口腔护理包方法不正确扣2分，其他一处不符合要求扣1分
3. 协助患者取平卧位或侧卧位，患者头偏向护士侧，铺治疗巾于患者的颌下及枕上，弯盘放于患者的口角旁	4	患者体位不符合要求扣2分，其他一处不符合要求扣1分
4. 湿润口唇、口角，协助清醒患者用温开水漱口，（口述）昏迷患者禁漱口，漱口水吐在弯盘中	5	未湿润、未漱口各扣2分，其他一处不符合要求扣1分
5. 正确擦洗患者口腔内各个部位：嘱患者咬合上下齿，用血管钳夹棉球擦洗上、下齿左外侧面，由内擦向门齿，纵向擦拭，同法擦洗右外侧面；嘱患者张开上下齿，擦洗牙齿左上内侧面、左上咬合面、左下内侧面、左下咬合面；擦洗左侧颊部。同法擦洗另一侧，擦洗硬腭部、舌面及舌下	22	擦洗手法不正确扣2分，镊子、血管钳、压舌板使用不符合要求各扣2分，棉球滴水扣2分，少擦洗一处扣2分，污染一次扣2分，动作不轻柔扣2分，其他一处不符合要求扣1分
6. 帮助清醒患者用吸水管漱口，用纱布擦净口周，用手电筒观察口腔是否擦洗干净，有无棉球遗漏。（口述）有口腔黏膜溃疡时，涂消炎药，口唇涂石腊油	11	未协助清醒患者漱口、未口述昏迷患者禁忌漱口、未用手电筒观察、未口述有溃疡者涂消炎药、未涂石蜡油各扣2分，其他一处不符合要求扣1分
7. 撤去弯盘及治疗巾，清点棉球个数，用物放在治疗车的下层	4	未及时撤去弯盘与治疗巾扣1分，未清点棉球扣2分，用物放置不合理扣1分
8. 再次核对患者信息与操作项目，协助患者取舒适卧位，整理床单元，询问患者感受，交代注意事项，撤去遮挡物	6	未核对患者信息与操作项目扣2分，其他一处不符合要求各扣1分
9. 整理用物，洗手，记录	3	未整理用物、未洗手、未记录各扣1分
终末质量标准	**15**	
1. 操作熟练，动作轻柔	5	操作不熟练扣3分，动作不轻柔扣2分
2. 口腔清洁彻底、无异味	5	擦洗不彻底扣5分
3. 爱护体贴患者	5	爱伤观念不强扣5分

（三）注意事项

1. 昏迷患者禁止漱口，以免引起误吸。

2. 使用开口器时，应从臼齿处放入，牙关紧闭者不可使用暴力使其张口，以免造成损伤。

3. 如患者有活动的假牙，应先取下，用冷水刷洗干净，口腔护理结束后再戴好。暂时不用时，可浸泡于清水中，每天更换清水。义齿禁用热水或消毒液浸泡。

4. 擦洗动作应轻柔，避免血管钳金属前端碰到牙齿，损伤黏膜及牙龈，对凝血功能差的患者应当特别注意。

5. 擦洗时需用血管钳夹紧棉球，每次一个，防止棉球遗留在口腔内。棉球不可过湿，以防患者将液体吸入呼吸道。

6. 长期使用抗生素者，注意观察口腔内有无真菌感染。

7. 护士操作前后应当清点棉球数量，防止棉球遗漏。

十九、胃肠减压技术

（一）目的

1. 解除或者缓解肠梗阻所致的症状。

2. 进行胃肠道手术的术前准备，以减少胃肠胀气。

3. 手术后吸出胃肠内气体和胃内容物，减轻腹胀，减少缝线张力和伤口疼痛，促进伤口愈合，改善胃肠壁血液循环，促进消化功能的恢复。

4. 通过对胃肠减压吸出物的判断，可观察患者病情变化和协助诊断。

（二）操作流程

操作标准	标分	评分细则
准备质量标准	23	
1. 仪表端庄，着装整洁	2	一项不符合要求扣 1 分
2. 双人核对执行单与医嘱是否正确	2	未核对扣 2 分
3. 评估 （1）查对患者的床号、姓名、腕带，了解患者的病情、意识状态及合作程度 （2）向患者解释插胃管的目的和方法，指导患者在插管中的配合方法，以取得患者的理解与配合 （3）询问患者有无插管经历、食管静脉曲张病史，用手电筒检查患者的鼻腔状况（有无鼻中隔偏曲、息肉、肿胀、炎症） （4）评估周围环境是否符合操作要求（有遮挡设施）	8	未评估扣 8 分，少评估一项扣 2 分

（续　表）

操作标准	标分	评分细则
4. 洗手、戴口罩	2	一项不符合要求扣1分
5. 用物：执行单、治疗盘、治疗碗（盛温开水）、胃包（镊子1把、弯血管钳1把、纱布3块、无菌石蜡油棉球）、胃管2个、无菌手套、治疗巾、弯盘、压舌板、20ml注射器1个、无菌棉签、胶布、别针、夹子、听诊器、一次性负压吸引器、引流管标识、笔、速干手消毒剂、一次性无菌口罩、集物桶、治疗车，必要时备屏风	7	用物缺少一件扣1分
6. 检查以上用物	2	未检查用物扣2分
操作质量标准	62	
1. 携用物至床旁，查对患者的床号、姓名、腕带，向患者解释	3	未查对患者信息扣2分，未解释扣1分
2. 酌情关闭门窗，遮挡患者，备胶布两条	4	未遮挡患者扣2分，未备胶布扣2分
3. 协助患者取平卧位（或半坐位），昏迷患者头稍后仰，定一下剑突的位置	4	卧位不符合要求扣2分，未定剑突位置各扣2分
4. 将操作盘放置于床旁桌上，颌下铺治疗巾，置弯盘于口角处，用棉签蘸温水清洁鼻腔	4	一处不符合要求扣1分
5. 打开胃包，将注射器、压舌板放入胃管包内，戴手套	5	污染一处扣2分，其他一处不符合要求扣1分
6. 检查胃管是否通畅，测量插管长度（自耳垂至鼻尖再至剑突，或者自前额发际至剑突的长度），用胶布作标记，相当于45～55cm，石蜡油润滑胃管前端	6	测量长度不准确扣2分，其他一处不符合要求扣1分
7. 左手以纱布托住胃管，右手持血管钳夹住胃管前端沿一侧鼻孔缓缓插入，到咽喉部时（约15cm），嘱患者大口吞咽（协助昏迷患者头向前屈，使下颌靠近胸骨柄），同时将胃管送下至所需长度，（口述）如果患者出现恶心、呕吐反应，应暂停，嘱患者深呼吸；插入不畅时，嘱患者张口，查看胃管是否在口腔中盘曲；若患者出现呛咳发绀，则误入气管，应立即拔出重插，待患者平稳后再继续插入。用血管钳夹住胃管前端，暂用胶布固定于鼻翼上	15	插管一次不成功扣5分，插入不畅、动作不轻柔、未指导患者、未检查各扣2分，顺序错误扣1分，其他一处不符合要求扣1分
8. 用注射器抽吸有胃液抽出，证明胃管在胃内，用胶布固定在面颊部，撤去治疗巾与弯盘	5	未验证胃管在胃内扣2分，其他一处不符合要求扣1分
9. 连接一次性负压吸引器，调整减压装置，将胃管与负压装置连接，妥善固定于患者的肩部、枕旁或床基单上。贴好胃管标识并注明置管者的姓名、日期及时间	7	负压吸引器未处于负压状态、未贴好胃管标识（未注明置管日期和时间）各扣2分，其他一处不符合要求各扣1分

（续 表）

操作标准	标分	评分细则
10. 再次核对患者信息与操作项目，帮助患者取舒适卧位，整理床单位，交待注意事项（在留置胃管期间禁止饮水和进食，保持胃管通畅，使之持续处于负压状态，防止胃管脱出，记录引流液的性质和量），撤去遮挡物	6	未再次核对患者信息与操作项目、未交代注意事项各扣 2 分，其他一处不符合要求扣 1 分
11. 整理用物，洗手，记录	3	一处不符合要求扣 1 分
终末质量标准	15	
1. 操作熟练，动作轻柔	5	操作不熟练、不轻柔扣 5 分
2. 插管一次成功，固定牢固无脱出	5	一次不成功或脱出扣 5 分
3. 护患沟通好，爱护体贴患者	5	爱伤观念不强扣 5 分

（三）注意事项

1. 妥善固定胃肠减压装置，防止变换体位时加重对咽部的刺激，以及受压、脱出影响减压效果。

2. 观察引流物的颜色、性质、量，并记录 24 小时引流总量。

3. 留置胃管期间应当加强患者的口腔护理。

4. 胃肠减压期间，注意观察患者的水电解质及胃肠功能恢复情况。

二十、鼻饲技术

（一）目的

对下列不能自行经口进食患者以鼻胃管供给食物和药物，以维持患者营养和治疗的需要。

1. 昏迷患者。

2. 口腔疾患或口腔手术后患者，上消化道肿瘤引起的吞咽困难患者。

3. 不能张口的患者，如破伤风患者。

4. 其他患者，如早产儿、病情危重者、拒绝进食者。

（二）操作流程

操作标准	标分	评分细则
准备质量标准	25	
1. 仪表端庄，着装整洁	2	一项不符合要求扣 1 分
2. 双人核对执行单与医嘱是否正确	2	未核对扣 2 分

操作标准	标分	评分细则
3．评估 （1）查对患者的床号、姓名、腕带，了解患者的病情、意识状态及合作程度 （2）向患者解释鼻饲的目的和方法，指导患者在插管中的配合方法，以取得患者的理解与配合 （3）了解患者有无插管经历、食管静脉曲张病史，用手电筒检查患者的鼻腔状况（有无鼻中隔偏曲、息肉、肿胀炎症） （4）评估周围环境是否符合操作要求（有遮挡设施）	8	未评估扣 8 分，少评估一项扣 2 分
4．洗手、戴口罩	2	一项不符合要求扣 1 分
5．用物:执行单、治疗盘、流质饮食 200ml、治疗碗（盛温开水）、胃包（弯血管钳 1 把、镊子 1 把、纱布 3 块、无菌石蜡油棉球）、胃管 2 根、一次性无菌治疗巾、压舌板、无菌手套、弯盘、注射器 2 个（20ml 注射器 1 个、50ml 注射器 1 个）、无菌棉签、胶布、橡皮筋、固定夹、听诊器、水温计、引流管标识、笔、速干手消毒剂、一次性无菌口罩、集物桶、治疗车，必要时备屏风	7	用物缺少一件扣 1 分
6．测量流质饮食的温度（38 ～ 40℃），水温计擦干，检查以上用物	4	未测量温度、未检查用物各扣 2 分
操作质量标准	60	
1．携用物至床旁，查对患者的床号、姓名、腕带，向患者解释	3	未查对患者信息扣 2 分，未解释扣 1 分
2．酌情关闭门窗，遮挡患者，备胶布 2 条	4	未遮挡患者扣 2 分，未备胶布扣 2 分
3．协助患者取平卧位或半坐位（昏迷患者头稍后仰），定一下剑突的位置	4	体位不符合要求扣 2 分，未定剑突的位置扣 2 分
4．将操作盘放置于床旁桌上，颌下铺治疗巾，置弯盘于口角处，用棉签蘸温水清洁鼻腔	4	一处不符合要求扣 1 分
5．打开胃包，将两个注射器、压舌板均放于胃包内，戴手套	3	污染一处扣 2 分，其他一处不符合要求扣 1 分
6．检查胃管是否通畅，测量插管长度（自耳垂至鼻尖再至剑突，或者自前额发际至剑突的长度），相当于 45 ～ 55cm，用胶布作标记，石蜡油润滑胃管前端	4	长度不正确扣 2 分，其他一处不符合要求扣 1 分

（续　表）

操作标准	标分	评分细则
7. 左手以纱布托住胃管，右手持血管钳夹住胃管前端沿一侧鼻孔缓缓插入，到咽喉部时（约15cm），嘱患者大口吞咽（协助昏迷患者头向前屈，使下颌靠近胸骨柄），同时将胃管送至所需长度，（口述）如果患者出现恶心、呕吐反应，应暂停，嘱患者深呼吸；插入不畅时，嘱患者张口，查看胃管是否在口腔中盘曲；若患者出现呛咳发绀，则提示误入气管，应立即拔出重插，待患者平稳后再继续插入。用血管钳夹住胃管前端，暂用胶布固定于鼻翼上。	15	插管一次不成功扣5分，插入不畅、动作不轻柔、未指导患者、未检查各扣2分，顺序错误扣1分，其他一处不符合要求扣1分
8. 用注射器抽吸有胃液抽出，证明胃管在胃内，用胶布固定在面颊部	3	未验证胃管在胃内扣2分，其他一处不符合要求扣1分
9. 先注入少量温开水，再缓慢注入流质，询问患者感受，注毕以少量温开水冲洗胃管，抬高胃管末端	5	注入速度过快、未询问患者各扣2分，其他一处不符合要求各扣1分
10. 反折胃管开口端，用纱布包好，用橡皮筋扎紧。脱去手套，撤去弯盘与治疗巾，再用固定夹固定在肩部，贴好胃管标识并注明置管者姓名、日期及时间	6	胃管开口端未包扎好扣2分，未贴好胃管标识并注明置管者姓名、日期和时间扣2分，其他一处不符合要求扣1分
11. 再次核对患者信息与操作项目，协助患者取舒适卧位，整理病床单位，交待注意事项（询问患者鼻饲后的反应、交待鼻饲后合适的卧位、管道的护理以及观察排泄物等），撤去遮挡物	6	未再次核对患者信息与操作项目、未交待注意事项各扣2分，其他一处不符合要求扣1分
12. 整理用物，洗手，记录（时间、鼻饲种类、鼻饲量以及患者的反应）	3	一处不符合要求扣1分
终末质量标准	15	
1. 操作熟练，动作轻柔	5	操作不熟练扣3分，动作不轻柔扣2分
2. 插管一次成功，固定牢固无脱出	5	插管一次不成功或脱出扣5分
3. 护患沟通好，爱护体贴患者	5	爱伤观念不强扣5分

（三）注意事项

1. 插管时动作应轻柔，避免损伤食管黏膜，尤其是通过食管3个狭窄部位（环状软骨水平处、平气管分叉处、食管通过膈肌处）时。

2. 插入胃管10～15cm（咽喉处）时，若为清醒患者，嘱其做吞咽动作；若为昏迷患者，应用手将患者的头部托起，使下颌靠近胸骨柄，以加大咽部通道的弧度，使管端沿后壁滑行，插至所需长度。

3. 插管过程中如果患者出现呛咳、呼吸困难、发绀等，表示胃管误入气管，应立即拔出，休息片刻重新插入。

4. 每次鼻饲前应证实胃管在胃内且通畅，并检查患者有无胃潴留，胃内容物超过150ml时，应当通知医师减量或者暂停鼻饲。

5．鼻饲液的温度应保持在 38～40℃，避免过冷或过热；新鲜果汁与奶液应分别注入，防止产生凝块；混合流食，应当间接加温，以免蛋白凝固；药片时应先研碎溶解后注入。鼻饲前后均应用少量温开水冲洗导管，防止管道堵塞。

6．对长期鼻饲者应每天进行口腔护理 2 次，并定期更换胃管，普通胃管每周更换 1 次，硅胶管每月更换 1 次。

7．食管静脉曲张、食管梗阻的患者禁忌使用鼻饲方法。

二十一、压疮预防法（皮肤护理技术）

（一）目的

1．观察患者的一般情况，察看皮肤的受压和破损情况。

2．促进卧床患者皮肤的清洁、舒适，改善血液循环，满足患者的身心需要。

3．增强皮肤的排泄功能，预防皮肤感染和压疮等并发症的发生。

（二）操作流程

操作标准	标分	评分标准
准备质量标准	22	
1．仪表端庄，着装整洁	2	一项不符合要求扣 1 分
2．双人核对执行单与医嘱是否正确	2	未核对扣 2 分
3．评估 （1）查对患者的床号、姓名、腕带，了解患者的病情、意识状况、合作程度、营养状况、皮肤的清洁度和受压情况，询问有无酒精过敏史 （2）向患者解释操作的目的和方法，以取得患者的理解与配合 （3）协助患者排大、小便 （4）评估操作环境是否符合操作要求（室温 22～24℃，有遮挡设施）	8	未评估扣 8 分，少评估一项扣 2 分
4．剪指甲，洗手、戴口罩	3	一项不符合要求扣 1 分
5．用物：执行单、治疗盘、毛巾、浴巾、50% 酒精、脸盆（内盛 50～52℃的温水）、水温计、治疗碗、纱布、弯盘、床刷及套、笔、速干手消毒剂、一次性无菌口罩、集物桶、治疗车，必要时备屏风	5	用物缺少一件扣 1 分
6．检查以上用物	2	未检查用物扣 2 分
操作质量标准	63	

操作标准	标分	评分标准
1. 携用物至床旁，查对患者的床号、姓名、腕带，向患者解释，关闭门窗，拉起床档，遮挡患者	5	未查对患者信息扣2分，其他一处不符合要求扣1分
2. 协助患者侧卧，背向护士，卷上衣至肩部，脱裤至臀下，掀起盖被搭于患者身上，将浴巾纵向铺于患者的背部下面	6	卧位不舒适、未覆盖浴巾、暴露过大各扣2分
3. 用温度适宜的湿毛巾自上而下擦洗患者的颈肩部、背部和臀部	6	温度不合适扣2分，少清洁一处扣2分，顺序不对扣1分
4. 以背部、骶尾部按摩为例		
（1）全背按摩：用纱布蘸适量50%酒精涂于按摩部位，用单手掌或双手掌的大、小鱼际作环形按摩。先将手放在骶骨部位，从臀部上方向肩部开始按摩，按摩至肩胛部时用力稍轻。再从上臂沿背部的两侧向下按摩至髂嵴部位。勿将手离开患者皮肤，至少按摩3分钟	17	酒精过少或过多一次扣1分，按摩方法不正确扣3分，部位不正确扣2分，顺序不对扣2分，按摩时间不符合要求扣2分
（2）用拇指指腹，由骶尾部开始沿脊柱旁向上按摩至肩部、颈部，按摩力度适宜，继续向下按摩至骶尾部。	5	方法不正确扣2分，力度不当扣2分，顺序不对扣1分
（3）局部按摩：将大毛巾置患者身下，用纱布蘸适量50%酒精涂于受压部位，以手掌大、小鱼际部分紧贴皮肤，由轻到重、由重到轻做按摩，力度适宜	5	酒精过少或过多一次扣1分，手法不正确扣2分，力度不当扣2分
（4）按摩毕，用大毛巾擦干，再进行3分钟的背部轻叩	3	未擦干扣1分，未轻叩背部扣2分
5.（口述）用同样方法再按摩下肢及其他受压部位	2	未口述按摩下肢及其他其他受压部位扣2分
6. 再次核对患者信息与操作项目，帮助患者穿好衣裤(或更换清洁的衣裤)，撤下大毛巾，扫净床上渣屑	6	未再次核对患者信息与操作项目、未帮助患者穿好衣裤（或更换清洁的衣裤）各扣2分，其他一处不符合要求扣1分
7. 帮助患者取舒适卧位，整理床单位，交待注意事项，放下床档，撤去遮挡物	5	一处不符合要求扣1分
8. 整理用物，洗手，记录	3	一处不符合要求扣1分
终末质量标准	15	
1. 操作熟练，手法正确	5	操作不熟练扣6分
2. 皮肤清洁、效果好	6	皮肤不洁或效果不好各扣3分
3. 爱护体贴患者	4	爱伤观念不强、暴露过多各扣2分

（三）注意事项

1. 勿过多暴露患者，需要时应关闭门窗，避免受凉。

2. 护士在操作时，应符合人体力学原则，注意节时省力。

3. 对于有背部手术或肋骨骨折的患者不适合背部按摩。

4. 在操作的过程中，应注意观察患者的病情变化，监测患者的心率、血压及呼吸情况，如

有异常应立即停止操作。

5. 对不同的部位采用不同的手法，手法要正确，用力要均匀、适当，以达到促进血液循环的目的。

6. 指导患者经常翻身，加强营养，预防压疮的发生。

二十二、乙醇拭浴法

（一）目的

为高热患者降温。

（二）操作流程

操作标准	标分	评分细则
准备质量标准	22	
1. 仪表端庄，着装整洁	2	一处不符合要求扣 1 分
2. 双人核对执行单与医嘱是否正确	2	未核对扣 2 分
3. 评估 （1）查对患者的床号、姓名、腕带，了解患者的病情、意识状况、合作程度及体温情况 （2）向患者解释乙醇拭浴的目的和方法，以取得患者的理解与配合，询问患者有无酒精过敏史 （3）评估患者的皮肤情况，协助患者排大、小便 （4）评估操作环境是否符合操作要求（室温 22 ～ 24℃，超过 24℃最佳，有遮挡设施）	8	未评估扣 8 分，少评估一项扣 2 分
4. 剪指甲，洗手、戴口罩	3	一项不符合要求扣 1 分
5. 用物：执行单、治疗盘、治疗碗内盛 25% ～ 35% 乙醇 100 ～ 200ml（27 ～ 37℃）、小毛巾 2 块、大毛巾、冰袋及套、热水袋及套、衣裤 1 套、弯盘、便器、笔、速干手消毒剂、一次性无菌口罩、集物桶、治疗车，必要时备屏风	5	用物缺少一件扣 1 分
6. 检查以上用物	2	未检查用物扣 2 分
操作质量标准	63	
1. 携用物至床旁，查对患者的床号、姓名、腕带，向患者解释	3	未查对患者信息扣 2 分，未向患者解释扣 1 分
2. 关闭门窗，拉上床幔遮挡患者，松开床尾盖被	3	一处不符合要求扣 2 分
3. 置冰袋于患者头部，热水袋于患者足底部	4	一处不符合要求扣 2 分

（续 表）

操作标准	标分	评分细则
4. 协助患者脱去近侧衣袖，露出一侧上肢，下垫大毛巾。将浸有乙醇的小毛巾拧至半干，呈手套式缠在手上，以离心方向进行拍拭。两块小毛巾交替进行	4	拍试方法不正确扣2分，毛巾过湿或过干扣1分
5. 拍拭顺序：颈部侧面—上臂外侧—手背，侧胸—腋窝—上臂内侧—手掌心。拍拭毕，用大毛巾擦干皮肤。（口述）同法拍拭对侧，每侧拍拭各3分钟	10	顺序错一处扣1分，手法不正确、时间不足3分钟各扣2分
6. 协助患者侧卧，露出背部，下垫大毛巾。用同样的手法自颈下至背、臀部拍拭。再用大毛巾擦干，更换上衣	10	手法不正确扣2分，毛巾过湿或过干、大毛巾使用不当、顺序不正确各扣1分
7. 协助患者脱去近侧裤子，露出一侧下肢，下垫大毛巾。拍拭顺序为：髂前上棘—大腿外侧—足背；自腹股沟—大腿内侧—内踝；自腰经大腿后侧—腘窝—足跟	10	手法不正确扣2分，毛巾过湿或过干、大毛巾使用不当、顺序不正确各扣1分
8. 拍拭毕，用大毛巾擦干皮肤，盖好盖被。（口述）同法拍拭对侧，每侧下肢各拍拭3分钟，更换裤子，取下热水袋	7	未更换裤子、未取下热水袋、未口述同法拍拭对侧以及拍拭时间各扣2分，其他一处不符合要求各扣1分
9. 再次核对患者信息与操作项目，协助患者取合适卧位，整理床单元，交待注意事项，撤去遮挡物	6	未再次核对患者信息与操作项目扣2分，其他一处不符合要求扣1分
10. 整理用物，洗手，记录	3	一处不符合要求扣1分
11. （口述）半小时后测体温，绘制于体温单上并记录，体温降至39℃以下撤去冰袋	3	少口述一项扣1分
终末质量标准	15	
1. 操作熟练，动作轻柔	5	操作不熟练、不轻柔各扣2.5分
2. 方法正确，降温效果好	6	方法不正确、降温效果不好各扣3分
3. 爱护体贴患者	4	爱伤观念不强扣4分

（三）注意事项

1. 拭浴过程中，应注意观察患者的病情变化，如出现寒战、面色苍白、脉搏细速等征象时，应立即停止拭浴，并给予适当处理。

2. 禁忌擦拭心前区（可引起心率慢或心律失常）、腹部（可引起腹泻）、后颈部、足底（可引起一过性冠状动脉收缩），以免引起不良反应。新生儿、血液病高热患者以及对酒精过敏者禁用乙醇拭浴。

3. 拭浴时，以拍拭（轻拍）方式进行，避免摩擦方式，因摩擦易生热。

4. 一般拭浴时间以15～30分钟为宜。

二十三、氧气筒供氧、吸氧技术

（一）目的

1. 纠正各种原因造成的缺氧状态，提高动脉血氧分压（PaO_2）和动脉血氧饱和度（SaO_2），增加动脉血氧含量（CaO_2）。

2. 促进组织的新陈代谢，维持机体生命活动。

（二）操作流程

操作标准	标分	评分细则
准备质量标准	25	
1. 仪表端庄，着装整洁	2	一项不符合要求扣1分
2. 双人核对执行单与医嘱是否正确	2	未核对扣2分
3. 评估 （1）查对患者的床号、姓名、腕带，了解患者的病情、意识状况、缺氧程度与合作程度 （2）向患者解释吸氧的目的、方法，以取得患者的理解与配合 （3）评估患者的鼻腔内状况（有无鼻中隔偏曲、息肉、肿胀、炎症等异常状况），检查鼻腔通气情况，协助患者排大、小便 （4）评估周围环境是否符合操作要求（用氧环境安全）	8	未评估扣8分，少评估一项扣2分
4. 洗手、戴口罩	2	一项不符合要求扣1分
5. 用物：执行单、治疗盘、治疗碗2个（一个盛温开水，另一个盛纱布）、氧气筒、吸氧装置、吸氧宝、一次性鼻导管2根、无菌棉签、弯盘、固定夹、笔、速干手消毒剂、一次性无菌口罩、集物桶、治疗车	9	用物缺少一件扣1分
6. 检查以上用物	2	未检查用物扣2分
操作质量标准	60	
1. 在检查间或处置间吹尘，安装吸氧装置与吸氧宝	10	未吹尘、吹尘响声过大各扣2分，吸氧装置与吸氧宝安装不正确扣6分
2. 携用物至床旁，查对患者的床号、姓名、腕带，向患者解释	5	未查对患者信息、氧气筒放置不合理各扣2分，其他一处不符合要求扣1分
3. 协助患者取平卧或侧卧位，用湿棉签清洁患者鼻孔	4	卧位不符合要求、未清洁鼻腔各扣2分
4. 打开流量表开关，调节好氧流量，连接鼻导管，检查氧气管道是否通畅	8	一处不符合要求扣2分

（续　表）

操作标准	标分	评分细则
5．自鼻孔轻轻插入吸氧管，用固定夹将吸氧导管固定在患者肩部或枕旁	4	插入动作粗暴、未妥善固定各扣 2 分
6．再次核对患者，记录用氧时间及氧流量，询问患者的感受，指导患者有效呼吸，并告知用氧注意事项（勿随意调节氧流量，勿拔出鼻导管，注意用氧安全）	10	未再次核对患者、未记录用氧时间及氧流量、未询问患者的感受、未指导患者有效呼吸、未交待注意事项各扣 2 分
7．停止用氧，向患者解释，拔除鼻导管，用纱布擦净鼻部分泌物	6	未解释、拔管方法不正确、未清理鼻部分泌物各扣 2 分
8．关好流量开关，关闭总开关	4	未关好氧气表扣 3 分，顺序不对一处扣 1 分
9．协助患者取舒适卧位，整理床单位，交待注意事项	4	卧位不舒适扣 2 分，其他一处不符合要求扣 1 分
10．整理用物，洗手，记录	5	未整理用物、未记录各扣 2 分，未洗手扣 1 分
终末质量标准	15	
1．操作熟练，动作敏捷	5	操作不熟练扣 3 分，动作不敏捷扣 2 分
2．用氧安全，指导正确	5	用氧不安全扣 5 分
3．爱护体贴患者	5	爱伤观念不强扣 5 分

（三）注意事项

1．用氧前，检查氧气装置有无漏气，是否通畅。

2．严格遵守操作规程，注意用氧安全，切实做好"四防"，即防震、防火、防热、防油。氧气瓶搬运时要避免倾斜撞击。氧气筒应放在阴凉处，周围严禁烟火及易燃品，至少距明火 5m，距暖气 1m。

3．使用氧气时，应先调节流量后使用。停用氧气时，应先拔出鼻导管，再关流量表，最后关闭氧气总开关。需要调节流量时，应先分离鼻导管与湿化瓶连接处，调节好流量再接上。以免一旦旋错开关，大量氧气突然冲入呼吸道而损伤肺组织。

4．患者吸氧过程中，应观察缺氧状况有无改善。如用鼻导管持续吸氧者，每 8 ～ 12 小时更换导管一次，并由另一侧鼻孔插入，以减少对鼻黏膜的刺激。鼻腔分泌物多者应经常清除，防止导管堵塞。

5．在插鼻导管时，应观察鼻黏膜是否有损伤，如有创面，应从健侧鼻孔插入。

6．氧气筒内氧气勿用尽，压力表至少要保留 0.5MPa（5kg/cm²），以免灰尘进入筒内，再充气时引起爆炸。

7．对未用完或已用尽的氧气筒，应分别悬挂"满"或"空"的标志，方便于及时调换，也便于急用时搬运，提高抢救速度。

8．患者饮水、进食时应暂停吸氧。

9．湿化瓶一人一用，持续吸氧的患者应每天更换湿化瓶、湿化液及一次性吸氧管。

二十四、中心供氧、吸氧技术

（一）目的

同氧气筒供氧鼻导管吸入技术目的。

（二）操作流程

操作标准	标分	评分细则
准备质量标准	23	
1．仪表端庄，着装整洁	2	一项不符合要求扣1分
2．双人核对执行单与医嘱是否正确	2	未核对扣2分
3．评估 （1）查对患者的床号、姓名、腕带，了解患者的病情、意识状况、缺氧程度与合作程度 （2）向患者解释吸氧的目的、方法，以取得配合患者的理解与配合 （3）评估患者鼻腔内状况（有无鼻中隔偏曲、息肉、肿胀、炎症等异常状况），检查鼻腔的通气情况，协助患者排大、小便 （4）评估周围环境是否符合操作要求（用氧环境安全）	8	未评估扣8分，少评估一项扣2分
4．洗手、戴口罩	2	一项不符合要求扣1分
5．用物：执行单、治疗盘、治疗碗2个（一个盛温开水，另一个盛纱布）、吸氧装置、吸氧宝、一次性鼻导管2根、弯盘、无菌棉签、胶布、固定夹、笔、速干手消毒剂、一次性无菌口罩、集物桶、治疗车	7	用物缺少一件扣1分
6．检查以上用物	2	未检查用物扣2分
操作质量标准	62	
1．携用物至床旁，查对患者的床号、姓名、腕带，向患者做好解释	5	未查对患者、未向患者解释各扣2分，用物放置不合理扣1分
2．协助患者取平卧或侧卧位，用棉签蘸温水清洁患者鼻孔	4	卧位不符合要求、未清洁鼻腔各扣2分
3．取下氧气管道出口帽，安装吸氧装置，确定开关在关闭状态	7	安装方法不正确、吸氧装置漏气、氧气表不垂直地面各扣2分，其他一处不符合要求扣1分

（续　表）

操作标准	标分	评分细则
4．打开吸氧宝包装，连接氧气宝与吸氧管，调节氧流量，检查氧气管道是否通畅	7	未调节氧流量、未检查管道通畅各扣2分，污染吸氧管扣3分
5．自鼻孔轻轻插入吸氧管，用固定夹将吸氧导管固定在患者肩部或枕旁	4	插入动作粗暴、未妥善固定各扣2分
6．再次核对患者，记录用氧时间及氧流量，询问患者的感受，指导患者有效呼吸，并告知用氧注意事项（勿随意调节氧流量，勿拔出鼻导管，注意用氧安全）	10	一处不符合要求扣2分
7．停用氧气，向患者解释，拔除鼻导管，用纱布擦净鼻部分泌物	6	未解释、拔管方法不正确、未清理鼻部分泌物各扣2分
8．关好流量开关，卸下吸氧装置，盖好氧气管道出口帽	8	未关好氧气表、未盖好氧气管道出口帽各扣2分，出口管道漏气扣4分
9．协助患者取舒适卧位，整理床单位，交待注意事项	6	卧位不舒适、未整理床单位、未交待注意事项各扣2分
10．整理用物，洗手、记录	5	未整理用物、未记录各扣2分，未洗手扣1分
终末质量标准	15	
1．操作熟练，动作敏捷	4	操作不熟练、动作不敏捷各扣2分
2．用氧方法正确，安全	7	用氧方法不正确扣2分，不安全扣5分
3．爱护体贴患者	4	爱伤观念不强扣4分

（三）注意事项

1．用氧前，应检查氧气管道与吸氧装置有无漏气，是否通畅。

2．严格遵守操作规程，注意用氧安全，切实做好"四防"，即防震、防火、防热、防油。

3．使用氧气时，应先调节流量后使用。停用氧气时，应先拔出鼻导管，再关流量表，最后关闭氧气总开关。需要调节流量时，应先分离鼻导管与湿化瓶连接处，调节好流量再接上。以免一旦旋错开关，大量氧气突然冲入呼吸道而损伤肺组织。

4．如用鼻导管持续吸氧者，每8～12小时更换导管一次，并由另一侧鼻孔插入，以减少对鼻黏膜的刺激。鼻腔分泌物多者应经常清除，防止导管堵塞。

5．在患者吸氧的过程中，应观察缺氧状况有无改善，如呼吸困难等症状减轻或缓解，心跳正常或接近正常，则表明氧疗有效。否则应寻找原因，及时进行处理。

6．高浓度供氧不宜时间过长，一般认为吸氧浓度60%，持续24小时以上，则可能发生氧中毒。对慢性阻塞性肺病急性加重患者给予高浓度吸氧可能导致呼吸使病情恶化，一般应给予控制性（即低浓度持续）吸氧为妥。

7．氧疗时注意加温和湿化，防止污染和导管堵塞，对鼻塞、输氧导管、湿化加温装置，呼吸机管道系统等应经常定时更换和清洗消毒，以防止交叉感染。

二十五、经口、鼻腔吸痰技术（电动吸引器）

（一）目的

清除患者呼吸道分泌物，保持呼吸道通畅。

（二）操作流程

操作标准	标分	评分细则
准备质量标准	23	
1. 仪表端庄，着装整洁	2	一项不符合要求扣 1 分
2. 双人核对医嘱与执行单是否正确	2	未核对扣 2 分
3. 评估 （1）查对患者的床号、姓名、腕带，了解患者的病情、意识状况、合作程度及吸氧流量，评估患者呼吸道分泌物的量、黏稠度、部位以及自我排痰能力 （2）向清醒患者解释吸痰的目的和方法，以取得患者的理解与配合 （3）用手电筒检查患者的口、鼻腔（有无鼻中隔偏曲、息肉、肿胀、炎症状况等异常状况），协助患者排大、小便 （4）评估环境是否符合操作要求（有遮挡设施）	8	未评估扣 8 分，少评估一项扣 1.5 分
4. 洗手、戴口罩	2	一项不符合要求扣 1 分
5. 用物：治疗盘、电动吸引器一台（或中心吸痰装置一套）、多头电插板一只、吸氧装置、治疗碗 2 个（分别盛无菌生理盐水与盛无菌纱布，无菌治疗巾覆盖治疗碗，标注铺盘时间）、压舌板、无菌持物镊置于镊杯内、乳胶手套、无菌乳胶手套、弯盘、血管钳、听诊器、12～14 号吸痰管数根、手电筒、执行单、笔、速干手消毒剂、一次性无菌口罩、集物桶、治疗车、盛 500mg/L 有效氯的消毒瓶，必要时备开口器、舌钳、口咽通气道，必要时备屏风	5	用物缺少一件扣 1 分
6. 检查电动吸引器性性能、导管是否通畅，并检查以上其他用物	4	未检查电动吸引器性能与导管是否通畅扣 2 分，未检查其他用物扣 2 分
操作质量标准	62	
1. 携用物至床边，查对患者的床号、姓名、腕带，向患者解释，戴一次性手套将消毒瓶系于床头或床边	4	未查对患者扣 2 分，其他一处不符合要求扣 1 分
2. 关闭门窗，遮挡患者	2	一处不符合要求扣 1 分
3. 连接电动吸引器装置，接好电源开关，根据患者情况及痰液黏稠度调节吸引器负压（压力为 40～53.3kPa），将接管端插入盛消毒液的瓶内，用血管钳或别针将导管固定于床基单	6	电动吸引器装置连接不正确、负压不正确各扣 2 分，其他一处不符合要求扣 1 分

（续　表）

操作标准	标分	评分细则
4. 吸痰前给患者吸纯氧或提高氧流量 2 分钟。根据病情取合适卧位，协助患者将头转向操作者一侧	4	未给患者吸纯氧或提高氧流量 2 分钟、体位不正确各扣 2 分
5. 打开无菌盘，开启吸痰管，暴露吸痰管的连接处（避免污染），将吸痰管置于无菌盘下	4	污染一处扣 2 分，吸痰管放置不合理扣 1 分
6. 打开无菌手套，戴无菌手套，保持一手无菌，抽出吸痰管并盘绕在此手中，根部与吸引器导管相连	5	污染手套或吸痰管各扣 2 分，连接处松开扣 1 分
7. 嘱患者张口，昏迷患者用压舌板帮助张口。非无菌手打开电动吸引器开关，试吸，吸痰管的可控压力孔在开放状态下（或堵塞可控压力孔将吸痰管反折）。在没有负压的状态下，由戴无菌手套的手缓慢的将吸痰管插入口腔，轻轻边左右旋转边吸引，将口咽部分泌物吸净再深插。经咽喉进入气管时要在患者吸气时插入。插入气管时可引起咳嗽，有助于吸出肺部分泌物。如咳嗽剧烈，宜休息片刻。吸痰管遇阻力略上提后加负压，边上提边旋转边吸引，避免上下提插。每次吸痰不超过 15 秒，吸痰过程中注意观察患者的心率、血压、呼吸、血氧饱和度等变化，如有明显改变应立即停止吸痰	15	未折叠导管末端、导管未左右旋转、未冲洗导管、未观察、每污染一处、每次吸痰时间超过 15 秒各扣 2 分，少口述一项扣 1 分
8. 吸痰毕，冲洗导管，关闭吸引器开关，无菌手套反折包裹吸痰管放置于弯盘内，将玻璃接管端插入消毒瓶内浸泡消毒，以备再用	5	一处不符合要求扣 1 分
9. 经口腔吸痰有困难者，可从鼻腔吸痰。用无菌镊子夹取无菌纱布擦净口鼻腔分泌物，手电筒检查患者口、鼻腔黏膜有无损伤（昏迷患者用压舌板帮助张口），立即给患者调高氧流量	5	一处不符合要求扣 1 分
10. 用听诊器听诊双肺呼吸音及痰鸣音有无改善，观察吸痰后呼吸频率的改变，再次核对患者信息，协助患者取舒适卧位，整理床单位，交待注意事项	7	未听诊双肺呼吸音及痰鸣音有无改善、未观察吸痰后呼吸频率的改变各扣 2 分，其他一处不符合要求扣 1 分
11. 撤去遮挡物，酌情开窗通风	2	一处不符合要求扣 1 分
12. 整理用物，洗手，记录	3	一处不符合要求扣 1 分
终末质量标准	15	
1. 操作熟练，动作敏捷	4	动作不熟练扣 4 分
2. 动作轻柔，无黏膜损伤	6	动作不轻柔、损伤黏膜各扣 3 分
3. 爱护体贴患者	5	爱伤观念不强扣 5 分

（三）注意事项

1. 按照无菌操作原则，插管动作轻柔、敏捷。

2. 吸痰前后应当给予高流量吸氧，每次吸痰时间不宜超过 15 秒。如痰液较多，需要再次吸引时，应间隔 3 ～ 5 分钟，患者耐受后再进行。一根吸痰管只能用一次。

3．如患者痰液黏稠，可以配合翻身叩背、雾化吸入；如患者发生缺氧症状如发绀、心率下降等症状时，应当立即停止吸痰，休息后再进行操作。

4．观察患者痰液的性质、颜色、量。

二十六、经人工气道吸痰技术（中心吸痰）

（一）目的

1．经人工气道吸痰是将吸痰管置入人工建立的气体通道,清除气道内分泌物,保持气道通畅。

2．预防肺部感染。

（二）操作流程

操作标准	标分	评分细则
准备质量标准	23	
1．仪表端庄，着装整洁	2	一项不符合要求扣 1 分
2．双人核对医嘱与执行单是否正确	2	未核对扣 2 分
3．评估 （1）查对患者的床号、姓名、腕带，了解患者的病情、意识状况、合作程度、吸氧流量及血氧饱和度，评估患者呼吸道与人工气道内分泌物的量、黏稠度、部位，用听诊器听诊肺部的呼吸音，了解自我排痰能力 （2）向患者（昏迷患者向家属）解释经人工气道吸痰的目的和方法，以取得患者（或家属）的理解与配合 （3）用手电筒检查患者的口、鼻腔（有无鼻中隔偏曲、息肉、肿胀、炎症状况等异常状况）、检查气道的通畅程度；协助患者排大、小便 （4）评估环境是否符合操作要求（有遮挡设施）	8	未评估扣 8 分，少评估一项扣 2 分
4．洗手、戴口罩	2	一项不符合要求扣 1 分
5．用物：治疗盘、电动吸引器一台（或中心吸痰装置一套）、多头电插板一只、吸氧装置、治疗碗 2 个（分别盛无菌生理盐水和无菌纱布，无菌治疗巾覆盖治疗碗，标注铺盘时间）、压舌板、无菌持物镊置于镊杯内、乳胶手套、无菌乳胶手套、弯盘、血管钳、12 ～ 14 号吸痰管数根、一次性无菌治疗巾、无菌生理盐水、胶布、听诊器、笔、执行单、速干手消毒剂、一次性无菌口罩、集物桶、治疗车，盛 500mg/L 含氯消毒剂的消毒瓶,必要时备开口器、舌钳、口咽通气道以及屏风	5	用物缺少一件扣 1 分

（续　表）

操作标准	标分	评分细则
6. 检查电动吸引器的性能、导管是否通畅，并检查其他用物	4	未检查吸引器的性能和导管是否通畅扣2分，未检查其他用物扣2分
操作质量标准	**62**	
1. 携用物至床边，查对患者姓名、床号、腕带，向患者或家属解释，戴一次性手套将消毒瓶系于床头或床边	4	未查对患者扣2分，其他一处不符合要求扣1分
2. 关闭门窗，遮挡患者	2	一处不符合要求扣1分
3. 连接电动吸引器装置，接好电源开关，根据患者情况及痰液黏稠度调节负压（压力为13.3～20.0kPa）。将接管端插入盛消毒液的瓶内，用血管钳或别针将导管固定于床基单	6	电动吸引器装置连接不正确、负压不正确各扣2分，其他一处不符合要求扣1分
4. 吸痰前给患者吸纯氧2分钟或调高氧流量2分钟，提高血氧饱和度。根据病情帮助患者取合适的卧位，协助患者将头转向操作者一侧，铺一次性无菌巾于患者胸部	6	未给患者吸纯氧或提高氧流量、体位不正确、未铺一次性无菌巾各扣2分
5. 打开吸痰管，暴露吸痰管的连接处（避免污染）、将吸痰管置于无菌盘下	4	污染吸痰管扣2分，吸痰管放置不合理扣2分
6. 打开无菌手套，戴无菌手套，保持一手无菌，连接吸痰管，非无菌手打开电动吸引器开关，测试管道是否通畅以及吸引力。由戴无菌手套的手经人工气道插管至合适深度后开放负压，上提吸痰管，边旋转边吸引，避免在气管内上下提插，每次吸痰时间小于15秒	13	污染手套或吸痰管、未测试管道是否通畅及吸引力、吸痰方法不正确、时间超过15秒、发生误吸各扣2分，其他一处不符合要求扣1分
7.（口述）在吸痰的过程中应密切观察患者的面色、心率、血压、呼吸、血氧饱和度等变化，如患者咳嗽剧烈，宜休息片刻	3	未口述观察患者扣3分，少口述一项扣1分
8. 吸净气道痰液后，立即给予患者纯氧或提高氧流量2分钟，待血氧饱和度升至正常水平后再调节合适的氧流量	4	未立即给予患者纯氧或提高氧流量2分钟、未调节合适的氧流量各扣2分
9. 吸痰毕，冲洗导管，关闭吸引器开关，无菌手套反折包裹吸痰管放置于弯盘内，将玻璃接管端插入消毒瓶内，将吸引导管妥善固定，以备再用，撤去一次性无菌治疗巾	5	一处不符合要求扣1分
10. 用听诊器听诊双肺呼吸音以及痰鸣音有无改善，观察患者呼吸频率、面色、口唇颜色来评估患者呼吸困难改善情况，手电筒检查患者人工气道内有无损伤	6	未听诊双肺呼吸音、未观察患者呼吸改善情况、未用手电筒检查气道各扣2分
11. 再次核对患者信息，协助其取舒适卧位，整理床单位，交待注意事项	4	一处不符合要求扣1分
12. 撤去遮挡物，酌情开窗通风	2	一处不符合要求扣1分
13. 整理用物，洗手、记录	3	一处不符合要求扣1分
终末质量标准	**15**	
1. 操作熟练，动作敏捷	4	动作不熟练扣4分
2. 动作轻柔，无黏膜损伤	6	动作不轻柔、损伤黏膜各扣3分
3. 爱护体贴患者	5	爱伤观念不强扣5分

（三）注意事项

1. 严格执行无菌操作原则，操作者在吸痰前后应认真洗手，进入一次人工气道应使用一根吸痰管，进入口、鼻腔受到污染的吸痰管严禁进入气道，防止感染。

2. 成人一般选用 12 ～ 14F 号一次性硅胶管，吸痰管的长度应选择比气管套管长 4 ～ 5cm，以深入气管导管下方 1 ～ 2cm 为宜，粗细宜选择气管插管内径的 1/2 粗度或略小于人工气道内径的 1/2。

3. 吸痰操作应轻柔，要求准、稳、快，防止造成气道损伤，持续吸引时间应小于 15 秒。

4. 吸痰前应给予患者吸纯氧或调高氧流量 2 分钟，紧急情况除外，避免吸痰时患者发生严重的低氧血症。

5. 成人吸引负压要求在 13.3 ～ 20.0kPa，吸痰吸引负压波动范围较大，不同病种、不同病情的患者应采取不同的吸痰负压，负压应选择能够吸出痰液的最小压力，不带负压放置吸痰管进入气道，并应注意气道湿化及吸痰过程中患者的反应。

6. 对正在机械通气的患者，吸痰期间建议采用不脱开呼吸机的闭合吸引方式，以维持患者连续机械通气和给氧，呼吸机将在吸痰期间为维持预设的压力或容量而进行漏气补偿，可以降低肺萎陷的发生。

7. 吸痰过程中应及时观察患者的病情和血氧饱和度变化，防止患者出现窒息、低氧血症、心律失常等并发症。

二十七、超声雾化吸入技术

（一）目的

1. 湿化气道。

2. 减轻呼吸道黏膜水肿，稀释痰液，帮助祛痰。

3. 改善通气功能，解除支气管痉挛，保持呼吸道通畅。

4. 控制呼吸道感染，消除炎症。

（二）操作流程

操作标准	标分	评分细则
准备质量标准	25	
1. 仪表端庄，着装整洁	2	一项不符合要求扣 1 分
2. 双人核对执行单与医嘱是否正确	2	未核对扣 2 分

（续　表）

操作标准	标分	评分细则
3．评估 （1）查对患者的床号、姓名、腕带，了解患者的病情、意识状况及合作程度 （2）向患者解释雾化吸入的目的和方法，以取得患者的理解与配合 （3）评估患者口、鼻腔内状况（有无鼻中隔偏曲、息肉、肿胀、炎症等异常状况），检查鼻腔通气情况，协助患者排大、小便 （4）评估环境是否符合操作要求（有遮挡设施）	8	未评估扣8分，少评估一项扣2分
4．洗手、戴口罩	2	一项不符合要求扣1分
5．用物：执行单、治疗盘、超声雾化器、蒸馏水约250ml、药液（稀释后）30～50ml、弯盘、纸巾、毛巾1块、笔、速干手消毒剂、一次性无菌口罩、集物桶、治疗车，必要时备电源插座以及屏风	4	用物缺少一件扣1分
6．连接雾化器各部件，水槽内加入蒸馏水约250ml，浸没雾化罐底部透声膜，检查雾化器的功能。核对医嘱后，将药液注入雾化罐内，将盖旋紧。并检查其他用物	7	雾化器部件连接不紧密、水量过多或过少扣1分，未检查雾化器的功能扣2分，未检查用物扣2分
操作质量标准	60	
1．携用物至床旁，查对患者床号、姓名、腕带，向患者解释，取得合作	4	未核对患者扣3分，未解释扣1分
2．协助患者取舒适体位（坐位或半卧位），颌下铺毛巾	4	一处不符合要求扣2分
3．接通电源，打开电源开关，调整定时开关至所需时间（一般15～20分钟），打开雾化开关，调节雾量，预热3～5分钟	7	顺序颠倒一处扣1分，未预热扣3分，雾量不合适扣2分
4．将面罩罩在患者口鼻部，或将口含嘴放入患者口中，用手托住面罩底部	5	面罩或口含嘴使用不正确扣3分，未固定面罩底部扣2分
5．指导患者做均匀深呼吸（用口深吸气，用鼻呼气），询问患者感受，交待注意事项（治疗时间一般15～20分钟，不能自行调节雾量，有不适感觉及雾化罐内无溶液时停止雾化并按呼叫器）	10	呼吸方法不正确扣3分，未询问患者感受扣2分，未交待注意事项扣3分，少一项注意事项扣1分
6．治疗完毕，取下口含嘴或面罩，先关闭雾化开关，后关闭电源开关	5	未及时关闭雾化开关扣2分，顺序错扣1分，用物放置不合理扣1分
7．用纸巾或毛巾擦净面颈部，取下治疗巾，再次核对患者信息	5	未再次核对患者、未擦净面颈部各扣2分，其他一项不符合要求扣1分
8．协助患者取舒适卧位，整理床单位，交待注意事项，观察治疗效果与反应	10	一项不符合要求扣2分

（续　表）

操作标准	标分	评分细则
9. 整理用物，清洗消毒面罩、口含嘴	6	未整理用物扣2分，未清洗消毒扣4分
10. 洗手，记录	4	未洗手、未记录各扣2分
终末质量标准	15	
1. 操作熟练，方法正确	5	操作不熟练扣2分，方法不正确扣2分
2. 各部件连接正确、紧密	5	连接不正确扣5分
3. 爱护体贴患者	5	爱伤观念不强扣5分

（三）注意事项

1. 护士应熟悉雾化器性能，水槽内应保持足够的水量（虽有缺水保护装置，但不可缺水状态下长时间开机）；水温不宜超过60℃，超过60℃时应停机更换冷蒸馏水。

2. 注意保护雾化罐底部的透声膜和水槽底部晶体换能器，因透声膜及晶体换能器质脆易破碎，在操作及清洗过程中，动作宜轻，防止损坏。

3. 观察患者痰液排出是否困难，若因黏稠的分泌物经湿化后膨胀致痰液不易咳出时，应予以拍背协助将痰液排出，必要时吸痰。

二十八、中心供氧驱动雾化吸入法

（一）目的

中心供氧驱动雾化吸入是利用高速氧气气流，使药液形成雾状，再由呼吸道吸入，从而达到治疗疾病的目的。在雾化治疗的过程中，患者还可以持续得到充足的氧气供给，可提高血氧饱和度（SpO_2）和动脉血氧分压（PaO_2）。含有氧气的雾气对患者呼吸道刺激性小，作用比较柔和、持久，患者耐受性较好。

1. 湿化呼吸道。

2. 控制呼吸道感染，消除炎症，减轻呼吸道黏膜水肿，稀释痰液，帮助祛痰。

3. 改善通气功能，解除支气管痉挛，保持呼吸道通畅。

4. 改善缺氧症状，防止低氧血症。

5. 改善缺氧性肺血管收缩，降低肺动脉压力，减轻心脏负荷，有利于减少心力衰竭等并发症的发生。

（二）操作流程

操作标准	标分	评分细则
准备质量标准	25	
1. 仪表端庄，着装整洁	2	一项不符合要求扣1分
2. 双人核对执行单与医嘱是否正确	2	未核对扣2分
3. 评估 （1）查对患者的床号、姓名、腕带，了解患者的病情、意识状况及自理能力 （2）向患者解释雾化吸入的目的和方法，以取得患者的理解与配合 （3）评估患者口、鼻腔内状况（有无鼻中隔偏曲、息肉、肿胀、炎症）以及排痰情况，检查鼻腔通气情况，协助患者排大、小便 （4）评估周围环境是否符合操作要求（用氧环境安全，有遮挡设施）	8	未评估扣8分，少评估一项扣2分
4. 洗手、戴口罩	2	一项不符合要求扣1分
5. 用物：执行单、治疗盘、药物（根据医嘱正确备药物、生理盐水等）、注射器、一次性治疗巾、雾化器装置、吸氧装置、弯盘、毛巾（或消毒纸）、温开水、手电筒、笔、速干手消毒剂、一次性无菌口罩、集物桶、治疗车，必要时备屏风	5	用物缺少一件扣1分
6. 根据执行单核对药物，按照无菌原则配好药液，放置于治疗巾内，并检查其他用物	6	未根据执行单核对药物、药液配制不合理、未检查其他用物各扣2分
操作质量标准	60	
1. 携用物至床旁，查对患者床号、姓名、腕带，向患者解释，酌情遮挡患者	3	未核对患者扣2分，其他一处不符合扣1分
2. 协助患者取合适体位（坐位或半卧位），颌下铺治疗巾或毛巾	4	一处不符合要求扣2分
3. 取下氧气管道出口帽，安装吸氧装置，确定开关在关闭状态	4	吸氧装置安装不合理扣2分，未确定开关位置扣2分
4. 核对患者信息与药物，将药液注入雾化罐，将连接管与吸氧装置以及雾化罐连接，衔接好口含嘴（或面罩），打开氧气开关，调节氧流量，使雾化量适宜	8	未核对患者与药物扣2分，污染一处扣2分，雾化量不适宜扣2分，其他一处不符合要求扣1分
5. 协助患者将口含嘴或面罩放置适当部位，指导患者正确吸入 （1）用口深吸气、鼻呼气 （2）手持雾化罐的方法	6	雾化器放置不正确扣2分，未指导患者正确吸入扣4分
6. 询问患者感受，并交待注意事项 （1）远离火源 （2）勿自行调节流量 （3）治疗时间15～20分钟 （4）有不适感觉、劳累想暂时停入时或雾化罐内无溶液停吸时，及时按呼叫器	6	未询问患者感受扣2分，未交待注意事项扣4分，少交待一项扣1分

操作标准	标分	评分细则
7．吸入结束，取出口含嘴，关闭氧气开关，分离连接管放入包装袋内	3	一处不符合要求扣 1 分
8．协助患者漱口，用毛巾（或消毒纸）擦净面部	4	未协助患者漱口扣 2 分，未擦净面部扣 2 分
9．再次核对患者的信息与操作项目，帮助患者取舒适体位，整理床单位	6	一处不符合要求扣 2 分
10．交待注意事项，观察治疗后的效果与反应	4	未交待注意事项扣 2 分，未观察扣 2 分
11．撤去遮挡物，取下吸氧装置，盖好氧气管道出口帽	5	出口管道漏气、未盖好氧气管道出口帽各扣 2 分，未撤去遮挡物扣 1 分
12．整理用物，洗手、记录	3	一处不符合要求扣 1 分
13．回处置室清洗消毒雾化器装置（雾化装置专人专用）	4	用物处置不正确扣 4 分
终末质量标准	15	
1．操作熟练，规范	5	操作不熟练、不规范扣 5 分
2．各部件连接紧密，雾化有效	7	连接不紧密扣 3 分，雾化效果欠佳扣 4 分
3．爱护体贴患者	3	爱伤观念不强扣 3 分

（三）注意事项

1．治疗前应向患者详细介绍氧气驱动雾化吸入的作用、配合方法及注意事项。

2．按照医嘱正确配药，药量适宜 2 ～ 10ml。

3．氧气湿化瓶内不宜加蒸馏水，宜保持干燥。应先连接雾化器，然后再调节氧流量，流量以 6 ～ 8L/min 为宜。流量过小，则雾量小，影响药物的吸入及弥散，流量过大则会导致患者咽部不适及药液浪费。

4．雾化时患者宜采取半卧位或坐位，婴幼儿由家长抱起。对意识模糊、呼吸无力者患者宜采取侧卧位，并将床头抬高 30°，使膈肌下移，胸腔扩大，增加气体交换量，提高治疗效果。

5．雾化治疗后，应观察患者的治疗效果及有无不适。若因黏稠的分泌物经湿化后膨胀致痰液不易咳出时，应予拍背以协助患者将痰液排出，必要时吸痰。雾化后避免立即外出，防止受凉。

6．雾化器一人一用，湿化瓶每天进行消毒，避免发生交叉感染。

二十九、女患者留置导尿技术

（一）目的

1. 抢救危重、休克患者时正确记录每小时尿量、测量尿比重，以密切观察患者的病情变化。

2. 为盆腔手术患者排空膀胱，使膀胱持续保持空虚状态，避免术中误伤。

3. 某些泌尿系统疾病手术后留置导尿管，便于引流和冲洗，并减轻手术切口的张力，促进切口的愈合。

4. 为尿失禁或会阴部有伤口的患者引流尿液，保持会阴部清洁干燥。

5. 为尿失禁患者行膀胱功能训练。

（二）操作流程

操作标准	标分	评分细则
准备质量标准	22	
1. 仪表端庄、着装整洁	2	一项不符合要求扣 1 分
2. 双人核对执行单与医嘱是否正确	2	未核对扣 2 分
3. 评估 （1）查对患者的床号、姓名、腕带，了解患者的病情、意识状况及合作程度 （2）向患者及家属解释留置导尿的目的和方法，取得配合 （3）评估患者的膀胱充盈度、尿道口皮肤情况，判断使用导尿包的型号 （4）协助患者排大便（有遮挡设施）	8	未评估扣 8 分，少评估一项扣 1.5 分
4. 洗手、戴口罩	2	一项不符合要求扣 1 分
5. 用物：治疗盘、一次性无菌导尿包两个（导尿包型号分别为 18 号、16 号）、手套、弯盘、一次性垫巾、便盆、小便壶、引流管专用固定绷带（固定器）、引流管标识、执行单、笔、速干手消毒剂、一次性无菌口罩、集物桶、治疗车，备用无菌手套一副，必要时备屏风	6	用物缺少一件扣 1 分
6. 检查以上用物	2	未检查用物扣 2 分
操作质量标准	63	
1. 携用物至床旁，查对患者的床号、姓名、腕带，向患者解释	3	未查对患者信息扣 2 分，未解释扣 1 分
2. 关闭门窗，遮挡患者，放好便盆或小便壶	3	一处不符合要求扣 1 分
3. 协助患者平卧，操作者位于患者右侧拆同侧床尾盖被，脱对侧裤腿盖于近侧腿上，被子斜盖在对侧腿上，两腿屈曲分开	3	体位不符合要求扣 2 分，暴露时间长扣 1 分

（续 表）

操作标准	标分	评分细则
4. 臀下垫一次性垫巾，打开无菌导尿包，戴手套，取出弯盘置于会阴处	5	污染一处扣2分，其他一处不符合要求扣1分
5. 打开碘伏棉球，右手持钳夹取碘伏棉球按自上而下、由外向内的顺序依次擦洗阴阜、大阴唇，左手戴手套分开大阴唇擦洗小阴唇、尿道口、肛门。撤去弯盘，放于治疗车下层，脱下手套	7	未戴手套、手法不正确各扣2分，其他一处不符合要求扣1分
6. 无菌包放于患者双腿间，打开无菌包的内层	4	开包方法不正确扣1分，污染无菌包扣3分
7. 戴无菌手套、铺洞巾，撤除导尿管内导丝，连接导尿管与引流袋，用注射器向导尿管尾端的侧管注水，测试导尿管前端的球囊是否隆起，打开无菌石蜡油棉球并润滑导尿管	6	污染一处扣2分，其他一处不符合要求扣1分
8. 放置弯盘于会阴处，左手分开大、小阴唇，自尿道口、小阴唇，自上而下，由内向外进行消毒，将弯盘放置于床尾	7	尿道口暴露不充分、污染一处各扣2分，其他一处不符合要求扣1分
9. 持导尿管缓缓插入4～6cm，见尿液流出后再插入1cm，注水10ml并固定导尿管	4	一处不符合要求扣2分
10. 撤去洞巾，用纱布擦净外阴，脱手套，撤去一次性垫子。开放导尿管，并将调节夹放置在接近引流袋处，避免皮肤损伤，可用引流管固定器将尿管固定在患者大腿处，或用安全别针将引流管固定在床单上。尿潴留患者一次放尿不超过1000ml	7	一次放尿超过1000ml扣2分，其他一处不符合要求扣1分
11. 将引流袋妥善固定在床旁低于膀胱的位置，贴好引流管标识（记录引流管名称、留置日期、时间）	3	引流袋高于膀胱的位置扣2分，未贴好引流管标识（记录引流管名称、留置日期、时间）扣1分
12. 协助患者穿好裤子，再次核对患者信息，协助患者取舒适卧位，整理床单位	4	一处不符合要求扣1分
13. 交待注意事项，（口述）部分患者导尿后疼痛剧烈或有明显的尿路刺激征，密切观察并交班，做好心理护理。撤去遮挡物	4	未交待注意事项扣2分，未口述扣1分，未及时撤去遮挡物扣1分
14. 整理用物，洗手，记录	3	一处不符合要求扣1分
终末质量标准	**15**	
1. 操作熟练，动作轻柔规范	4	不熟练、不轻柔各扣2分
2. 无菌观念强，操作中无污染	6	污染一处扣2分
3. 爱护体贴患者，操作后指导全面	5	爱伤观念不强扣3分，指导不到位扣2分

（三）注意事项

1. 尿潴留患者一次放尿不能超过1000ml，以防患者出现虚脱和血尿。

2. 合理固定尿管，双腔气囊导尿管固定时要注意膀胱的气囊不能卡在尿道口内，以免气囊压迫膀胱壁，造成黏膜损伤。引流管要留出足够的长度，防止因翻身牵拉，使尿管脱出。

3. 保持尿液引流通畅：防止管道受压、扭曲、堵塞；鼓励患者多饮水、勤翻身，以利排尿，避免感染与结石。

4. 注意患者的主诉并观察尿液情况，发现尿液浑浊、沉淀、有结晶时，应及时处理，每周检查尿常规 1 次。

5. 严格无菌操作，保持尿道口清洁，女性患者用生理盐水棉球擦洗外阴及尿道口，男性患者用生理盐水棉球擦试尿道口、龟头及包皮，每天 1 ～ 2 次，以防逆行感染。

6. 患者留置尿管期间，应及时排空集尿袋，并记录尿量，每天定时更换集尿袋。

7. 硅胶导尿管每 2 周更换 1 次，并做好更换标识。

8. 在留置导尿管期间，应训练膀胱反射功能，可采用间歇性夹管方式。夹闭导尿管，每 3 ～ 4 小时开放 1 次，使膀胱定时充盈和排空，促进膀胱功能的恢复。

9. 导尿时如尿管误入阴道，应更换导尿管重新插入。

三十、男患者留置导尿技术

（一）目的

同女患者留置导尿技术

（二）操作流程

操作标准	标分	评分细则
准备质量标准	22	
1. 仪表端庄，着装整洁	2	一处不符合扣 2 分
2. 双人核对执行单与医嘱是否正确	2	未核对扣 2 分
3. 评估 （1）查对患者的床号、姓名、腕带，了解患者的病情、意识状况、合作程度及有无前列腺疾病 （2）向患者及家属解释留置导尿的目的和方法，取得配合 （3）评估患者的膀胱充盈度、尿道口皮肤情况，判断使用导尿包的型号，协助患者排大便 （4）评估环境是否符合操作要求（有遮挡设施）	8	未评估扣 8 分，少评估一项扣 2 分
4. 洗手、戴口罩	2	一项不符合要求扣 1 分
5. 用物：治疗盘、一次性无菌导尿包两个（导尿包型号分别为 14 号、16 号）、手套、一次性垫巾、便盆、小便壶、引流管专用固定绷带（必要时备固定器）、无菌注射器（20ml）、无菌生理盐水、引流管标识、执行单、笔、速干手消毒剂、一次性无菌口罩、集物桶、治疗车、备用无菌手套 1 副，必要时备屏风	6	用物缺少一件扣 1 分

操作标准	标分	评分细则
6. 检查以上用物	2	未检查用物扣 2 分
操作质量标准	**63**	
1. 携用物至床旁，查对患者床号、姓名、腕带，向患者做好解释	3	未查对患者扣 2 分，未解释扣 1 分
2. 关闭门窗，遮挡患者，放好便盆或小便壶	3	一处不符合要求扣 1 分
3. 协助患者取平卧位，操作者位于患者的右侧拆同侧床尾盖被，脱左侧裤腿盖于右腿上，被子斜盖于左腿上，两腿屈曲分开	3	体位不符合要求扣 2 分，暴露时间长扣 1 分
4. 臀下垫一次性垫巾，打开无菌导尿包，左手戴手套，取出弯盘置于会阴处	4	一处不符合要求扣 1 分
5. 打开碘伏棉球，右手持血管钳夹碘伏棉球依次消毒阴囊及阴茎，用纱布裹住阴茎提起并将包皮向后推，以充分暴露尿道口。自尿道口开始向外旋转擦拭尿道口、龟头及冠状沟，将弯盘放于治疗车下层，脱手套	6	手法不正确、尿道口暴露不充分各扣 2 分，其他不符合要求各扣 1 分
6. 无菌包放于患者双腿间，打开	3	开包方法不正确扣 1 分，污染无菌包扣 2 分
7. 戴无菌手套，铺洞巾，撤除导尿管内导丝。连接导尿管与引流袋，用注射器向导尿管尾端的侧管注水，测试导尿管前端的球囊是否隆起，打开无菌石蜡油棉球并润滑导尿管	6	一处不符合要求各扣 1 分
8. 左手用纱布包住阴茎将包皮向后推，暴露尿道口。右手手持血管钳夹碘伏棉球再次消毒尿道口、龟头及冠状沟，将弯盘置于床尾	5	尿道口暴露不充分、手法不正确各扣 2 分，其他一处不符合要求各扣 1 分
9. 左手提起阴茎与腹壁成 60° 角，右手持血管钳夹导尿管，嘱患者放松深呼吸，轻轻插入 20 ～ 22cm，见尿液流出后再插入少许	7	阴茎未与腹壁成 60° 角扣 2 分，其他一项不符合要求扣 1 分
10. 向气囊注入 10ml 生理盐水（小儿 3 ～ 5ml），如注水有阻力不可强行注入，以免损伤尿道，必要时及时请泌尿外科医师协助。注水后轻拉导尿管有阻力感，即证实导尿管已固定于膀胱内，并及时将包皮复位	5	注入生理盐水量不正确、注水后未轻拉导尿管证实在膀胱内各扣 2 分，其他一处不符合要求各扣 1 分
11. 开放导尿管，并将调节夹放置在接近引流袋处，避免皮肤损伤，可用引流管固定器将尿管固定在患者大腿处，或用安全别针将引流管固定在床单上。尿潴留患者一次放尿不超过 1000ml	4	一项不符合要求各扣 1 分

操作标准	标分	评分细则
12. 将引流袋妥善固定在床旁低于膀胱的位置，贴好引流管标识（记录引流管名称、留置日期、时间）	3	引流袋高于膀胱扣 2 分，未贴好引流管标识（记录引流管名称、留置日期、时间）扣 1 分
13. 协助患者穿好裤子，再次核对患者信息，协助患者取舒适卧位，整理床单位	4	一处不符合要求扣 1 分
14. 交待注意事项，（口述）部分患者导尿后疼痛剧烈或有明显的尿路刺激征，密切观察并交班，做好心理护理，撤去遮挡物	4	未交待注意事项扣 2 分，未口述扣 1 分，未及时撤去遮挡物扣 1 分
15. 整理用物，洗手，记录	3	一处不符合要求扣 1 分
终末质量标准	15	
1. 操作熟练，动作轻柔规范	4	不熟练、不轻柔各扣 2 分
2. 无菌观念强，操作中无污染	6	污染一处扣 2 分
3. 爱护体贴患者，操作后宣教指导全面	5	爱伤观念不强扣 3 分，指导不到位扣 2 分

（三）注意事项

1. 尿潴留患者一次放尿不能超过 1000ml，以防患者出现虚脱和血尿。

2. 合理固定尿管，双腔气囊导尿管固定时要注意膀胱的气囊不能卡在尿道口内，以免气囊压迫膀胱壁，造成黏膜损伤。引流管要留出足够的长度，防止因翻身牵拉，使尿管脱出。

3. 保持尿液引流通畅：

（1）防止管道受压、扭曲、堵塞。

（2）鼓励患者多饮水、勤翻身，以利排尿，避免感染与结石。

4. 注意患者的主诉并观察尿液情况，发现尿液浑浊、沉淀、有结晶时，应及时处理，每周检查尿常规 1 次。

5. 严格无菌操作，保持尿道口清洁，用生理盐水棉球擦拭尿道口、龟头及包皮，每天 1～2 次，以防逆行感染。

6. 患者留置尿管期间，应及时排空集尿袋，并记录尿量，每天定时更换集尿袋。

7. 硅胶导尿管每 2 周更换 1 次，并做好更换标识。

8. 在留置导尿管期间，应训练膀胱反射功能，可采用间歇性夹管方式。夹闭导尿管，每 3～4 小时开放 1 次，使膀胱定时充盈和排空，促进膀胱功能的恢复。

9. 插尿管前注意将阴茎提起，与腹壁成 60° 角，使耻骨前弯消失，这样尿管就会顺利插入。插管动作要轻柔，遇有阻力时，特别是尿管经尿道外口、膜部、尿道内口的三处狭窄时，应嘱患者深呼吸，缓慢插入尿管，避免用力过猛而损伤尿道。

三十一、密闭式膀胱冲洗技术

（一）目的

1. 使尿液引流通畅。

2. 治疗某些膀胱疾病。

3. 清除膀胱内的血凝块、黏液、细菌等异物，预防膀胱感染。

4. 前列腺及膀胱手术后预防血块形成。

（二）操作流程

操作标准	标分	评分标准
准备质量标准	25	
1. 仪表端庄，着装整洁	2	一项不符合要求扣 1 分
2. 双人核对执行单与医嘱是否正确	2	未核对扣 2 分
3. 评估 （1）查对患者的床号、姓名、腕带，了解患者的病情、意识状态及合作程度 （2）向患者解释膀胱冲洗的目的和方法，以取得患者的理解与配合 （3）查看尿液的性质，了解有无尿频、尿急、尿痛、膀胱憋尿感；观察尿管通畅情况，放出尿液，使膀胱保持空虚 （4）评估操作环境是否符合操作要求（有遮挡设施）	8	未评估扣 8 分，少评估一项扣 2 分
4. 洗手、戴口罩	2	一项不符合要求扣 1 分
5. 用物：执行单、治疗盘、无菌生理盐水（根据疾种选择合适的温度）、治疗巾、输液管、治疗碗、无菌手套、注射器、无菌棉签、皮肤消毒液、弯盘、笔、速干手消毒剂、一次性无菌口罩、集物桶、治疗车、输液架，必要时备屏风	6	用物缺少一件扣 1 分
6. 检查以上用物	2	未检查用物扣 2 分
操作质量标准	60	
1. 将用物携至床旁，查对患者的床号、姓名、腕带，向患者解释	3	未查对患者扣 2 分，未解释扣 1 分
2. 酌情关闭门窗，遮挡患者，并协助患者取合适卧位，露出尿管	6	未遮挡患者、体位不合适各扣 2 分，其他一处不符合要求各扣 1 分
3. 将生理盐水挂于输液架上，冲洗瓶内液面距床面约 60cm，连接输液管，排尽空气，夹闭输液管	9	污染一处扣 3 分，冲洗瓶内液面距床面距离不正确扣 2 分，其他一处不符合要求扣 1 分

（续　表）

操作标准	标分	评分标准
4．戴好手套，用棉签蘸消毒液消毒导尿管（三腔）的输入口	5	未消毒扣 3 分，消毒不符合要求酌情扣分，未带手套扣 2 分
5．打开输液管道，正确连接输液器和导尿管，根据病种酌情夹闭尿管	6	连接错误扣 4 分，其他一处不符合要求扣 2 分
6．使冲洗液缓慢进入膀胱，合理调节冲洗速度（根据病情、流出液的颜色以及患者的耐受度），一般为 60～100 滴／分	6	注入过快或过慢扣 3 分，其他一处不符合要求各扣 1 分
7．询问患者的感受，观察有无腹痛不适以及憋胀感，观察尿管有无侧漏尿液、管道堵塞现象，根据病情、尿流速度、尿液色泽调节合适流速，（口述）可根据医嘱与病情合理夹闭尿管与放出尿液，反复进行	10	未询问患者、未观察、未合理调节流速各扣 2 分，未口述（根据医嘱与病情合理夹闭尿管与放出尿液）扣 2 分，其他一处不符合要求各扣 1 分
8．冲洗完毕，并检查冲洗情况，取下冲洗管，消毒管道接口	5	未检查冲洗情况、未消毒各扣 2 分，其他一处不符合要求扣 1 分
9．再次核对患者信息，协助患者取舒适卧位，整理床单位，交待注意事项，撤去遮挡物	6	未核对患者信息、未交待注意事项各扣 2 分，其他一处不符合要求扣 1 分
10．整理用物，洗手，准确记录输入、输出的液体量以及冲洗情况	4	未记录扣 2 分，其他一处不符合要求扣 1 分
终末质量标准	15	
1．操作熟练，符合无菌原则	6	操作不熟练扣 2 分，无菌观念不强扣 4 分
2．各管道连接严密，引流通畅	5	管道引流不符合要求扣 5 分
3．爱护体贴患者	4	爱伤观念不强扣 4 分

（三）注意事项

1．严格执行无菌操作，防止医源性感染。

2．冲洗时若患者感觉不适，应当减缓冲洗速度及量，必要时停止冲洗，密切观察。若患者感到剧痛或者引流液中有鲜血时，应当停止冲洗，并通知医师处理。

3．冲洗时，冲洗瓶内液面距床面约 60cm，以便产生一定的压力，利于液体流入。冲洗速度根据流出液的颜色进行调节，一般为 80～100 滴／分如果滴入药液，须在膀胱内保留 15～30 分钟后再引流出体外，或者根据需要延长保留时间。

4．寒冷气候，冲洗液应加温至 35℃ 左右，以防冷水刺激膀胱，引起膀胱痉挛。

5．冲洗过程中注意观察引流管是否通畅。

三十二、大量不保留灌肠技术

（一）目的

1. 清洁肠道，为手术、分娩或者检查的患者进行肠道准备。

2. 解除便秘、肠胀气。

3. 稀释和清除肠道内有害物质，减轻中毒。

4. 灌入低温液体，为高热患者降温。

（二）操作流程

操作标准	标分	评分细则
准备质量标准	25	
1. 仪表端庄，着装整洁	2	一项不符合要求扣1分
2. 双人核对执行单与医嘱是否正确	2	未核对扣2分
3. 评估 （1）查对患者的床号、姓名、腕带，了解患者的病情、意识状态及合作程度 （2）向患者解释灌肠的目的和方法，以取得患者的理解与配合 （3）询问患者的排便情况（是否患过肛肠部疾患）、检查腹胀情况、察看肛门处皮肤情况，协助患者排大、小便 （4）评估环境是否符合要求（有遮挡设施），备输液架，调整合适高度	8	未评估扣8分，少评估一项扣2分
4. 洗手、戴口罩	2	一项不符合要求扣1分
5. 用物：执行单、治疗盘、一次性使用灌肠器包（内有灌肠器、肥皂液、卫生纸、手套）、水温计、血管钳、一次性手套1副、无菌棉签、润滑剂、弯盘、一次性垫巾、大便器、笔、速干手消毒剂、一次性无菌口罩、集物桶、治疗车、输液架，常用溶液：0.1%～0.2%肥皂液、生理盐水或温开水500～1000ml，必要时备屏风	6	用物缺少一件扣1分
6. 用水温计测水温（39～41℃），擦干备用，检查以上用物	5	未测水温扣2分，未擦干水温计扣1分，未检查用物扣2分
操作质量标准	60	
1. 携用物至床旁，核对患者的床号、姓名、腕带，做好解释	3	未核对患者扣2分，未解释扣1分
2. 关闭门窗，遮挡患者	3	未关闭门窗扣1分，未遮挡患者扣2分

（续　表）

操作标准	标分	评分细则
3. 协助患者取左侧卧位，双腿屈曲，退裤子至膝部，移臀至床沿，臀下放置一次性垫巾，弯盘置于臀边	7	体位不正确、暴露过多、未垫一次性垫巾各扣 2 分，弯盘放置不合理扣 1 分
4. 打开灌肠器，戴手套，将卫生纸置于一次性外包装内，关闭导管开关（或用血管钳夹住灌肠器的肛管），将配置好的 0.1% ～ 0.2% 肥皂液 500 ～ 1000ml 倒入灌肠器内，将灌肠器挂于输液架上，液面距肛门 40 ～ 60cm	5	液体溢出灌肠袋扣 2 分，灌肠器内的液面不符合要求扣 2 分，其他一处不符合要求扣 1 分
5. 戴手套，润滑肛管，排尽肛管内空气	6	未戴手套、未润滑肛管、未排尽肛管内空气各扣 2 分
6. 嘱患者做排便动作放松肛门，将肛管轻轻插入直肠 7 ～ 10cm，固定肛管	6	未嘱患者做排气动作放松肛门、插入深度不正确、未固定肛管各扣 2 分
7. 另一手松开夹子和血管钳使灌肠液缓缓流入，观察患者的反应及灌肠器内液面下降情况。如液体流入受阻，可转动或轻轻挤压肛管；如患者感觉腹胀或有便意，可适当降低灌肠器的高度或暂停片刻，嘱患者张口深呼吸；如患者出现面色苍白、出冷汗、剧烈腹痛等症状，应立即停止灌肠，通知医生处理	9	未观察患者反应、未观察液面下降情况、未及时处理流速受阻、未及时指导与处理患者不适状况各扣 2 分，其他一处不符合要求扣 1 分
8. 灌肠完毕，拔出肛管放入弯盘。用卫生纸擦净臀部，脱去手套，撤去一次性垫巾	4	一处不符合要求扣 1 分
9. 询问患者感受，交待注意事项（嘱患者保留 5 ～ 10 分钟排便，观察大便的量和性质），（口述）必要时协助患者排便，对不能下床活动的患者，将卫生纸、呼叫器放在易取处，保留 5 ～ 10 分钟后给予便器	8	未询问患者感受、未交待注意事项、未口述不能下床患者的处理情况各扣 2 分，其他一处不符合要求扣 1 分
10. 帮助患者穿上裤子，再次核对患者，取合适体位，整理床单位，酌情开窗通风，撤去遮挡物	6	未再次核对患者扣 2 分，其他一处不符合要求扣 1 分
11. 整理用物，洗手，记录	3	一项不符合要求扣 1 分
终末质量标准	15	
1. 操作熟练，动作轻柔，衣裤、被服无污染	5	操作不熟练扣 2 分，污染 1 处扣 1 分
2. 灌肠一次成功	5	灌肠一次不成功扣 5 分
3. 爱护体贴患者	5	爱伤观念不强扣 5 分

（三）注意事项

1. 对急腹症、妊娠早期、消化道出血的患者禁止灌肠；肝性脑病患者禁用肥皂水灌肠；充血性心力衰竭和水钠潴留患者禁用 0.9% 氯化钠溶液灌肠；伤寒患者灌肠量不能超过 500ml，液面距肛门不得超过 30cm。

2. 准确掌握灌肠溶液的温度、浓度、流速、压力和溶液的量。

3．灌肠时患者如有腹胀或便意时，应嘱患者做深呼吸，以减轻不适。

4．灌肠过程中应随时观察患者的病情变化，如发现脉速、面色苍白、出冷汗、剧烈腹痛、心慌气急时，应立即停止灌肠并及时与医生联系，采取急救措施。

三十三、保留灌肠法

（一）目的

1．将药物自肛门灌入，保留在肠道内，通过肠黏膜吸收达到治疗疾病的目的。

2．镇静、催眠，治疗肠道感染。

（二）操作流程

操作标准	标分	评分细则
准备质量标准	25	
1．仪表端庄，着装整洁	2	一项不符合要求扣 1 分
2．双人核对执行单与医嘱是否正确	2	未核对扣 2 分
3．评估 （1）查对患者的床号、姓名、腕带，了解患者的病情、意识状况及合作程度 （2）向患者解释灌肠的目的和方法，以取得患者的理解与配合 （3）了解患者的排便情况（是否患过肛肠部疾患）、观察肛门处皮肤情况，协助患者排大、小便 （4）评估环境是否符合要求（有遮挡设施）	8	未评估扣 8 分，少评估一项扣 2 分
4．洗手、戴口罩	2	一项不符合要求扣 1 分
5．用物：执行单、治疗盘、50ml 注射器、量杯或小容量灌肠器、肛管（20 号以下）、弯盘、无菌棉签、润滑剂、卫生纸、一次性垫巾、垫枕（高约 10cm）、一次性手套、水温计、便盆、灌肠液不超过 200ml、笔、速干手消毒剂、一次性无菌口罩、集物桶、治疗车，必要时备屏风	6	用物缺少一件扣 1 分
6．用水温计测溶液温度（39～41℃），水温计擦干，并检查以上用物	5	未测量溶液温度扣 2 分，未擦干水温计扣 1 分，未检查用物扣 2 分
操作质量标准	60	
1．携用物至床旁，查对患者的床号、姓名、腕带，向患者解释	3	未查对患者扣 2 分，未解释扣 1 分
2．酌情关闭门窗，遮挡患者，必要时拉起床档	3	未遮挡患者扣 2 分，其他一处不符合要求扣 1 分

（续　表）

操作标准	标分	评分细则
3. 根据病情协助患者取合适卧位（如慢性细菌性痢疾取左侧卧位；阿米巴痢疾取右侧卧位），双膝屈曲，脱裤至膝部，臀部移至床边，臀下放置一次性垫巾，用垫枕抬高臀部10cm，放置弯盘于臀边，戴手套	8	卧位不正确、暴露患者过多、未垫一次性垫巾各扣2分，其他一处不符合要求各扣1分
4. 肛管涂润滑剂，用注射器抽吸溶液，连接肛管，排尽空气	5	肛管未涂润滑剂、抽吸药液不合理各扣2分，其他一处不符合要求扣1分
5. 指导患者做排便动作放松肛门，轻轻插入肛管15～20cm，（口述）若用灌肠筒液面距肛门应小于30cm	6	未指导患者放松肛门、插入深度不正确、液面距肛门距离不符合要求各扣2分
6. 缓缓推注药物，使药物保留。询问患者有无不适，观察有无不良反应，如有不适，立即停止推注，注药完毕，将肛管末端抬高	10	推注速度过快、溶液外溢各扣3分，其他一处不符合要求扣1分
7. 灌肠完毕，反折并捏紧肛管，用卫生纸包住肛管轻轻拔出	4	污染床铺扣2分，其他一处不符合要求扣1分
8. 用卫生纸擦净肛门，脱下手套，放入弯盘，撤去一次性垫巾与垫枕	4	一处不符合要求扣1分
9. 询问患者感受，交待注意事项（嘱患者保留1小时以上再排便，观察大便的量、性质及有无不适），（口述）必要时协助患者排便，对不能下床活动的患者，将卫生纸、呼叫器、便器放在易取处，保留1小时后协助排便	8	未询问患者感受、未交待注意事项、未协助患者各扣2分，其他一处不符合要求扣1分
10. 帮助患者穿上裤子，再次核对患者信息，协助患者取舒适体位，整理床单位，撤去遮挡物，酌情开窗通风	6	未再次核对患者扣2分，其他一处不符合要求扣1分
11. 整理用物，洗手，记录	3	一处不符合要求扣1分
终末质量标准	15	
1. 操作熟练，动作轻柔	5	操作不熟练扣5分
2. 灌肠一次成功	5	灌肠一次不成功扣5分
3. 爱护体贴患者	5	爱伤观念不强扣5分

（三）注意事项

1. 保留灌肠前嘱患者排便，肠道排空有利于药液吸收。了解灌肠的目的和病变部位，以确定患者的卧位和插入肛管的深度。

2. 保留灌肠时，应选择稍细的肛管并且插入要深，液量不宜过多，压力要低，灌入速度宜慢，以减少刺激，使灌入的药液能保留较长的时间，有利于肠黏膜的吸收。

3. 肛门、直肠、结肠手术的患者及大便失禁的患者，不宜做保留灌肠。

三十四、肛管排气法

（一）目的

帮助患者排除肠腔积气，减轻腹胀。

（二）操作流程

操作标准	标分	评分细则
准备质量标准	22	
1．仪表端庄，着装整洁	2	一项不符合要求扣 1 分
2．双人核对执行单和医嘱是否正确	2	未核对扣 2 分
3．评估 （1）查对患者的床号、姓名、腕带，了解患者的病情、意识状态及合作程度 （2）向患者解释肛管排气的目的和方法，以取得患者的理解与配合 （3）了解患者的排便情况（是否患过肛肠部疾患）、观察腹胀情况、肛门处皮肤情况，协助患者排大、小便 （4）评估周围环境是否符合要求（有遮挡设施）	8	未评估扣 8 分，少评估一项扣 2 分
4．洗手、戴口罩	2	一项不符合要求扣 1 分
5．用物：执行单、治疗盘、24 ～ 26 号肛管 2 根、玻璃接管、橡胶管、玻璃瓶（内盛水 3/4 满，瓶上系带）、无菌棉签、润滑剂、胶布（1cm×15cm）、卫生纸、一次性手套、一次性垫巾、弯盘、固定夹、笔、速干手消毒剂、一次性无菌口罩、集物桶、治疗车，必要时备屏风	6	用物缺少一件扣 1 分
6．检查以上用物	2	未检查用物扣 2 分
操作质量标准	63	
1．携用物至床旁，查对患者的床号、姓名、腕带，向患者解释	3	未查对患者扣 2 分，未解释扣 1 分
2．关闭门窗，遮挡患者，必要时拉起床档	4	未关门窗扣 2 分，未遮挡患者扣 2 分
3．协助患者取左侧卧位，脱裤子至膝部，双膝屈曲，移臀部至床边，臀下放置一次性垫巾，放置弯盘于臀边，戴手套	7	卧位不正确扣 2 分，暴露患者过多扣 2 分，其他一处不符合要求扣 1 分
4．将玻璃瓶挂床旁，将橡胶管一端插入玻璃瓶内（水面以下），玻璃接管一端接肛管，另一端接橡胶管	7	连接不正确扣 3 分，不紧密扣 2 分，其他一处不符合要求扣 1 分
5．弯盘置于臀部，润滑肛管，指导患者做排便动作放松肛门，轻轻插入肛管 15 ～ 18cm，询问患者的感受及有无不适，用胶布固定，橡胶管留出足以翻身的长度，用固定夹固定在床上	14	未润滑肛管、未指导患者放松肛门各扣 2 分，插入深度不正确扣 4 分，橡胶管所留长度不正确、未固定肛管各扣 2 分，其他一处不符合要求扣 1 分

操作标准	标分	评分细则
6. 观察和记录排气情况，如排气不畅时应帮助患者更换体位及按摩腹部，以促进排气，（口述）如气体排出时瓶中可见水泡	10	未观察排气情况、未帮助患者更换体位及按摩腹部各扣2分，按摩方法不正确扣2分，其他一处不符合要求扣1分
7.（口述）保留肛管20分钟，避免长时间留置肛管，减少括约肌的反应，避免导致肛门括约肌永久性松弛	4	保留时间不正确扣4分
8. 用卫生纸包住肛管轻轻拔出放入弯盘，用卫生纸清洁肛门，帮助患者穿好裤子，询问患者感受	4	一处不符合要求扣1分
9. 再次核对患者，协助患者取舒适体位，整理床单位，交待注意事项	5	未核对患者扣2分，其他一处不符合要求扣1分
10. 撤去遮挡物，酌情开窗通风	2	一处不符合要求扣1分
11. 整理用物，洗手，记录	3	一处不符合要求扣1分
终末质量标准	15	
1. 操作熟练，方法正确	5	操作不熟练扣3分，方法不得当扣2分
2. 患者腹胀减轻，感觉轻松舒适	5	症状未减轻扣5分
3. 爱护体贴患者	5	爱伤观念不强扣5分

（三）注意事项

1. 肛管排气时如遇排气不畅，应在腹部按结肠的解剖部位作离心按摩或帮助患者变换体位，以帮助排气。

2. 注意观察患者的排气情况，保留肛管时间不宜超过20分钟，必要时隔几小时后重复排气。

三十五、人工肛门（造口）的护理技术

（一）目的

1. 保持人工肛门周围皮肤的清洁。

2. 评估患者人工肛门的功能状况及心理接受程度。

3. 帮助患者掌握护理人工肛门的方法及注意事项。

（二）操作流程

操作标准	标分	评分细则
准备质量标准	22	
1. 仪表端庄，着装整洁	2	一项不符合要求扣1分

（续　表）

操作标准	标分	评分细则
2．双人核对执行单与医嘱是否正确	2	未核对扣2分
3．评估 （1）查对患者的床号、姓名、腕带，了解患者的病情、意识状况及合作程度 （2）向患者说明人工肛门护理的目的和方法，以取得患者的理解与配合 （3）询问患者造口的功能情况、自理程度、对护理知识掌握的程度以及心理接受程度，观察患者造瘘口类型及局部情况，协助患者排大、小便 （4）评估周围环境是否符合要求（有遮挡设施）	8	未评估扣8分，少评估一项扣2分
4．剪指甲、洗手、戴口罩	3	一项不符合要求扣1分
5．用物：执行单、治疗盘、造口袋（一件式）、剪刀、造口量度表、纱布或棉球、治疗碗、镊子、弯盘、无菌生理盐水、手套、一次性垫子、皮肤膏、笔、速干手消毒剂、一次性无菌口罩、集物桶、治疗车，必要时备屏风	5	用物缺少一件扣1分
6．检查以上用物	2	未检查用物扣1分
操作质量标准	63	
1．携用物至床旁，查对患者的床号、姓名、腕带，向患者解释	3	未查对患者扣2分，未解释扣1分
2．酌情关闭门窗，遮挡患者，拉起床档	3	未遮挡患者扣2分，拉起床档扣1分
3．协助患者脱下裤子，取合适卧位，暴露造瘘口部位，铺一次性垫子于造口下方，放置弯盘	5	一处不符合要求扣1分
4．戴手套，由上而下撕离造口袋，然后取下，观察排泄物的性状、颜色及量，放置于弯盘中	7	未戴手套、撕离造口袋方法不正确、未观察排泄物各扣2分，未放入弯盘中扣1分
5．观察造口及周围皮肤有无异常情况，用镊子夹取生理盐水棉球，将造口处及周围皮肤清洁干净	6	未观察造口及周围皮肤、动作不轻柔、造口处及周围皮肤未清洁干净各扣2分
6．用造口量度表测量造口的大小、形状	4	未测量扣4分，测量不准确扣3分
7．在造口袋背面贴纸处根据测量尺寸画线做记号	3	未做记号扣3分，不准确扣2分
8．沿记号在造口袋上剪洞，修剪造口袋底盘，（口述）必要时可涂防漏膏、保护膜	7	造口袋尺寸不符合要求扣4分，未口述（必要时可涂防漏膏、保护膜）扣2分
9．撕去贴纸，将造口袋对准造口，轻轻将造口袋紧密贴于造口周围皮肤上，检查是否贴牢。（口述）如使用可排放式造口袋，粘贴前将造口袋下端开口封住。方法：用封口夹夹住造口袋下端排放口，粘贴时需倾斜一定的角度，使造口袋下缘离开身体，便于放出排泄物	9	造口袋未对准造口、袋口粘贴不紧密各扣3分，其他一处不符合要求扣1分

操作标准	标分	评分细则
10. 询问患者的感受，撤去弯盘和一次性垫子	3	一处不符合要求扣 2 分
11. 再次核对患者信息，协助患者穿上裤子，取舒适卧位，整理床单位，交待注意事项	7	未再次核对患者、未交待注意事项各扣 2 分，其他一处不符合要求扣 1 分
12. 放下床档，撤去遮挡物，酌情开窗通风	3	一处不符合要求扣 1 分
13. 整理用物，洗手、记录	3	一处不符合要求扣 1 分
终末质量标准	15	
1. 操作熟练，动作轻柔	4	操作不熟练、不轻柔各扣 2 分
2. 人工肛门周围皮肤清洁、干燥	3	皮肤不清洁、不干燥各扣 1.5 分
3. 造口袋紧贴皮肤，无排泄物渗漏	5	粘贴不牢、有渗漏各扣 2.5 分
4. 爱护体贴患者	3	爱伤观念不强扣 3 分

（三）注意事项

1. 向患者详细讲解操作步骤。

2. 更换造口袋时应防止袋内粪便溢出污染伤口。

3. 撕离造口袋时应注意保护皮肤，防止皮肤损伤。

4. 贴造口袋前一定要保证造口周围皮肤干燥。

5. 造口袋裁剪时与实际造口方向相反，不规则造口要注意裁剪方向。

6. 造口袋背面所剪洞口尺寸应略大于造口，以预防造口处摩擦损伤。

7. 造口袋底盘与造口黏膜之间保持适当间隙（1～2mm），缝隙过大粪便刺激皮肤容易引起皮炎，过小底盘边缘与黏膜摩擦将会导致不适甚至出血。

8. 袋内粪便超过 1/3 满或有渗漏时应及时更换。

9. 患者观察造口周围皮肤的血运情况，并定期手扩造口，防止造口狭窄。

10. 注意饮食卫生，摄入产气少、易消化的少渣食品，忌生冷、辛辣刺激性食物，保持粪便成形，避免腹泻或便秘。

11. 在使用造口辅助用品前，应认真阅读产品说明书，如使用防漏膏应当按压底盘 15～20 分钟。

三十六、血压的测量方法

（一）目的

1. 判断血压有无异常。

2. 动态监测血压变化，间接了解循环系统的功能状态。

3．协助诊断，为预防、治疗、康复、护理提供依据。

（二）操作质量标准

操作标准	标分	评分细则
准备质量标准	**22**	
1．仪表端庄，着装整洁	2	一项不符合要求扣1分
2．双人核对执行单与医嘱是否正确	2	未核对扣2分
3．评估 （1）查对患者的床号、姓名、腕带，了解患者的病情、意识状况及合作程度 （2）向患者解释测量血压的目的，以取得患者的理解与配合 （3）询问患者是否有吸烟、运动、情绪激动等情况（若有应休息15～30分钟再测量） （4）评估患者周围环境是否符合操作要求（有遮挡设施）	8	未评估扣8分，少评估一项扣2分
4．洗手、戴口罩	2	一项不符合要求扣1分
5．用物：执行单、治疗盘、血压计、听诊器、记录本、笔、速干手消毒剂、一次性无菌口罩、治疗车	5	用物缺少一件扣1分
6．检查血压计性能是否良好，并检查其他用物	3	未检查血压计性能扣2分，其他一处不符合要求扣1分
操作质量标准	**63**	
1．携用物至床旁，查对患者的床号、姓名、腕带，向患者解释，遮挡患者	4	未查对患者信息扣2分，未向患者解释扣2分
2．协助患者采取坐位或者平卧位（坐位时肱动脉平第4肋软骨；平卧位时肱动脉平腋中线），暴露一臂	6	卧位不符合要求、上臂暴露不充分、袖口过紧各扣2分
3．让患者伸直肘部，手掌向上外展，血压计汞柱零点、肱动脉、心脏在同一水平	6	血压计汞柱零点、肱动脉、心脏不在同一水平扣3分，其他一项不符合要求扣1分
4．放妥血压计，驱尽袖带内空气，平整地缠于患者上臂中部，松紧以能放入一指为宜，下缘距肘窝2～3cm，开启水银槽开关	10	血压计放置不妥当、袖带不平整、松紧不符合要求、部位不正确各扣2分，其他一处不符合要求扣1分
5．戴好听诊器，将听诊器胸件置肘窝肱动脉处，用手固定	4	一处不符合要求扣2分
6．一手握住气球向袖带内充气，至肱动脉波动音消失再使其上升20～30mmHg，然后放气，正确判断收缩压与舒张压	10	充气过快、测量方法不正确各扣2分，测量数值误差大扣4分，重复测量时水银柱未降至零扣2分

操作标准	标分	评分细则
7. 测量完毕，驱尽袖带内余气，拧紧气门上的螺旋帽，整理袖带放于盒内，将血压计盒盖右倾 45°，使水银回流槽内，关闭水银槽开关，整理妥善	8	关闭开关时水银未回流槽内扣 3 分，其他一处不符合要求扣 1 分
8. 协助患者穿好衣服，再次核对患者信息以及操作项目	4	未协助患者穿衣扣 2 分，未再次核对患者信息以及操作项目扣 2 分
9. 协助患者取舒适体位，整理床单位，交待注意事项，撤去遮挡设施	8	一处不符合要求扣 2 分
10. 整理用物，洗手并记录	3	一处不符合要求扣 1 分
终末质量标准	15	
1. 操作熟练，动作规范	4	操作不熟练扣 4 分
2. 测量结果准确	6	结果不准确扣 6 分
3. 护患沟通好，爱护体贴患者	5	爱伤观念不强扣 5 分

（三）注意事项

1. 血压计要定期检测，以保持其准确性。

2. 长期观察血压的患者，应做到四定：定时间、定部位、定体位、定血压计。

3. 按照要求选择合适的袖带。

4. 若衣袖过紧或衣服太多时，应脱掉衣服测量。

5. 充气不可过猛、过快，防止水银外溢；放气不可过快或过慢，以免读值误差。

6. 对偏瘫患者，应在健侧手臂上测量。

7. 为了避免血液流动作用的影响，在测量血压时，血压计"0"点应和肱动脉、心脏处在同一水平。

8. 运动、情绪变化、吸烟等要休息 15～30 分钟后测量。

三十七、心电监护技术

（一）目的

1. 对危重患者进行动态心电图观察，及时发现和诊断致命性心律失常，指导临床抗心律失常的治疗。

2. 通过仪器的报警装置，将危重患者的心率及时、准确地反映给医务人员，提高危重患者的抢救成功率。

（二）操作流程

操作标准	标分	评分标准
准备质量标准	23	
1．仪表端庄，着装整洁	2	一项不符合要求扣1分
2．双人核对执行单与医嘱单是否正确	2	未核对扣2分
3．评估 （1）查对患者的床号、姓名、腕带，了解患者的病情、意识状况、合作程度及酒精过敏史 （2）对清醒患者，告知心电监测的目的和方法，以取得患者的理解与配合；昏迷患者告知家属 （3）评估患者的皮肤状况（是否完好、清洁），指（趾）甲长是否适宜、有无指甲油、末梢循环情况，测血压肢体的活动情况，协助患者排大、小便 （4）评估患者周围环境是否符合操作要求（有遮挡设施、无电磁波干扰）	8	未评估扣8分，少评估一项扣2分
4．洗手、戴口罩	2	一项不符合要求扣1分
5．用物：执行单、治疗盘、心电监护仪（包括监护导线、电源线、地线）、电极膜、75%乙醇或生理盐水、无菌棉签、弯盘、纱布、笔、速干手消毒剂、一次性无菌口罩、集物桶、治疗车	5	用物缺少一件扣1分
6．检查心电监护仪的功能及以上用物	4	未检查心电监护仪的功能扣2分，未检查其他用物扣2分
操作质量标准	62	
1．将用物携至床旁，查对患者床号、姓名、腕带，向患者解释	3	未查对患者扣2分，未向患者解释扣1分
2．接好地线、电源线，接监护导联线，打开电源开关	3	一处不符合要求扣1分
3．遮挡患者，协助患者取舒适体位，解开患者上衣纽扣，暴露胸部	4	一处不符合要求扣1分
4．用酒精纱布或生理盐水棉签清洁皮肤及趾（指）甲	2	未清洁患者皮肤及趾（指）甲扣2分
5．连接监护导联线，去掉电极片上的保护，将电极片贴于正确的位置，避开伤口、瘢痕、中心静脉置管的位置，必要时避开除颤部位。各电极片的位置：RA—右锁骨中线第2肋间，RL—右锁骨中线第五肋间，LA—左锁骨中线第2肋间，LL—左锁骨中线第5肋间，V—胸骨右缘第4肋间	10	一处导联不正确扣2分，其他一处不符合要求扣1分

操作标准	标分	评分标准
6. 调节波幅，选择波形清楚的导联进行检测	2	不符合要求扣2分
7. 暴露测压部位，嘱患者手心向上伸直胳膊，将袖带平整地缠于一侧上臂，距离肘窝2～3cm，松紧适宜，帮助患者盖好被子	3	袖带不符合要求扣2分，未协助患者盖好被子扣1分
8. 启动测压开关，测量血压，遵医嘱设定测量间隔时间	2	未启动测压开关扣1分，未设定测量间隔时间扣1分
9. 在测压肢体的另一侧手指上测量血氧饱和度：将传感器正确地安放在手（指）趾上	2	部位不正确扣1分，传感器安放不正确扣1分
10. 观察各项数值有无异常，调整各监护指标的上下限值。设置报警界限，不能关闭报警声音	5	未观察数值、未调整监护指标的上下限值、限值不正确各扣1分，关闭报警声音扣2分
11. 整理各导线，放置整齐，帮助患者取舒适体位，整理床单位，告知患者所测各项指标的数值，正常值是多少。交待注意事项：病室内避免使用手机，以免干扰监护仪；患者及家属不能自行移动仪器、传感器、电极片、不能自行调节参数；避免导连线打折、弯曲；如果局部皮肤有痒、红、痛或者机器障碍，请及时按铃呼叫	7	未整理导线、未帮助患者取舒适体位、未整理床单位各扣1分，未告知所测各项指标的数值和正常值扣2分，未交待注意事项扣2分
12. 整理用物，洗手，记录	3	一处不符合要求扣1分
13. 患者病情稳定后，遵医嘱停用心电监护 （1）向患者解释，取得合作 （2）洗手、戴口罩，备棉签或纱布、弯盘、速干手消毒剂 （3）携用物至床旁，核对患者 （4）关闭监护仪开关，拔掉电源 （5）松解袖带，观察皮肤情况 （6）取下电极片，观察皮肤情况，清除皮肤上的电极片痕迹 （7）取下传感器，观察手指情况 （8）交代注意事项，整理床单元，撤去遮挡物 （9）洗手，记录 （10）整理用物，监护仪设备清洁保养维护	16	未向患者解释、未携带用物、未核对患者、未关机先拔掉电源、未清除皮肤上的电极片痕迹、未交待注意事项、未清洁保养监护仪各扣2分，其他一处不符合要求扣1分
终末质量标准	15	
1. 熟悉机器性能，操作熟练	7	不熟悉性能扣5分，操作不熟练扣2分
2. 操作方法正确	5	操作方法不正确扣5分
3. 爱护体贴患者	3	爱伤观念不强扣3分

（三）注意事项

1. 根据患者病情，协助患者取平卧位或半卧位。

2. 密切观察心电图波形，及时处理干扰和电极脱落。

3. 正确设定报警界限，不能关闭报警声音。

4. 安装电极时要对局部皮肤进行清洁脱脂，以防振幅过低或干扰变形。电极片应与皮肤紧密接触。应定期观察患者黏膜贴电极片处的皮肤，定时更换电极片和电极片位置。

5. 对躁动不安的患者应固定好电极和导线，避免电极脱位及导线打折缠绕。

6. 停机时，先向患者说明，取得合作后再关机，切断电源。

7. 一旦仪器出现故障，必须与专职维修人员取得联系，切勿擅自打开机盖或机壳。

8. 造成心电监护干扰的主要原因：交流电干扰；皮肤清洁脱脂不彻底；电极固定不良或脱落；导线断裂；导电糊干涸；严重的肌电干扰。

三十八、胎心外监测技术

（一）目的

测量胎心音是否正常，了解胎儿在子宫内情况。

（二）操作流程

操作标准	标分	评分标准
准备质量标准	22	
1. 仪表端庄，着装整洁	2	一项不符合要求扣1分
2. 双人核对执行单与医嘱是否正确	2	未核对扣2分
3. 评估 （1）查对产妇的床号、姓名、腕带，了解产妇的意识状况、合作程度、耐受力、孕周大小、自理能力等 （2）向产妇解释胎心外检测的目的和方法，以取得患者的理解与配合 （3）观察产妇的胎方位、胎动情况及局部皮肤情况，协助患者排大、小便 （4）评估环境是否符合要求（有遮挡设施）	8	未评估扣6分，少评估一项扣2分
4. 洗手、戴口罩	2	一项不符合要求扣1分
5. 用物：执行单、治疗盘、胎心监护仪、超声波耦合剂、执行单、记录本、笔、速干手消毒剂、一次性无菌口罩、集物桶、治疗车，必要时备屏风	4	用物缺少一件扣1分
6. 检查胎心监护仪的功能和用物	4	未检查胎心监护仪的功能扣2分 未检查用物扣2分

操作标准	标分	评分标准
操作质量标准	63	
1. 携用物至床旁，查对产妇的床号、姓名、腕带，向产妇做解释	3	未查对产妇扣 2 分，未解释扣 1 分
2. 酌情关闭门窗，遮挡患者	3	未酌情关闭门窗扣 1 分，未遮挡患者扣 2 分
3. 协助产妇排尿，取 15° 斜坡位、左侧卧位 30°	6	未排尿扣 4 分，卧位不符合要求扣 3 分
4. 暴露腹部，注意保暖，用四部触诊手法了解胎方位，将胎心探头、宫腔压力探头涂耦合剂，固定于产妇腹部相应的部位，嘱产妇保持安静	20	部位选择不正确扣 4 分，未保暖、探头滑脱未及时复位、手法不正确、未嘱咐产妇保持安静各扣 2 分，其他一处不符合要求扣 1 分
5. 观察胎儿胎动情况，胎儿反应正常时行胎心监护 20 分钟，（口述）异常时可根据情况酌情延长监护时间	10	观察方法不正确、检测不合理动各扣 4 分，未口述异常情况的处理扣 2 分
6. 监护毕，撤去探头，并擦净皮肤，协助产妇穿上衣服	5	未擦净皮肤扣 3 分，未协助穿衣服扣 2 分
7. 再次核对产妇信息，协助产妇取舒适卧位，整理床单位，交待注意事项	6	一处不符合要求扣 1.5 分
8. 撤去遮挡物，酌情开窗通风	2	一处不符合要求扣 1 分
9. 整理用物，洗手，记录	4	未交待注意事项扣 2 分，其他一处不符合要求扣 1 分
10. 请医生做出报告并将胎心监护曲线图粘贴于病历报告单上保存	4	未请医生做出报告、未将胎心监护曲线图贴于报告单上各扣 2 分
终末质量标准	15	
1. 操作熟练，动作敏捷	5	操作不熟练扣 5 分
2. 方法正确，监护有效	5	方法不正确、监护无效扣 5 分
3. 爱护体贴患者	5	爱伤观念不强扣 5 分

（三）注意事项

1. 保持环境安静。

2. 听胎心音时，需与子宫杂音、腹主动脉音、胎动音及脐带杂音相鉴别。

3. 若孕妇的胎心音少于 120 次 / 分或者大于 160 次 / 分，应当立即触诊孕妇脉搏作对比鉴别，必要时给予吸氧，改变孕妇体位，进行胎心监护，并及时通知医师。

三十九、同步心脏电除颤技术

（一）目的

纠正患者心律失常，经电刺激以恢复窦性心律。

（二）操作流程

操作标准	标分	评分细则
准备质量标准	22	
1. 仪表端庄，着装整洁	2	一项不符合要求扣 1 分
2. 双人核对执行单与医嘱是否正确	2	未核对扣 2 分
3. 评估 （1）查对患者的床号、姓名、腕带，了解患者的病情、意识状况及合作程度 （2）评估患者的心电图状况以及是否有房颤波 （3）向患者家属说明病情及除颤的目的，以取得家属的理解与配合，（口述）并在病历上签名 （4）评估周围环境是否符合操作要求	8	未评估扣 8 分，少评估一项扣 2 分
4. 洗手、带口罩	2	一项不符合要求扣 1 分
5. 用物：治疗盘、除颤器、导电糊或治疗碗内盛盐水纱布、干纱布块、听诊器、吸氧管、生理盐水、输液用物一套、10ml 注射器 1 个、20ml 注射器 1 个、安定注射液 30mg、盐酸肾上腺素 2mg、弯盘、电极板、75% 乙醇、记录单、笔、速干手消毒剂、一次性无菌口罩、集物桶、治疗车	5	用物缺少一件扣 1 分
6. 检查除颤器的功能及以上其他用物	3	未检查除颤器的功能扣 2 分，未检查其他用物扣 1 分
操作质量标准	63	
1. 查对患者床号、姓名、腕带，向家属解释	3	未查对患者扣 2 分，未解释扣 1 分
2. 同步电除颤适应于房颤、房扑、室性或室上性心动过速的患者（口述）	3	未口述适应证扣 3 分，少口述一项扣 1 分
3. 协助患者去枕平卧于硬板床上	2	体位不符合要求扣 2 分
4. （口述）吸氧 15 分钟，记录心率、呼吸、血压，建立静脉通道	4	未口述扣 4 分（少口述一项扣 1 分）
5. 打开除颤器的电源开关，接好地线及电源线，选择按钮置于"同步"位置。	4	未打开电源开关或未将按钮置于"同步"位置各扣 2 分
6. 协助患者松解衣裤纽扣，检查并去除金属及导电物质，暴露胸部	2	一处不符合要求扣 1 分
7. 连接监护导联，（口述）做心电图	2	未连接监护导联扣 1 分，未口述做心电图扣 1 分

（续　表）

操作标准	标分	评分细则
8. 根据医嘱，静脉缓慢推注安定注射液 20～30mg，边推注边跟患者问话交流，直至患者进入嗜睡状态。或用棉签轻触患者睫毛，确定患者已进入嗜睡状态，睫毛反射消失（边操作边口述）	4	一处不符合要求扣 1 分
9. 取胸骨右缘第 2、3 肋间及左锁骨中线剑突水平为电击部位	4	一处部位不准确扣 2 分
10. 用酒精棉球将电击部位皮肤给予去脂，范围超过电极板大小，避开监护导联线及电极贴（边操作边口述）	3	未给予皮肤去脂、未口述避开监护导联线及电极贴各扣 1.5 分
11. 用纱布将电击部位皮肤擦干，保证皮肤干燥	2	未擦干皮肤扣 2 分
12. 将导电糊涂于电极板上，不可涂到手柄上（或用 4 层盐水纱布包裹电极板）	2	未涂导电糊或涂到手柄上各扣 1 分
13. 将选择开关旋至 100J 位置，按键充电	4	未将开关旋至 100J、未充电各扣 2 分
14. （口述）任何人、金属及其他导电物质不可接触患者及病床	2	未口述任何人、金属及其他导电物质不可接触患者及病床扣 2 分
15. 左手电极板置于胸骨右缘第 2、3 肋间，右手电极板置于心尖部（左侧第 5 肋间隙与左锁骨中线内侧 1～2cm 处），保证导电良好	4	一个电极板放置部位不准确扣 2 分
16. 双手用力使电极板压紧皮肤，两拇指同时按电极板手柄上的按钮，放电除颤	3	电极板未压紧皮肤、放电方法不正确各扣 1.5 分
17. 立即心脏听诊，观察除颤器示波屏心电活动	2	一处不符合要求各扣 1 分
18. （口述）首次电复律不成功时，可加大电能量至 150J 再次电击，不可超过 3 次	1	未口述首次电复律不成功的处理方法扣 1 分
19. 复律成功，去除心电导联线、电极贴，用纱布擦净患者胸部皮肤，协助患者穿好衣裤	2	未用纱布擦净患者胸部皮肤、未协助患者穿衣裤各扣 1 分
20. 关电源开关，拔出电源插头，去除地线，将线整理好	2	未及时拔出电源插头、未将导线整理好各扣 1 分
21. 再次核对患者床号、姓名、腕带，整理床单位，交待注意事项	3	一处不符合要求扣 1 分
22. 清洁消毒电极板放回原位，除颤器充电备用	2	一处不符合要求扣 1 分
23. 整理用物，洗手、记录	3	一处不符合要求扣 1 分
终末质量标准	15	
1. 操作熟练、沉着、敏捷	5	操作不熟练扣 5 分
2. 除颤部位准确，除颤安全有效	5	部位不准确、除颤无效扣 5 分
3. 掌握机器性能	5	未掌握机器性能扣 5 分

（三）注意事项

1. 同步电除颤主要治疗房颤、房扑、室上速、室速等快速心律失常。因患者虽有虽有心律失常，但尚有自身节律，点击时，复律脉冲的发放，必须与患者的心搏同步。

2. 除颤前确定患者除颤部位无潮湿、无敷料。如患者带有植入性起搏器，应注意避开起搏器部位至少 10cm。

3. 除颤前应确定周围人员无直接或者间接与患者接触。

4. 操作者身体不能与金属类物品接触。

5. 电极板放置位置要准确（心尖部：左侧第五肋间隙与左锁骨中线内侧 1 ～ 2cm 处；心底部：胸骨右缘第 2、3 肋间），并应与患者皮肤密切接触，保证导电良好。导电糊涂需涂抹均匀，避免直接将电极板放于患者胸壁上，防止造成皮肤灼伤。

6. 动作迅速，准确。

7. 除颤器用后应给予清洁，保持除颤器处于完好备用状态。

四十、非同步心脏电除颤技术

（一）目的

纠正患者心室颤动，通过电刺激以恢复窦性心律。

（二）操作流程

操作标准	标分	评分细则
准备质量标准	22	
1. 仪表端庄，着装整洁	2	一项不符合要求扣 1 分
2. 双人核对执行单与医嘱是否正确	2	未核对扣 2 分
3. 评估 （1）查对患者的床号、姓名、腕带，了解患者的病情、意识状况及合作程度 （2）评估患者的心电图状况以及是否有室颤波 （3）向患者家属说明除颤的目的和方法，以取得患者的理解与配合 （4）评估周围环境是否符合操作要求	8	未评估扣 8 分，少评估一项扣 2 分
4. 洗手、带口罩	2	一项不符合要求扣 1 分
5. 用物：治疗盘、除颤器、导电糊或盐水纱布、干纱布、弯盘、听诊器、记录单、笔、速干手消毒剂、一次性无菌口罩、集物桶、治疗车	6	用物缺少一件扣 1 分
6. 检查以上用物	2	未检查用物扣 2 分

（续　表）

操作标准	标分	评分细则
操作质量标准	63	
1．迅速携带除颤器及用物至患者床旁，查对患者床号、姓名、腕带，监测患者心率	4	未查对患者扣 2 分，未监测患者心率扣 2 分
2．（口述）非同步电除颤适用于心室颤动和心室扑动	4	未口述扣 4 分
3．立即将患者去枕平卧于硬板床上，检查并除去金属及导电物质，松开衣扣，暴露胸部（边操作边口述）	5	一处不符合要求扣 1 分，未口述扣 2 分
4．取胸骨右缘第 2、3 肋间及左锁骨中线剑突水平为电击部位	6	一处位置不正确扣 3 分
5．接好地线及电源线，打开除颤仪电源开关，选择除颤方式为"非同步"	6	未打开电源或未置"非同步"各扣 3 分
6．将导电糊涂于电极板上，不可涂到手柄上（或用 4 层生理盐水纱布包裹电极板）	4	未涂导电糊或涂到手柄上各扣 2 分
7．按充电按钮，充电至所需水平，一般首次充电为 200J	4	未按充电按钮或充电不符合要求各扣 2 分
8．（口述）任何人、金属及其他导电物质不可接触患者及病床	4	未口述扣 4 分，少口述一项扣 1 分
9．电极片置于患者胸部正确位置，紧贴皮肤，迅速放电除颤	6	部位不正确及放电方法不正确各扣 3 分
10．立即心脏听诊或观察监护仪屏幕，确定电除颤是否成功（边操作边口述）	6	未立即心脏听诊或观察监护仪屏幕、未确定电除颤是否成功各扣 3 分
11．（口述）无效时可重复电除颤，最大电能量为 360J	3	未口述无效时的处理方法扣 3 分
12．除颤成功后用纱布擦净患者皮肤，协助患者穿好衣裤，取舒适卧位，整理床单位，交待注意事项	6	未擦净患者皮肤、未交待注意事项各扣 2 分，顺序错扣 1 分，其他一处不符合要求扣 1 分
13．关电源开关，擦干电极板备用	2	未关电源和未擦干电极板各扣 1 分
14．整理用物，洗手，记录	3	一处不符合要求各扣 1 分
终末质量标准	15	
1．操作熟练、沉着、敏捷	5	操作不熟练扣 5 分
2．电击部位准确，除颤安全有效	5	部位不准确、除颤无效扣 5 分
3．熟悉机器性能	5	不熟悉机器性能扣 5 分

（三）注意事项

1．非同步电除颤的适应症是心室颤动，电刺激时无须考虑患者的自主节律，可以在任何时间放电。

2．除颤前确定患者除颤部位无潮湿、无敷料。如患者带有植入性起搏器，应注意避开起搏器部位至少 10cm。

3．除颤前确定周围人员无直接或者间接与患者接触。

4．操作者身体不能与金属类物品接触。

5．电极板放置位置要准确（心尖部,左侧腋前线第 5～6 肋间;心底部:胸骨右缘第 2 肋间），并应与患者皮肤密切接触，保证导电良好。导电糊涂抹要均匀，防止皮肤灼伤。

6．动作迅速，准确。

7．除颤器使用后应及时清洁、消毒，保持除颤器完好备用。

四十一、电动洗胃机洗胃技术

（一）目的

1．解毒清除胃内毒物或刺激物，减少毒物吸收，还可利用不同灌洗液进行中和解毒，用于急性食物或药物中毒。服毒后 4～6 小时内洗胃最有效。

2．减轻胃黏膜水肿，幽门梗阻患者饭后常有滞留现象，引起上腹胀满、不适、恶心、呕吐等症状，通过洗胃，减轻潴留物对胃黏膜的刺激，减轻胃黏膜水肿、炎症。

3．手术或某些检查前的准备如胃部、食管下端、十二指肠手术前。

（二）操作流程

操作标准	标分	评分细则
准备质量标准	22	
1．仪表端庄，着装整洁	2	一项不符合要求扣 1 分
2．双人核对执行单医嘱是否正确	2	未核对扣 2 分
3．评估 （1）查对患者的床号、姓名、腕带，了解患者的病情、生命体征、呕吐情况、意识状况及合作程度 （2）向患者及家属解释洗胃的目的和方法，以取得患者的理解与配合，并安抚患者 （3）了解中毒患者服用毒物的名称、剂量及时间、途径以及已经采取的措施等，用手电筒检查患者的口、鼻腔情况（有无损伤、鼻中隔偏曲、息肉、肿胀、炎症等），选择合适的洗胃液，协助患者排大、小便 （4）评估环境是否符合操作要求（有遮挡设施）	8	未评估扣 8 分，少评估一项扣 2 分
4．洗手、戴口罩	2	一项不符合要求扣 1 分

（续 表）

操作标准	标分	评分细则
5. 用物：治疗盘、治疗碗（内盛止血钳或镊子 2 把、纱布 2 块）、胃管 2 根、石蜡油棉球、压舌板、手电筒、弯盘、咬口器、开口器、舌钳、听诊器、20ml 注射器、一次性垫巾、乳胶手套、胶布、标本瓶、电动洗胃机、塑料桶（内盛温度为 25 ~ 38℃的洗胃液 10 000 ~ 20 000ml）、污桶 1 个、水温计、执行单、笔、速干手消毒剂、一次性无菌口罩、集物桶、治疗车，必要时备屏风、电插排	5	用物缺少一件扣 1 分
6. 检查电动洗胃机的功能及以上其他用物	3	未检查洗胃机的功能扣 2 分，未检查其他用物扣 1 分
操作质量标准	**63**	
1. 携用物至床旁，查对患者的床号、姓名、腕带，向清醒患者做好解释（昏迷者向家属解释），备胶布	4	未查对患者扣 2 分，未解释、未备胶布各扣 1 分
2. 接通电源，打开洗胃机开关，再次检查洗胃机性能	4	一处不符合要求扣 1 分
3. 正确连接进水管，胃管和排水管，将进水管放入洗胃液桶内，排水管接污物桶	4	管道连接不正确扣 3 分，连接处松开扣 1 分
4. 酌情关闭门窗，遮挡患者	2	一处不符合要求扣 1 分
5. 患者取坐位或半坐位，中毒较重者取左侧卧位，昏迷者取去枕平卧位，头转向一侧。铺垫巾于患者颌下，弯盘置于口角旁，如有活动义齿应取下，放置咬口器	6	体位不正确扣 2 分，未铺垫巾扣 2 分，其他一项不符合要求扣 1 分
6. 戴手套，测量胃管长度并做标记，石蜡油润滑胃管前端约 15cm	4	长度不准确扣 2 分，其他一项不符合要求扣 1 分
7. 用镊子持胃管前端自患者口腔缓缓插入 10 ~ 15cm 时，嘱患者做吞咽动作，插入胃管至所需长度，验证胃管在胃内（抽出胃液），（口述）必要时用注射器抽吸胃内容物送检，用胶布固定	8	插管方法不正确、长度不正确、未验证胃管在胃内各扣 2 分，其他一项不符合要求扣 1 分
8. 连接胃管与洗胃机，先按手吸键吸出胃内容物，再按手冲键反复冲洗或按自控键反复冲洗，每次进液量为 300 ~ 500ml，小儿 100 ~ 200ml，直至流出的液体澄清无味为止	8	按键不正确扣 2 分，进液量不正确扣 2 分，清洗不彻底扣 4 分
9. 清洗完毕，关闭电源，反折胃管前端，嘱患者屏气，用纱布包裹拔出胃管，边拔边擦，当胃管前端接近咽喉处快速拔出，将胃管用手套包裹放入弯盘内，（口述）根据医嘱与病情需要酌情保留胃管，取出咬口器	7	未及时关闭电源扣 2 分，拔管方法不正确扣 3 分，其他一处不符合要求扣 1 分
10. 协助患者漱口，清洁患者面部，脱去手套，撤去垫巾及弯盘，再次核对患者信息，协助患者取平卧或侧卧位，头偏向一侧，整理床单元	7	一处不符合要求扣 1 分
11. 撤去遮挡物，酌情开窗通风	2	一处不符合要求扣 1 分

（续　表）

操作标准	标分	评分细则
12. 整理用物，洗手，详细记录灌洗液的名称、液量及洗出液的气味、颜色、液量（口述）	4	未记录扣 2 分，其他一处不符合要求扣 1 分
13.（口述）回处置间，用 1000mg/L 的含氯消毒剂浸泡消毒洗胃机 30 分钟，反复冲洗数次，最后用清水冲净，各管道、污瓶、污桶等再浸泡消毒 30 分钟，清水冲净、晾干后备用	3	未口述洗胃机及其他用物的处理方法扣 3 分
终末质量标准	15	
1. 操作熟练，动作敏捷	5	操作不熟练扣 5 分
2. 方法正确，洗胃彻底	6	方法不正确、洗胃不彻底各扣 3 分
3. 爱护体贴患者	4	爱伤观念不强扣 4 分

（三）注意事项

1．插管时动作要轻、快，切勿损伤患者食管及误入气管。

2．患者中毒物质不明时，及时抽取胃内容物送检，应用温开水或者生理盐水洗胃。

3．患者洗胃过程中出现血性液体，立即停止洗胃。

4．幽门梗阻患者，洗胃宜在饭后 4～6 小时或者空腹时进行，并记录胃内潴留量，以了解梗阻情况，为补液提供参考。

5．吞服强酸、强碱等腐蚀性毒物患者，切忌洗胃，以免造成胃穿孔。

6．凡呼吸停止、心脏停搏患者应先行心肺复苏，再行洗胃术。

7．及时准确记录洗胃液名称、灌洗液量、出液量及其颜色、气味等洗胃过程。

8．消毒洗胃机及各管路，保证洗胃机性能处于备用状态。

四十二、自动洗胃机洗胃技术

（一）目的

同电动洗胃机洗胃相同。

（二）操作流程

操作标准	标分	评分细则
准备质量标准	23	
1. 仪表端庄，着装整洁	2	一项不符合要求扣 1 分
2. 双人核对执行单与医嘱是否正确	2	未核对扣 2 分

（续　表）

操作标准	标分	评分细则
3. 评估 （1）查对患者的床号、姓名、腕带，了解患者的病情、生命体征、呕吐情况、意识状况及合作程度 （2）向患者及家属解释洗胃的目的和方法，以取得患者的理解与配合，并安抚患者 （3）了解中毒患者服用毒物的名称、剂量、时间、途径以及已经采取的措施等，用手电筒检查患者的口、鼻腔情况（有无损伤、鼻中隔偏曲、息肉、肿胀、炎症等），选择合适的洗胃液，协助患者排大、小便 （4）评估环境是否符合操作要求（有遮挡设施）	8	未评估扣8分，少评估一项扣2分
4. 洗手、戴口罩	2	一项不符合要求扣1分
5. 用物：治疗盘、治疗碗（内盛止血钳或镊子2把、纱布2块）、胃管2根、石蜡油棉球、压舌板、手电筒、弯盘、咬口器、开口器、舌钳、听诊器、20ml注射器、一次性垫巾、乳胶手套、胶布、标本瓶、自动洗胃机、塑料桶1个（内盛温度为25～38℃的洗胃液10 000～20 000ml）、污桶1个、水温计、执行单、笔、速干手消毒剂、一次性无菌口罩、集物桶、治疗车、必要时备屏风、电插排	5	用物缺少一件扣1分
6. 检查自动洗胃机的功能及以上其他用物	3	未检查洗胃机的功能扣2分，未检查其他用物扣1分
操作质量标准	63	
1. 携用物至床旁，查对患者床号、姓名、腕带，向清醒患者做好解释工作，（昏迷者向家属解释），备胶布	4	未查对患者信息扣2分，未解释、未备胶布各扣1分
2. 接通电源，打开洗胃机开关，再次检查洗胃机性能	3	一处不符合要求扣1分
3. 关洗胃机开关，正确连接进水管、接胃管和排水管，将进水管放入洗胃液桶内，排水管放入污物桶内	4	一处管道连接不正确扣2分，其他一处不符合要求1分
4. 酌情关闭门窗，拉上窗帷遮挡患者	2	一处不符合要求扣1分
5. 患者取坐位或半坐位，中毒较重者取左侧卧位，昏迷者取去枕平卧位，头转向一侧。铺垫巾于患者颌下，弯盘置于口角旁，如有活动义齿应取下，放置咬口器	6	患者体位不正确扣2分，未铺垫巾扣2分，其他一项不符合要求扣1分
6. 戴手套，测量胃管长度（患者发际至剑突的距离）做标记，石蜡油润滑胃管前端约15cm	4	测量长度不准确扣2分，其他一处不符合要求扣1分
7. 用镊子持胃管前端自患者口腔缓缓插入10～15cm时，嘱患者做吞咽动作，插入胃管至所需长度，验证胃管在胃内，用胶布固定。（口述）必要时用注射器抽吸胃内容物送检	8	长度不准确扣2分，其他一项不符合要求扣1分

（续　表）

操作标准	标分	评分细则
8. 连接胃管与自动洗胃机。打开开关，进行自动冲洗，直到洗出液澄清无味后，按停机键停机。（口述）全自动洗胃机按洗胃机开关后，整个洗胃程序由电脑控制，自动冲洗，直到洗出液澄清无味，按开关停止操作。（口述）洗胃过程中专人守护并固定胃管，观察入液量与出液量，如果出液量明显少于入液量，可按液量平衡键	9	按键不正确扣2分，未观察入液量与出液量扣2分，清洗不彻底4分，其他一项不符合要求扣1分
9. 清洗完毕，关闭洗胃机开关，反折胃管前端，嘱患者屏气，用纱布包裹拔出胃管，边拔边擦，当胃管前端接近咽喉处快速拔出，将胃管用手套包裹放入弯盘内，（口述）根据医嘱和病情需要酌情保留胃管，取出咬口器	7	未及时关闭电源扣1分，拔管方法不正确扣3分，其他一处不符合要求扣1分
10. 协助患者漱口，清洁患者面部，脱去手套，撤去一次性垫巾及碗盘，再次核对患者信息，协助患者取平卧或侧卧位，头偏向一侧，整理床单元	6	未再次核对患者信息、体位不符合要求各扣2分，其他一处不符合要求扣1分
11. 拉开窗幔，必要时开窗通风	2	一处不符合要求扣1分
12. 整理用物，洗手，详细记录洗胃液的名称、液量及洗出液的气味、颜色、液量（口述）	5	未记录扣2分，其他一处不符合要求扣1分
13.（口述）回处置间，将进水管、出水管、胃管接头放入自动洗胃机的清洁桶内，加入1000mg/L的含氯消毒剂中浸泡30分钟后，反复冲洗数次，用清水冲净、晾干备用	3	未口述洗胃机及其他用物的消毒方法扣3分
终末质量标准	15	
1. 操作熟练，动作敏捷	5	操作不熟练扣5分
2. 方法正确，洗胃彻底	6	方法不正确、洗胃不彻底各扣3分
3. 爱护体贴患者	4	爱伤观念不强扣4分

（三）注意事项

同电动洗胃机洗胃。

四十三、PICC（三向瓣膜式）置管维护技术

（一）目的

1. 预防导管相关的并发症。
2. 维持导管的功能。
3. 增加患者的舒适度。

（二）操作流程

操作标准	标分	评分标准
准备质量标准	22	
1．仪表端庄，着装整洁。	2	一项不符合要求扣1分
2．双人核对执行单与医嘱是否正确	2	未核对扣2分
3．评估 （1）查对患者的床号、姓名、腕带，了解患者的病情、意识状况及合作程度 （2）向患者解释置管维护的目的和方法，以取得患者的理解与配合 （3）评估患者穿刺点有无发红、肿胀、渗血及渗液，导管有无移位，贴膜有无潮湿、脱落、污染，是否到期，协助患者排大、小便 （4）评估操作环境是否符合操作要求（要求光线充足，减少人员走动，有遮挡设施）	8	未评估扣8分，少评估一项扣2分
4．洗手、戴口罩	2	一项不符合要求各扣1分
5．用物：执行单、治疗盘、PICC换药包（内有垫巾、纸尺、手套、酒精棉片、纱布2块、酒精棉签、碘伏棉签、伏贴胶布2块、透明敷贴）、10ml注射器2个、75%乙醇、无菌棉签、0.9%生理盐水100ml、肝素盐水、思乐扣、输液接头、弯盘、锐器盒、导管标识、笔、PICC维护记录单、速干手消毒剂、一次性无菌口罩、集物桶、治疗车，必要时备屏风	6	用物缺少一件扣1分
6．检查以上用物	2	未检查用物扣2分
操作质量标准	63	
1．携用物至床旁，查对患者的床号、姓名、腕带，向患者做好解释，酌情关闭门窗，遮挡患者	3	一处不符合要求扣1分
2．帮助患者取平卧位，打开换药包，在穿刺侧肢体下铺上垫巾，用纸测量肘窝（肘横纹）上方10cm处上臂围，嘱患者不要随便活动	5	污染换药包扣2分，其他一处不符合要求扣1分
3．揭开固定输液接头的胶布，去除皮肤的胶痕，手消毒	5	揭开胶布方法不合理、未去除皮肤上的胶痕、未消毒手各扣2分
4．取出预冲注射器，试通一下，按照无菌操作方法抽取生理盐水，连接新输液接头，预冲输液接头备用	5	污染一处扣2分，未预冲导管扣2分，其他一处不符合要求扣1分

（续　表）

操作标准	标分	评分标准
5．更换输液接头 （1）取下旧输液接头 （2）手消毒，戴手套 （3）打开酒精棉片包，用酒精棉片消毒路厄式接头横断面及侧面，用力多方位擦拭15秒 （4）连接新的输液接头	6	手套污染、消毒擦拭方法不符合要求各扣2分，其他一处不符合要求扣1分
6．冲洗导管 （1）用注射器回抽有回血，判断导管通畅 （2）用抽好的10ml生理盐水注射器脉冲式冲洗导管 （3）实行正压封管 （4）脱手套	6	冲洗方法不正确、未做到正压封管各扣2分，其他一处不符合要求扣1分
7．更换透明贴 （1）去除透明敷料外胶带，一手轻压保护穿刺点导管，另一手同时逆导管方向0°角平拉敷料，自上而下去除透明敷料 （2）观察穿刺点有无异常 （3）用酒精棉签充分浸润、溶解思乐扣固定装置下方的粘合剂 （4）手消毒 （5）将思乐扣投入换药包内 （6）戴手套，拆除旧思乐扣，轻轻打开锁扣，小心地从锁扣上移开导管，将思乐扣固定装置从皮肤上移开 （7）左手持纱布覆盖输液接头轻轻向上提起导管，右手持酒精棉签一根，避开穿刺点直径1cm处，顺时针去脂、消毒，范围：以穿刺点为中心顺时针消毒皮肤及导管、取第2、3根酒精棉签用同样的方法逆、顺时针消毒皮肤 （8）待干，取碘伏棉签一根，放平导管以穿刺点为中心顺时针消毒皮肤及导管，取第2、3根碘伏棉签用同样的方法逆、顺时针消毒皮肤及导管，以穿刺点为中心直径15cm（或略小于酒精消毒面积），待干	12	去除敷料方法不正确、污染穿刺点、未观察穿刺点有无异常、消毒方法不符合要求、消毒范围不符合要求各扣2分，其他一处不符合要求扣1分
8．使用思乐扣固定法 （1）将导管出皮肤处逆血管方向摆放弧形（"L"或"U"型） （2）在摆放思乐扣皮肤处涂抹皮肤保护剂，待干15秒 （3）按思乐扣上箭头所示方向（箭头应指向穿刺点）摆放思乐扣 （4）将导管安装在思乐扣的立柱上，锁定思乐扣 （5）依次撕除思乐扣的背胶纸，将思乐扣贴在皮肤上	6	使用思乐扣手法不正确扣2分，污染一处扣2分，其他一处不符合要求扣1分

（续　表）

操作标准	标分	评分标准
9. 用透明无张力敷贴（大小超过 10cm×10cm）完全覆盖思乐扣，胶布蝶形交叉固定贴膜下缘，再以胶带横向固定延长管	4	敷贴未完全覆盖住思乐扣扣 2 分，其他一处不符合要求扣 1 分
10. 撤去用物，脱去手套，在导管标识上，注明更换者的姓名、穿刺日期与时间	4	一处不符合要求扣 1 分
11. 再次核对患者信息与操作项目，帮助患者取舒适体位，整理床单元，交代注意事项，撤去遮挡物	4	一处不符合要求扣 1 分
12. 整理用物，洗手，记录	3	一处不符合要求扣 1 分
终末质量标准	15	
1. 操作熟练，手法正确	5	操作不熟练、手法不正确各扣 5 分
2. 胶布固定牢固、美观	5	固定不牢固、不美观各扣 2 分
3. 患者舒适、满意	5	患者不舒适、不满意各扣 2.5 分

（三）注意事项

1. 禁止使用 < 10ml 的注射器冲管、给药，防止损坏导管。

2. 抽回血不可抽至输液接头及注射器内。

3. 采用脉冲式正压封管，以防止血液返流进入导管。

4. 可以加压输液或使用输液泵给药，但不能用于高压注射泵推注造影剂，如 CT 加强给药。

5. 输注血液、人血白蛋白、脂肪乳等黏滞性液体后应立即脉冲式冲洗导管，再连接其他液体。

6. 去除敷料时要自上而下，切忌将导管带出体外，去除敷料时尽可能不要污染皮肤及导管。更换敷料时应戴无菌手套，观察穿刺点有无红肿、渗出，记录导管的外露刻度，同时应在敷料上注明更换时间。

7. 在渗血不多的情况下，应在置管后 24 小时更换敷料。日常护理是每周更换 1 ～ 2 次，如发现污染、敷料松动、潮湿及敷料卷边时，应随时更换。

8. 严格无菌操作，敷料要完全覆盖住体外导管，以免引起感染。

9. 勿用酒精棉签直接消毒穿刺点，使用碘伏消毒，一定完全待干后再覆盖敷料。

10. 将体外导管放置呈弯曲状，以降低导管张力，避免导管移动。

11. 每次维护导管后，应在导管标识上以及 PICC 置管维护登记本上做好记录。

四十四、铺备用床法

（一）目的

1. 保持病室整洁。

2. 准备接收新患者。

（二）操作流程

操作标准	标分	评分细则
准备质量标准	20	
1. 仪表端庄、着装整洁	2	一项不符合要求扣 1 分
2. 评估 （1）评估周围环境是否符合要求（病室内有无患者进餐或治疗等） （2）评估床及床垫是否安全、正常	6	未评估扣 6 分，少评估一项扣 3 分
3. 洗手、戴口罩	2	一项不符合要求扣 1 分
4. 用物：床、床垫、床褥、大单、被套、棉胎、枕芯、枕套、床刷、一次性刷套、速干手消毒剂、一次性无菌口罩、集物桶、护理车	6	用物缺少一件扣 1 分
5. 检查以上用物，并按使用顺序排放在护理车上	4	未检查用物扣 2 分，未按照使用顺序排放在护理车上扣 2 分
操作质量标准	65	
1. 推护理车入病室，移开床旁桌，距离床边约 20cm	3	推车姿势不规范、床旁桌不符合要求、响声过大各扣 1 分
2. 移床旁椅子（或凳子）至床尾正中，距离床尾约 15cm	2	床旁椅子（或凳子）位置不符合要求扣 2 分
3. 纵翻或横翻床垫，床垫上缘紧靠床头	4	未翻床垫、与床头不齐各扣 2 分
4. 用床刷采用湿式法扫床，用物放于床旁凳上，铺上床褥	5	未采用湿式法扫床扣 2 分，用物放置不合理扣 1 分，床褥不平整扣 2 分
5. 铺床基单：中缝对齐，先铺床头，以 45°角塞于床垫下，后铺床尾，再沿床边将中间部分拉紧塞于床垫下	10	床单不平整扣 2 分，一角不符合要求扣 2 分，其他一处不符合要求各扣 1 分
6. 转至对侧，同法铺好	7	中线不正，床单不平整各扣 2 分，其他一处不符合要求扣 1 分
7. 套被套（S 形式）	27	
（1）将被套正面向外，齐床头放置，分别向床尾、床两侧打开，开口端向床尾，中缝与床中线对齐	9	一处不符合要求扣 2 分
（2）将被套开口端上层打开至 1/3 处	3	打开被套的方法不正确扣 3 分
（3）将折好的 S 形棉胎放于开口处，拉棉胎上缘至被套封口处。再将竖折的棉胎两边打开铺平，与被套平齐，对好两上角，系上带子	10	棉胎放置位置不正确扣 2 分，一角不符合要求扣 2 分，未系好被套带子扣 2 分，一处不平整扣 1 分
（4）盖被上缘与床头平齐，盖被两侧边缘向内折叠与床沿齐，铺成被筒，尾端向内折叠，与床尾平齐	5	盖被上缘未与床头平齐、盖被两侧边缘未向内折叠与床沿齐各扣 2 分，不平整扣 1 分
8. 于床尾处套好枕套，系带，开口处背向门，横放于床尾，再平拖至床头	4	一处不符合要求扣 1 分

（续 表）

操作标准	标分	评分细则
9. 将床旁桌、椅移回原处，整理用物，洗手	3	一处不符合要求扣 1 分
终末质量标准	15	
1. 操作熟练，动作敏捷	5	操作不熟练扣 5 分
2. 符合节力原则，床铺整齐	5	不节力一处扣 1 分，床铺不整齐扣 2 分
3. 动作大方，无多余、重复小动作	5	动作不大方扣 3 分，多余小动作一处扣 1 分

（三）注意事项

1. 符合铺床的实用、耐用、舒适、安全的原则。

2. 床单中缝与中线对齐，四角平整，紧实。

3. 被头充实、盖被平整，两边向内折叠对称。

4. 枕头平整、充实，开口背门。

5. 注意省力、节力。

6. 病室及患者床单位整洁、美观。

四十五、床上洗头法

（一）目的

1. 去除头皮屑及污物，清洁头发，减少感染机会。

2. 按摩头皮，促进头部血液循环及头发的生长代谢。

3. 促进患者舒适，增进身心健康，建立良好的护患关系。

（二）操作流程

操作标准	标分	评分细则
准备质量标准	22	
1. 仪表端庄，着装整洁	2	一项不符合要求扣 1 分
2. 评估 （1）查对患者的床号、姓名、腕带，了解患者的病情、意识状况、自理程度及配合能力 （2）向患者解释此项操作的目的和方法，以取得患者的理解与配合 （3）评估患者的头发及周围皮肤情况，协助患者排大、小便 （4）评估环境是否符合要求（温度是否适宜，冬季开空调调节室温，有遮挡设施）	8	未评估扣 8 分，少评估一项扣 2 分

（续 表）

操作标准	标分	评分细则
3. 洗手、戴口罩	2	一项不符合要求扣 1 分
4. 用物：执行单、治疗盘、洗头专用面盆、水桶、水壶盛温水 5000ml、水温计、毛巾 2 块、大棉球 2 个、纱布 2 块、弯盘、一次性垫巾 1 块、一次性手套 1 副、洗发液、梳子、电吹风、笔、速干手消毒剂、一次性无菌口罩、集物桶、洗头车，必要时备屏风	6	用物缺少一件扣 1 分
5. 测试水温（40～45℃），擦干水温计，检查以上用物	4	未测试水温扣 2 分，未擦干水温计扣 1 分，未检查用物扣 1 分
操作质量标准	**63**	
1. 推治疗车至床旁，查对患者的床号、姓名、腕带，向患者解释	4	用物放置不合理扣 1 分，未查对患者扣 2 分，未解释扣 1 分
2. 撤去床头，戴手套	4	未撤去床头扣 2 分，未戴手套扣 2 分
3. 帮助患者取平卧位，撤去枕头，铺一次性垫巾，将衣领松开向内折好	5	体位不符合要求、未铺垫巾各扣 2 分，其他一处不符合要求扣 1 分
4. 将洗头专用面盆放置在患者头下，患者的后颈部枕在面盆中的高凸处，下水管放置在水桶中	6	一处不符合各扣 2 分
5. 双耳塞棉球（必要时纱布盖双眼）	2	不符合要求扣 2 分
6. 松开头发，操作者用手背测水温，用温水将头发冲湿，涂洗发液。由发际至脑后部反复揉搓，同时用指腹轻轻按摩头皮，然后用温水边冲边揉，直至冲净	16	未用手背测水温扣 2 分，手法不正确扣 5 分，未清洗干净扣 4 分，其他一处不符合要求扣 1 分
7. 取下面盆，用毛巾擦去面部和头发上的水，用毛巾将头包好，取下棉球和纱布，将枕头放在一次性垫巾的下面，撤走面盆和水桶，装上床头	8	未装床头扣 2 分，未用毛巾擦面部和头发、未用毛巾将头包好各扣 2 分，其他一处不符合要求扣 1 分
8. 摇高床头，连接吹风机，吹干头发并进行梳理，撤去一次性垫巾，脱去手套	8	未摇高床头扣 2 分，未吹干头发扣 3 分，其他一处不符合要求扣 1 分
9. 帮助患者整理好衣领，再次核对患者信息，取舒适体位	4	未核对患者扣 2 分，其他一处不符合要求扣 1 分
10. 整理床单位，交待注意事项	3	未整理好床单位扣 1 分，未交待注意事项扣 2 分
11. 整理用物，洗手，记录	3	一处不符合要求扣 1 分
终末质量标准	**15**	
1. 操作熟练，动作轻柔，应用节力原则	6	不熟练、不轻柔、未应用节力原则各扣 2 分
2. 患者清洁、舒适、安全	5	未达到患者清洁、舒适、安全的目标扣 5 分
3. 爱护体贴患者	4	爱伤观念不强扣 5 分

（三）注意事项

1. 护士为患者洗头时，应运用人体力学原理，身体尽量靠近床边，保持良好的姿势，避免疲劳。

2. 洗头过程中，应注意观察患者的病情变化，如面色、脉搏、呼吸的改变，如有异常，应停止操作。

四十六、小儿光照疗法

（一）目的

光照疗法是一种通过蓝光灯照射治疗新生儿高胆红素血症的辅助疗法。主要作用是使血清胆红素经蓝光照射氧化分解为水溶性的直接胆红素而随胆汁、尿排出体外。

（二）操作流程

操作标准	标分	评分标准
准备质量标准	23	
1. 仪表端庄，着装整洁	2	一项不符合要求扣1分
2. 双人核对执行单与医嘱是否正确	2	未核对扣2分
3. 评估 （1）查对患儿的床号、姓名、腕带，了解患儿的病情、意识状况、合作程度、日龄、体重、胆红素检查结果及出入量等情况 （2）告知患儿家属实施光照疗法的目的和方法，以取得患儿家长的理解与配合 （3）评估病室环境是否符合操作要求（光线充足、室温24～26℃为宜）	6	未评估扣6分，少评估一项扣2分
4. 洗手、戴口罩	2	一项不符合要求扣1分
5. 用物：执行单、光疗箱、遮光眼罩、长条尿布、尿布带、大毛巾、胶布、墨镜、记录本、笔、速干手消毒剂一次性无菌口罩、集物桶、治疗车	5	用物缺少一件扣1分
6. 检查光疗箱的清洁与功能（一般采用波长427～475nm的蓝色荧光灯，光亮度以160～320W为宜），箱内湿化器水箱内加水至2/3满，并检查以上用物	6	未检查光疗箱的清洁与功能扣3分，未加水扣2分，未检查其他用物扣1分
操作质量标准	62	
1. 接通电源，打开光疗箱	4	一处不符合要求扣2分
2. 检查灯管亮度，使箱温升至30～32℃，相对湿度55%～65%	6	一处不符合要求扣2分

（续　表）

操作标准	标分	评分标准
3. 查对患儿的床号、姓名、腕带，向患儿家属解释	3	未核对患儿信息扣2分，未向患儿家属解释扣1分
4. 操作者戴墨镜，用大毛巾将光疗箱四周围好	4	一处不符合要求扣2分
5. 将患儿裸露全身，戴上眼罩，用长条尿布遮盖会阴部，特别要保护男婴的生殖器	8	患儿暴露不充分扣2分，未戴眼罩、未遮挡会阴部各扣3分
6. 记录入箱时间，观察患儿的反应，患儿入光疗箱照射后1小时测体温1次，根据体温情况调节光疗箱温度，以后每2小时测体温1次	8	未记录入箱时间、未观察患儿的反应、未测体温、未及时调节光疗箱温度各扣2分
7. 在蓝光照射的过程中，及时给予患儿调节眼罩与尿布位置，保护眼睛与会阴部；并根据患儿情况给予喂水、更换尿布、翻身；必要时给予湿化器水箱内加水	10	眼睛与会阴部保护不当扣4分，未及时喂水、更换尿布、翻身扣4分，未及时给予湿化器水箱内加水扣2分
8. 遵医嘱结束光疗，关闭电源	2	未按时结束光疗扣2分
9. 操作者摘下墨镜，将患儿的衣服、包被预热，为患儿摘去眼罩，穿好衣服，再次核对患儿信息，抱回家长身旁	7	未预热衣服及包被、未除去眼罩、未核对患儿信息各扣2分，其他一处不符合要求扣1分
10. 向患儿家属交待注意事项，整理用物，洗手，记录患儿光疗时间及生命体征变化	6	未交待注意事项扣2分，未整理用物扣1分，未洗手扣1分，未记录扣2分
11. 光疗箱给予清洁、消毒后备用	4	未清洁、消毒光疗箱扣4分
终末质量标准	15	
1. 操作熟练，动作敏捷	5	操作不熟练扣5分
2. 光疗箱使用方法正确，治疗安全有效	6	使用方法不正确、未达到安全有效扣3分
3. 爱护体贴患儿	4	爱伤观念不强扣4分

（三）注意事项

1. 灯管使用不得超过规定的有效时间，以保证照射效果。

2. 照射中勤巡视，及时清除患儿的呕吐物、汗水、大小便，保持箱体玻璃的透明度。

3. 工作人员为患儿检查、治疗、护理时，可戴墨镜，严格交接班。

4. 监测体温及温箱，光疗时每2小时测体温1次，使体温保持在36～37℃，根据体温调节箱温，体温超过37.8℃或低于35℃，应暂停光疗，经处理后恢复正常体温再继续光疗。

5. 使患儿皮肤均匀受光，身体尽量广泛照射，如使用单面光疗箱应2小时更换1次体位，以仰卧、侧卧、俯卧交替更换。俯卧时避免口鼻受压，影响呼吸。

6. 密切观察患儿病情，及时监测血清胆红素，若有异常及时与医生联系。

四十七、小儿头皮输液技术

（一）目的

1. 补充液体，维持体内电解质平衡。
2. 补充营养，供给能量。
3. 输入药物，治疗疾病。
4. 利尿消肿，排出毒素。

（二）操作流程

操作标准	标分	评分标准
准备质量标准	25	
1. 仪表端庄，着装整洁	2	一项不符合要求扣 1 分
2. 双人核对执行单与医嘱是否正确	2	未核对扣 2 分
3. 评估 （1）查对患儿的床号、姓名、腕带，了解患儿的病情、意识、合作程度、药物过敏史及用药史 （2）向患儿以及家属解释用药的目的及方法，以取得患儿与家长的理解与配合 （3）评估穿刺部位的皮肤、血管情况，协助患儿排大、小便 （4）评估环境符合操作要求（整洁、安静、光线充足）	8	未评估扣 8 分，少评估一项扣 2 分
4. 洗手、戴口罩	2	一项不符合要求扣 1 分
5. 用物：执行单、治疗盘、药液、皮肤消毒液、无菌棉签、弯盘、胶布、备皮用具（剃刀、纱布）、一次性输液器 2 副、输液标签（注明姓名、床号、日期、输液药品、剂量、用法、时间）、笔、速干手消毒剂、一次性无菌口罩、集物桶、治疗车、输液架，必要时备盐酸肾上腺素	7	用物缺少一件扣 1 分
6. 检查以上用物	2	未检查用物扣 2 分
7. 将输液贴倒贴于液体上，不能遮挡液体名称	2	不符合要求扣 2 分
操作质量标准	60	
1. 携用物至床旁，查对患儿的床号、姓名、腕带，向家属解释，取得合作，备胶布	6	未核对患儿信息扣 2 分，未向家属解释扣 2 分，未备胶布扣 2 分
2. 消毒输液瓶盖，打开输液器，将输液器插入输液袋内，挂于输液架上，排尽输液管内空气（掌握液体不流出头皮针为原则），关闭调节器	9	排液流出头皮针扣 1 分，输液管内有气泡酌情扣 1~2 分，针头放置不合理扣 1 分，污染一处扣 2 分
3. 帮助患儿取合适的体位，助手协助固定患儿的肢体、头部，选择合适的血管	7	体位不合理、固定患儿方法不合理、选择血管不合适各扣 2 分，其他一处不符合要求扣 1 分

（续　表）

操作标准	标分	评分标准
4. 必要时需对注射区域的皮肤进行备皮，消毒皮肤直径大于5cm，待干	7	消毒不符合要求、皮肤备皮不合理、跨越无菌区一次各扣2分，其他一处不符合要求扣1分
5. 检查输液器内有无气泡，再次排气并核对患儿后穿刺，见回血后妥善固定针柄，打开调节器让液体滴入	16	未检查输液器内有无气泡、未核对、未再次排气各扣2分，一针不成功扣6分，针头倒退一次扣2分
6. 用带有无菌纱布的输液贴遮盖针眼，固定针头，根据患儿病情调节滴速，报每分钟输液速度	5	针头固定不规范扣2分，输液速度不合适扣2分，其他一处不符合要求扣1分
7. 再次核对患儿信息，协助患儿取舒适卧位，整理床单元，交代注意事项	7	未再次核对患儿信息、体位不舒适、未交代注意事项各扣2分，未整理床单元扣1分
8. 整理用物，洗手，记录	3	一处不符合要求扣1分
终末质量标准	15	
1. 无菌观念强	4	无菌观念不强扣4分
2. 操作熟练，穿刺一次成功	8	操作不熟练扣2分，穿刺一次不成功扣6分
3. 爱伤观念强	3	爱伤观念不强扣3分

（三）注意事项

1. 输液时进行必要的有效沟通，取得小儿合作，不合作者给予适当约束。
2. 刺激性较强的药物，如钙剂等禁止从头皮静脉输入，防止药物渗出引起头皮坏死。
3. 危重患儿头皮穿刺时应密切观察病情变化。
4. 需长期输液者要保护静脉，可使用静脉留置针，或从小静脉远端开始穿刺。

四十八、新生儿抚触法

（一）目的

1. 新生儿抚触是肌肤的接触，促进母婴情感交流。
2. 促进新生儿神经系统的发育，增加新生儿的应激能力。
3. 加快新生儿免疫系统的完善，提高免疫力。
4. 加快新生儿对食物的吸收，使新生儿体重增加。

（二）操作流程

操作标准	标分	评分标准
准备质量标准	20	
1. 仪表端庄，着装整洁。	2	一项不符合要求扣1分
2. 双人核对执行单与医嘱是否正确	2	未核对扣2分
3. 评估 （1）查对新生儿的床号、姓名、腕带，了解患儿的精神状况、反应能力、有无进食及皮肤有无感染等 （2）向新生儿家属解释新生儿抚触的目的和方法，以取得家长的理解与配合 （3）评估环境符合操作要求（调节室温为28℃，减少人员走动）	6	未评估扣6分，少评估一项扣2分
4. 洗手、剪指甲，双手涂润肤油，戴口罩	4	一项不符合要求扣1分
5. 用物：执行单、治疗盘、抚触台及垫子、室温计、毛巾、尿布、替换衣物、润肤油、笔、速干手消毒剂、一次性无菌口罩、集物桶、治疗车	4	用物缺少一件扣1分
6. 检查以上用物	2	未检查用物扣2分
操作质量标准	65	
1. 查对新生儿信息，将新生儿放在浴巾上，解开衣服，观察新生儿的反应及全身情况，及时更换尿布	6	未核对新生儿信息、未观察反应及全身情况各扣2分，其他一处不符合要求扣1分
2. 抚触顺序为头部→胸部→腹部→上肢→手→下肢→脚→背部→臀部。要求动作到位，开始时动作应轻柔，然后逐渐加力，并观察新生儿的反应，整套动作要连贯熟练	7	未观察新生儿的反应扣2分，动作不规范扣2分，抚触顺序错一处扣1分
3. 抚触手法要求：每个部位的动作重复4～6次	45	
（1）头面部 ①两拇指指腹从眉间向两侧推至发际 ②两拇指从下颌部中央向两侧以上滑行，让上下唇形成微笑状 ③一手拖托住头，用另一手的指腹从前额发际抚向脑后，避开囟门；然后食、中指分别在耳后乳突部轻压一下；换手，同法抚触另一半面部	9	一处手法不规范扣2分，抚触顺序错一处扣1分
（2）胸部：两手分别从胸部的外下方（两侧肋下缘），向对侧上方交叉推进，至两侧肩部，在胸部划一个大的交叉，避开新生儿的乳头	9	一处手法不规范扣2分，抚触顺序错一处扣1分
（3）腹部：食、中指依次从新生儿的右下腹至上腹向左下腹移动，呈顺时针方向画半圆，避开新生儿的脐部和膀胱	9	一处手法不规范扣2分，顺序错一处扣1分

（续　表）

操作标准	标分	评分标准
（4）四肢：两手交替抓住新生儿的一侧上肢，从上臂至手腕轻轻滑行，滑行过程中从近端向远端分段挤捏。对侧及双下肢做法相同。用拇指指腹从新生儿掌面（脚跟）向手指（脚掌趾）方向推进，并从手指（脚趾）根部轻轻挤拉每个手指	9	一处手法不规范扣2分，顺序错一处扣1分
（5）背部：以脊椎为中分线，双手分别平行放在脊椎两侧，往相反方向重复移动双手；从背部上端开始逐步向下渐至臀部，最后由头顶沿脊椎抚触至骶部、臀部	9	一处手法不规范扣2分，顺序错一处扣1分
4．为新生儿更衣，更换尿布，再次核对新生儿信息，包好包被	4	一处不符合要求扣1分
5．整理用物，洗手，记录	3	一处不符合要求扣1分
终末质量标准	15	
1．操作熟练，动作轻柔	5	操作不熟练、不轻柔扣5分
2．手法正确，新生儿舒适	5	手法不正确、新生儿不舒适扣5分
3．爱护体贴新生儿	5	不爱护体贴新生儿扣5分

（三）注意事项

1．属于窒息抢救、观察期新生儿、颅内出血、皮下出血等特殊情况的新生儿暂停抚触。

2．根据新生儿状态决定抚触时间，一般时间为 10～15 分钟，注意避免在新生儿饥饿或进食后 1 小时内抚触。每天 1～2 次为佳，最好在新生儿沐浴后进行。

3．抚触者应洗净双手，将润肤油倒在手中，揉搓双手温暖后再进行抚触。

4．在抚触进行中，如新生儿出现哭闹、肌张力提高、兴奋性增加、肤色改变等，应暂时停止抚触，如持续 1 分钟以上，应完全停止抚触。

5．抚触时应注意与新生儿进行目光与语言交流。

四十九、新生儿沐浴法

（一）目的

使新生儿皮肤清洁、舒适，避免感染。

（二）操作流程

操作标准	标分	评分标准
准备质量标准	23	
1．仪表端庄，着装整洁	2	一项不符合要求扣1分

（续 表）

操作标准	标分	评分标准
2. 双人核对执行单与医嘱是否正确	2	未核对扣 2 分
3. 评估 （1）查对新生儿的床号、姓名、腕带，了解患儿的精神状况、有无进食；全身、四肢活动以及皮肤有无感染等 （2）向新生儿家长解释操作的目的与方法，以取得家长的理解与配合 （3）评估操作环境是否符合操作要求（沐浴前关闭门窗，预热房间，室温 26～28℃，调节水温 38～40℃）	6	未评估扣 6 分，少评估一项扣 2 分
4. 剪指甲，洗手、戴口罩，摘掉胸卡及手表等，衣服口袋内避免有坚硬尖锐物	5	一处不符合要求扣 1 分
5. 用物：执行单、治疗盘、沐浴车、新生儿沐浴装置 1 套、清洁干燥的包被、婴儿换洗衣物及尿布、洗发沐浴露、75% 的酒精或 0.5% 碘伏、无菌棉签、护肤柔湿巾、污物碗或弯盘、消毒浴巾及小毛巾、婴儿秤、水温计、笔、速干手消毒剂、一次性无菌口罩、集物桶、治疗车	6	用物缺少一件扣 1 分
6. 检查以上用物	2	未检查用物扣 2 分
操作质量标准	62	
1. 按使用顺序摆放好用物，调试水温至所需温度（水温计测量后，再用前臂内侧皮肤试水温）	5	用物摆放不合理扣 2 分，未按要求测试水温扣 3 分
2. 核对新生儿床号、姓名、腕带，向新生儿家属解释	3	未核对新生儿扣 2 分，未向家属解释扣 1 分
3. 在操作台上脱去新生儿衣服，检查全身情况，测量体重并记录	4	未检查全身情况扣 2 分，未测量体重并记录扣 2 分
4. 浴巾包裹新生儿，小毛巾对折两下，四个角朝上，用小毛巾擦洗双眼（由内眦向外眦）及头面部，每擦洗一个部位换一个毛巾角	11	漏擦洗一个部位、一次未更换毛巾角各扣 2 分，其他一处不符合要求扣 1 分
5. 清洗头部，用上臂与侧胸夹住新生儿的腰臀部，用前臂托住新生儿的后背，并托稳头部，用拇指及食指将新生儿的耳朵向内按压盖住耳道，柔和地清洗及按摩头部，然后用清水冲净	12	一处不符合要求扣 2 分，耳道进水扣 3 分
6. 脱下包被，按顺序清洗全身：颈→腋下→前胸、腹→上肢→手→下肢→脚→背部→会阴→臀部	10	少清洗一个部位扣 2 分，顺序不符合要求扣 1 分
7. 清洗完毕，立即用温暖的毛巾包裹新生儿，并且擦干全身，对全身各部位从上向下按顺序检查，给予相应处理，用浴巾包好（根据情况用棉签清洁双鼻孔、耳廓等部位）	6	暴露时间过长、未检查全身各扣 2 分，其他一处不符合要求扣 1 分

（续　表）

操作标准	标分	评分标准
8. 用 75% 的酒精或 0.5% 的碘伏消毒脐部，由里向外消毒两遍	4	未消毒脐带扣 4 分，消毒方法不正确扣 2 分
9. 再次核对婴儿信息，包裹好婴儿	4	一处不符合要求扣 2 分
10. 整理用物，洗手，记录	3	一处不符合要求扣 1 分
终末质量标准	15	
1. 操作熟练，动作轻柔	5	操作不熟练扣 2 分，动作不轻柔扣 3 分
2. 严格执行一人一套物品，避免重复使用	5	未执行一人一套物品扣 5 分
3. 关爱新生儿，沐浴时不污染脐带，勿使水或沐浴露进入耳、眼、口腔内	5	水或沐浴露进入耳、眼、口腔内扣 5 分

（三）、注意事项

1. 沐浴时应注意观察新生儿全身情况，注意皮肤是否红润、干燥、有无发绀、斑点、皮疹、黄疸。脐部有无红肿、分泌物及渗血，肢体活动有无异常，发现异常情况及时处理并报告医生。

2. 沐浴时间应在新生儿吃奶后 1 小时，沐浴露不要直接倒在新生儿皮肤上。

3. 保持室温、水温恒定，沐浴环境必须舒适、无风无尘。

4. 动作轻柔，注意保暖，避免患儿受凉及损伤。

5. 沐浴时勿使水进入耳、眼、口腔、鼻，颈下撒爽身粉时要用手掌遮盖新生儿口鼻部，防止粉末吸入呼吸道。

五十、新生儿泳疗法

（一）目的

1. 使新生儿皮肤清洁、舒适。

2. 可有效促进新生儿视觉、听觉、触觉，以及消化、呼吸、循环、骨骼、神经等系统的发育。

（二）操作流程

操作标准	标分	评分细则
准备质量标准	25	
1. 仪表端庄，着装整洁	2	一项不符合要求扣 1 分
2. 双人核对执行单与医嘱是否正确	2	未核对扣 2 分

（续　表）

操作标准	标分	评分细则
3．评估 （1）查对患儿的床号、姓名、腕带，了解患儿的精神状况、有无进食；全身、四肢活动、皮肤完整情况及有无感染等 （2）向新生儿家长解释泳疗的目的和方法，以取得家长的理解与配合 （3）评估操作环境是否符合操作要求（关闭门窗，预热房间，调节室温 26～28℃，调节水温 38～40℃）	6	未评估扣 6 分，少一项扣 2 分
4．剪指甲，摘掉胸卡及手表，衣服口袋内避免有坚硬尖锐物，洗手、戴口罩	5	一项不符合要求扣 1 分
5．用物：执行单、治疗盘、游泳圈、浴巾、游泳桶 1 套、护脐贴、内放 75% 的酒精或 0.5% 碘伏、无菌棉签、纱布、弯盘、水温计、笔、记录单、速干手消毒剂、一次性无菌口罩、集物桶、治疗车	5	用物缺少一件扣 1 分
6．检查游泳圈质量，保险按扣是否扣牢，并检查以上其他用物	5	未检查游泳圈质量、未检查保险扣各扣 2 分，未检查其他用物扣 1 分
操作质量标准	60	
1．查对新生儿的床号、姓名、腕带、出生时间、孕周、体重、新生儿评分，向家长解释	4	未查对新生儿信息扣 2 分，未解释扣 2 分
2．打开包被，为新生儿贴上防水护脐贴	5	未贴防水护脐贴扣 5 分，护脐贴使用不正确扣 3 分
3．将备好的游泳圈套在新生儿颈部，检查是否垫托在预设位置，逐渐且缓慢入水	9	游泳圈套的位置不正确、未检查是否垫托在预设位置、入水过快各扣 3 分
4．看护者与新生儿的距离必须在监护人的一臂之内	10	无人看护扣 10 分，距离过远扣 3 分
5．观察新生儿的面色有无改变及肢体活动情况，游泳时间 10～15 分 / 次	6	未观察新生儿的面色有无改变及肢体活动情况扣 3 分，时间不正确各扣 3 分
6．泳毕，将新生儿抱出，取下游泳圈，用浴巾迅速擦干水迹，保暖	8	动作不敏捷、未保暖各扣 3 分，其他一处不符合要求扣 1 分
7．取下防水防脐贴，用 75% 乙醇消毒脐部，由内向外消毒两遍，包裹新生儿保暖	8	未及时取下防水防脐贴、消毒方法不正确、未保暖各扣 2 分，其他一处不符合要求扣 1 分
8．再次核对新生儿信息，送还至家长	4	一处不符合要求扣 2 分
9．整理用物，洗手、记录	3	一处不符合要求扣 1 分
10．（口述）将游泳桶内水放掉，消毒处理后晾干	3	未口述游泳桶的消毒处理扣 3 分
终末质量标准	15	
1．注意保暖，动作轻柔	5	保暖欠佳、操作不轻柔各扣 2.5 分

（续 表）

操作标准	标分	评分细则
2．方法正确，新生儿安全舒适	6	方法不正确、新生儿不安全各扣 3 分
3．爱护体贴新生儿	4	不爱护体贴新生儿扣 4 分

（三）注意事项

1．应在新生儿吃奶 1 小时以后进行游泳，1 ～ 2 次 / 天，10 ～ 15 分 / 次。室温 26 ～ 28℃，水温 38 ～ 40℃。

2．新生儿泳疗期间必须专人看护，看护者距离新生儿必须在一臂之内。

3．新生儿特制泳圈使用前必须进行安全检查，保险按扣是否扣牢，以及是否漏气。

4．新生儿防水护脐贴使用要正确。

5．新生儿套好游泳圈检查下颌、下颏部是否垫托在预设位置，要逐渐且缓慢入水，泳毕迅速擦干水迹，保暖，取下游泳圈。

6．取用防水护脐贴，用 75% 乙醇消毒 2 次，根据脐带情况，决定是否包扎。

7．新生儿在患病期间应一人一桶，用后及时消毒处理，防止交叉感染。

第三部分

理论知识

第九章 理论基础知识

第一节 模拟演练 20 套

模拟演练一

一、单选题（请从备选答案中选择一个最佳答案，每小题 1 分，共 50 分）

1. 临床上患有溃疡性结肠炎、克罗恩病、消化道大出血、长期腹泻等疾病的患者，在营养支持、给养途径上应首先采用的方法为

   A. 鼻饲给养

   B. 胃造瘘给养

   C. 空肠造瘘给养

   D. 静脉营养

   E. 直肠给养

2. 易造成缺血性肌挛缩的创伤是

   A. 肩关节脱位

   B. 肱骨髁上骨折

   C. 肘关节脱位

   D. 桡骨下端骨折

   E. 锁骨骨折

3. 急性肺水肿患者，给予乙醇湿化吸氧，目的是

   A. 稀释痰液

   B. 缓解支气管痉挛

   C. 兴奋呼吸中枢

   D. 减轻肺泡内气泡的表面张力

   E. 抑制细菌生长

4. 下列颅脑损伤观察及护理，错误的是

   A. 密切观察意识、瞳孔变化

   B. 抬高床头 15 ～ 30cm

   C. 躁动时酌情使用吗啡

   D. 便秘严重者用甘油低压灌肠

   E. 保持呼吸道通畅，必要时气管切开

5. 属于主观方面的健康资料是

   A. 体温 39℃

   B. 胸闷气短

   C. 呼吸急促

   D. 口唇发绀

   E. 肌张力 3 级

6. 应进行一级护理的患者是

   A. 器官移植、大面积烧伤

   B. 高热、大出血

   C. 严重创伤

   D. 年老体弱、幼儿

E. 疾病恢复期、选择性手术前的准备阶段

7. 某患者交通事故后导致第 5 颈椎骨折、第 6 颈椎前脱位，行颅骨牵引治疗。护士应帮助患者采取的体位是
  A. 头高足低位
  B. 去枕仰卧位
  C. 侧卧位
  D. 半卧位
  E. 头低足高位

8. 为昏迷患者进行口腔护理时，以下操作不妥的是
  A. 先取下义齿
  B. 用开口器从臼齿处放入，协助开口
  C. 观察口腔情况后漱口
  D. 棉球干湿适宜
  E. 操作前后数棉球

9. 发生压疮的原因，以下不符的是
  A. 局部组织受压过久
  B. 全身营养不良
  C. 机体免疫力低下
  D. 重度水肿
  E. 排便失禁

10. 鼻导管给氧，氧流量 3L/min 时，氧浓度为
  A. 29%
  B. 33%
  C. 35%
  D. 37%
  E. 41%

11. 服后应及时漱口的药物是
  A. 磺胺药物
  B. 止咳糖浆

C. 酸剂、铁剂
D. 利尿药
E. 抗生素

12. 尿潴留患者首次导尿时，放出尿量不应超过
  A. 500ml
  B. 800ml
  C. 1000ml
  D. 1500ml
  E. 2000ml

13. 慢性痢疾患者病变部位常在直肠或乙状结肠，进行保留灌肠宜采用
  A. 左侧卧位
  B. 右侧卧位
  C. 头高足低位
  D. 头低足高位
  E. 侧卧屈膝位

14. 2 岁以下的婴儿肌内注射时，最好选用
  A. 臀大肌
  B. 上臂三角肌
  C. 臀中肌、臀小肌
  D. 股外侧肌
  E. 前臂外侧肌

15. 可提高血浆胶体渗透压，提高血压的溶液是
  A. 5% 葡萄糖
  B. 10% 葡萄糖
  C. 0.9% 氯化钠
  D. 林格液
  E. 中分子右旋糖酐

16. 最常见的输血反应是
  A. 发热反应
  B. 过敏反应

C．溶血反应

D．空气栓塞

E．出血倾向

17．应立即使用 2% ～ 4% 的碳酸氢钠洗胃的患者是

    A．磷化锌中毒

    B．乐果中毒

    C．敌百虫中毒

    D．巴比妥中毒

    E．硝酸中毒

18．大量输血出现手足抽搐、心率缓慢、血压下降，应加入的药物是

    A．5% 碳酸氢钠

    B．10% 葡萄糖酸钙

    C．0.9% 氯化钠

    D．10% 氯化钾

    E．乳酸钠

19．关于医嘱种类的解释，下列错误的是

    A．长期医嘱有效时间在 24 小时以上

    B．临时医嘱一般执行 1 次

    C．临时备用医嘱有效时间在 24 小时以内

    D．备用医嘱分为长期备用和临时备用两种

    E．长期医嘱医生注明停止时间后失效

20．病区交班报告记录的顺序，首先是

    A．危重患者

    B．手术患者

    C．死亡患者

    D．新入院患者

    E．离开病区的患者

21．当前控制哮喘发作最有效的抗炎药物是

    A．β_2 受体激动剂

B．糖皮质激素

C．抗胆碱能药物

D．茶碱类药物

E．白三烯拮抗剂

22．对咳嗽、咳痰患者，护理措施错误的是

    A．保持室内空气新鲜，温、湿度适宜

    B．咳脓痰者注意口腔护理

    C．痰多者可在饭后行体位引流

    D．痰稠不易咳出者，鼓励多饮水

    E．痰多且无力咳出者，帮助翻身拍背

23．风湿性心脏病二尖瓣狭窄发生栓塞时，最常见的栓塞部位在

    A．脾动脉

    B．肺动脉

    C．肾动脉

    D．脑动脉

    E．四肢动脉

24．患者，男，60 岁。测血压 165/95mmHg，心脏超声心动图示左心室肥厚，同时该患者有糖尿病 5 年，患者高血压的危险性分层为

    A．极低危

    B．低危

    C．中危

    D．高危

    E．极高危

25．肝硬化患者最常见的并发症是

    A．上消化道出血

    B．肝性脑病

    C．原发性肝癌

    D．肝肾综合征

    E．电解质紊乱

26．急性胰腺炎患者禁食、胃肠减压的主要目的是

A．防止感染蔓延

B．减少胃酸分泌

C．减少胰液分泌

D．避免胃扩张

E．减轻腹痛

27．急性肾小球肾炎常见的首发表现是

A．管型尿

B．血尿

C．高血压

D．腰痛

E．蛋白尿

28．某慢性肾衰竭患者，近日恶心、呕吐，进食甚少，并有尿少，缓脉，血清钾明显增高达 7.8mmol/L，估计病情继续恶化，可能会出现的表现是

A．血压急骤升高

B．休克

C．心力衰竭

D．心脏骤停

E．昏迷

29．再生障碍性贫血一般不出现的表现是

A．进行性贫血

B．出血

C．肝、脾、淋巴结肿大

D．感染

E．全血细胞减少

30．某急性白血病患者，经治疗后在缓解期出现头痛、恶心、呕吐、视力障碍，目前该患者最可能发生了

A．颅内出血

B．脑血栓形成

C．中枢神经系统继发感染

D．脑膜白血病

E．药物不良反应

31．2型糖尿病的主要死亡原因是

A．心血管并发症

B．糖尿病酮症酸中毒

C．呼吸道感染

D．泌尿道感染

E．肾功能衰竭

32．系统性红斑狼疮最常见的皮肤损害部位为

A．面部

B．颈部

C．腿部

D．胸部

E．背部

33．休克早期的表现是

A．面色青紫

B．呼吸困难

C．脉压缩小

D．血压下降

E．意识不清

34．麻醉前常规禁饮食的主要目的是

A．防止呕吐物误吸

B．防止术中胃肠内容物污染手术野

C．防止术中排便

D．防止术后腹胀

E．防止尿潴留

35．腹部手术后患者在麻醉恢复，生命体征平稳后，合适的卧位

A．头高脚低位

B．半坐卧位

C．平卧位

D．侧卧位

E．平卧位、头偏向一侧

36．原发性腹膜炎的主要致病菌为

A. 大肠埃希菌

B. 厌氧类杆菌

C. 溶血性链球菌

D. 变形杆菌

E. 粪链球菌

37. 患者，女，32 岁。因车祸发生脾破裂、开放性气胸、闭合性胫腓骨骨折等危急病情，抢救时首先应

A. 输血、输液

B. 固定骨折肢体

C. 镇静、止痛

D. 封闭胸壁伤口

E. 应用抗生素

38. 胃穿孔时腹腔穿刺抽出液的性质是

A. 稀脓性有臭味

B. 黄色、浑浊无臭味

C. 不凝固血液

D. 血性脓液有臭味

E. 血性渗出液

39. 关于甲亢患者的术前药物准备，下列错误的是

A. 复方碘化钾溶液

B. 先服甲硫氧嘧啶，后服复方碘化钾溶液

C. 先服他巴唑，后服复方碘化钾溶液

D. 普萘洛尔加他巴唑

E. 普萘洛尔与复方碘化钾溶液合用

40. 患者，女，40 岁。患者诉性情急躁，怕热多汗来就诊，查体发现甲状腺对称性、弥漫性肿大。诊断为甲状腺功能亢进，该患者术后不会出现的并发症是

A. 甲状腺危象

B. 呼吸困难和窒息

C. 手足抽搐

D. 声音嘶哑

E. 霍纳综合征

41. 脊柱结核发病率最高的部位是

A. 骶椎

B. 腰椎

C. 胸腰段

D. 胸椎

E. 颈椎

42. 有关妊娠期高血压疾病的描述，不妥的是

A. 为妊娠期特有的全身性疾病

B. 主要特征为高血压、蛋白尿和水肿

C. 基本病理变化是全身小动脉痉挛

D. 尿蛋白（+），为轻度妊娠期高血压疾病

E. 重度妊娠期高血压疾病，患者有自觉症状可诊断为先兆子痫

43. 对早期诊断宫颈癌有重要价值的检查是

A. 阴道分泌物悬滴检查

B. 宫颈脱落细胞检查

C. 宫颈或颈管活组织检查

D. 诊断性刮宫

E. 窥阴器检查

44. 关于子宫肌瘤的治疗，下列错误的是

A. 根据肌瘤大小、部位、有无症状等全面考虑

B. 凡肌瘤大或症状明显者行手术

C. 肌瘤小，已近绝经期者，以雌激素药物治疗

D. 50 岁以下者，保留正常卵巢

E. 肌瘤小，已绝经者可定期随访

45. 青春期生长发育的最大特点是

A. 体格生长

B．神经发育成熟

C．生殖系统迅速发育，并渐趋成熟

D．内分泌调节稳定

E．智力发育速度加快

46．重症新生儿寒冷损伤综合征复温的要求是

A．迅速复温

B．4～6 小时体温恢复正常

C．6～14 小时体温恢复正常

D．12～14 小时内体温恢复正常

E．24～48 小时内体温恢复正常

47．患儿，11 个月。腹泻合并中度脱水、代谢性酸中毒，给予补液、纠正酸中毒后出现抽搐，最可能的原因是

A．低血钾

B．低血钠

C．低血镁

D．低血钙

E．低血糖

（48～50 题共用题干）

患者，男，40 岁。3 小时前左上腹被汽车门撞伤，即出现腹部剧痛、头晕、心慌、呕吐，查体：面色苍白、出冷汗，脉搏 120 次/分，血压 80/50mmHg，腹稍胀，腹式呼吸减弱，腹膜刺激征（+），以左上腹为著，移动性浊音（+），肠鸣音消失，肝浊音界存在。

48．该患者诊断为闭合性腹部损伤，考虑最可能损伤的脏器为

A．肝脏

B．脾脏

C．胃

D．胰腺

E．膀胱

49．对协助诊断有意义的检查不包括

A．B 超

B．CT

C．血常规

D．腹腔穿刺

E．肺功能测定

50．该患者手术治疗术前准备不包括

A．术前常规禁饮食

B．药物皮肤过敏试验

C．术前通便灌肠

D．配血、备皮

E．常规实验室检查

二、多选题（以下每题的备选答案中有 2 个或 2 个以上正确答案，每小题 2 分，共 40 分）

1．属于护理程序中护理计划阶段的内容是

A．分析资料

B．提出护理诊断

C．排列护理诊断的顺序

D．确定预期目标

E．制定护理措施

2．下列需执行保护性隔离的是

A．白血病

B．大面积烧伤

C．艾滋病

D．脏器移植

E．早产儿

3．四人搬运法适用于

A．老年人

B．颈、腰椎骨折者

C．不能起床活动者

D．病情危重者

E．病情轻而体重较重者

4. 下列措施属于物理降温的有

    A. 放置冰袋

    B. 冷湿敷

    C. 75% 乙醇擦浴

    D. 温水擦浴

    E. 安乃近滴鼻

5. 记录每天排出量应包括

    A. 粪便量和尿量

    B. 出汗量

    C. 胃肠减压量

    D. 胸腹腔穿刺放液量

    E. 呕吐物量

6. 静脉输液过程中液体不滴的原因

    A. 输液瓶位置过低

    B. 针头阻塞

    C. 针头斜面紧贴血管壁

    D. 滴管有裂隙

    E. 针头滑出血管外

7. 做痰液细菌学检查，收集标本时应注意

    A. 清晨留取痰液

    B. 留取前用清水漱口

    C. 留取用力由深部咳出的痰液

    D. 标本立即送检

    E. 用清洁培养器收集痰液

8. 胸外心脏按压有效性判断

    A. 口唇、面色、甲床由发绀转为红润

    B. 瞳孔随之缩小，有时可有对光反应

    C. 昏迷变深出现反射或挣扎

    D. 血压维持在 60mmHg 以上

    E. 呼吸逐渐恢复

9. 呼气性呼吸困难主要见于

    A. 喉头水肿

    B. 支气管哮喘

    C. 肺炎

    D. COPD

    E. 胸腔积液

10. 下列有关心力衰竭的代偿机制中，正确的是

    A. 迷走神经兴奋

    B. 交感神经兴奋

    C. 心肌肥厚

    D. 心室扩大

    E. 水钠潴留

11. 下列门静脉高压症患者的主要表现是

    A. 肝肿大

    B. 脾肿大

    C. 食管、胃底静脉曲张

    D. 腹水

    E. 发热、黄疸

12. 剧烈、频繁的呕吐可导致机体

    A. 丢失大量胃液

    B. 脱水

    C. 电解质紊乱

    D. 营养障碍

    E. 血液检查血红蛋白含量下降

13. 关于肾性水肿的表述，正确的是

    A. 是肾小球疾病最常见的症状或体征之一

    B. 肾炎性水肿主要与水钠潴留及毛细血管通透性增加有关

    C. 肾病性水肿主要与血浆胶体渗透压下降有关

    D. 肾炎性水肿多始于颜面部，且多伴有高血压

    E. 肾病性水肿多为全身性，且有明显的血压升高

14．有关浸润性突眼症的护理措施，正确的是
  A．经常滴眼药水
  B．睡前涂眼药膏
  C．多饮水防止角膜干燥
  D．戴深色眼镜并防灰尘进入眼内
  E．建议患者进行放射性 ^{131}I 治疗

15．胆道 T 引流管护理与腹腔引流管护理的不同点是
  A．妥善固定，保持通畅
  B．引流管不得高于腹部切口水平
  C．引流 2 周以上才能拔管
  D．拔管前先夹管观察 2 天
  E．拔管前经引流管造影

16．毕 I 式胃大部切除术后，可能发生的并发症
  A．吻合口出血
  B．输入襻梗阻
  C．输出襻梗阻
  D．吻合口梗阻
  E．十二指肠残端破裂

17．颅内压增高"三主征"包括
  A．头痛
  B．呕吐
  C．意识障碍
  D．瞳孔散大
  E．视神经乳头水肿

18．骨折晚期并发症包括
  A．创伤性关节炎
  B．骨筋膜室综合征
  C．损伤性骨化
  D．脂肪栓塞
  E．缺血性骨坏死

19．患者，女，26 岁。哺乳期患急性乳腺炎，畏寒发热，右侧乳房肿胀疼痛，表面皮肤红热，扪及触痛的硬块，未查到脓肿，对患乳的正确护理是
  A．暂停哺乳
  B．吸净积乳
  C．抬高乳房
  D．切开引流
  E．理疗及外敷药物

20．法洛四联症是指
  A．房间隔缺损
  B．室间隔缺损
  C．肺动脉狭窄
  D．右心室肥厚
  E．主动脉骑跨

三、判断题（在题干后面的括号里划√或×，每题 1 分，共 10 分）

1．手未受到患者血液、体液等物质明显污染时，可以用速干手消毒剂消毒双手代替洗手。（　　）

2．正常女性较男性体温略高，但在月经期和孕期体温下降。（　　）

3．吸痰管最大外径不能超过气管导管内径的 1/2，负压不可过大，进吸痰管时不可给予负压，以免损伤患者气道。（　　）

4．发热时基础代谢降低，但心率增快。（　　）

5．PICC 的目的是为患者提供中、长期的静脉输液治疗。（　　）

6．脑室引流袋悬挂高度应高于脑平面 10～15cm。（　　）

7．炎症的基本病理变化为局部组织的变性、渗出和增生，可出现红、肿、热、痛和功能障碍。（　　）

8．口腔真菌感染时，宜选用 0.02% 呋喃西林溶液为漱口液。（　　　）

9．胆道手术后 3 ～ 5 天可考虑行 T 管缓慢低

压冲洗。（　　　）

10．新生儿脐带未脱落前，结扎线如有脱落应当重新结扎。（　　　）

参考答案

一、单选题

1. D	2. B	3. D	4. C	5. B	6. B	7. A	8. C	9. C	10. B
11. C	12. C	13. A	14. C	15. E	16. A	17. B	18. B	19. C	20. E
21. B	22. C	23. D	24. C	25. A	26. C	27. B	28. D	29. C	30. C
31. A	32. A	33. C	34. A	35. B	36. C	37. D	38. B	39. D	40. E
41. B	42. E	43. B	44. B	45. E	46. B	47. C	48. C	49. D	50. D

二、多选题

1. CDE	2. ABDE	3. BD	4. ABD	5. ACDE	6. ABCE	7. ABCD	8. ABDE
9. BD	10. BCD	11. BCD	12. ABCD	13. ABCD	14. ABD	15. CDE	16. AD
17. ABE	18. ACE	19. ABCE	20. BCDE				

三、判断题

1. ×	2. ×	3. √	4. ×	5. √	6. ×	7. ×	8. ×	9. ×	10. √

模拟演练二

一、单选题（请从备选答案中选择一个最佳答案，每小题 1 分，共 50 分）

1．提示急性肺水肿的特征性表现是
　　A．气促、烦躁不安
　　B．肺部有哮鸣音
　　C．咳粉红色泡沫痰
　　D．心率增快，心尖区出现奔马律
　　E．肺动脉瓣第二音亢进

2．发现疥疮患者应立即
　　A．洗热水澡
　　B．更换衣裤
　　C．隔离治疗
　　D．给 0.075% 地乳止痒
　　E．给安定 5mg 口服

3．绷带包扎法错误的是
　　A．取舒适坐位或卧位
　　B．肢体关节保持功能位置
　　C．有伤口者，应先予清洁并保持干燥
　　D．包扎方向是由近心端向远心端
　　E．绷带结打在肢体外侧

4．护患沟通时的理想距离是
　　A．4m 以上
　　B．3 ～ 4m
　　C．1 ～ 2m
　　D．0.5 ～ 1m
　　E．1 ～ 4m

5．用平车搬运腰椎骨折患者，下列措施不妥的是
　　A．在平车上垫木板
　　B．宜用四人搬运法
　　C．上坡时头在前
　　D．宜用三人搬运法

　　E．平车小轮端在前

6．预防脑水肿，降低颅内压应取的卧位是
　　A．去枕平卧位
　　B．头高足低位
　　C．头低足高位
　　D．半坐卧位
　　E．端坐位

7．患者，女，发热 4 天。体温 40℃，伴神志不清，反复抽搐，瞳孔对光反射迟钝，考虑乙型脑炎，应施行
　　A．接触性隔离
　　B．保护性隔离
　　C．消化道隔离
　　D．呼吸道隔离
　　E．昆虫隔离

8．紫外线照射消毒，关灯后再次使用应间隔
　　A．2 ～ 3 分钟
　　B．5 ～ 7 分钟
　　C．3 ～ 4 分钟
　　D．4 ～ 5 分钟
　　E．4 ～ 7 分钟

9．呼吸和呼吸暂停交替出现，称为
　　A．陈 - 施呼吸
　　B．毕奥呼吸
　　C．鼾声呼吸
　　D．浅表呼吸
　　E．蝉鸣样呼吸

10．可使血压测量值下降的因素是
　　A．患者情绪激动
　　B．在寒冷环境中测量
　　C．袖带过松
　　D．袖带过紧

E. 放气太慢

11. 长期家庭氧疗的动脉血气指征是

A. $PaO_2 < 80mmHg$

B. $PaO_2 < 50mmHg$

C. $PaO_2 < 60mmHg$

D. $PaO_2 < 55mmHg$

E. $PaO_2 < 35mmHg$

12. 慢性阻塞性肺气肿最突出的症状是

A. 长期反复咳嗽

B. 反复咳脓性痰

C. 间歇少量咯血

D. 逐渐加重的呼吸困难

E. 喘息胸闷

13. 下叶后基底段支气管扩张应采用的引流体位为

A. 头低脚高，俯卧位

B. 头高脚低，俯卧位

C. 头低脚高，仰卧位

D. 头高脚低，仰卧位

E. 平卧位

14. 患者，女，71 岁。高血压病史 10 年，近半年来患者明显感觉体力活动受限，洗脸、刷牙即可引起呼吸困难、心悸，此患者目前心功能处于

A. 代偿期

B. Ⅰ级

C. Ⅱ级

D. Ⅲ级

E. Ⅳ级

15. 治疗室上性心动过速首选的药物是

A. 利多卡因

B. 心得安

C. 异搏定

D. 心律平

E. 阿托品

16. 心房颤动患者主要应观察

A. P 波的频率

B. P 波的形态

C. 血压的变化

D. 心室率的改变

E. 脉搏的改变

17. 与胃癌关系较为密切的胃炎是

A. 萎缩性胃炎

B. 浅表性胃炎

C. 肥厚性胃炎

D. 糜烂性胃炎

E. 活动性胃炎

18. 患者，男，73 岁。表现为几次严重的呕血和黑粪。体格检查提示体位性低血压。针对该患者中首先采取的处理措施是

A. 放置鼻胃管和洗胃

B. 立即建立静脉通路，进行补液和输血

C. 静脉使用 H_2 受体拮抗剂止血

D. 急诊上消化道内镜

E. 外科急诊咨询

19. 对消化性溃疡有确诊价值的检查方法是

A. X 线钡餐检查

B. 胃镜检查与黏膜活检

C. 幽门螺杆菌检查

D. 胃液分析

E. 粪便隐血试验

20. 急性肾小球肾炎最常见的临床表现为

A. 大量蛋白尿、高胆固醇、低血浆蛋白、水肿

B. 血尿、蛋白尿、水肿、高血压

C. 肾区叩痛、肉眼血尿、尿路刺激征

D．水肿、高血压、急性肾衰竭

E．血尿、蛋白尿、尿路刺激征

21．急性肾衰竭少尿期患者的病情观察中，应特别注意有无

A．低钾血症

B．高钾血症

C．低钠血症

D．代谢性酸中毒

E．低氯血症

22．小细胞低血素性贫血见于

A．再生障碍性贫血

B．溶血性贫血

C．缺铁性贫血

D．急性白血病

E．急性失血性贫血

23．急性白血病患者易发生感染，最主要的原因是

A．长期贫血

B．广泛出血

C．成熟粒细胞减少

D．白血病细胞广泛浸润

E．血小板减少

24．甲状腺激素分泌过多症候群不包括

A．食欲亢进

B．体重减轻

C．怕热多汗

D．甲状腺肿大

E．疲乏无力

25．类风湿关节炎缓解期最重要的护理是

A．注意观察病情变化

B．给予营养丰富的饮食

C．治疗性锻炼

D．注意保暖，防冻防潮

E．卧床休息

26．经鼻肠管进行肠内营养者容易发生的并发症是

A．血栓性静脉炎

B．泌尿系感染

C．吸入性肺炎

D．水、电解质紊乱

E．急性腹膜炎

27．尿量是反映肾血流灌注的重要指标，提示血容量不足是患者每小时尿量少于

A．15ml

B．20ml

C．25ml

D．30ml

E．35ml

28．患者，男，40 岁。右胸外伤后出现极度呼吸困难、发绀、胸壁皮下气肿，伤侧叩诊鼓音，呼吸消失，诊断首先考虑

A．闭合性多根多处肋骨骨折

B．闭合性气胸

C．开放性气胸

D．张力性气胸

E．进行性气胸

29．对中心静脉压和血压均低于正常值的休克患者，应采取的措施是

A．尽快使用升压药物

B．控制滴速，减慢输液

C．暂停输液，用强心药

D．大量输液，加快滴速

E．应用扩血管的药物

30．为判断胃肠手术患者手术后开始进流食的时间，护士应该评估患者

A．引流液是否减少

B．生命体征是否平稳

C．麻醉反应是否消失

D．腹部疼痛是否减轻

E．肠鸣音是否恢复，是否排气

31．患者，男，30岁。鼻部疖，经挤压后，患者出现寒战、高热、头痛、眼部周围组织红肿疼痛等，应考虑并发

A．颅内化脓性海绵窦炎

B．面部急性蜂窝织炎

C．败血症

D．菌血症

E．脓血症

32．急性阑尾炎最重要的体征是

A．结肠充气试验阳性

B．腰大肌试验阳性

C．右下腹固定压痛

D．直肠指检有触痛

E．闭孔内肌试验阳性

33．急性胰腺炎最常见的病因是

A．乙醇中毒

B．暴饮暴食

C．胆道疾病

D．高脂血症

E．高钙血症

34．乳癌局部检查中，提示预后最差的是

A．乳头抬高、内陷

B．癌块表面皮肤凹陷

C．局部皮肤充血、发红，呈现急性炎症改变

D．乳头、乳晕湿疹样改变

E．局部皮肤橘皮样改变

35．患者，女，50岁。因胆总管结石发生胆管炎，出现右上腹部持续性腹痛，伴阵发性加重1天，体温39℃，巩膜黄染，病情观察中要特别注意

A．体温、面色

B．腹部体征

C．血压、神志

D．恶心呕吐

E．血白细胞计数

36．颅脑损伤患者表现为意识障碍有中间清醒期，一侧瞳孔散大，对光反应消失，对侧肢体偏瘫，提示为

A．脑挫裂伤

B．脑干损伤

C．硬脑膜外血肿

D．枕骨大孔疝

E．脑内血肿

37．断肢再植术后一天发现再植的断指肿胀明显，呈暗红色，应采取的紧急措施为

A．暂时抬高患肢观察

B．应用抗凝药物

C．立即手术探查

D．断端皮肤间断拆线，减少张力

E．冷敷减轻肿胀

38．骨折患者发生关节僵硬的主要原因是

A．关节面骨折

B．合并神经损伤

C．合并血管损伤

D．缺乏功能锻炼

E．肌肉萎缩

39．腰椎间盘突出症初次发作的患者，首选的治疗和护理措施是

A．局部封闭

B．绝对卧床休息

C．药物镇痛

D．骨盆牵引

E．手术治疗

40．关于股骨颈骨折，<u>错误</u>的是

A．老年人多见

B．患肢短缩，外旋畸形

C．对年轻患者应考虑先人工股骨头置换术

D．嵌入无移位的经颈型骨折，可行下肢牵引

E．陈旧骨折的患者可行切开复位内固定

41．末次月经为 2003 年 8 月 12 日，预产期为

A．2004 年 3 月 19 日

B．2004 年 3 月 26 日

C．2004 年 3 月 29 日

D．2004 年 5 月 19 日

E．2004 年 5 月 26 日

42．骨盆的各个平面中，正确的是

A．大骨盆的大小是决定胎儿能否阴道分娩的重要因素之一

B．中骨盆平面是骨盆最小平面

C．出口平面是真假骨盆交界平面

D．小骨盆与产道无直接关系

E．入口平面是骨盆最小的平面

43．关于前置胎盘，错误的说法是

A．妊娠晚期无痛性阴道流血

B．愈是完全性胎盘前置，阴道流血出现愈早

C．常致胎头高浮及胎位异常

D．凡确诊前置胎盘，均应行剖宫产终止妊娠

E．胎盘边缘有凝血块

44．正确使用避污纸的方法是

A．洗手后才抓避污纸

B．由他人传递

C．从页面顺序抓取

D．从中页抓取

E．掀页撕取

45．有关糖尿病对妊娠的影响，<u>错误</u>的是

A．羊水过多的发生率增加

B．受孕几率增加

C．妊娠期高血压疾病发生率增加

D．泌尿系感染增加

E．早产发生率增加

46．小儿腹泻轻度脱水，丢失水分占体重的

A．3%～5%

B．5%～6%

C．7%～8%

D．9%～10%

E．10%～12%

47．法洛四联症患儿蹲踞所起的作用是

A．心脑供血量增加

B．缓解漏斗部痉挛

C．腔静脉回心血量增加

D．休息，缓解疲劳

E．减少右向左分流血量

48．肾病综合征患儿最常见的并发症是

A．感染

B．血栓形成

C．电解质紊乱

D．急性肾衰竭

E．低血容量性休克

49．典型麻疹皮疹特点

A．暗红色斑丘

B．疹间无正常皮肤

C．出血性斑丘疹

D．暗紫色斑丘疹

E. 鲜红色粟粒疹

50. 小儿生理性贫血最明显的时间是
    A. 1 个月以内
    B. 2～3 个月
    C. 5～6 个月
    D. 8～9 个月
    E. 11～12 个月

二、多选题（以下每题的备选答案中有 2 个或 2 个以上正确答案,每小题 2 分,共 40 分）

1. Orem 的自理理论包括的相关理论结构是
    A. 自我护理结构
    B. 补偿结构
    C. 自理缺陷结构
    D. 护理系统结构
    E. 适应模式

2. 下列属于非语言沟通方式的是
    A. 目光
    B. 电报
    C. 表情
    D. 手势
    E. 报纸

3. 为高热患者降温冰袋可放置在
    A. 前额、头顶
    B. 颈部、腋下
    C. 胸前区、腹部
    D. 腹股沟
    E. 足底

4. 禁忌灌肠的患者包括
    A. 急腹症
    B. 肝昏迷
    C. 妊娠
    D. 消化道出血

E. 充血性心力衰竭

5. 宜采用半坐卧位的患者有
    A. 心衰
    B. 休克
    C. 腹膜炎
    D. 腹部手术后
    E. 甲状腺手术后

6. 使用吸引器吸痰时,操作者应注意
    A. 吸痰管要每天更换
    B. 吸痰时宜反复上下提插以保证吸净
    C. 为小儿吸痰时负压要小于 300mmHg
    D. 每次吸引时间不应超过 1 分钟
    E. 如气管切开处和口腔均需吸痰时,应先吸气管切开处,再吸口腔

7. 冷疗法的作用
    A. 减轻疼痛
    B. 减轻局部充血或出血
    C. 促进炎症消退
    D. 减轻深部组织充血
    E. 控制炎症扩散

8. 抢救设备应严格执行"五定"制度,以下属于"五定"内容的是
    A. 定数量品种
    B. 定点安置
    C. 定人保管
    D. 定期更换
    E. 定期消毒灭菌

9. 针对 COPD 患者的家庭氧疗,正确的是
    A. 吸氧浓度为 35% 左右
    B. 一昼夜吸氧时间应超过 15 小时
    C. 鼻导管给氧
    D. 氧疗目标为 SaO_2 达 90% 以上
    E. 氧疗过程中监测血气分析

10. 急性心肌梗死溶栓成功的间接指征包括

 A. 冠脉造影显示 TIMI2 ～ 3 级

 B. CK-MB 高峰出现在 7.5 小时

 C. 2 小时内胸痛消失

 D. 2 小时内 ST 段下降＞ 50%

 E. 2 小时内出现再灌注心律失常

11. 肝硬化腹水形成的主要因素有

 A. 门静脉压力增高

 B. 高白蛋白血症

 C. 肝淋巴液生成过多

 D. 继发性醛固酮增多

 E. 抗利尿激素分泌增加

12. 慢性肾小球肾炎患者可表现为

 A. 蛋白尿

 B. 血尿

 C. 脓尿

 D. 水肿

 E. 高血压

13. 有关急性白血病的叙述，正确的是

 A. 感染的主要原因是由于成熟粒细胞缺乏

 B. M_2 易并发 DIC 而出现全身广泛出血

 C. 胸骨下端压痛是本病常见症状

 D. CNSL 以急非淋最常见

 E. 常死于颅内出血与严重感染

14. 有关化疗药物的毒副作用，正确的是

 A. 易引起静脉炎

 B. 消化道反应

 C. 骨髓抑制致血细胞下降

 D. 长春新碱易引起心脏损害

 E. 环磷酰胺可引起脱发及出血性膀胱炎

15. 急性化脓性腹膜炎腹痛的特点有

 A. 剧烈、持续性

 B. 阵发性全腹痛

 C. 改变体位时疼痛加剧

 D. 原发病变部位显著

 E. 疼痛程度与炎症轻重无关

16. 腹部闭合性损伤未明确诊断时，处理原则为

 A. 绝对卧床休息

 B. 禁饮食，输液

 C. 定时测定血压、脉搏

 D. 反复检查腹部体征

 E. 注射吗啡止痛

17. 恶性肿瘤的转移途径包括

 A. 直接蔓延

 B. 淋巴转移

 C. 血行转移

 D. 接触转移

 E. 种植转移

18. 大面积深度烧伤患者的治疗护理措施为

 A. 早期及时输液

 B. 保持呼吸道通畅

 C. 早期切除烧伤组织，防止感染

 D. 及时纠正休克

 E. 重视形态、功能的恢复

19. 对维持与调节机体酸碱平衡起重要作用的脏器有

 A. 肺

 B. 胃肠道

 C. 肝

 D. 肾

 E. 脾

20. 肩关节脱位的临床表现包括

 A. 患肩疼痛

 B. 手腕下垂

C. 方肩畸形

D. 上肢牵拉试验阳性

E. 杜加征阳性

三、判断题（在题干后面的括号里划√或 ×，每题 1 分，共 10 分）

1. 护士洗手后，应当使用一次性纸巾或者干净的小毛巾擦干双手,毛巾应当每天消毒 1 次。（   ）

2. 对急腹症、妊娠早期、消化道出血的患者禁止灌肠。（   ）

3. 静脉留置针封管时消毒肝素帽或者正压接头,用 2.5 ～ 10mg 肝素盐水正压封管。（   ）

4. 小儿生后生长最迅速的是幼儿期。（   ）

5. 受压皮肤在解除压力 15 分钟后，压红不消退者，应该缩短翻身时间。（   ）

6. Ⅰ 度呼吸困难是指安静时有轻度吸入性呼吸困难，活动时加重，无烦躁不安。（   ）

7. 心源性呼吸困难时，应严格控制输液速度，每分钟 20 ～ 30 滴。（   ）

8. 严重挤压伤是外科引起高血钾的常见病因。（   ）

9. 脑疝晚期患者可出现典型的 Cushing 反应。（   ）

10. 若孕妇的胎心音少于 120 次 / 分或者大于 160 次 / 分，应触诊孕妇脉搏作对比鉴别。（   ）

参考答案

一、单选题

1. B	2. C	3. D	4. D	5. D	6. B	7. E	8. C	9. B	10. D
11. C	12. D	13. A	14. D	15. A	16. D	17. A	18. B	19. B	20. B
21. B	22. C	23. C	24. D	25. C	26. C	27. C	28. D	29. D	30. E
31. B	32. C	33. C	34. C	35. C	36. C	37. B	38. C	39. D	40. C
41. D	42. B	43. C	44. C	45. B	46. A	47. E	48. A	49. A	50. B

二、多选题

1. ABCD	2. ACD	3. ABD	4. ACDE	5. ACDE	6. CE	7. ABE	8. ABCE
9. BCDE	10. BCDE	11. ACDE	12. AB	13. AE	14. ABCE	15. ACD	16. ABCD
17. ABCE	18. ABDE	19. AD	20. ACE				

三、判断题

1. ×	2. √	3. √	4. ×	5. √	6. ×	7. √	8. √	9. ×	10. √

模拟演练三

一、单选题（请从备选答案中选择一个最佳答案，每小题1分，共50分）

1. 静脉切开护理<u>不正确</u>的是
   A. 血管痉挛可热敷
   B. 可维持2周
   C. 液体外渗可因近端结扎不紧
   D. 皮肤缝线7～8天拆除
   E. 拔除尼龙管压迫2～3分钟

2. 选用胸骨部位做骨髓穿刺者应
   A. 后背垫以枕头
   B. 取坐位，头伏于胸前
   C. 取侧卧位
   D. 弯腰使背部向后突出
   E. 腰部垫以枕头

3. 下列有关护理工作中的法律问题处理正确的是
   A. 当护士发现医嘱有明显的问题时，可拒绝执行，但无权向医生提出质疑
   B. 当护士发现医嘱有问题仍执行时，由此造成的后果主要由医生承担
   C. 护士如果利用工作之便盗卖吗啡等麻醉药品则不属犯法但需受行政处分
   D. 护士在抢救患者时可以执行口头医嘱
   E. 护生在执业护士的督导下，发生差错事故，由本人和带教护士共同承担法律责任

4. 护理诊断构成的三个要素是
   A. 问题、症状体征、原因
   B. 诊断、主诉、现病史
   C. 诊断、主诉、相关因素
   D. 名称、相关因素、症状体征
   E. 症状、体征、问题

5. 患者，男，56岁。因"胆囊结石伴急性胆囊炎"入院，护士收集到的下列资料中，属于客观资料的是
   A. 面色苍白、呼吸浅快
   B. 头晕
   C. 上腹部疼痛
   D. 恶心
   E. 睡眠不好

6. 良好的医院物理环境要求
   A. 温度18～22℃，湿度50%～60%，噪音强度45～55dB
   B. 温度22～24℃，湿度50%～60%，噪音强度45～55dB
   C. 温度18～22℃，湿度40%～50%，噪音强度45～55dB
   D. 温度22～24℃，湿度40%～50%，噪音强度35～45dB
   E. 温度18～22℃，湿度50%～60%，噪音强度35～45dB

7. 关于无菌技术，<u>错误</u>的是
   A. 治疗室要湿式清扫，每天紫外线消毒1次
   B. 操作时衣帽整齐，口罩遮住口鼻，修剪指甲、洗手
   C. 一份无菌物品，仅供一个患者使用
   D. 浸泡液应浸没持物钳的1/2左右
   E. 无菌包打开后，所剩物品24小时内可再用

8. 采取中凹卧位时，应给予
   A. 头胸抬高20°～30°，下肢抬高15°～20°
   B. 头胸抬高20°～30°，下肢抬高

213

$20°\sim30°$

C. 头胸抬高 $30°\sim40°$，下肢抬高 $40°\sim50°$

D. 头胸抬高 $40°\sim50°$，下肢抬高 $20°\sim30°$

E. 头胸抬高 $50°\sim60°$，下肢抬高 $20°\sim30°$

9. $1\%\sim3\%$ 过氧化氢溶液用于口腔护理的作用是

    A. 防腐除臭

    B. 抑制细菌

    C. 铜绿假单胞菌感染

    D. 厌氧菌感染

    E. 真菌感染

10. 热水坐浴的禁忌证是

    A. 肛门部位充血

    B. 会阴部水肿

    C. 盆腔炎症

    D. 妊娠末期痔疮疼痛

    E. 肛门周围炎症

11. 在鼻饲插管过程中患者出现呛咳、发绀，应采取的措施是

    A. 嘱患者深呼吸

    B. 嘱患者做吞咽动作

    C. 托起患者的头部插管

    D. 用注射器抽吸胃液

    E. 拔出胃管休息片刻后再插管

12. 股静脉注射时，错误的是

    A. 术者洗手后左手示指、中指应常规消毒

    B. 患者仰卧，下肢伸直

    C. 穿刺部位在股动脉外侧 0.5cm 处

    D. 进针时针头与皮肤呈直角或 45° 角

E. 误入动脉时可观察到鲜红色血液

13. 禁用碳酸氢钠洗胃的中毒患者是

    A. 敌敌畏中毒

    B. 1059 中毒

    C. 敌百虫中毒

    D. 1605 中毒

    E. 乐果中毒

14. 输液器的点滴系数为 15，500ml 的溶液需要维持 5 小时输注，每分钟的滴速应调至

    A. 15 滴

    B. 20 滴

    C. 25 滴

    D. 30 滴

    E. 40 滴

15. 进行大便隐血试验的患者在试验期宜进食

    A. 白菜

    B. 肉类

    C. 绿色蔬菜

    D. 禽类

    E. 铁剂

16. 白血病患者最适宜输

    A. 新鲜血

    B. 血细胞

    C. 库存血

    D. 血浆

    E. 水解蛋白

17. 一老年患者卧床多日,骶尾部皮肤出现红肿，皮下硬结，皮肤表面有散在小水疱，个别水疱破溃显露红润疮面,此情况为

    A. 压疮瘀血红润期

    B. 压疮炎症浸润期

    C. 压疮浅度溃疡期

    D. 局部皮肤感染

E．压疮前期

18．尿液呈烂苹果味见于

  A．尿毒症

  B．泌尿系统感染

  C．尿崩症

  D．糖尿病酮症酸中毒

  E．肾小球肾炎

19．关于静脉炎的护理，错误的是

  A．超短波理疗

  B．局部用 50% 硫酸镁湿热敷

  C．对血管壁有刺激的药物应充分稀释

  D．合并感染，给抗生素治疗

  E．患肢应加强运动并按摩

20．同时抽取几个项目的血标本，应先注入的是

  A．干燥试管

  B．抗凝试管

  C．血培养瓶

  D．枸橼酸钠瓶

  E．肝素瓶

21．慢性呼吸衰竭患者应用呼吸兴奋药的先决条件是

  A．换气功能良好

  B．气道通畅

  C．发绀不明显

  D．无肝肾功能不全

  E．呼吸不规则，但无惊厥

22．肺源性心脏病失代偿期的治疗措施中，最主要的是

  A．控制感染，改善通气功能

  B．应用利尿药

  C．应用强心药

  D．应用脱水药

E．糖皮质激素的应用

23．患者，男，56 岁。突然心悸，气促，咳粉红色泡沫痰，血压 180/90mmHg，心率 136 次 / 分，首先应给予的抢救药物是

  A．西地兰，硝酸甘油，异丙肾上腺素

  B．硝普钠，西地兰，呋塞米

  C．毒毛花苷 K，硝普钠，普萘洛尔

  D．胍乙啶，酚妥拉明，西地兰

  E．硝酸甘油，西地兰，多巴胺

24．纤维蛋白性心包炎的特异性体征是

  A．心包摩擦音

  B．Ewart 征

  C．呼吸频率加快

  D．心包积液

  E．奇脉

25．引起肝性脑病最常见的病因是

  A．原发性肝癌

  B．妊娠期急性脂肪肝

  C．门体分流手术后

  D．肝炎后肝硬化

  E．严重胆道感染

26．下列药物中，不会引起急性胰腺炎的是

  A．磺胺药

  B．硫唑嘌呤

  C．氢氧化铝

  D．氢氯噻嗪

  E．糖皮质激素

27．急性肾衰竭时，在血液中含量一般不增加的物质是

  A．肌酐

  B．尿素

  C．钙离子

  D．钾离子

E. 钠离子

28. 特发性血小板减少性紫癜患者，首选的治疗措施是

A. 脾切除

B. 输血小板

C. 使用免疫抑制药

D. 血液透析

E. 应用糖皮质激素

29. 不符合再生障碍性贫血临床特点的是

A. 进行性贫血

B. 易发生感染

C. 常见不同程度出血

D. 外周血中可见幼红细胞

E. 病情轻重与血细胞减少程度有关

30. 下一项选项中，属于甲状腺功能亢进症的实验指标是

A. $FT_3 \downarrow$，$FT_4 \downarrow$，$TSH \uparrow$

B. $FT_3 \uparrow$，$FT_4 \uparrow$，$TSH \downarrow$

C. $FT_3 \uparrow$，$FT_4 \uparrow$，$TSH \uparrow$

D. $FT_3 \downarrow$，$FT_4 \downarrow$，$TSH \downarrow$

E. $FT_3 \uparrow$，$FT_4 \downarrow$，$TSH \downarrow$

31. 糖尿病患者餐前突然感到饥饿难忍、全身无力、心慌、出虚汗，继而神志恍惚，护士应立即采取的措施为

A. 静脉取血测血糖

B. 协助患者饮糖水

C. 进行血压监测

D. 建立静脉通路

E. 专人护理

32. 类风湿关节炎缓解期患者的主要护理措施是

A. 注意休息

B. 密切观察药物不良反应

C. 关节功能锻炼

D. 保持乐观情绪

E. 控制感染

33. 最常用的麻醉前用药是

A. 阿托品

B. 氯丙嗪

C. 哌替啶

D. 苯巴比妥钠

E. 山莨菪碱

34. 对中心静脉压和血压均低于正常值的休克患者，应采取的措施是

A. 尽快使用升压药物

B. 控制滴速，减慢输液

C. 暂停输液，用强心剂

D. 大量输液，加快滴速

E. 机械通气人工呼吸

35. 手术护士与巡回护士共同的重要职责是

A. 根据手术需要，摆好患者体位

B. 整理好器械台

C. 手术开始前及关体腔前清点器械

D. 术毕清洗器械

E. 为患者输液、输血等

36. 患者，男，36岁。因粘连性肠梗阻出现阵发性腹痛、腹胀、呕吐、肛门停止排气。在非手术治疗护理中，减轻肠道内压力，改善肠壁血液循环的措施是

A. 半卧位、观察病情

B. 禁食、胃肠减压

C. 应用阿托品解痉止痛

D. 保证输液通畅

E. 遵医嘱使用抗生素

37. 患者，男，42岁。因十二指肠溃疡急性穿孔，在硬膜外麻醉下行胃大部切除术毕Ⅱ式手术。

术后第 7 天，患者进食后 15 分钟，出现腹胀肠鸣、恶心呕吐、心慌、大汗和头晕，首先考虑的并发症是

    A．胃出血

    B．输出段梗阻

    C．输入段梗阻

    D．倾倒综合征

    E．十二指肠残端破裂

38．诊断结肠癌最有效最可靠的检查方法是

    A．B 型超声波

    B．纤维结肠镜

    C．直肠指检

    D．粪便隐血检查

    E．X 线钡灌肠造影

39．急性乳腺炎患者乳房后脓肿切开引流，其正确切口是

    A．沿乳晕边缘作弧形切口

    B．在压痛最明显处作放射状切口

    C．在波动感最明显处作横切口

    D．在压痛最明显处作横切口

    E．在乳房下缘作弓形切口

40．胃溃疡穿孔的腹痛性质是

    A．持续性胀痛

    B．阵发性疼痛

    C．持续性疼痛阵发性加剧

    D．钻顶样绞痛

    E．持续性刀割样疼痛

41．最常见的疝内容物是

    A．小肠和大网膜

    B．盲肠和大网膜

    C．阑尾

    D．乙状结肠和大网膜

    E．膀胱

42．患者，男，50 岁。因下肢患大隐静脉曲张，患者站立在大腿中部扎止血带，然后患者下蹲 15 次后，曲张静脉空虚萎陷，说明

    A．大隐静脉侧支循环良好

    B．大隐静脉瓣膜功能不全

    C．小隐静脉瓣膜功能不全

    D．交通支瓣膜功能不全

    E．下肢深静脉回流通畅

43．脑疝患者禁做

    A．头颅 CT

    B．腰椎穿刺

    C．脑室穿刺

    D．气管切开

    E．心电图

44．患者，女，73 岁。跌伤致股骨颈骨折，拒绝手术，行持续下肢牵引。此时应预防的主要并发症是

    A．皮肤水疱、糜烂

    B．血管、神经损伤

    C．关节僵硬

    D．坠积性肺炎、压疮

    E．缺血性骨坏死

45．初产妇，从分娩后第 2 天起，持续 3 天体温在 37.5℃左右，子宫收缩好，无压痛，会阴伤口红肿、疼痛，恶露淡红色，无臭味，双乳软，无硬结。发热的原因最可能是

    A．会阴伤口感染

    B．乳腺炎

    C．产褥感染

    D．上呼吸道感染

    E．乳头皲裂

46．关于雌激素的作用，下列说法正确的是

    A．促进水钠排泄

B．抑制输卵管蠕动

C．使阴道上皮角化现象消失

D．使宫颈黏液分泌增多而稀薄

E．对下丘脑和垂体仅产生负反馈作用

47．脐带中的静脉数是

A．5条

B．4条

C．3条

D．2条

E．1条

（48～50题共用题干）

患儿，女，4岁，生后不久即发现心脏杂音，近半年来活动后气急，四周稍青紫。体检：生长发育稍落后于同龄儿，胸骨左缘第2～3肋间可闻及Ⅱ～Ⅲ级收缩期杂音，$P_2 > A_2$。

48．根据血流动力学变化，最可能的心脏X线改变为

A．左心室增大

B．右心室增大

C．左心房增大

D．右心房增大

E．主动脉扩张

49．根据以上病例应考虑

A．主动脉瓣狭窄

B．肺动脉瓣狭窄

C．房间隔缺损

D．室间隔缺损

E．肺动脉瓣关闭不全

50．最易出现的并发症是

A．呼吸道感染

B．急性肾炎

C．心内膜炎

D．感染性腹泻

E．脑血栓

二、多选题（以下每题的备选答案中有2个或2个以上正确答案，每小题2分，共40分）

1．纽曼的系统模式包括

A．压力源

B．压力反应

C．机体防御

D．预防性护理

E．应对行为

2．目前临床常用的护理工作方式有

A．功能制护理

B．目标护理

C．表格护理

D．责任制护理

E．综合护理

3．医院饮食的分类中包括那些

A．治疗饮食

B．少渣饮食

C．基本饮食

D．试验饮食

E．普通饮食

4．煮沸消毒灭菌时，正确的操作是

A．物品完全浸没在水中

B．大小相同的盆应重叠

C．有轴节的器械宜夹闭

D．玻璃类用纱布包好

E．橡胶类待水沸后放入

5．适合使用保护具的患者是

A．意识不清

B．昏迷

C．视力障碍者

D．婴幼儿进行输液治疗

E．高热躁动者

6．需要密切观察血压的患者，测量血压时应做到

A．定时间

B．定部位

C．定体位

D．定血压计

E．定听诊器

7．不重视高热患者的口腔护理可能并发

A．口腔炎

B．腮腺炎

C．中耳炎

D．扁桃体炎

E．牙齿脱落

8．判断脑死亡的标准是

A．不可逆的深昏迷，对各种内外刺激均无反应

B．自主呼吸停止

C．脑干神经反射消失

D．心电图呈平直线

E．脑电波消失

9．下列关于医嘱的描述正确的为

A．临时医嘱一般只执行 1 次

B．长期医嘱的有效时间在 24 小时以上

C．临时备用医嘱的有效时间在 24 小时以上

D．长期医嘱须医生注明停止时间后方失效

E．长期备用医嘱一般只执行 1 次

10．支气管扩张发生大咯血正确的护理措施是

A．及时清理患者咯出的血块

B．大咯血患者绝对卧床休息

C．保持呼吸道通畅

D．大咯血者应禁食

E．密切观察患者咯血的量、颜色、性质及出血的速度，生命体征及意识状况的变化

11．应用硝酸酯类治疗心力衰竭时，应注意监测患者的

A．体温

B．心率

C．呼吸

D．血压

E．神志

12．心源性水肿患者主要的护理诊断有

A．气体交换受损

B．体液过多

C．清理呼吸道无效

D．潜在并发症：肺部感染

E．有皮肤完整性受损的危险

13．肝性脑病前驱期临床表现为

A．性格改变

B．扑翼样震颤

C．肌张力增高

D．行为异常

E．睡眠障碍

14．有关化疗药物的毒副作用，正确的是

A．易引起静脉炎

B．消化道反应

C．骨髓抑制致血细胞下降

D．长春新碱易引起心脏损害

E．环磷酰胺可引起脱发及出血性膀胱炎

15．T 管拔除后应注意观察

A．食欲和消化情况

B．大便色泽

C．黄疸情况

D. 腹痛和发热

E. 肝功能

16. 一周内**不宜**下床活动的患者是

A. 右半结肠切除术后

B. 胃大部切除术后

C. 门腔静脉分流术后

D. 大隐静脉高位结扎术后

E. 肾挫伤非手术治疗

17. 绞窄性肠梗阻的表现是

A. 阵发性腹痛

B. 出现休克症状

C. 腹膜刺激征阳性

D. 均匀腹胀

E. 腹穿抽出血性液

18. 毕Ⅰ式胃大部切除术后，可能发生的并发症

A. 吻合口出血

B. 输入襻梗阻

C. 输出襻梗阻

D. 吻合口梗阻

E. 十二指肠残端破裂

19. 新生儿寒冷损伤综合征可能的致病因素包括

A. 早产

B. 寒冷

C. 感染

D. 窒息

E. 黄疸

20. 光疗的护理措施，正确的有

A. 眼睛用不透光的眼罩

B. 观察脱水情况，及时喂水

C. 记录光疗开始及持续时间

D. 光源与患儿的距离越近越好

E. 观察体温，防止体温过高或过低

三、判断题（在题干后面的括号里划√或×，每题 1 分，共 10 分）

1. 破伤风注射 TAT 的目的是中和游离的毒素。（　　）

2. 中心静脉压测压的导管不能进行静脉输液，但可作静脉推药。（　　）

3. 脑室引流管不通畅时，应及时以生理盐水冲洗管腔。（　　）

4. 开放性气胸的急救处理，首先要使开放性气胸变为闭合性气胸，正确的做法是用大块凡士林纱布及敷料在深呼吸末闭合伤口，外用绷带包扎，使其不漏气。（　　）

5. 患者，男，22 岁。开水烫伤双足，局部肿胀明显，有大小不等水疱，创面红润，潮湿，诉创面剧痛。该患者可诊断为开水烫伤 7%（浅Ⅱ度）。（　　）

6. 运动系统由骨和骨骼肌组成，骨在运动中起杠杆作用，骨骼肌则是运动的动力。（　　）

7. 单克隆抗体是指从一株单细胞克隆所产生的、针对复合抗原分子上某一种抗原决定簇的特异性抗体。（　　）

8. 二级预防又称临床前预防，即在临床前期做好早发现、早诊断、早治疗，使疾病及早治愈或不致加重。（　　）

9. 癫痫间隙期应停服抗癫痫药。（　　）

10. 输血潜在并发症溶血反应的主要相关因素是输入异型血。（　　）

参考答案

一、单选题

1. B	2. A	3. D	4. A	5. A	6. E	7. E	8. A	9. A	10. D
11. E	12. C	13. C	14. C	15. A	16. B	17. B	18. D	19. E	20. C
21. B	22. A	23. B	24. A	25. D	26. C	27. B	28. E	29. D	30. B
31. B	32. C	33. A	34. D	35. C	36. B	37. D	38. B	39. E	40. E
41. A	42. E	43. B	44. D	45. A	46. D	47. E	48. C	49. A	50. B

二、多选题

1. ABCD	2. ADE	3. ACD	4. ADE	5. ABE	6. ABCD	7. ABCD	8. ABCD
9. ABD	10. ABCDE	11. BD	12. BE	13. ABD	14. ABCE	15. ABCD	16. CE
17. BCE	18. AD	19. ABCD	20. ABCE				

三、判断题

1. √	2. ×	3. ×	4. √	5. √	6. ×	7. √	8. √	9. ×	10. √

模拟演练四

一、单选题（请从备选答案中选择一个最佳答案，每小题 1 分，共 50 分）

1．颅脑损伤行冬眠低温疗法错误的护理是
- A．用药前量体温、脉搏、呼吸、血压
- B．物理降温后用冬眠药物
- C．维持直肠内温度在 32～34℃
- D．维持水、电解质及酸碱平衡
- E．患者在注射冬眠药物后半小时内不宜翻身或搬运

2．破伤风的特异性治疗是注射
- A．TAT
- B．青霉素
- C．百白破三联
- D．ATA
- E．抗毒素

3．甲状腺次全切除术，术前准备不足将导致的严重并发症是
- A．出血窒息
- B．甲状腺危象
- C．抽搐
- D．心衰
- E．声音嘶哑、呛咳

4．缺铁性贫血临床表现中错误的是
- A．气促
- B．心力衰竭
- C．胃酸缺乏
- D．轻度脾肿大
- E．共济失调

5．当一个人离开家庭、学校步入社会，他必须调整自己的行为，适应社会的需要，这属于适应的

- A．心理层次
- B．生理层次
- C．社会文化层次
- D．技术层次
- E．生物层次

6．破伤风患者应采用的隔离措施是
- A．呼吸道隔离
- B．严密隔离
- C．肠道隔离
- D．接触隔离
- E．保护性隔离

7．下列搬运法正确的是
- A．轮椅是护送不能起床的患者
- B．平车是护送不能行走的患者
- C．腰椎骨折需四人搬运
- D．病情重、体重轻的可一人搬运
- E．颈椎骨折必须三人搬运

8．无菌持钳及其浸泡容器一般消毒间隔时间为
- A．1 天 1 次
- B．隔天 1 次
- C．1 周 2 次
- D．10 天 1 次
- E．2 周 1 次

9．诊断腹腔内实质性脏器损伤的主要依据是
- A．腹肌紧张
- B．膈下游离气体
- C．板状腹
- D．腹腔穿刺抽出浑浊液体
- E．腹腔穿刺抽出不凝血

10．当一患者尾骶部皮肤破溃，显露红润创面，并有脓性分泌物，此属于压疮

A．炎性浸润期

B．瘀血红润期

C．坏死溃疡期

D．组织坏死期

E．浅度溃疡期

11．符合弛张热特点的是

A．体温一直升高，波动幅度很小

B．口温在 38 ～ 38.9 ℃，多见于急性感染

C．一日内体温变化极不规律，且持续时间不定

D．发热期与正常或正常以下体温期交替有规律的变化

E．体温在 39 ℃以上，波动幅度大，24小时内温差达 1 ℃以上，但在波动中体温未降至正常

12．使测得的血压值偏低的是

A．肱动脉低于心脏水平

B．袖带缠得过松

C．放气太慢

D．视线低于水银柱弯月面读数

E．袖带缠得过紧

13．溃疡病并发上消化道出血的先兆是

A．心悸

B．腹痛加重，失去规律

C．头晕、眼花

D．黑便

E．面色苍白

14．急性胰腺炎出现脉率快、腹水呈血性、血压低或休克时，应考虑为

A．水肿性胰腺炎

B．出血性胰腺炎

C．出血坏死性胰腺炎

D．胰腺炎合并腹腔感染

E．胰腺炎合并腹腔内脏器官破裂

15．癫痫大发作的正确护理措施是

A．及时喂饮，以防脱水

B．按压肢体，制止抽搐

C．口表测温，每天 4 次

D．注意吸痰，气道通畅

E．牙垫布条，塞于舌上

16．不属于治疗饮食的是

A．流质饮食

B．高热量饮食

C．低盐饮食

D．低胆固醇饮食

E．高蛋白饮食

17．患者，男，32 岁。误服巴比妥类药物中毒，为此患者洗胃首选的药物是

A．生理盐水

B．镁乳

C．1% 碳酸氢钠

D．1 ：15 000 高锰酸钾

E．5% 醋酸

18．患者，男，27 岁。患伤寒，需做大量不保留灌肠，为此患者灌肠液的量及液面与肛门的距离是

A．1000ml，不超过 50cm

B．1000ml，不超过 30cm

C．500ml，不超过 20cm

D．500ml 以内，不超过 30cm

E．500ml 以内，不超过 40cm

19．颈外静脉穿刺的部位

A．下颌角与锁骨上缘中点连线上 1/2 处

B．下颌角与锁骨下缘中点连线下 1/2 处

C．下颌角与锁骨上缘中点连线上 1/3 处

D. 下颌角与锁骨下缘中点连线中 1/3 处

E. 下颌角与锁骨下缘中点连线下 1/3 处

20. 直接输血法时，每 100ml 血中加入 3.8% 枸橼酸钠溶液

    A. 5ml

    B. 10ml

    C. 15ml

    D. 20ml

    E. 25ml

21. 当患者出现刺激性呛咳或带金属音的咳嗽时首先应考虑

    A. 上呼吸道感染

    B. 肺部病变早期

    C. 左心功能不全

    D. 支气管扩张

    E. 支气管肺癌

22. 支气管哮喘患者突然出现胸痛、气急、呼吸困难、大汗，首先应考虑

    A. 自发性气胸

    B. 支气管哮喘急性发作

    C. 左心衰竭

    D. 肺炎

    E. 胸膜炎

23. 下列不符合心源性水肿特点的是

    A. 水肿从眼睑开始

    B. 水肿呈凹陷性

    C. 体循环瘀血所致

    D. 水肿部位易发生溃烂

    E. 摄入钠盐过多可加重水肿

24. 主动脉瓣关闭不全的体征不包括

    A. 股动脉枪击音

    B. 主动脉瓣区舒张期杂音

    C. 脉压增大

    D. Graham-Steel 杂音

    E. Austin-Flint 杂音

25. 肝硬化患者最常见的并发症是

    A. 上消化道出血

    B. 肝性脑病

    C. 原发性肝癌

    D. 肝肾综合征

    E. 电解质紊乱

26. 十二指肠球部溃疡患者，3 天前上腹痛加重，反复呕吐，为胃内容物，共 3 次约 500ml，无宿食，吐后疼痛缓解，最可能合并

    A. 幽门梗阻

    B. 上消化道出血

    C. 穿孔

    D. 癌变

    E. 弥漫性腹膜炎

27. 急性肾盂肾炎最具特征性的尿液为

    A. 血尿

    B. 蛋白尿

    C. 脓尿

    D. 乳糜尿

    E. 脂质尿

28. 急性肾小球肾炎多发生于感染后几周起病

    A. 1～3 周

    B. 3～4 周

    C. 4～6 周

    D. 6～8 周

    E. 1 年以后

29. 再生障碍性贫血和急性白血病最主要的鉴别依据是

    A. 血小板计数

    B. 外周血出现幼红细胞

    C. 网织红细胞计数

D．外周血出现幼粒细胞

E．骨髓检查

30．多数化疗药物骨髓抑制作用最强的时间为化疗后

  A．第 7～14 天

  B．第 3～7 天

  C．第 1～7 天

  D．第 15～20 天

  E．第 5～10 天

31．可使尿蛋白检验出现假阳性结果的药物<u>不包括</u>

  A．异烟肼

  B．青霉素

  C．奎宁

  D．阿司匹林

  E．氯丙嗪

32．患者，女，33 岁。近 3 个月来感乏力，全身不适，双手近侧指关节疼痛伴肿胀，有明显晨僵，活动后疼痛减轻。其最可能的诊断是

  A．类风湿关节炎

  B．风湿性关节炎

  C．增生性关节炎

  D．系统性红斑狼疮

  E．痛风

33．抗休克的最基本治疗措施是

  A．应用血管活性药物

  B．扩充血容量

  C．纠正酸中毒

  D．应用抗生素

  E．增强心功能

34．预防胃肠内营养患者发生腹泻，<u>错误</u>的措施是

  A．采用低脂肪营养液

  B．给予等渗营养液

  C．给予乳酸菌制剂

  D．改用含乳糖高的营养液

  E．防止营养液污染

35．乳癌侵犯 Cooper 韧带出现的体征是

  A．肿块固定

  B．酒窝征

  C．乳头内陷

  D．乳头溢液

  E．橘皮样改变

36．甲型肝炎病毒的主要感染途径是

  A．输血、注射

  B．消化道

  C．媒介昆虫

  D．接触

  E．呼吸道

37．动脉硬化性脑梗死患者，服阿司匹林是为了

  A．预防感冒

  B．消除头痛

  C．退热降温

  D．抗风湿

  E．抗血小板凝聚

38．斜疝修补术后，预防阴囊血肿的措施是

  A．平卧位，膝下垫软枕

  B．预防便秘尿潴留

  C．切口处用沙袋压迫并托起阴囊

  D．咳嗽时用手按压伤口

  E．不宜过早下床活动

39．实体肿瘤最主要和最有效的治疗方法是

  A．化学治疗

  B．放射治疗

  C．手术治疗

D. 免疫治疗

E. 中药治疗

40. 患者，男，40 岁。阑尾穿孔腹膜炎手术后第 7 天，体温 39℃，伤口无红肿，大便次数增多，混有黏液，伴有里急后重，应考虑并发

A. 盆腔脓肿

B. 膈下脓肿

C. 细菌性痢疾

D. 肠炎

E. 肠粘连

41. 结肠癌最应重视的早期症状是

A. 腹痛

B. 贫血

C. 排便习惯改变

D. 粪便带脓血或黏液

E. 肿块

42. 患者，男，30 岁。骑跨位受伤，会阴部肿胀、瘀斑，尿道口滴血，尿意急迫，但不能排出，处理首选

A. 下腹部热敷，按摩

B. 试插导尿管

C. 耻骨上膀胱造瘘

D. 肌注氨甲酰胆碱

E. 耻骨上膀胱穿刺

43. 癔症性瘫痪患者长期卧床可出现

A. 病理反射

B. 尿潴留

C. 肌萎缩

D. 压疮

E. 便秘

44. 肩关节脱位的特殊表现是

A. 患肩疼痛

B. 患肢活动障碍

C. 患肩下垂

D. 异常活动

E. Dugas 征阳性

45. 小儿，身高 105cm，体重 18kg，其年龄大约应为

A. 3 岁

B. 4 岁

C. 5 岁

D. 6 岁

E. 7 岁

46. 在婴儿补液液体中，口服补液盐（ORS）液的张力应为

A. 1/5 张

B. 1/4 张

C. 1/3 张

D. 1/2 张

E. 2/3 张

47. 患儿，12 个月，因高热惊厥入院。治疗 1 周痊愈出院，出院前对其家长健康教育的重点是

A. 合理喂养的方法

B. 体格锻炼的方法

C. 惊厥预防及急救措施

D. 预防接种的时间

E. 小儿体检的时间

48. 产后出血，最常见的原因是

A. 子宫收缩乏力

B. 胎盘胎膜产留

C. 胎盘植入

D. 软产道损伤

E. 凝血功能障碍

49. 临产后肛查了解胎头下降程度的标志是

A．骶岬

B．坐骨结节

C．坐骨棘

D．坐骨切迹

E．耻骨联合

50．关于胎盘早剥正确的是

A．无痛性阴道流血

B．常无诱因

C．应及时终止妊娠

D．不易出现 DIC

E．失血征象与外出血量成正比

二、多选题（以下每题的备选答案中有 2 个或 2 个以上正确答案，每小题 2 分，共 40 分）

1．南丁格尔对护理事业发展的贡献表现在

A．为护理向正规的科学化方向发展提供了基础

B．著书立说，阐述其基本护理思想

C．致力于创办护士学校

D．建立完善的护理教育体制

E．强调了护理伦理及人道主义护理观念

2．护患关系中非技术性关系包括

A．道德关系

B．利益关系

C．法律关系

D．指导关系

E．文化关系

3．下列宜采用半坐卧位的患者

A．胃大部切除术后患者

B．甲状腺切除术后患者

C．肠瘘患者

D．肺源性心脏病代偿期患者

E．心包积液

4．下列关于要素饮食的应用正确的是

A．应用原则是由低、少、慢开始，逐渐增加

B．应用要素饮食期间要定期进行营养评估

C．糖尿病患者应慎用

D．不能用于婴幼儿和消化道出血者

E．使用前需高温蒸煮，防止腹泻

5．患者，女，55 岁。因肺源性心脏病急诊入院，急诊室给予输液、吸氧，现准备用平车送入病区，护送途中下列错误的是

A．患者应卧于小轮一侧

B．护士应站在患者脚的一侧

C．进门时用推车轻轻把门推开

D．骨折患者应在平车上垫上木板

E．保持输液、吸氧管道通畅

6．为昏迷患者做口腔护理时，可选用

A．压舌板

B．弯血管钳

C．弯盘

D．吸水管

E．石蜡油

7．为预防患者发生压疮，对长期卧床的患者护士应做到

A．勤翻身

B．勤擦洗

C．勤按摩

D．勤整理

E．勤观察

8．高热时需注意给患者补充营养和水分是因为

A．迷走神经兴奋性升高，胃肠蠕动减弱

B．迷走神经兴奋性减低，胃肠蠕动减弱

C. 迷走神经兴奋性减低，消化液分泌减少

D. 分解代谢增加，需营养物质增多

E. 患者情绪低下，食欲差

9. 为了防止血标本发生溶血应做到

A. 选用干燥注射器及针头

B. 采血后立即取下针头再注血入管

C. 将血液沿管壁快速注入

D. 泡沫勿注入试管内

E. 避免震荡

10. 慢性肺心病心力衰竭使用利尿药易出现

A. 低钾、低氯性碱中毒

B. 痰液黏稠不易咳出

C. 影响通气 / 血流比值

D. 血液黏稠

E. 加重组织缺氧

11. 下列有关使用硝酸甘油时的护理内容，正确的是

A. 为加强药物疗效，应嘱患者用温开水吞服硝酸甘油

B. 服用硝酸甘油后 3 ～ 5 分钟疼痛仍不缓解，可再服一片

C. 静脉点滴硝酸甘油时滴速宜慢

D. 使用硝酸甘油后出现头部胀痛是中毒表现，应立即停药

E. 初次使用时应避免站立体位，以免致低血压

12. 与原发性肝癌发病有密切关系的因素包括

A. 甲型肝炎

B. 乙型肝炎

C. 肝硬化

D. 亚硝胺

E. 黄曲霉毒素

13. 对消化性溃疡有确诊价值的辅助检查是

A. 胃镜检查

B. X 线钡餐检查

C. 幽门螺杆菌检测

D. 胃酸测定

E. 粪便隐血试验

14. 对心脏有毒性作用的抗白血病药物是

A. 阿糖胞苷

B. 环磷酰胺

C. 高三尖杉酯碱

D. 柔红霉素

E. 泼尼松

15. 麻醉前用药的目的包括

A. 稳定患者的情绪

B. 缩短麻醉药作用时间

C. 减少术后肺部并发症

D. 对抗麻醉药的毒副作用

E. 增强血液循环

16. 高位肠梗阻的特点为

A. 呕吐频繁

B. 腹胀不明显

C. 可见肠型

D. 肠鸣音亢进，有气过水音

E. 呕吐物呈粪样

17. 脑室引流管护理，正确的是

A. 引流管开口低于侧脑室

B. 控制引流速度

C. 保持引流通畅

D. 观察引流液量和性质

E. 拔管前禁忌夹管

18. 张力性气胸的临床表现是

A. 患者极度呼吸困难、发绀和休克

B. 伤侧有肋间隙增宽，呼吸音消失

C．纵隔明显移向健侧

D．纵隔摆动现象

E．胸膜腔穿刺有高压空气向外冲出

19．某孕妇，孕 36 周，产前检查发现血压135/105mmHg，尿蛋白微量伴下肢水肿（+），诊断为轻度妊娠期高血压疾病，正确的处理措施是

A．由高危门诊监护

B．绝对卧床休息

C．限制钠盐摄入

D．酌情应用镇静药

E．补充足够的蛋白质，维生素

20．预防营养性缺铁性贫血应注意

A．预防感染性疾病

B．预防消化及营养紊乱性疾病

C．合理喂养，及时添加辅助食品

D．对早产儿和双胎宜早期给予铁剂

E．肌注维生素 B_{12} 和（或）口服叶酸

三、判断题（在题干后面的括号里划√或 ×，每题 1 分，共 10 分）

1．小儿头皮静脉穿刺应沿静脉离心方向刺入。（　）

2．深Ⅱ度烧伤后皮肤基底层苍白与潮红相间有拔毛痛，局部温度略高。（　）

3．乙型病毒性肝炎主要通过血行传播，其次为消化道传播和密切接触传播。（　）

4．疾病的一级预防又称病因预防。（　）

5．脑膜炎球菌的抵抗力很弱，对干燥、寒冷、热等极为敏感，55℃ 5 分钟内即被破坏。（　）

6．糖尿病患者食用糖尿病饮食感到饥饿时，可吃水果等。（　）

7．休克代偿阶段的临床表现有精神兴奋、烦躁不安、面色苍白、皮肤湿冷、脉搏细速；收缩压正常，脉压变小，尿量减少。（　）

8．肾衰竭分为急性和慢性衰竭。（　）

9．温水擦浴一般用低于体温 2℃ 的温水擦浴。（　）

10．股静脉穿刺点位于腹股沟股动脉的内侧0.5cm 处。（　）

参考答案

一、单选题

1. B	2. A	3. B	4. E	5. C	6. D	7. C	8. C	9. E	10. E
11. E	12. E	13. B	14. C	15. D	16. A	17. D	18. D	19. C	20. B
21. E	22. B	23. A	24. D	25. A	26. A	27. A	28. A	29. D	30. A
31. E	32. A	33. B	34. D	35. B	36. B	37. E	38. C	39. C	40. A
41. C	42. B	43. C	44. E	45. C	46. E	47. C	48. A	49. C	50. C

二、多选题

1. ABCE	2. ABC	3. ABCD	4. ABCD	5. ABC	6. ABCE	7. ABCDE	8. BCDE
9. ABDE	10. ABDE	11. BCE	12. BCDE	13. AB	14. CD	15. ABE	16. AB
17. BCD	18. ABCE	19. ADE	20. ABCD				

三、判断题

1. ×	2. ×	3. √	4. √	5. √	6. ×	7. √	8. √	9. ×	10. √

模拟演练五

一、单选题（请从备选答案中选择一个最佳答案，每小题 1 分，共 50 分）

1．良性肿瘤的特征<u>不包括</u>
　　A．生长速度慢
　　B．浸润性生长
　　C．有包膜
　　D．一般不转移
　　E．很少复发

2．预防压疮时，为缓解对局部的压迫<u>不宜</u>使用
　　A．海绵垫
　　B．气垫褥
　　C．橡皮气圈
　　D．水褥
　　E．海绵褥

3．《医院感染管理规范》规定，1000 张床位以上大型医院的医院感染管理专职人员<u>不得</u>少于
　　A．1 人
　　B．2 人
　　C．3 人
　　D．4 人
　　E．5 人

4．患者，女，30 岁。自感恶心、不适来院急诊室就诊，护士观察到患者面色苍白、出冷汗、呼吸急促、主诉腹痛、晚上睡眠不好。上述资料中属于客观资料的是
　　A．面色苍白
　　B．睡眠不好
　　C．腹痛
　　D．恶心
　　E．不适

5．指导糖尿病患者自行注射胰岛素时，最好的健康教育方法是
　　A．专题讲座法
　　B．团体讨论法
　　C．角色扮演法
　　D．示范法
　　E．个别会谈法

6．符合患者要求的休养环境是
　　A．中暑患者，室温保持在 4℃左右
　　B．儿科病室，室温宜在 22℃左右
　　C．产休室，应保暖不宜开窗
　　D．破伤风患者，室内光线应明亮
　　E．气管切开患者，室内相对湿度为 40%

7．患者，女，76 岁。在门诊候诊时，突然感到腹痛难忍，出冷汗，四肢冰冷，呼吸急促，门诊护士应
　　A．态度和蔼，劝其耐心等候
　　B．让患者平卧候诊
　　C．安排提前就诊
　　D．给予镇痛剂
　　E．请医生加快诊疗

8．为传染病患者实施护理操作时，正确的是
　　A．穿隔离衣后，可到治疗室取物
　　B．穿隔离衣后，可随意活动
　　C．穿隔离衣后仅用避污纸接触患者，脱衣后可不用消毒双手
　　D．护理操作前用物计划周全，以省略反复穿脱隔离衣及手的消毒
　　E．为患者发药时，可不用穿隔离衣

9．电动吸痰器吸痰法利用的原理是
　　A．正压原理
　　B．负压原理

231

C. 虹吸原理

D. 空吸原理

E. 静压原理

10. 急性阑尾炎术后 48 小时的患者宜取

A. 俯卧位

B. 侧卧位

C. 去枕平卧位

D. 屈膝仰卧位

E. 半坐卧位

11. 下列不符合无菌技术操作要求的是

A. 铺好的无菌盘有效时限为 8 小时

B. 已开启的溶液瓶内溶液可保存 24 小时

C. 无菌包打开后包内物品使用时限为 24 小时

D. 无菌包的有效期一般为 7 天

E. 一份无菌物品只能供一个患者使用

12. 鼻导管吸氧，氧流量 2L/min，氧浓度是

A. 24%

B. 29%

C. 35%

D. 40%

E. 44%

13. 患者，女，50 岁。诊断为"细菌性痢疾"。护士测量体温时得知其 5 分钟前饮过热开水，为此应

A. 嘱其用冷开水漱口后再测

B. 改测直肠温度

C. 停测 1 次

D. 告知患者 30 分钟后再测口腔温度

E. 参照上次测量值记录

14. 活动受限对机体的影响不包括

A. 直立性低血压

B. 排尿困难

C. 腹泻

D. 骨质疏松

E. 坠积性肺炎

15. 使用热水袋时，如局部皮肤发生潮红应

A. 热水袋外再包一条毛巾

B. 热水袋稍离局部

C. 立即停用，涂凡士林

D. 立即停用，涂 70% 乙醇

E. 立即停用，50% 硫酸镁湿热敷

16. 甲状腺 ^{131}I 测定的患者检查前多少时间内忌用含碘高的食物

A. 3 天

B. 1 周

C. 2 周

D. 3 周

E. 1 个月

17. 输血时患者出现腰背剧痛，尿呈酱油色，应立即

A. 减慢点滴速度

B. 取端坐位

C. 停止输血

D. 加压给氧

E. 加快点滴速度

18. 患者，男，32 岁。因误服农药中毒入院，入院时患者意识大部分丧失，无自主运动，对声、光刺激无反应，对疼痛刺激可有痛苦表情及躲避反应。该患者处于何种意识状态

A. 昏睡

B. 嗜睡

C. 意识模糊

D. 浅昏迷

E. 深昏迷

19. 烧伤焦痂应每 4 小时涂什么消毒剂 1 次
    A. 红汞
    B. 龙胆紫
    C. 乙醇
    D. 碘酒
    E. 0.1% 洗必泰

20. 患儿，生后 8 天。出现全身强直性痉挛，牙关紧闭、苦笑面容，双拳紧握、上肢屈曲、下肢伸直，呈角弓反张，阵发性痉挛。该患儿属于
    A. 新生儿颅内出血
    B. 新生儿破伤风
    C. 新生儿败血症
    D. 新生儿硬肿症
    E. 新生儿核黄疸

21. 当患者出现刺激性呛咳或带金属音的咳嗽时首先应考虑
    A. 上呼吸道感染
    B. 肺部病变早期
    C. 左心功能不全
    D. 支气管扩张
    E. 支气管肺癌

22. 仰卧位时吸入性肺脓肿好发的部位是
    A. 肺下叶背段
    B. 肺下叶后基底段
    C. 肺上叶前段
    D. 肺尖
    E. 右肺上叶后段

23. 心电图表现为提前出现的 QRS 波，宽大畸形，其前无 P 波，代偿间歇完全的心律失常是
    A. 房性逸搏
    B. 室性逸搏
    C. 房性期前收缩
    D. 室性期前收缩
    E. 房室交界性期前收缩

24. 风心病二尖瓣狭窄及主动脉关闭不全患者，合并房颤，心率 130 次 / 分，在应用洋地黄诊疗过程中，应立即停止用药的情况是
    A. 心电图出现鱼钩样 ST-T 改变
    B. 心悸减轻
    C. QT 间期缩短
    D. 血压轻度降低
    E. 心率 58 次 / 分

25. 肝性脑病患者暂停蛋白质饮食是为了
    A. 减少氨的形成
    B. 减少氨的吸收
    C. 促使氨的转化
    D. 降低血尿素氮
    E. 降低肠道内 pH

26. 胃溃疡患者考虑并发胃癌的情况是
    A. 进食后疼痛
    B. 疼痛较前减轻
    C. 疼痛规律消失
    D. 疼痛程度不变
    E. 出现大便潜血阳性

27. 肾炎性水肿多从哪个部位开始，重者可波及全身，指压凹陷不明显
    A. 身体下垂部位
    B. 组织疏松部位
    C. 浆膜组织部位
    D. 颜面部
    E. 肘膝关节部位

28. 急性肾衰竭高钾血症的发生不受下列哪个因素的影响
    A. 感染

  B．酸中毒

  C．水钠潴留

  D．输入库存血

  E．外伤

29．缺铁性贫血属于

  A．小细胞低色素性贫血

  B．大细胞性贫血

  C．正常细胞性贫血

  D．小细胞高色素性贫血

  E．溶血性贫血

30．特发性血小板减少性紫癜患者，首选的治疗措施是

  A．脾切除

  B．输血小板

  C．使用免疫抑制药

  D．血液透析

  E．应用糖皮质激素

31．糖尿病酮症酸中毒昏迷患者，治疗后血糖迅速降至正常，酸中毒很快纠正，但昏迷反加重，其最可能的原因是

  A．脑水肿

  B．反应性高血糖症

  C．高血钾

  D．低血糖昏迷

  E．血酮体未控制

32．对系统性红斑狼疮患者错误的保健指导是

  A．严格按医嘱治疗

  B．外出时避免日光照射

  C．可食用芹菜，但忌食无花果

  D．育龄妇女应避孕

  E．忌用易诱发本病的药物

33．高渗性脱水的主要病因是

  A．肠梗阻

  B．急性腹膜炎

  C．高热

  D．腹泻

  E．大面积烧伤

34．急性阑尾炎术后给予半卧位的主要目的<u>不包括</u>

  A．利于呼吸

  B．减轻切口张力

  C．预防肠粘连

  D．利于腹腔引流

  E．腹腔渗液积聚于盆腔

35．休克的治疗原则<u>不包括</u>

  A．恢复有效循环血量

  B．消除致病因素

  C．维持重要器官功能

  D．纠正水电解质紊乱及酸中毒

  E．预防皮肤受损和意外伤害

36．面部危险三角区的疖，挤压后易引起

  A．上颌窦炎

  B．面部蜂窝织炎

  C．颌下淋巴结炎

  D．中耳炎

  E．化脓性海绵状静脉窦炎

37．患者，女，25岁。每逢月经来潮前数天自觉两侧乳房胀痛，又能触及边界不清的多数小结节状物。月经期过后减轻，考虑

  A．乳癌

  B．乳房纤维腺瘤

  C．乳管内乳头状瘤

  D．乳房囊性增生病

  E．乳房慢性炎症

38．急性腹膜炎治疗后最常见的腹腔脓肿是

  A．膈下脓肿

B．盆腔脓肿

C．肠间脓肿

D．肝脓肿

E．脾周围脓肿

39．出现脑脊液鼻漏和视神经损伤的是

A．颅前窝骨折

B．颅中窝骨折

C．颅后窝骨折

D．颅盖线形骨折

E．颅盖凹陷骨折

40．急性腹膜炎发生休克的主要原因

A．剧烈疼痛

B．腹膜吸收大量毒素，血容量减少

C．肠内积液刺激

D．大量呕吐失液

E．腹胀引起呼吸困难

41．关于腰椎间盘突出的体征，不正确的是

A．腰椎侧突

B．骶棘肌痉挛

C．直腿抬高实验（+）

D．感觉异常

E．臀肌萎缩

42．"鹤膝"畸形为哪种骨病所特有的临床表现

A．急性血源性骨髓炎

B．膝关节结核

C．骨肿瘤

D．慢性骨髓炎

E．桡骨骨折

43．脑损伤患者的病情观察项目中最重要的是

A．意识

B．神志

C．生命体征

D．肢体活动

E．瞳孔

44．骨折愈合的第三期是

A．原始骨痂形成期

B．血肿机化演进期

C．骨痂改造塑形期

D．膜内化骨期

E．软骨内化骨期

45．起自两侧子宫角前面，向前斜行，经腹股沟管，终止于大阴唇上端，作用是维持子宫前倾的位置的韧带是

A．圆韧带

B．阔韧带

C．主韧带

D．子宫骶韧带

E．骨盆漏斗韧带

46．关于协调性子宫收缩乏力，正确的是

A．子宫中下部收缩力比子宫底部强

B．产妇持续腹痛，烦躁不安

C．宫缩间歇时，宫壁并不完全放松

D．子宫收缩虽保持其一定的特性，但子宫收缩力弱，持续时间，间歇时间长

E．易造成子宫破裂

47．某妇女，53 岁。绝经 3 年，出现不规则阴道流血半年，妇检：子宫稍大，质软，附件无异常，其可疑诊断是

A．子宫内膜癌

B．老年性阴道炎

C．宫颈癌

D．月经失调

E．子宫黏膜下肌瘤

48．患儿，8 个月。因肺炎并发急性心力衰竭，现用强心苷药物治疗，应及时停止用强心苷药

物的情况是

    A. 尿量增多

    B. 心动过缓

    C. 肝脏回缩

    D. 水肿消退

    E. 呼吸困难

（49～50 题共用题干）

患者,女,30 岁。因"冠心病,房颤"入院,护理体检时,心率 120 次/分,脉率 90 次/分。

49. 在触诊时,患者可能出现

    A. 洪脉

    B. 速脉

    C. 细脉

    D. 丝脉

    E. 缓脉

50. 在记录中书写错误的一项是

    A. 体温:37.2℃

    B. 呼吸:20 次/分

    C. 心率/脉率:120/分/90 次/分

    D. 血压:100/70mmHg

    E. 心率/脉率:120 次/90 次/分

二、多选题（以下每题的备选答案中有 2 个或 2 个以上正确答案,每小题 2 分,共 40 分）

1. 属于护理程序中护理计划阶段的内容是

    A. 分析资料

    B. 提出护理诊断

    C. 排列护理诊断的顺序

    D. 确定预期目标

    E. 制定护理措施

2. 病室湿度过高对患者的影响是

    A. 尿液排出增加

    B. 憋气,闷热,难受

    C. 呼吸道黏膜干燥,口渴

    D. 多汗,发热,面色潮红

    E. 有利于细菌繁殖,增加感染机会

3. 超声雾化吸入常用的药物有

    A. 庆大霉素

    B. 氨茶碱

    C. 沙丁胺醇

    D. 地塞米松

    E. 青霉素

4. 为一呼吸微弱、左半身偏瘫的昏迷患者测生命体征,正确的方法是

    A. 测口温,右上肢血压和脉搏

    B. 测腋温,左上肢血压和脉搏

    C. 测腋温,右上肢血压和脉搏

    D. 看胸腹起伏观察呼吸

    E. 置少许棉花置鼻孔前观察呼吸

5. 冷疗法的禁忌部位是

    A. 枕后

    B. 心前区

    C. 阴囊

    D. 腹部

    E. 手心

6. 对维持血浆胶体渗透压、增加血容量有显著作用的溶液是

    A. 0.9% 氯化钠溶液

    B. 低分子右旋糖酐

    C. 5% 葡萄糖溶液

    D. 10% 葡萄糖溶液

    E. 代血浆

7. 下列关于基础生命支持的描述正确的为

    A. 轻拍或摇动患者无反应,说明患者意识丧失

    B. 如在院外,急救者应立即离开患者去

呼救

C．如患者睡软床，应在其肩背下垫一心脏按压板

D．为颈部损伤的患者开放气道时宜采用仰头抬颏法

E．心前区捶击最多不宜超过 2 次

8．慢性呼吸衰竭的主要护理诊断为

A．气体交换受损

B．自理能力缺陷

C．潜在的感染

D．有皮肤完整性受损的危险

E．预感性悲哀

9．对风湿性心脏病患者健康教育的内容是

A．避免增加心脏负荷的因素

B．坚持服药，积极控制并发症

C．预防风湿热反复发作

D．风心病育龄妇女，心功能Ⅲ～Ⅳ级不宜妊娠

E．避免服用抗血小板药如阿司匹林，以防出血

10．急进型高血压的表现为

A．血压显著升高，发展迅速

B．舒张压持续在 130mmHg 以上

C．常伴头痛

D．短期内出现严重心、脑、肾损害

E．死亡原因多为尿毒症

11．为减轻腹泻患者的症状，其饮食要求为

A．少渣

B．低脂肪

C．高蛋白质

D．易消化

E．高热量

12．甲亢患者伴明显突眼者，其护理措施是

A．嘱患者白天戴墨镜

B．睡眠时眼睑不能闭合者需覆盖纱布或眼罩

C．睡眠应取高枕卧位

D．低盐饮食、限制水量

E．做眼球运动时严防向上凝视

13．关于对糖尿病足的换药操作，正确的是

A．根据不同的创面，选择换药方法

B．换药时避免再次损伤伤口

C．溃疡创面周围的皮肤可用温水、碱性肥皂清洗，然后用棉球擦干，避免挤压伤

D．每次换药时观察伤口的动态变化

E．观察足部血液循环情况，防止局部受压

14．甲状腺大部切除术后，患者说话时音调降低，饮水时易呛咳，可能的并发症是

A．一侧喉返神经损伤

B．喉上神经内支损伤

C．喉上神经外支损伤

D．双侧喉返神经损伤

E．甲状旁腺损伤

15．闭式胸膜腔引流的目的是

A．排除积气和渗液

B．矫正纵隔移位

C．保持和恢复胸膜腔负压

D．使肺恢复膨胀状态

E．清除残腔

16．急腹症的患者入院后处理，下列正确的是

A．禁食和胃肠减压

B．补液，记出入量

C．确诊为胆管炎后，可给予哌替啶止痛

D．非休克患者可采取半卧位

E．未明确诊断者禁止热敷

17．胸膜腔闭式引流不畅的原因是

　　A．引流导管残渣阻塞

　　B．引流管侧孔紧贴胸壁

　　C．胸壁置管窗口太小

　　D．引流管内压力太大

　　E．引流管扭曲

18．颅前窝骨折可出现下列那些表现

　　A．鼻漏

　　B．耳漏

　　C．"熊猫眼"征

　　D．Battle 征

　　E．听神经

19．妊娠期高血压疾病最常见的严重并发症为

　　A．前置胎盘

　　B．胎盘早剥

　　C．脑出血

　　D．急性肾衰竭

　　E．子痫

20．属于 Apgar 评分范围内的项目有

　　A．喉反射

　　B．脉搏

　　C．肌张力

　　D．心率

　　E．呼吸

三、判断题（在题干后面的括号里划√或 ×，每题 1 分，共 10 分）

1．被动体位是由于疾病的影响，被迫采取某种姿势，以减轻痛苦。（　　）

2．为女性患者导尿时，如误入阴道应拔出消毒导尿管后再插。（　　）

3．急性肺水肿是由于在短时间内输入了大量液体，引起了循环血量急剧增加，心脏负担过重所致。（　　）

4．对于意识障碍的患者，应尽量使用约束带，以保证安全。（　　）

5．利用热疗法缓解疼痛的机制是温热能使神经末梢的敏感性降低。（　　）

6．应用煮沸消毒法时，在水中加入 1% ～ 2% 亚硝酸钠可提高沸点增强杀菌作用。（　　）

7．对一级护理的患者，护士应每 15 ～ 30 分钟观察 1 次。（　　）

8．凡手术、分娩、转科、重整的医嘱，均应在最后一次医嘱下画两条蓝线，以示前面的医嘱一律作废。（　　）

9．严重粉碎性骨折时，有骨缺损及周围软组织损伤，同时骨外膜血液供应受到破坏，使骨折愈合困难。（　　）

10．癔症性痉挛多在白天或暗示下发作，发作时有神经系统病理征。（　　）

参考答案

一、单选题

1. B	2. C	3. E	4. A	5. D	6. B	7. C	8. D	9. B	10. E
11. A	12. B	13. D	14. C	15. C	16. C	17. C	18. D	19. D	20. B
21. E	22. E	23. D	24. E	25. A	26. C	27. D	28. D	29. A	30. E
31. A	32. C	33. C	34. C	35. E	36. E	37. D	38. A	39. A	40. B
41. E	42. B	43. A	44. C	45. A	46. D	47. A	48. B	49. C	50. C

二、多选题

1. CDE	2. AB	3. ABCD	4. CE	5. ABCD	6. BE	7. AC	8. ABD
9. ABCD	10. ABCD	11. AD	12. ABC	13. ABDE	14. BC	15. ABCD	16. ABDE
17. ABCE	18. AC	19. BCDE	20. ACDE				

三、判断题

1. ×	2. ×	3. √	4. ×	5. ×	6. ×	7. √	8. ×	9. √	10. ×

模拟演练六

一、单选题（请从备选答案中选择一个最佳答案，每小题1分，共50分）

1．为了预防高血压的发生，WHO建议每人每天食盐摄入量<u>不超过</u>
   A．12g
   B．10g
   C．8g
   D．6g
   E．4g

2．一般情况下，主要影响收缩压高低的是
   A．每搏量
   B．心率
   C．外周阻力
   D．大动脉弹性
   E．循环血量/血管容量比例

3．关于食管的狭窄，正确的是
   A．第一狭窄部相当于第7颈椎的下缘
   B．第二狭窄部距中切牙20cm
   C．第二狭窄部相当于胸骨角平面
   D．第三狭窄部相当于第11胸椎平面
   E．第三狭窄部距中切牙45cm

4．大面积烧伤患者休克期调节补液量简便而又可靠的临床指标是
   A．尿量及比重
   B．意识
   C．血压
   D．末梢循环情况
   E．中心静脉压

5．护士获得客观健康资料的途径是
   A．阅读病历及健康记录
   B．患者家属的陈述
   C．观察及体检获取
   D．患者的抚养人提供
   E．患者本人提供

6．患者，男，34岁。有开放性损伤感染史。入院神志清楚，有张口困难，苦笑面容，角弓反张等症状。所住病室环境要求<u>不妥</u>的是
   A．室温18～22℃
   B．相对湿度50%～60%
   C．开关门动作要轻
   D．光线充足、开窗通风
   E．保持病室安静

7．患者，男，32岁。车祸全身多处骨折，需急送医院，搬运时宜用
   A．挪动法
   B．一人搬运法
   C．二人搬运法
   D．三人搬运法
   E．四人搬运法

8．在下列急诊患者中首先应处理
   A．休克
   B．尿道断裂
   C．开放性气胸
   D．头皮撕脱伤
   E．开放性骨折

9．患者，男，38岁。处于昏迷状态，近日患者骶尾部皮肤出现2cm×4cm的压疮，破溃的水疱上脓性分泌物增多，出现皮下组织感染、坏死。此时患者压疮属于
   A．瘀血红润期
   B．炎性红润期
   C．炎性浸润期
   D．瘀血浸润期
   E．溃疡期

10. 在护理肝硬化严重腹水的患者时，其饮食应注意给予

    A. 无盐低钠饮食

    B. 低脂饮食

    C. 低蛋白饮食

    D. 高蛋白饮食

    E. 高热量饮食

11. 患者，男，20 岁。擦玻璃时不慎从楼上跌下，造成严重颅脑损伤，入院后对此患者的护理应给予

    A. 特别护理

    B. 一级护理

    C. 二级护理

    D. 三级护理

    E. 个案护理

12. 发热最常见的病因是

    A. 感染

    B. 恶性肿瘤

    C. 无菌坏死组织的吸收

    D. 体温调节中枢功能失常

    E. 变态反应性疾病

13. 对高热患者的观察下列错误的一项是

    A. 每天测体温 4 次

    B. 脉搏、呼吸、血压的变化

    C. 皮肤有无疹子

    D. 物理降温后的效果

    E. 面色有无改变

14. 肝硬化患者意识不清，不能选用肥皂水灌肠的原因是

    A. 肥皂水易引起腹胀

    B. 肥皂水易造成肠穿孔

    C. 肥皂水灌肠可使氨的产生和吸收增加

    D. 可以防止发生水肿

    E. 可以防止发生酸中毒

15. 为昏迷患者进行口腔护理时必须准备的是

    A. 开口器

    B. 食醋

    C. 石蜡油

    D. 溃疡散

    E. 吸水管

16. 可安置在一室的传染病患者是

    A. 流感、百日咳

    B. 伤寒、痢疾

    C. 破伤风、炭疽

    D. 流脑、乙脑

    E. 肺结核、白喉

17. 白血病患者化疗过程中因口腔溃烂需做咽拭子培养，采集标本部位应选

    A. 口腔溃疡面

    B. 两侧腭弓

    C. 舌根部

    D. 扁桃体

    E. 咽部

18. 在为患者输液时发现液体滴注不畅，寻其原因为静脉痉挛导致，护士应采取的措施是

    A. 减小滴液速度

    B. 加压输液

    C. 局部热敷

    D. 适当更换肢体位置

    E. 降低输液瓶位置

19. 车祸撞伤脑部，出血后出现深昏迷，脑干反射消失，脑电波消失，无自主呼吸，该患者以上表现应属于

    A. 濒死期

    B. 临床死亡期

    C. 生物学死亡期

D. 疾病晚期

E. 脑死亡期

20. 属临时医嘱的是

 A. 安定 5mg qd

 B. 测体重

 C. 输氧 Prn

 D. 肥皂水灌肠明晨

 E. 平卧位

21. 吸气性呼吸困难见于

 A. 左心功能不全

 B. 右心功能不全

 C. 支气管哮喘

 D. 支气管异物

 E. 大面积肺不张

22. 急性肺水肿首选的利尿药是

 A. 螺内酯

 B. 呋塞米

 C. 甘露醇

 D. 氢氯噻嗪

 E. 醋唑酰胺

23. 护士帮助支气管扩张患者进行体位引流时，不正确的是

 A. 引流前向患者讲解配合方法

 B. 根据病变的部位选择合适的体位

 C. 每次引流的时间可从 5～10 分钟开始，根据患者情况进行调整

 D. 痰液较多患者应让其快速大量咳出

 E. 若患者出现咯血、头晕等，立即终止引流

24. 不需考虑肠内营养的情况是

 A. 脑外伤引起昏迷的患者

 B. 双下肢多发骨折

 C. 消化道瘘

D. 短肠综合征

E. 大面积烧伤

25. 诊断肝昏迷最有价值的辅助检查是

 A. γ - 谷氨酰肽酶

 B. 单胺氧化酶

 C. 碱性磷酸酶

 D. 血氨

 E. 血尿素

26. 急性心肌梗死患者中 50%～80% 患者病前有先兆，其最常见表现为

 A. 新发生心绞痛，原有心绞痛加重

 B. 自发性心绞痛

 C. 稳定型心绞痛

 D. 变异型心绞痛

 E. 混合性心绞痛

27. 患者，男，40 岁。患游走性四肢大关节炎数年，近半年来乏力、食欲缺乏、心悸、气短，近一个月两下肢水肿。查体：颈静脉怒张，肝大肋缘下 3cm，二尖瓣听诊可闻及双期杂音。实验室检查：血红蛋白 97g/L，尿蛋白（+）。最可能的诊断为

 A. 风湿性心瓣膜病二尖瓣狭窄

 B. 二尖瓣关闭不全

 C. 心力衰竭

 D. 二尖瓣狭窄和关闭不全

 E. 二尖瓣狭窄和关闭不全合并右心衰竭

28. 肾衰竭少尿期处理原则，错误的是

 A. 纠正高血钾

 B. 纠正酸中毒

 C. 庆大霉素控制感染

 D. 纠正水电解质失衡

 E. 记出入量

29. 急性肾小球肾炎伴急性肾衰竭，护理措施

最重要的是

  A．详细记录出入水量"量出为入"

  B．无盐、低蛋白饮食

  C．镇静

  D．定期复查肾功能

  E．预防感染

30．最有助于鉴别过敏性紫癜与血小板减少性紫癜的项目是

  A．毛细血管脆性试验

  B．血小板计数

  C．紫癜表现不同

  D．是否有血尿

  E．糖皮质激素疗效

31．引起甲亢发病的主要因素是

  A．物理因素

  B．化学因素

  C．细菌感染

  D．病毒感染

  E．自身免疫

32．诊断系统性红斑狼疮最有意义的实验室检查是

  A．血流增快

  B．免疫球蛋白增高

  C．抗核抗体阳性

  D．抗双链 -DNA 抗体阳性

  E．狼疮细胞现象阳性

33．患者，男，42 岁。前臂外伤手术缝合后 5 天，局部伤口红肿、疼痛，触之有波动感，体温 39℃，伤口换药时，不妥的是

  A．及时拆除缝线，充分引流

  B．伤口应每天换药 1 次

  C．正确应用抗菌药物及引流物

  D．清洁伤口、清除坏死组织

  E．伤口应每 2～3 天换药 1 次

34．一患者行甲状腺大部切除术后，进流食时出现呛咳，发言低沉，但不嘶哑，可能是

  A．喉头水肿

  B．喉上神经内侧支损伤

  C．喉上神经外侧支损伤

  D．喉上神经内外侧支损伤

  E．喉返神经损伤

35．张力性气胸紧急处理放气减压穿刺部位是

  A．锁骨中线第 2、3 肋

  B．腋前线第 2、3 肋间

  C．锁骨中线第 7、8 肋间

  D．腋中线第 7、8 肋间

  E．腋后线第 7、8 肋间

36．溃疡病患者，需要紧急手术的情况是

  A．单纯性小穿孔

  B．年龄在 45 岁以上疑有癌变

  C．幽门梗阻，呕吐不止

  D．反复出血经内科治疗仍不止血者

  E．亚急性穿孔伴局限性腹膜炎

37．对严重挤压伤患者，护理时除严密观察生命体征外，还应特别注意

  A．伤口肿胀程度

  B．精神状态

  C．肢端温度

  D．损伤部位疼痛情况

  E．尿量和尿色

38．患者，女，25 岁。每逢月经来潮前数天自觉两侧乳房胀痛，又能触及边界不清的多数小结节状肿物。月经期过后疼痛减轻，首先考虑的是

  A．乳房纤维腺瘤

  B．乳房囊性增生病

C．乳管内乳头状瘤

D．乳房慢性炎症

E．乳癌

39．胸腔闭式排气，正确的切口应在

A．伤侧锁骨上窝

B．伤侧第 2、3 肋间胸骨旁

C．伤侧腋后线第 6 肋间处

D．伤侧肩胛下线第 8 肋间处

E．伤侧锁骨中线第 2、3 肋间处

40．有关肠梗阻叙述错误的是

A．单纯性肠梗阻为阵发性腹痛

B．高位小肠梗阻腹胀明显

C．麻痹性肠梗阻腹痛不剧烈

D．低位小肠梗阻呕吐较晚

E．绞窄性肠梗阻呕吐物为血性

41．毕（Billroth）Ⅱ式胃大部切除术后 6 天，右上腹突然剧痛，并出现腹膜刺激征，应考虑

A．胃出血

B．十二指肠残端破裂

C．吻合口梗阻

D．吻合口近侧空肠段梗阻

E．吻合口远侧空肠段梗阻

42．急性小脑幕切迹疝时瞳孔扩大的机制是

A．动眼神经核损伤

B．视神经受损伤

C．动眼神经受压迫

D．交感神经受刺激

E．脑干受压迫

43．易造成缺血性肌挛缩的创伤是

A．肩关节脱位

B．肱骨髁上骨折

C．肘关节脱位

D．桡骨下端骨折

E．锁骨骨折

44．患者，女，70 岁。平地跌伤致股骨颈骨折，拒绝手术，行持续下肢牵引。此时应预防的主要并发症是

A．皮肤水疱、糜烂

B．血管、神经损伤

C．关节僵硬

D．坠积性肺炎、压疮

E．缺血性骨坏死

45．自妊娠 4 个月起，体重增加超过多少表明有水肿的可能

A．平均增加 10kg

B．平均每月增加 1.5kg

C．每周增加 1kg

D．平均每月增加 2kg

E．平均增加 12kg

46．确诊子宫内膜癌的可靠依据是

A．病史

B．体征

C．分段诊刮病理检查

D．宫腔镜检查

E．腹腔镜检查

47．某孕妇，孕 6 个月。因车祸腹部受重力相撞，该孕妇突然持续性腹痛，有少量阴道流血，腹部检查子宫硬如板状，有压痛，子宫底位于脐与剑突之间。子宫处于高张状态，首先考虑

A．胎盘早剥

B．前置胎盘

C．先兆流产

D．难免流产

E．先兆子宫破裂

48．新生儿心肺复苏时，吹气和心脏按压时，错误的是

A．吹气频率为 30 ～ 40 次 / 分

B．示与环指按压胸骨中 1/3 处

C．使胸骨下陷 1 ～ 2cm

D．吹气和按压比例为 1 ∶ 5

E．按压频率为 100 ～ 120 次 / 分

49．关于新生儿颅内出血的护理，错误的是

A．保持患儿安静，尽量避免搅扰

B．注意保暖

C．保持呼吸道畅通，必要时给氧气吸入

D．为补充所需热量应尽早予以哺乳

E．严密观察病情，发现异常及时处理

50．小儿营养性贫血好发年龄阶段为

A．新生儿期

B．学龄期

C．婴幼儿期

D．学龄前期

E．青春期

二、多选题（以下每题的备选答案中有 2 个或 2 个以上正确答案,每小题 2 分,共 40 分）

1．在确定护理诊断的优先顺序时可遵循的原则有

A．马斯洛的需要层次论

B．按护理工作的方便

C．考虑患者的主观感受

D．可按首优、中优、次优顺序排列

E．一定要先解决现存的护理问题

2．下列护理诊断描述正确的是

A．排便异常　便秘，与生活方式改变有关

B．体液不足　与频繁呕吐有关

C．体温过高　与腹腔内细菌繁殖有关

D．皮肤完整性受损　与护士未及时翻身有关

E．潜在并发症　吻合口破裂

3．为昏迷患者做口腔护理应做到

A．使用开口器时从臼齿放入

B．用血管钳夹紧棉球擦拭

C．一次一个棉球

D．棉球可重复使用

E．禁忌漱口

4．对长期卧病患者应注意局部皮肤受压情况，评估要点包括

A．皮肤颜色

B．皮肤温度

C．皮肤的完整性与病灶情况

D．皮肤感觉

E．湿度

5．若患者不慎咬破体温计误吞水银时，可立即采取的解救措施包括

A．口服大量蛋白水

B．口服大量温开水

C．口服大量粗纤维食物

D．口服大量牛奶

E．口服大量生理盐水

6．导致测得的血压高于实际值的因素有

A．手臂肱动脉位置低于心脏水平

B．手臂肱动脉位置高于心脏水平

C．袖带缠得太松

D．袖带缠得太紧

E．视线低于水银柱的弯月面

7．弛张热常见于

A．伤寒

B．败血症

C．疟疾

D．化脓性疾病

E．风湿热

8. <u>不宜</u>进行热水坐浴的是
   A. 月经期
   B. 产后 10 天内
   C. 妇科手术前
   D. 急性盆腔炎
   E. 会阴部充血水肿

9. 股静脉穿刺常用于
   A. 急救加压静脉输液
   B. 急救加压静脉输血
   C. 婴幼儿采集血标本
   D. 衰竭患者其他静脉采血困难者
   E. 静脉套管针留置输液者

10. 书写危重患者交班报告时应报告
    A. 生命体征
    B. 呕吐
    C. 神志
    D. 瞳孔
    E. 体重

11. 下呼吸道感染的常见因素为
    A. 免疫功能受损
    B. 正常菌群失调
    C. 病原体的接触传播
    D. 空调系统污染
    E. 致病菌通过气道逆行感染

12. 高血压危象可有
    A. 血压显著升高
    B. 心力衰竭
    C. 脑血管痉挛
    D. 心绞痛
    E. 呕吐和神智改变

13. 肝硬化腹水产生的原因是
    A. 门脉压力增高,体液漏入腹腔
    B. 肝合成白蛋白减少,血浆胶体渗透压

降低
    C. 继发性醛固酮增多
    D. 肝脏调节水盐代谢失调
    E. 肝淋巴液生成过多

14. 急性肾衰竭少尿期代谢紊乱常表现为
    A. 氮质血症
    B. 代谢性酸中毒
    C. 水中毒
    D. 高钠血症
    E. 高钾血症

15. 外科手术预防用药的目的
    A. 预防手术后切口感染
    B. 清洁—污染或污染手术后手术部位
       感染
    C. 预防呼吸道感染
    D. 术后可能发生的全身性感染
    E. 预防消化道感染

16. 烧伤休克期补液调节依据的指标是
    A. 尿量
    B. 心率
    C. 脉搏
    D. 末梢循环
    E. 中心静脉压

17. 开放性气胸治疗原则包括
    A. 用敷料迅速封闭伤口
    B. 胸穿排气减压
    C. 清创缝合、补液
    D. 闭式引流
    E. 开胸探查

18. 对重症颅脑外伤患者的急救措施应该包括
    A. 测血压、脉搏、呼吸
    B. 抗感染治疗
    C. 保持呼吸道通畅

D．脱水治疗

E．输血、输液、防止休克

19．妊娠期高血压疾病的主要临床表现是

A．水、电解质平衡失调

B．高血压

C．阴道流血

D．水肿

E．蛋白尿

20．新生儿生理性黄疸的特点是

A．生后 2～3 天出现

B．生后 10～14 天消退

C．黄疸持续 2 周后仍不退

D．早产儿可至 3～4 周才消退

E．黄疸出现早，在 24 小时内出现

三、判断题（在题干后面的括号里划√或 ×，每题 1 分，共 10 分）

1．每一项护理操作都要以患者为中心，以满足患者需要为原则。（　　）

2．被动体位是患者由于疾病的影响，为减轻痛苦而被迫采取的某种姿势。（　　）

3．物理降温时，应当避开患者的枕后、耳廓、心前区、腹部、阴囊及足底部位。（　　）

4．压疮预防的工作目标是为有压疮的患者实施恰当的护理措施，促进压疮愈合。（　　）

5．应用静脉留置针输液时，应严密观察留置针有无脱出、断裂、局部有无红肿热痛等静脉炎表现。（　　）

6．对服用强心苷类药物的患者，服药前应当先测脉搏、心率，注意其节律变化，如脉率低于 65 次 / 分或者节律不齐时，暂不服用并及时通知医师。（　　）

7．急性肺水肿是由于在短时间内输入大量液体，引起了循环血量急剧增加，心脏负担过重所致。（　　）

8．颈椎骨折行颅骨牵引的患者翻身时应先放松牵引。（　　）

9．严重粉碎性骨折时，有骨缺损及周围软组织损伤，同时骨外膜血液供应受到破坏，使骨折愈合困难。（　　）

10．若孕妇的胎心音少于 120 次 / 分或者大于 160 次 / 分，应触诊孕妇脉搏作对比鉴别。（　　）

参考答案

一、单选题

1. D	2. A	3. B	4. A	5. C	6. D	7. E	8. A	9. E	10. A
11. A	12. A	13. A	14. C	15. A	16. B	17. A	18. C	19. B	20. D
21. D	22. B	23. D	24. B	25. D	26. A	27. E	28. C	29. A	30. B
31. E	32. D	33. E	34. D	35. A	36. D	37. E	38. B	39. E	40. B
41. B	42. C	43. B	44. D	45. D	46. C	47. A	48. D	49. D	50. C

二、多选题

1. AD	2. ABCE	3. ABCE	4. ABCD	5. ACD	6. ACE	7. BDE	8. ABD
9. ABCD	10. ABCD	11. ABDE	12. ABCD	13. AD	14. ABCE	15. ABD	16. ABDE
17. ABCDE	18. ACDE	19. BDE	20. ABD				

三、判断题

1. √	2. ×	3. √	4. √	5. √	6. ×	7. √	8. ×	9. √	10. √

模拟演练七

一、单选题（请从备选答案中选择一个最佳答案，每小题 1 分，共 50 分）

1. 鉴别糖尿病酮症酸中毒和高渗性非酮症糖尿病昏迷的主要症状为
   A. 神志改变
   B. 多饮多尿症状明显
   C. 局限性抽搐
   D. 血压偏低
   E. 食欲减退

2. 压疮皮损好发于
   A. 头部、面部和颈部
   B. 胸背部及腰部
   C. 四肢的伸侧
   D. 臀部及双下肢、手掌及足背
   E. 指缝、腕部屈侧、下腹部、股内侧

3. 水痘的传染期是
   A. 潜伏期至结痂
   B. 前驱期至出疹
   C. 发热至痂脱落为止
   D. 出疹期至痂脱落为止
   E. 出疹前 1 ～ 2 天至皮疹全部结痂为止

4. 患者，女，50 岁。普查时发现子宫增大如 6 周妊娠大小，B 超检查确诊为子宫肌瘤，最好的处理方案是
   A. 子宫全切
   B. 子宫颈全切
   C. 定期复查
   D. 雌激素治疗
   E. 孕激素治疗

5. 全补偿护理系统适用于
   A. 昏迷患者

   B. 慢性阻塞性肺气肿患者
   C. 高血压患者
   D. 扁桃体切除术后
   E. 糖尿病患者

6. 备用床改暂空床（被单式）错误的是
   A. 将床头罩单向下包过棉胎上端
   B. 然后盖被三折于床尾
   C. 橡胶单及中单上缘距床头 25 ～ 35cm
   D. 枕头开口背放置
   E. 床旁桌及椅放回原处

7. 下列无菌包保管原则不正确的是
   A. 无菌包和非无菌包应分开放置
   B. 应放在清洁干燥物品柜内
   C. 应注明灭菌日期
   D. 无菌包一经打开，包内物品不可再用
   E. 无菌包的有效期一般为 7 天

8. 应执行严格隔离的疾病是
   A. 细菌性痢疾
   B. 伤寒
   C. 传染性肝炎
   D. 咽白喉
   E. 肺结核

9. 预防压疮时，为缓解对局部的压迫不宜使用
   A. 海绵垫
   B. 气垫褥
   C. 橡皮气圈
   D. 水褥
   E. 海绵褥

10. 乙醇拭浴降温法，禁擦部位是
    A. 颈部、腋下、胸前区
    B. 颈部、胸前区、腹部

C．颈部、胸前区、掌心

D．腹部、胸前区、四肢

E．腋下、足底、掌心

11．口唇干裂患者口腔护理后可涂

    A．西瓜霜

    B．锡类散

    C．冰硼散

    D．金霉素软膏

    E．液状石蜡

12．气管内吸痰一次吸引时间不宜超过 15 秒，其主要原因是

    A．吸痰器工作时间过长易损坏

    B．吸痰管通过痰液过多易阻塞

    C．引起患者刺激性呛咳造成不适

    D．引起患者缺氧和发绀

    E．吸痰用托盘暴露时间过久造成细菌感染

13．24 小时尿防腐，加入浓盐酸

    A．0.5 ～ 1ml

    B．1 ～ 5ml

    C．5 ～ 10ml

    D．10 ～ 15ml

    E．15 ～ 20ml

14．因输血引起严重细菌污染反应后，处理方法错误的是

    A．立即减慢输血速度

    B．定时测体温、脉搏、呼吸和血压

    C．高热者给予物理降温

    D．留置导尿管，并记录出入液量

    E．抗休克和抗感染治疗

15．输液中发现肺水肿的原因是

    A．输入致热物质

    B．输入致敏物质

C．输入药液浓度过大

D．输入药液量大，速度过快

E．输入药液空气未排尽

16．保留灌肠其保留时间为

    A．5 ～ 10 分钟

    B．20 分钟

    C．30 分钟

    D．1 小时以上

    E．4 小时以上

17．防止血标本溶血，处理错误的是

    A．选用干燥注射器和针头

    B．避免过度震荡血标本

    C．采血后带针头沿管壁将血液注入

    D．标本应及时送检

    E．需全血标本时，应采用抗凝管

18．注射青霉素后发生过敏性休克属于

    A．Ⅰ型变态反应

    B．Ⅱ型变态反应

    C．Ⅲ型变态反应

    D．Ⅳ型变态反应

    E．非变态反应

19．施行胸外心脏按压时正确的部位是

    A．左胸腹部

    B．右侧胸部

    C．胸骨上段

    D．胸骨中下 1/3 交界处

    E．剑突下向心向按压

20．正确的交班报告书写顺序是

    A．离开病区的患者→新入院的患者→重点护理的患者

    B．新入院的患者→重点护理的患者→离开病区的患者

    C．重点护理的患者→新入院的患者→离

开病区的患者

D. 重点护理的患者→离开病区的患者→新入院的患者

E. 新入院的患者→离开病区的患者→重点护理的患者

21. ARDS 患者吸氧的浓度应为
A. ＞10%
B. ＞20%
C. ＞30%
D. ＞40%
E. ＞50%

22. 急性肺水肿用糖皮质激素的主要作用是
A. 扩张血管
B. 提高利尿效果
C. 抑制炎症反应
D. 抑制机体变态反应
E. 减少肺毛细血管通透性

23. 溃疡病并呕血的治疗错误的是
A. 暂禁食
B. 烦躁者可给镇静药
C. 补充血容量
D. 6-氨基己酸静脉滴注
E. 立即手术

24. 阿米巴肝脓肿的正确诊断依据是
A. 不规则长程发热，血象白细胞增多，中性粒细胞增多，用灭滴灵治疗有效
B. X线检查右膈升高，活动受限及肠腔积液
C. 肝穿刺抽得典型棕褐色脓液，镜检发现有阿米巴滋养体
D. 肝区超声探查有肝内液平段
E. 肝扫描示占位性病变

25. 慢性肺源性心脏病形成肺动脉高压最主要

的因素是
A. 血容量增多
B. 血液黏滞度增高，增加肺血管阻力
C. 血管床横面积减少
D. 肺小动脉痉挛
E. 肺小血管形成

26. 患者，男，60岁。血压 170/100mmHg，受凉后出现头痛、眩晕、胸闷、气急、恶心、呕吐、视力模糊，经降压治疗，病情很快好转，该患者可能的诊断是
A. 恶性高血压
B. 高血压危象
C. 高血压脑病
D. 冠心病
E. 短暂性脑缺血发作

27. 患者，女，28岁。因畏寒，发热1天，腰痛伴尿路刺激征半日入院，初步诊断为急性肾盂肾炎。鼓励患者多饮水的主要目的是
A. 加速退热
B. 保持口腔清洁
C. 维持体液平衡
D. 减少药物毒不良反应
E. 促进细菌、毒素排出

28. 确诊急性肾衰竭的主要依据是
A. 氮质血症
B. 高钾血症
C. 低钠血症
D. 少尿
E. 酸中毒

29. 鉴别糖尿病酮症酸中毒和高渗性非酮症糖尿病昏迷的主要症状为
A. 神志改变
B. 多饮多尿症状明显

C. 局限性抽搐

D. 血压偏低

E. 食欲减退

30. 再生障碍性贫血的诊断依据不包括

A. 全血细胞减少

B. 网织细胞减少

C. 出血、贫血、感染

D. 肝脾肿大

E. 骨髓增生低下

31. 血小板减少性紫癜急性治疗首选方案

A. 脾切除

B. 输血和输血小板

C. 免疫抑制药应用

D. 糖皮质激素

E. 使用止血剂

32. 蛛网膜下腔出血的临床表现不包括

A. 各年龄组均可发病

B. 脑膜刺激征阳性

C. 偏瘫

D. 以突然剧烈的头痛起病

E. 动眼神经麻痹

33. 代谢性酸中毒最突出的临床表现是

A. 疲乏、头晕

B. 嗜睡

C. 面潮红，心率快，血压下降

D. 呼吸深而快，有酮味

E. 二氧化碳结合率下降，尿呈酸性

34. 大面积烧伤补液量计算，我国成人按每千克体重每 1% 面积补液量为

A. 1.0ml

B. 1.5ml

C. 2.0ml

D. 4.0ml

E. 5.0ml

35. 甲状腺大部切除术后 12 小时，出现烦躁、呼吸困难、口唇青紫、颈部肿胀、敷料有血性渗液，首先考虑

A. 喉返神经损伤

B. 切口内出血

C. 喉头水肿

D. 气管软化

E. 误切甲状旁腺

36. 颅内高压患者，腰穿放脑脊液，突然呼吸停止，是由于诱发

A. 枕骨大孔疝

B. 小脑幕裂孔疝

C. 脑室出血

D. 脑瘤突发出血

E. 大脑镰疝

37. 患者出现夏柯三联征后，首先考虑

A. 急性胆管炎

B. 急性胰腺炎

C. 梗阻性胆囊炎

D. 肝癌

E. 胆道蛔虫症

38. 患者，男，32 岁。自马车上摔下，头后枕部着地，颈部活动受限，下颈椎压痛明显，四肢弛缓性瘫，躯干感觉平面在胸骨柄以下，痛、温觉消失，不能自行排尿，诊断应首先考虑

A. 颈椎间盘突出症

B. 颈椎骨折脱位并颈髓损伤

C. 颈部软组织损伤

D. 颈椎骨折脱位并臂丛神经与腰骶丛神经损伤

E. 胸椎骨折并脊髓损伤

39．石膏固定的患者血液循环障碍最早出现的症状是

A．感觉异常

B．疼痛

C．苍白

D．体温下降

E．发绀

40．腹外疝的护理原则<u>不包括</u>

A．消除致腹内压升高的因素

B．为防止疝嵌顿应多卧床休息

C．注意观察腹部情况

D．为急诊手术做好术前准备

E．抗感染治疗

41．患者，女，30岁。甲状腺手术后声音嘶哑，是因为

A．喉上神经损伤

B．喉返神经损伤

C．甲状旁腺误切

D．气管误伤

E．甲状腺切除过多

42．患者，男，16岁。从4米高的树上跌下，左股骨干中、上1/3交界处骨折，住院后行持续骨牵引且同时用小夹板固定，护理措施中<u>不正确</u>的是

A．抬高患肢

B．保持有效牵引

C．注意患肢末端血运及感觉

D．做好皮肤护理

E．针孔局部血痂要及时清除

43．肾损伤非手术治疗需要绝对卧床的时间至少是

A．1周

B．2周

C．3周

D．4周

E．5周

44．患者，男，22岁。外伤后呼吸困难，发绀。查体：右侧胸壁可见2cm×2cm的开放性伤口，呼吸时伤口处能听到空气出入胸膜腔的吹风声。伤侧胸部叩诊呈鼓音，呼吸音减弱。应首先考虑为

A．血胸

B．多根多处肋骨骨折

C．开放性气胸

D．闭合性气胸

E．张力性气胸

45．羊水过多的临床表现<u>不包括</u>

A．羊水量超过2000ml

B．单胎妊娠多于多胎

C．常伴有胎儿畸形

D．多发生妊娠20～24周

E．糖尿病患者多见

46．异位妊娠常发生的部位是

A．卵巢

B．输卵管

C．子宫颈

D．子宫角

E．腹腔

47．患者，女，50岁。普查时发现子宫增大如6周妊娠大小，B超检查确诊为子宫肌瘤，最好的处理方案是

A．子宫全切

B．子宫颈全切

C．定期复查

D．雌激素治疗

E．孕激素治疗

48．正常新生儿出生24小时内应接种的疫苗是

A．水痘疫苗

B．乙肝疫苗

C．麻疹减毒活疫苗

D．百白破三联疫苗

E．脊髓灰质炎减毒活疫苗

49．新生儿寒冷损伤综合征，硬肿最先出现的部位是

A．足部

B．小腿

C．臀部

D．上肢

E．面颊

50．惊厥发作期患儿的首优护理问题是

A．恐惧

B．有受伤的危险

C．有窒息的危险

D．潜在并发症：脑水肿

E．有皮肤完整性受损的危险

二、多选题（以下每题的备选答案中有2个或2个以上正确答案，每小题2分，共40分）

1．现代护理学概念的形成不包括

A．以预防为中心的阶段

B．以疾病为中心的阶段

C．以康复为中心的阶段

D．以患者为中心的阶段

E．以健康为中心的阶段

2．患者对疾病的心理反应可有

A．焦虑与震惊

B．否认与怀疑

C．退化与依赖

D．退缩和抑郁

E．延迟求医和踌躇徘徊

3．节律异常的脉搏包括

A．速脉

B．洪脉

C．间歇脉

D．短绌脉

E．二联律脉

4．促进有效排痰的操作要点包括

A．深呼吸和有效咳嗽

B．吸氧

C．胸部叩击和胸部震荡

D．体位引流

E．机械吸痰

5．应用保护具的目的是防止

A．坠床

B．撞伤

C．抓伤

D．扭伤

E．窒息

6．氧气吸入的适应证是

A．严重外伤

B．心力衰竭

C．一氧化碳中毒

D．分娩时产程过长

E．颅脑损伤

7．关于尿标本的采集叙述正确的是

A．晨尿需留取第1次尿液的中段尿

B．餐后尿需留取餐后1小时的尿液

C．尿定量检查需留取200ml以上送检尿

D．尿胆原监测，需留取13:00～15:00时间段的尿液

E．尿培养中段尿需留取在膀胱内存留4～6小时或以上的尿液

8. 在观察洋地黄毒性反应时，应停发洋地黄的情况是
    A. 患者的心率降到 55 次 / 分
    B. 患者出现头痛、视物模糊
    C. 患者的心电图出现室性早搏
    D. 患者出现食欲缺乏、恶心呕吐
    E. 患者的血压为 90/64mmHg

9. 支气管哮喘的诱发因素正确的是
    A. 吸入性变应原
    B. 感染
    C. 食物中缺乏维生素 A
    D. 气候改变
    E. 精神因素如紧张

10. 与幽门螺杆菌感染相关的疾病有
    A. 急性胃炎
    B. 慢性胃窦炎
    C. 慢性胃体炎
    D. 胃溃疡
    E. 十二指肠球部溃疡

11. 甲亢典型的症状和体征是
    A. 疲乏无力、多汗、心悸、多食
    B. 弥漫性对称性甲状腺肿大
    C. 胫前黏液性水肿
    D. 浸润性突眼多见
    E. 甲状腺危象表现

12. 缺铁性贫血患者口服铁剂治疗可能出现的不良反应有
    A. 胃肠道反应
    B. 口服液体铁剂会使牙齿染黑
    C. 服药期间，大便会变成黑色
    D. 与浓茶同服，可影响铁在肠道吸收
    E. 可使皮肤色素沉着、肤色变黑

13. 长期卧床的骨科患者，护理应注意预防的

并发症是
    A. 垂足
    B. 泌尿系结石
    C. 压疮
    D. 肌肉萎缩
    E. 呼吸困难

14. 喉头梗阻的原因包括
    A. 急性喉炎
    B. 喉、气管异物
    C. 喉外伤
    D. 喉部肿瘤
    E. 支气管炎

15. 气管切开术后并发症有
    A. 感染
    B. 纵隔气肿
    C. 气胸
    D. 出血
    E. 呼吸困难

16. 造口患者的护理以下正确的是
    A. 进食易消化的食物
    B. 多食洋葱、大蒜、豆类等食物
    C. 肛门袋内充满 2/3 的排泄物时，应及时更换
    D. 撕肛门袋时由上至下
    E. 睡觉时取健侧卧位

17. 决定产妇分娩的主要因素包括
    A. 产力
    B. 精神因素
    C. 产道
    D. 产程
    E. 胎儿

18. 产后出血的主要原因有
    A. 子宫收缩乏力

B. 凝血功能障碍

C. 软产道损伤

D. 内分泌改变

E. 胎盘滞留

19. 在儿科病房中，应实施保护性隔离的包括

A. 新生儿

B. 上呼吸道感染患儿

C. 接受化疗的患儿

D. 肾病综合征患儿

E. 缺铁性贫血患儿

20. 属于化脓性脑膜炎并发症的是

A. 失明

B. 发热

C. 脑积水

D. 硬膜下积液

E. 脑性低钠血症

三、判断题（在题干后面的括号里划√或×，每题1分，共10分）

1. 对一级护理的患者，护士应每15～30分钟观察1次。（　　）

2. 利用热疗法缓解疼痛的机制是温热能使神经末梢的敏感性降低。（　　）

3. 粪便隐血试验：检查前2天内禁食肉类、肝类、血类食物，并禁服铁剂。（　　）

4. Ⅰ度呼吸困难是指安静时有轻度吸入性呼吸困难，活动时加重，无烦躁不安。（　　）

5. 门脉高压患者术前肠道准备可使用红霉素以减少肠道细菌。（　　）

6. "T"管引流时间一般为12～14天，拔管之前遵医嘱夹闭"T"管1～2天，夹管期间和拔管后观察有无发热、腹痛、黄疸等情况。（　　）

7. 由于小儿大网膜发育不全，故发生阑尾炎时病情重且发展快，右下腹体征不明显。（　　）

8. 胆总管结石的典型临床表现是夏柯三联征。（　　）

9. 急症手术尤其是急腹症手术，需常规灌肠。（　　）

10. 新生儿寒冷硬肿症首先出现在上肢。（　　）

参考答案

一、单选题

1. A	2. E	3. E	4. C	5. A	6. C	7. D	8. D	9. C	10. B
11. E	12. D	13. C	14. A	15. D	16. D	17. C	18. A	19. D	20. A
21. E	22. E	23. E	24. C	25. D	26. B	27. E	28. A	29. C	30. D
31. D	32. D	33. D	34. B	35. B	36. A	37. C	38. B	39. B	40. E
41. B	42. E	43. B	44. C	45. B	46. B	47. C	48. B	49. B	50. C

二、多选题

1. AC	2. ABCD	3. CDE	4. ACDE	5. ABC	6. BCDE	7. AE	8. ABCD
9. ABDE	10. ABDE	11. ABDE	12. ABCD	13. ABCD	14. ABCD	15. BCDE	16. AD
17. ABCE	18. ABCE	19. ACDE	20. CDE				

三、判断题

1. √	2. ×	3. ×	4. ×	5. ×	6. √	7. √	8. √	9. ×	10. ×

模拟演练八

一、单选题（请从备选答案中选择一个最佳答案，每小题 1 分，共 50 分）

1. 肝性脑病的诱发因素，不包括
   A. 大量排钾利尿
   B. 多次灌肠和导泻
   C. 上消化道出血
   D. 反复放腹水
   E. 高蛋白饮食

2. 急性肾小球肾炎最常见的临床表现为
   A. 少尿、水肿
   B. 少尿、高血压
   C. 血尿、水肿、高血压
   D. 血尿、水肿、高血压、肾功能衰竭
   E. 水肿、高血压

3. 法洛四联症常见并发症为
   A. 心力衰竭
   B. 脑血栓
   C. 肺水肿
   D. 脑膜炎
   E. 肺炎

4. 护理程序的理论框架是
   A. 人类基本需要层次论
   B. 成长与发展理论
   C. 应激与适应理论
   D. 一般系统理论
   E. 人际沟通理论

5. 护士通过努力学习能够熟练使用先进的监护设备，这种情况属于适应的
   A. 生理层次
   B. 心理层次
   C. 社会层次

D. 文化层次
E. 知识技术层次

6. 下列防止交叉感染的最重要的措施是
   A. 无菌物品应定期检查
   B. 无菌操作前洗手、修剪指甲
   C. 一份无菌物品只能供一个患者使用
   D. 无菌物品应放在清洁、干燥、固定的地方
   E. 凡未经消毒的手和物品，不可跨越无菌区

7. 两人使用平车搬运患者，应注意使平车头端和床尾呈
   A. 直角
   B. 平行
   C. 锐角
   D. 钝角
   E. 对接

8. 选用上臂三角肌做肌内注射时，其注射区是
   A. 三角肌上缘 2～3 横指处
   B. 三角肌下缘 2～3 横指处
   C. 肱二头肌下缘 2～3 横指处
   D. 上臂外侧肩峰下 2～3 横指处
   E. 上臂内侧肩峰下 2～3 横指处

9. 护士护理危重症患者时，首先观察
   A. 生命体征及瞳孔变化
   B. 意识状态的改变
   C. 有无脱水、酸中毒
   D. 肢体活动情况
   E. 排尿排便情况

10. 患者，男，65 岁。因口腔疾病需插鼻饲管，在插管过程中，如果发现患者呛咳、呼吸困难

等情况，应

 A．嘱患者做深呼吸

 B．托起患者头部再插

 C．嘱患者做吞咽动作

 D．停止操作，取消鼻饲

 E．立即拔出，休息片刻后再插管

11．护士甲在为一卧床患者翻身时，其家属询问患者更换卧位间隔时间的根据，请你指出最合适的解释

 A．患者的要求，最长不超过 1 小时

 B．患者的病情及局部受压程度

 C．护士工作时间的安排来决定

 D．家属的意见，随时进行

 E．皮肤疾病的程度

12．护士检查某患者排出的尿液含有烂苹果味，该患者很可能患有

 A．膀胱炎

 B．尿道炎

 C．前列腺炎

 D．急性肾炎

 E．糖尿病酸中毒

13．为防止脐带脱垂，采用的卧位是

 A．半坐卧位

 B．中凹卧位

 C．屈膝仰卧位

 D．头低足高位

 E．头高足低位

14．持续用冷超过 1 小时，会引起局部组织损伤，称为

 A．局部效应

 B．后续效应

 C．远处效应

 D．继发效应

 E．协同效应

15．患者，女，69 岁。"高血压"19 年，近期由于劳累血压波动不大，为该患者测血压应

 A．定血压计、定部位、定时间、定护士

 B．定血压计、定部位、定时间、定听诊器

 C．定听诊器、定部位、定时间、定体位

 D．定血压计、定部位、定时间、定体位

 E．定护士、定部位、定时间、定体位

16．患者，男，35 岁。因"急性肾炎"入院，应给予

 A．低蛋白饮食

 B．要素饮食

 C．低脂饮食

 D．低胆固醇饮食

 E．少渣饮食

17．患者，男，76 岁。因脑血栓导致左侧偏瘫。住院 2 天后，护士发现其右侧骶尾部皮肤发红，并伴有肿、热、痛，皮肤未破损。此患者右侧骶尾部皮肤改变为压疮的

 A．瘀血红润期

 B．炎性浸润期

 C．浅度溃疡期

 D．坏死溃疡期

 E．深度溃疡期

18．患者，男，48 岁。患有哮喘 20 年，昨天凌晨因误吸花粉再次发作，气急明显，口唇发绀，鼻翼扇动，不能平卧，经口服氨茶碱 / 支气管扩张剂仍不能控制，下午来医院急诊，预防此类哮喘最有效的药为

 A．沙丁胺醇

 B．氨茶碱

 C．异丙托溴铵

D. 泼尼松

E. 色甘酸钠

19. 急性肺水肿的护理措施<u>不正确</u>的是

    A. 按医嘱静脉注射西地兰

    B. 取坐位，两腿下垂

    C. 持续低流量吸氧

    D. 遵医嘱吗啡皮下注射

    E. 遵医嘱静脉注射氨茶碱

20. 患者，男，58 岁。腹胀、肛门停止排气排便 2 天，3 年前曾因胃溃疡行胃大部切除术。查体：腹部叩诊鼓音，肠鸣音每分钟 12 次，有气过水音，为明确诊断，首选的检查方法是

    A. 腹部 X 线片

    B. 腹部 CT 检查

    C. 纤维胃镜检查

    D. 诊断性腹腔穿刺

    E. 腹部 B 超

21. 难治性肝硬化腹水的最佳治疗措施是

    A. 腹腔穿刺放液

    B. 使用脱水药

    C. 多次少量输血

    D. 使用利尿药

    E. 自身腹水浓缩回输

22. 尿频、尿痛，尿呈洗米水状，最可能的诊断是

    A. 肾盂肾炎

    B. 肾结核

    C. 膀胱炎

    D. 输血管结石

    E. 膀胱肿瘤

23. 急性肾盂肾炎患者每天饮水量应达到 2500ml 以上的目的是

    A. 促进解毒

    B. 促进排尿，冲洗细菌

    C. 补充水分

    D. 避免药物不良反应

    E. 有利于药物吸收

24. 糖尿病出现低血糖症的最常见原因是

    A. 注射过量胰岛素

    B. 葡萄糖排泄过快

    C. 口服降糖药

    D. 进食过少

    E. 血糖利用过多

25. 患者，女，32 岁。甲状腺功能亢进病史半年，妊娠 3 个月，甲亢症状加重，治疗宜选

    A. 卡比马唑

    B. 甲巯咪唑

    C. 普萘洛尔

    D. 甲硫氧嘧啶

    E. 丙硫氧嘧啶

26. 患者，女，34 岁。不明原因牙龈渗血及月经量增多 3 个月，诊断为特发性血小板减少性紫癜。<u>不支持</u>该诊断的检查是

    A. 血小板计数减少

    B. 血小板相关免疫球蛋白增高

    C. 出血时间正常

    D. 血小板寿命缩短

    E. 血块回缩不良

27. 患者，女，32 岁。患急性再生障碍性贫血入院，给予丙酸睾酮治疗，应定期检查

    A. 肝功能

    B. 血压

    C. 尿常规

    D. 肾功能

    E. X 线摄片

28. 患者，男，28 岁。因车祸造成胸部严重创伤，

肋骨骨折，有反常呼吸，送至医院心跳已停止，抢救应

    A．立即胸外心脏按压

    B．心内注射复苏药物

    C．电击除颤

    D．气管内注入肾上腺素

    E．立即开胸做胸内心脏按压

29．患者，男，38岁。既往胃溃疡病史8年。昨晚饮酒后突然出现上腹部刀割样疼痛，几小时后波及全腹。查体：面色苍白，出冷汗，血压80/60mmHg。板状腹，有明显压痛和反跳痛，肝浊音界消失，X线可见膈下游离气体，考虑该患者的诊断为

    A．胃溃疡并发癌变

    B．胃溃疡并发穿孔

    C．胃溃疡病发幽门梗阻

    D．胃溃疡并发出血

    E．胃溃疡急性发作

30．患者，女，42岁。急性肠梗阻术后第3天。患者已排气，医嘱"停胃肠减压"，护士为其拔管时不正确的操作是

    A．向患者解释以取得合作

    B．夹紧胃管末端并置于弯盘内

    C．拔管前轻轻前后移动胃管

    D．待患者慢慢吸气时拔管

    E．胃管拔到咽喉处要快速

31．患者，女，27岁。产后3周体温升高，右侧乳房疼痛，局部红肿，有波动感。最主要的处理措施是

    A．吸乳器排出

    B．33%硫酸镁湿敷

    C．局部物理疗法

    D．及时切开引流

    E．全身应用抗生素

32．患者，男，35岁。外伤致胫腓骨骨折，入院后给予复位后石膏固定，现患者主诉石膏型内肢体疼痛，下列措施中最恰当的是

    A．向疼痛处堵塞棉花

    B．给予心理护理，让患者忍耐

    C．给予止痛药

    D．疼痛处石膏型开窗

    E．不作处理，继续观察

33．患者，男，22岁。铁钉刺伤足底5小时，伤口深约2cm，来院时出血已止，伤口污染较重，创缘肿胀。下列处理正确的是

    A．冲洗、消毒后包扎

    B．清创后注射破伤风抗毒素血清

    C．清创后一期缝合

    D．清创后不予包扎

    E．清创后油纱填塞

34．患者，男，31岁。塌方事故中发生骨盆、左股骨及胫腓骨多处骨折，可能引起的并发症是

    A．休克

    B．脂肪栓塞

    C．骨筋膜室综合征

    D．骨折部位感染

    E．缺血性肌痉挛

35．患者，女，40岁。诉性情急躁，怕热多汗来就诊，查体发现甲状腺对称性、弥漫性肿大。诊断为甲状腺功能亢进，该患者术后不会出现的并发症是

    A．甲状腺危象

    B．呼吸困难和窒息

    C．手足抽搐

    D．声音嘶哑

    E．霍纳综合征

36. 患者，男，45 岁。暴饮暴食后出现上腹阵发性疼痛，并伴有腹胀、恶心呕吐，停止肛门排气，患者半年前曾作阑尾切除术，现诊断为粘连性肠梗阻，其护理措施错误的是

    A. 取半卧位

    B. 胃肠减压

    C. 禁饮食

    D. 可给吗啡类止痛

    E. 防治感染和中毒

37. 患者因车祸致头部外伤，当时昏迷 10 分钟，清醒后诉头痛、恶心。经治疗后再次进入昏迷，诊断为脑膜外血肿，手术前为防止脑疝形成的主要措施是

    A. 保持呼吸道通畅

    B. 快速静滴甘露醇

    C. 头部冰袋降温

    D. 应用肾上腺皮质激素

    E. 限制液体输入量

38. 患者，女，25 岁。晨醒后脉率为 98 次 / 分，血压为 120/72mmHg，其基础代谢率为

    A. 22%

    B. 26%

    C. 31%

    D. 35%

    E. 48%

39. 患者，男，56 岁。患肝硬化。肝病面容，腹部膨胀呈蛙腹状，腹壁皮肤紧张发亮，予以放腹水处理，下列护理措施中不妥的是

    A. 术前测量体重

    B. 术前排空膀胱

    C. 术中观察生命体征

    D. 术后缚紧腹带

    E. 术后平卧 2 小时

40. 某孕妇，妊娠 38 周。产程进展 24 小时，宫口开大 4cm，肌注缩宫素 10U，宫缩持续不缓解，胎心 100 次 / 分，耻骨联合上方有压痛，腹部有一环状凹陷，最可能的诊断是

    A. 痉挛性子宫收缩过强

    B. 强直性子宫收缩过强

    C. 高张性宫缩乏力

    D. 先兆子宫破裂

    E. 胎盘早剥

41. 某患者，初产妇，胎儿娩出后不久，突然出现烦躁不安、呛咳、呼吸困难、发绀，心率快而弱，该产妇最可能的诊断为

    A. 产后血循环衰竭

    B. 脑血管意外

    C. 羊水栓塞

    D. 先兆子痫

    E. 癫痫

42. 卵巢肿瘤的并发症不包括

    A. 蒂扭转

    B. 破裂

    C. 感染

    D. 恶变

    E. 黄体囊肿

43. 以下关于生理性黄疸的叙述不正确的是

    A. 生后 2 ～ 3 天出现

    B. 一般 1 ～ 2 周自然消退

    C. 早产儿可延迟至 3 周消退

    D. 新生儿食欲低下、哭声低弱

    E. 血清胆红素浓度 < 205.2 μ mol/L

44. 先天性心脏病患儿恢复心脏功能的重要护理措施是

    A. 注意休息，保证睡眠

    B. 持续给氧，改善缺氧

C. 应用洋地黄，增强心肌收缩力

D. 应用足量利尿药，减少心脏负担

E. 应用镇静药，减慢心率

45. 小儿支气管异物时，为防止异物变位到而发生急性喉梗阻，最重要的护理措施是

    A. 吸氧

    B. 患儿取侧卧位

    C. 禁食、禁水

    D. 减少患儿哭闹

    E. 及时清除痰液

（46～48题共用题干）

患者，男，38岁。因呼吸道感染伴咳嗽，发热到医院就诊，医嘱给予青霉素80万U肌内注射，每天2次。

46. 护士首先为患者做青霉素皮试，护士进行操作错误的是

    A. 皮试前询问有无用药史和过敏史

    B. 用注射用水稀释皮试液

    C. 皮试液现用现配

    D. 备好肾上腺素

    E. 在前臂掌侧下段做皮试

47. 皮试后5分钟患者出现胸闷、气促伴濒危感，面色苍白出冷汗，患者可能出现

    A. 血清型反应

    B. 呼吸道过敏反应

    C. 青霉素毒性反应

    D. 皮肤过敏反应

    E. 过敏性休克

48. 据患者表现首选用药是

    A. 多巴胺

    B. 地塞米松

    C. 盐酸肾上腺素

    D. 去甲肾上腺素

    E. 异丙肾上腺素

（49～50题共用题干）

患者，女，35岁。因活动后有呼吸困难，近半年有进行性加重，并伴有咳嗽、声音嘶哑，既往患者有风湿热10年，常有扁桃体炎发生，考虑为慢性风湿性心脏病二尖瓣狭窄。

49. 明确诊断风湿性心脏病二尖瓣狭窄的检查是

    A. 心电图

    B. 血管造影

    C. 超声心动图

    D. 胸部X线片

    E. 磁共振

50. 风湿性心脏病二尖瓣狭窄心电图表现正确的是

    A. P波消失，代之以大小、形态不一的f波

    B. P波消失，代之以锯齿状F波

    C. P波变窄，P波宽度＜0.12秒

    D. 二尖瓣型P波，P波宽度＞0.12秒

    E. P波提早出现，形态与窦性不同

二、多选题（以下每题的备选答案中有2个或2个以上正确答案，每小题2分,共40分）

1. 适应的层次包括

    A. 生理层次

    B. 心理层次

    C. 情感精神层次

    D. 社会文化层次

    E. 知识技术层次

2. 下列有关"潜在并发症"的描述正确的是

    A. "潜在并发症"是护理诊断中的一种类型

B. 通过护理措施可以预防"潜在并发症"的发生

C. "潜在并发症"的预防和处理需要医护双方共同配合

D. 所有可能发生的生理并发症都要用"潜在并发症"来描述

E. 对于"潜在并发症"护士的主要任务是监测并发症的发生并及时配合抢救

3. 穿隔离衣时应注意

A. 须将内面工作服完全遮盖

B. 穿时避免接触清洁物品

C. 系衣领时勿使衣袖触及衣领及工作帽

D. 穿隔离衣后可在规定的区域内活动

E. 在病区走廊挂隔离衣时，应注意污染面在外

4. 为一呼吸微弱、左侧半身偏瘫的昏迷患者测生命体征，正确的方法是

A. 测口温，右上肢血压和脉搏

B. 测腋温，左上肢血压和脉搏

C. 测腋温，右上肢血压和脉搏

D. 看胸腹起伏观察呼吸

E. 置少许棉花置鼻孔前观察呼吸

5. 应用青霉素过程中需要重做过敏试验的是

A. 曾使用青霉素，但已停药 12 小时以上

B. 曾使用青霉素，但已停药 24 小时以上

C. 曾使用青霉素，但已停药 2 天以上

D. 使用过程中改用不同生产批号的制剂

E. 使用过程中出现皮肤瘙痒等症状

6. 发热过程的划分正确的是

A. 低热口温 37.3 ～ 38.0℃

B. 中等热口温 38.1 ～ 39.0℃

C. 高热口温 39.1 ～ 41.0℃

D. 超高热口温 42.0℃以上

E. 超高热口温在 41.0℃以上

7. 试验饮食包括

A. 要素饮食

B. 忌碘饮食

C. 高脂肪饮食

D. 高蛋白饮食

E. 低盐饮食

8. 胸外心脏按压的有效指征为

A. 自主呼吸恢复

B. 口唇转红

C. 上肢收缩压维持在 45mmHg 以上

D. 瞳孔散大

E. 出现躁动

9. 急性心肌梗死患者溶栓后间接判断溶栓成功的指标是

A. 血清 CK-MB 酶峰提前出现（14 小时以内）

B. 2 小时内血压、心率恢复到正常范围

C. 心电图 ST 段于 2 小时内回降＞ 50%

D. 2 小时内出现再灌注性心律失常

E. 胸痛 2 小时内基本消失

10. 肺癌局部扩展或远位转移的表现有

A. 声音嘶哑及膈肌麻痹

B. 上腔静脉压迫综合征

C. 霍纳综合征

D. 臂丛神经压迫综合征

E. 吞咽困难

11. 下列关于急性白血病症状和体征发生的原因，正确的描述为

A. 贫血进行性发展由于正常红系生成减少

B. 急性白血病发热的主要原因是感染

C. 出血主要由于血小板减少

D. 白血病细胞浸润致骨、关节疼痛

E. 机体免疫力低下致肝、脾淋巴结肿大

12. 糖尿病患者胰岛素治疗的不良反应有

A. 低血糖反应

B. 胰岛素过敏反应

C. 脂肪营养不良

D. 胰岛素性水肿

E. 肝、肾损害

13. 关于系统性红斑狼疮患者饮食护理正确的是

A. 优质蛋白、高维生素

B. 禁饮咖啡

C. 多进食冷冻的食品和饮料

D. 食欲缺乏者宜少量多餐

E. 激素治疗后食欲亢进，避免暴饮暴食

14. 胃癌根治术后早期的并发症有

A. 出血

B. 十二指肠残端破裂

C. 碱性反流性胃炎

D. 胃排空延迟

E. 吻合口梗阻

15. 对早期倾倒综合征患者的指导，正确的是

A. 少食多餐

B. 避免过甜、过咸、过浓的流质

C. 餐时限制喝水喝汤

D. 宜进食高糖、高蛋白饮食

E. 进餐后平卧 10 ～ 20 分钟

16. 乳癌的晚期局部表现有

A. 癌块固定

B. 局部疼痛

C. 卫星结节

D. 皮肤溃疡

E. 局部红肿

17. 引起腹外疝的原因有

A. 腹白线发育不全

B. 肥胖

C. 腹水

D. 妊娠

E. 前列腺增生症

18. 前列腺增生患者的术后护理主要有

A. 妥善牵引固定导尿管，保持引流管的通畅

B. 有血尿则应加快膀胱冲洗液的速度

C. 术后 1 周内禁用肛管排气或灌肠

D. 预防压疮及保持大便通畅

E. 情况允许时尽早下床活动

19. 关于正常产褥，错误的是

A. 出汗量多，睡眠和初醒时更为明显

B. 产后 7 天腹部检查不易摸到子宫底

C. 子宫复旧主要是子宫肌细胞数减少和体积缩小

D. 浆液性恶露含细菌，不带红色

E. 一般在产后 24 小时内体温轻度升高，不超过 38℃

20. 新生儿寒冷损伤综合征可能的致病因素包括

A. 早产

B. 寒冷

C. 感染

D. 窒息

E. 黄疸

三、判断题（在题干后面的括号里划√或 ×，每题 1 分，共 10 分）

1. WHO 提出的健康的定义是："健康不仅是没有疾病和病痛，而且是个体在身体上和社会活动上、精神上完全保持健全的状态"。（　　）

2. 半坐卧位抬高床头 30°～45°，同时膝部抬高 15°～30° 目的是防止下滑。（　　）

3. 正常女性较男性体温略高，但在月经期和孕期体温下降。（　　）

4. 青霉素过敏性休克的临床表现中常以呼吸道症状或皮肤瘙痒最早出现，应注意倾听患者的主诉。（　　）

5. 采集咽拭子标本进行真菌培养时，须在口腔溃疡面上采集分泌物。（　　）

6. 脑出血患者突发高热，提示病情恶化，预后不良。（　　）

7. 治疗巨幼红细胞性贫血最常用又有效的药物是硫酸亚铁。（　　）

8. 心包穿刺抽液时第 1 次抽液不超过 500ml。（　　）

9. 胆道手术后 3～5 天后可考虑行 T 管缓慢低压冲洗。（　　）

10. 一旦发现石膏综合征迹象，必须尽早采取措施，立即剖解过紧石膏；发生急性胃扩张时，应持续胃肠减压和洗胃。（　　）

参考答案

一、单选题

1. B	2. C	3. B	4. D	5. E	6. C	7. D	8. D	9. B	10. E
11. B	12. E	13. D	14. D	15. D	16. A	17. A	18. E	19. C	20. A
21. E	22. B	23. B	24. A	25. E	26. C	27. A	28. E	29. B	30. D
31. D	32. D	33. B	34. A	35. E	36. E	37. D	38. E	39. E	40. D
41. C	42. E	43. D	44. A	45. D	46. B	47. E	48. C	49. C	50. D

二、多选题

1. ABDE	2. CE	3. ABCD	4. CE	5. CD	6. ABCE	7. BC	8. ABE
9. ABDE	10. ABCDE	11. ABCD	12. ABCD	13. ABDE	14. ABDE	15. ABCE	16. ACD
17. ABCD	18. ABCD	19. BCD	20. ABCD				

三、判断题

1. √	2. √	3. ×	4. √	5. √	6. √	7. ×	8. ×	9. ×	10. √

模拟演练九

一、单选题（请从备选答案中选择一个最佳答案，每小题 1 分，共 50 分）

1. 严重的骨盆骨折发生的休克属于
    A. 失血性休克
    B. 失液性休克
    C. 创伤性休克
    D. 神经性休克
    E. 心源性休克

2. 无菌持物钳的使用原则正确的是
    A. 可以用来夹取所有无菌物品
    B. 到远处夹取物品时勿碰有菌物品
    C. 无菌持物钳及浸泡的容器应隔日消毒 1 次
    D. 使用时保持钳端向下不可平持和倒转
    E. 取放无菌持物钳时钳端只能触及容器口以内部分

3. 血管的外周阻力增加可使
    A. 收缩压升高
    B. 舒张压升高
    C. 收缩压降低
    D. 舒张压降低
    E. 收缩压与舒张压均降低

4. 最符合正确的护理诊断的陈述要求的是
    A. 呼吸困难：由胸腔积液增多所致
    B. 胸腔积液：由胸腔感染所致
    C. 渗出性胸膜炎
    D. 低效型呼吸型态　与肺通气容量减少有关
    E. 呼吸衰竭

5. PIO 格式应用于
    A. 护理体检单
    B. 护理问题项目单
    C. 入院评估单
    D. 护理记录单
    E. 出院评估单

6. 测定尿肌酸定量，尿标本中加入的防腐剂是
    A. 甲苯
    B. 甲醛
    C. 浓盐酸
    D. 碳酸
    E. 高锰酸钾

7. 输液所致发热反应的原因是
    A. 输入致热物质
    B. 输入致敏物质
    C. 输入药液浓度过大
    D. 输入药液量大，速度过快
    E. 输入药液空气未排尽

8. 患者，男，32 岁。因服毒昏迷不醒，被送入急诊室抢救，家属说是大量服用安眠药，此时护士应选的洗胃液是
    A. 温开水
    B. 生理盐水
    C. 2%～4% 碳酸氢钠
    D. 1∶15 000～1∶20 000 高锰酸钾
    E. 蛋清水

9. 根据处理医嘱的原则，应首先执行
    A. 停止医嘱
    B. 临时备用医嘱
    C. 即刻医嘱
    D. 定时执行的医嘱
    E. 新开出的长期医嘱

10. 下列措施中<u>不符合</u>一级护理要求的是
    A. 加强基础护理，防止发生并发症

B．严格卧床休息

C．协助患者进行肢体的康复锻炼

D．加强身心两方面的护理措施

E．定时测生命体征

11．压疮发生的原因**不包括**

A．局部组织受压

B．使用石膏绷带衬垫不当

C．全身营养缺乏

D．肌肉软弱萎缩

E．皮肤长期受潮湿及排泄物刺激

12．为昏迷患者插鼻饲管至 15cm 时托起头部，其目的是

A．以免损伤食管黏膜

B．加大咽喉部通道的弧度

C．减轻患者的痛苦

D．避免出现恶心

E．使喉部肌肉收缩，便于插入

13．洋地黄中毒患者脉搏表现为

A．丝脉

B．洪脉

C．间歇脉

D．细脉

E．缓脉

14．患者，女，30 岁。体温持续升高达 39 ～ 40℃，持续数日，24 小时波动不超过 1℃，属于

A．弛张热

B．稽留热

C．间歇热

D．不规则热

E．超高热

15．皮内注射法用于药物过敏试验，正确的做法是

A．部位选择上臂三角肌下缘

B．2% 碘酊消毒一遍，70% 乙醇脱碘 2 遍

C．进针角度为 25°

D．进针时勿按压

E．针尖斜面进入真皮下层

16．**忌用**冷疗的疾病是

A．急性关节扭伤

B．慢性炎症

C．牙痛

D．烫伤

E．脑外伤

17．患者，男，23 岁。两周前因足球赛中出现摔伤导致右腿胫骨骨折，进行牵引时宜采取的体位是

A．平卧位

B．侧卧位

C．中凹卧位

D．头低足高位

E．头高足低位

18．白班药疗护士不用提前为夜班护士配置肌内注射药物，应现用现配，目的是

A．防止发生差错

B．防止发生配伍禁忌

C．减少毒性反应

D．防止药物的效价降低

E．防止浪费药液

19．患者，女，70 岁。需输入 1000ml 液体，用滴系数为 15 的输液器，每分钟 40 滴，输完需用

A．2 小时 15 分钟

B．2 小时 45 分钟

C．4 小时 15 分钟

D．4 小时 45 分钟

E．6 小时 15 分钟

20．患者，男，70 岁。以"风湿性心脏病、心房纤维颤动、左侧肢体偏瘫"收住院。护士为其测量心率、脉率的正确方法是

　　A．先测心率，再在健侧测脉率

　　B．先测心率，再在患侧测脉率

　　C．一人同时测心率和脉率

　　D．一人听心率，一人在健侧测脉率，同时测 1 分钟

　　E．一人听心率，一人在患侧测脉率，同时测 1 分钟

21．患者在洗漱、如厕等活动时出现呼吸困难，呼吸困难程度为

　　A．无呼吸困难

　　B．轻度

　　C．中度

　　D．重度

　　E．危重度

22．阵发性室性心动过速发作时首选的药物是

　　A．阿托品

　　B．利多卡因

　　C．苯妥英钠

　　D．维拉帕米

　　E．美西律

23．患者自诉心慌，心电图：提前出现 P' 波，其形态与窦性 P 波不同，QRS 形态正常，其后有不完全代偿间歇。该患者的心电图诊断为

　　A．房性期前收缩

　　B．室性期前收缩

　　C．心房扑动

　　D．心房颤动

　　E．房室传导阻滞

24．急性再生障碍性贫血的表现是

　　A．感染较轻以上呼吸道为主

　　B．中性粒细胞 $> 0.5 \times 10^9/L$

　　C．网织红细胞绝对值 $> 15 \times 10^9/L$

　　D．出血轻，多见于皮肤及黏膜

　　E．血小板计数 $< 20 \times 10^9/L$

25．患者原患慢性肺心病，近期发热，咳嗽咳痰加重，进食少。昨起神志模糊，无抽搐。查体：神志不清，两肺散在干湿啰音，下肢水肿。临床考虑为肺性脑病，可作为确诊指标的是

　　A．动脉血氧分压 < 8.0kPa，动脉血二氧化碳分压 > 6.7kPa

　　B．pH 低于 7.35

　　C．二氧化碳结合力升高

　　D．血氯、血钾降低

　　E．血钠降低

26．最支持咯血诊断的是

　　A．出血量多少

　　B．出血呈鲜红色

　　C．血中含有气泡和痰

　　D．呈碱性反应

　　E．有高血压性心脏病史

27．左心功能不全最早出现的症状是

　　A．咳嗽

　　B．咳粉红色泡沫状痰

　　C．水肿

　　D．呼吸困难

　　E．腹胀

28．胃溃疡患者并发胃癌出现的情况是

　　A．进食后疼痛

　　B．疼痛较前减轻

　　C．疼痛规律消失

　　D．疼痛程度不变

E．出现粪便隐血阳性

29．原发性肾病综合征最容易并发急性肾衰竭的病理类型是

    A．膜性肾病

    B．系膜毛细血管性肾小球肾炎

    C．系膜增生性肾小球肾炎

    D．局灶性节段性肾小球硬化

    E．微小病变型肾病

30．患者，女，37岁。甲亢3年，短期服抗甲状腺药后病情好转，自动停药。其后又复发，近2天来腹泻，每天5～7次，无腹痛，发热39～40℃，多汗，湿衣被，兴奋不安，心率每分钟160次，频发早搏，诊断应首先考虑

    A．甲亢复发

    B．细菌性痢疾

    C．甲亢性心脏病

    D．甲亢伴感染

    E．甲状腺危象

31．尿毒症患者最常见的继发性感染是

    A．皮肤感染

    B．原发性腹膜炎

    C．口腔黏膜溃疡

    D．胃肠道广泛黏膜炎症

    E．肺部和泌尿系统感染

32．患者，女，32岁。患系统性红斑狼疮。针对该患者的皮肤护理，错误的是

    A．出门穿长袖衣裤

    B．每天3次30℃水湿敷红斑

    C．碱性肥皂洗脸

    D．餐后消毒液漱口

    E．避免使用化妆品

33．脾破裂引起

    A．过敏性休克

    B．低血容量性休克

    C．感染性休克

    D．损伤性休克

    E．神经性休克

34．毕Ⅱ式胃大部切除术后若伴有输出襻梗阻，其呕吐物的特点

    A．食物和胆汁

    B．食物，无胆汁

    C．粪臭性呕吐物

    D．血性呕吐物

    E．胆汁，无食物

35．胸腔闭式排气，正确的切口应在

    A．伤侧锁骨上窝

    B．伤侧第2、3肋间胸骨旁

    C．伤侧腋后线第6肋间处

    D．伤侧肩胛下线第8肋间处

    E．伤侧锁骨中线第2、3肋间处

36．可减轻胃黏膜水肿，有利于术后吻合口愈合的术前处理是

    A．纠正脱水

    B．纠正低氯低钾性碱中毒

    C．给予流质或禁食

    D．术前数日晚温等渗盐水洗胃

    E．加强营养

37．胆囊炎或胆石症，在发作时其疼痛往往放射到

    A．下腹部

    B．右肩部

    C．后背部

    D．脐部

    E．左季肋下

38．一侧小脑裂孔疝出现对侧肢体瘫痪的原因是

A. 患侧大脑脚受压

B. 延脑的同侧受压

C. 脑桥的同侧受压

D. 同侧内囊受压

E. 同侧大脑皮质运动区受压

39. 急性乳腺炎的预防措施中，错误的是

A. 避免积乳

B. 纠正乳头的内陷

C. 经常温水清洗乳头

D. 乳头涂抗生素软膏

E. 乳头损伤后暂停哺乳

40. 腹部受到冲击伤时，最容易发生破裂的脏器是

A. 肠

B. 胃

C. 肝

D. 脾

E. 肾

41. 患者因车祸造成多发性损伤，急救时发现有窒息，腹部内脏脱出，股骨开放性骨折，患者血压低，脉微速，首先要处理的情况是

A. 窒息

B. 腹部外伤

C. 股骨开放性骨折

D. 休克

E. 脉搏微弱

42. 关于放射疗法的护理，错误的是

A. 要了解患者以前是否接受过放射治疗

B. 术后患者应待伤口完全愈合，全身情况基本恢复后才开始放射治疗

C. 放射对骨髓有抑制作用，应每月检查一次白细胞和血小板

D. 若血小板降至 80 000/mm³ 时应暂停

放射治疗

E. 若白细胞、血小板下降可少量多次输新鲜血

43. 对颅内压增高患者，下列治疗措施不正确的是

A. 症状较重者采用静脉快速滴入 20% 甘露醇液

B. 症状较轻的老年患者可采用口服利尿药

C. 症状明显者可行腰椎穿刺放液减压

D. 脑水肿明显者可使用较大剂量激素治疗

E. 补液量 < 2000ml

44. 小脑幕切迹疝肢体活动障碍特点

A. 病变同侧肢体瘫痪

B. 病变同侧上肢和对侧下肢瘫痪

C. 病变对侧瘫痪

D. 病变对侧上肢和同侧下肢瘫痪

E. 四肢瘫痪

45. 在处理小儿惊厥发作时，首先应做的处理措施是

A. 立即送入抢救室

B. 立即解松衣领，平卧头侧位

C. 将舌轻轻向外牵拉

D. 手心和腋下放入纱布

E. 置牙垫于上下磨牙之间

46. 某肺炎患儿在治疗期间出现严重腹胀、肠鸣音消失是由于

A. 消化功能紊乱

B. 低钠血症

C. 中毒性肠麻痹

D. 低钾血症

E. 中毒性脑病

47．患儿面色蜡黄，手有震颤，经血常规检查得：血红细胞 $3.1×10^{12}$/L，血红蛋白 78g/L，血片中以大红细胞为多，红细胞形态大小不等。应首先考虑为

    A．营养性缺铁性贫血

    B．营养性巨幼红细胞性贫血

    C．营养性混合性贫血

    D．生理性贫血

    E．溶血性贫血

48．某产妇，孕期检查时，测骨盆入口前后径 9.5cm，对角径 11cm，其他化验等无异常。孕 40 周时胎心好，医生决定为其行催产素点滴试产。产妇较紧张，担心自己不能顺利分娩。在试产过程中，正确的护理措施是

    A．专人看护

    B．有宫缩后灌肠

    C．给镇静药减少焦虑

    D．勤肛查，及时了解产程进展

    E．试产 2～4 小时，胎头仍未入盆，加强宫缩

49．某产妇，G1P0，孕 39 周，妊娠合并风湿性心脏病，心功能 I 级，临产后护理<u>不妥</u>的是

    A．充分休息，保证睡眠

    B．食物中食盐不宜过多

    C．预防便秘，必要时灌肠

    D．严密观察产程进展

    E．按医嘱给药物治疗

50．关于子宫肌瘤，正确的说法是

    A．是妇科最常见的恶性肿瘤

    B．肌壁间肌瘤多见

    C．多发生于绝经期妇女

    D．浆膜下肌瘤多见

    E．浆膜下肌瘤易发生月经过多

二、多选题（以下每题的备选答案中有 2 个或 2 个以上正确答案,每小题 2 分,共 40 分）

1．"以患者为中心"的护理阶段的特点包括

    A．认为无病即是健康

    B．对患者提供整体护理

    C．护士与医生是合作伙伴

    D．运用护理程序的工作方法

    E．护士与患者的关系更密切

2．下列可作为护理目标陈述中的主语的是

    A．护士

    B．患者

    C．健康人

    D．患者家属

    E．患者的体重

3．护士在执行医嘱时不当行为有

    A．随意篡改医嘱或不执行医嘱

    B．患者提出疑问时应重新核对医嘱

    C．在抢救患者时医生的口头医嘱马上执行

    D．当患者病情发生变化时应复核医嘱

    E．无条件执行医生下达的任何医嘱

4．有关无菌持物钳的使用，正确的是

    A．无菌持物钳应浸泡在盛有消毒液的大口容器或干燥无菌容器内

    B．干燥无菌持物钳和容器应有 4 小时更换 1 次

    C．取放无菌持物钳时应钳端闭合，不可触及容器边缘

    D．无菌操作中取物品都须有无菌持物钳

    E．到远处取物时，应将容器一起搬移，就地取出使用

5．麻醉床的目的是

    A．保持病室清洁

B．便于接收和护理麻醉后未清醒的患者

C．便于上、下床方便

D．保护被褥不被血液或呕吐物污染

E．预防并发症

6．急性肾衰竭少尿期代谢紊乱常表现为

A．氮质血症

B．代谢性酸中毒

C．水中毒

D．高钠血症

E．高钾血症

7．禁忌用冷敷的部位是

A．心前区

B．腹部

C．腹股沟

D．枕后

E．足底

8．压疮的瘀血红润期护理原则是

A．防止局部再受压

B．避免局部受摩擦

C．避免潮湿与排泄物的刺激

D．改善局部血液循环

E．加强饮食护理

9．发热患者需作口腔护理其原因是

A．维生素缺乏

B．机体抵抗力下降

C．唾液分泌减少

D．分解代谢增加

E．患者生理的需要

10．护士处理医嘱时要注意

A．必须要严格遵守三查七对，确认无疑问后方可执行

B．先执行临时医嘱，再执行长期医嘱

C．先执行，再转抄

D．蓝勾表示已执行，红勾表示已转抄

E．按医嘱的性质分别转抄在病历的长期和临时医嘱单上

11．内囊出血"三偏"征为

A．对侧偏麻

B．同侧偏麻

C．双眼同向性偏盲

D．同侧偏瘫

E．对侧偏瘫

12．左心衰竭可能的症状有

A．夜间阵发性呼吸困难

B．心悸

C．劳累性呼吸困难

D．严重者可发生端坐呼吸

E．心前区疼痛

13．溃疡病患者应慎用或忌用的是

A．泼尼松

B．阿司匹林

C．胃蛋白酶

D．硫酸亚铁

E．丙胺太林

14．应用利尿药期间观察内容包括

A．尿量，尿比重

B．体重变化

C．高钠血症

D．低血钾

E．低血压

15．糖尿病饮食治疗的原则包括

A．按理想体重计算总热量

B．体重超过理想体重的20%者应减少总热量

C．饮食分配应根据患者习惯、最好少吃多餐

D. 饮食固定后则不要更改

E. 糖类占饮食总热量的 50% ～ 60%

16. 烧伤休克期补液的调节，观察的指标是

A. 尿量

B. 心率

C. 脉搏

D. 末梢循环

E. 中心静脉压

17. 器官移植后各种体内插管的护理包括

A. 心导管及动、静脉切开管每天清洁创面 1 次，并更换敷料

B. 胸、腹、胃、膀胱等引流瓶（袋）每天更换消毒

C. 每天更换胸膜腔负压瓶内液体

D. 每天更换静脉输液管

E. 气管导管每天更换消毒

18. DIC 患者发生出血的机制包括

A. 大量血小板被消耗

B. 纤溶系统被抑制

C. 各种凝血因子大量消耗

D. 维生素 K 严重缺乏

E. 大量 FDP 产生，它有抗凝作用

19. 关于胎儿发育，下列正确的是

A. 孕 8 周前称胚胎

B. 11 周以后方可称胎儿

C. 8 周末，胚胎初具人形

D. 10 周末，胎儿生殖器官已发育

E. 20 周末，胎儿内脏器官已发育齐全

20. 下列符合先天性甲状腺功能减低症临床表现的是

A. 智能障碍

B. 腹胀便秘

C. 皮肤细白

D. 黏液性水肿

E. 身材矮小、四肢粗短、特殊面容

三、判断题（在题干后面的括号里划√或 ×，每题 1 分，共 10 分）

1. 无菌持物钳使用后应立即放回容器中，并将钳端闭合，不可触及容器边缘或液面以上的容器内壁。（　　）

2. 吸痰时，每次吸痰时间＜ 15 秒，一次未吸尽，隔 3 ～ 5 分钟再吸。（　　）

3. 口服铁剂宜饭后服，茶水送服，促进食物中铁的吸收。（　　）

4. 血沉反映红细胞在血浆中悬浮稳定性的大小，血沉加快的根本原因是红细胞本身。（　　）

5. 脑出血患者突发高热，提示病情恶化，预后不良。（　　）

6. 基础代谢率是机体最低水平的代谢率。（　　）

7. 颈椎损伤患者进行颅牵引后，取平卧位，床头不宜抬高。（　　）

8. 宫颈炎的主要临床表现为接触性出血。（　　）

9. 体重是衡量小儿生长发育、营养状况的重要指标。（　　）

10. 败血症患儿体温波动较大，为了正确了解病情，应每 2 ～ 4 小时测温 1 次，体温较高者易多喂水，并给予乙醇擦浴以降温。（　　）

参考答案

一、单选题

1. A	2. D	3. B	4. D	5. D	6. A	7. A	8. D	9. C	10. C
11. D	12. B	13. C	14. B	15. D	16. B	17. D	18. D	19. E	20. D
21. C	22. B	23. A	24. E	25. A	26. C	27. D	28. C	29. E	30. E
31. E	32. C	33. B	34. A	35. E	36. D	37. B	38. A	39. D	40. D
41. A	42. C	43. C	44. C	45. B	46. C	47. B	48. A	49. C	50. B

二、多选题

1. BCDE	2. BCDE	3. ACE	4. ABCE	5. BDE	6. ABCE	7. ABDE	8. ABCDE
9. ABCE	10. ABCE	11. ACE	12. ABCD	13. ABCD	14. ABDE	15. ABC	16. ABDE
17. ABCD	18. ACE	19. AC	20. ABDE				

三、判断题

1. ×	2. √	3. ×	4. ×	5. √	6. ×	7. ×	8. ×	9. √	10. ×

模拟演练十

一、单选题（请从备选答案中选择一个最佳答案，每小题 1 分，共 50 分）

1. 锁骨下静脉穿刺术后应该注意的事项，<u>错误</u>的是

  A. 更换插管应在患者吸气末屏气时进行

  B. 胶管与玻璃接头保持紧密

  C. 保持一段输液管低于患者心脏水平

  D. 绝不能使输液瓶滴空

  E. 术后嘱患者去枕平卧 4 ～ 6 小时

2. 治疗过敏性休克应首选

  A. 肾上腺素

  B. 去甲肾上腺素

  C. 异丙肾上腺素

  D. 多巴胺

  E. 酚妥拉明

3. 颈外静脉穿刺输液法操作<u>错误</u>的一项是

  A. 去枕平卧，头偏向对侧

  B. 常规消毒局部皮肤

  C. 用 1% 普鲁卡因在预定穿刺点头端旁开 2mm 处行局麻

  D. 用尖刀在穿刺点上刺破皮肤作引导

  E. 手持穿刺针呈 90°角进针，入皮后呈 25°角沿颈外静脉方向穿刺

4. 冠心病及高脂蛋白血症患者的膳食热量的摄入应

  A. 降低体重

  B. 增加体重

  C. 维持正常体重

  D. 适当降低体重

  E. 按个人口味要求

5. 腰穿抽脑脊液后去枕平卧位的目的是

  A. 预防脑压减低

  B. 减轻脑缺氧

  C. 增加脑血液循环

  D. 预防脑缺血

  E. 防止昏迷发生

6. 患者，女，21 岁。现支气管哮喘急性发作，应采取

  A. 去枕仰卧位

  B. 屈膝仰卧位

  C. 中凹卧位

  D. 侧卧位

  E. 端坐卧位

7. 患者，女，68 岁。膀胱高度膨胀而又极度虚弱，为其导尿时，首次放尿的量<u>不超过</u>

  A. 500ml

  B. 800ml

  C. 1000ml

  D. 1200ml

  E. 1500ml

8. 患者，男，60 岁。连续 3 天测血压为 140/95mmHg，此患者属于

  A. 正常血压

  B. 正常高限

  C. 高血压

  D. 收缩压正常，舒张压升高

  E. 收缩压升高，舒张压正常

9. 患者，男，30 岁。体温持续升高达 39℃以上，但波动幅度大，24 小时波动超过 1℃，最低体温仍超过正常水平，属于

  A. 弛张热

  B. 稽留热

  C. 间歇热

  D. 波状热

E．不规则热

10．患者，男，25岁。双腿不慎被开水烫伤，可考虑为其选用的保护具是

    A．床挡

    B．支架被

    C．肩部约束带

    D．髋部约束带

    E．踝部约束带

11．患者，女，48岁。经常便后出血，经检查为痔疮，行痔疮手术，术后热水坐浴的目的是

    A．消肿，镇痛

    B．保暖，解痉

    C．消毒伤口

    D．减少出血

    E．治疗炎症

12．患者，男，27岁。泌尿系感染，医嘱抗生素治疗，护士执行肌内注射，选用连线法进行体表定位，注射区域正确的是

    A．髂嵴和尾骨连线的外上 1/3 处

    B．髂嵴和尾骨连线的中 1/3 处

    C．髂前上棘和尾骨连线的外上 1/3 处

    D．髂前上棘和尾骨连线的中 1/3 处

    E．髂前上棘和尾骨连线的后 1/3 处

13．护士为患者同时抽取不同种类的血标本时，注入盛放血标本容器瓶的正确顺序是

    A．血培养瓶抗凝瓶干燥管

    B．血培养瓶干燥管抗凝瓶

    C．干燥管血培养瓶抗凝瓶

    D．抗凝瓶血培养瓶干燥管

    E．干燥管抗凝瓶血培养瓶

14．护理患者后，穿过的隔离衣处理正确的是

    A．污染面向外挂于衣橱内

    B．污染面向外挂于病区走廊

    C．污染面向内挂于病区走廊

    D．污染面向内挂于衣橱内

    E．污染面向内内挂于病区内

15．消化性溃疡少量出血的患者应给予的适宜饮食为

    A．低脂饮食

    B．软质饮食

    C．少渣饮食

    D．流质饮食

    E．低蛋白饮食

16．患者外伤后出血、烦躁，肢端湿冷，脉搏 105 次/分，脉压低，应考虑为

    A．无休克

    B．休克早期

    C．休克中期

    D．休克晚期

    E．DIC 形成

17．活动受限对机体的影响不包括

    A．直立性低血压

    B．排尿困难

    C．腹泻

    D．骨质疏松

    E．坠积性肺炎

18．患者，男，60岁。食管气道瘘，为补充营养给予鼻饲饮食，护士在护理时不妥的是

    A．插管时动作要轻柔

    B．每次鼻饲量不超过 300ml

    C．每天协助患者做好口腔护理

    D．新鲜果汁与牛奶应分别灌入

    E．每次鼻饲完毕注入少量温开水

19．最易发生压疮的患者是

    A．高热多汗

B. 肥胖

C. 昏迷

D. 营养不良

E. 上肢牵引

20. 强酸、强碱中毒最适合的保护剂是

A. 茶叶水

B. 阿托品

C. 呋塞咪

D. 依地酸二钠

E. 蛋清

21. 吸气性呼吸困难严重者可出现三凹征，三凹征是指

A. 胸骨上窝、锁骨上窝和肋间隙在吸气时明显下陷

B. 胸骨上窝、锁骨上窝和肋间隙在呼气时明显下陷

C. 胸骨上窝、锁骨下窝和肋间隙在吸气时明显下陷

D. 胸骨下窝、锁骨上窝和肋间隙在吸气时明显下陷

E. 胸骨上窝、锁骨下窝和肋间隙在呼气时明显下陷

22. 支气管扩张的典型临床表现为

A. 慢性咳嗽、黏液或泡沫状痰、气急、低热，两肺底啰音

B. 慢性咳嗽、大量脓痰、反复咯血，常有肺部感染，局限性肺下部湿啰音

C. 发热、刺激性咳嗽、黏液脓性痰，两肺呼吸音增粗，散布干湿性啰音

D. 高热、咳嗽、黏液血性痰，一侧胸痛和呼吸音减低

E. 发热、黏液血性痰，两肺底啰音

23. 关于心前区疼痛患者的护理，不恰当的是

A. 采取舒适的体位

B. 做好心理护理，消除恐惧感

C. 采用深呼吸等放松技术

D. 做好健康指导

E. 立即自服止痛药

24. 风心病的主要致死原因

A. 心力衰竭

B. 心律失常

C. 脑出血

D. 心源性休克

E. 尿毒症

25. 肝性脑病的诱发因素，不包括

A. 大量排钾利尿

B. 多次灌肠和导泻

C. 上消化道出血

D. 反复放腹水

E. 高蛋白饮食

26. 判断肾小球滤过功能最敏感的检查是

A. 内生肌酐清除率

B. 血肌酐测定

C. 血尿素氮测定

D. 昼夜尿比重测定

E. 每3小时尿比重测定

27. 肾结核的血尿属

A. 终末血尿

B. 初血尿

C. 全血尿

D. 浑浊尿

E. 脓血尿

28. 成年糖尿病患者每天每千克体重供应蛋白质

A. 0.5g

B. 1.0g

C．2.0g

D．2.5g

E．2.0～3.0g

29．类风湿关节炎的典型特征是

　　A．手足发冷

　　B．游走性关节炎

　　C．低热

　　D．大关节炎为主

　　E．慢性对称性小关节炎

30．Graves 病的代谢情况，不正确的是

　　A．葡萄糖吸收增加

　　B．糖原分解增加

　　C．肌酸排出增加

　　D．胆固醇增加

　　E．糖耐量异常

31．慢性粒细胞白血病发生急性左上腹剧痛，首先考虑的诊断是

　　A．急性胰腺炎

　　B．胃溃疡穿孔

　　C．降结肠炎

　　D．脾栓塞

　　E．左肾结石

32．DIC 出血的直接原因不包括

　　A．凝血因子被大量消耗

　　B．血小板大量消耗

　　C．继发性纤溶亢进

　　D．单核吞噬细胞系统功能下降

　　E．FDP 形成

33．烧伤后易发生低血容量性休克的时间是

　　A．伤后 6～8 小时

　　B．伤后 48～72 小时内

　　C．伤后 3～5 天

　　D．伤后 72 小时后

E．伤后 2 周

34．绷带包扎的原则，错误的是

　　A．一般从近心端向远心端包扎

　　B．包扎时压力要均匀

　　C．包扎部位应清洁、干燥

　　D．包扎时绷带不能落地污染

　　E．每周绷带应遮盖前周绷带宽度的 1/2 或 1/3

35．病情重、死亡率高的胆道疾病是

　　A．急性胆囊炎

　　B．急性梗阻性化脓性胆管炎

　　C．胆总管结石

　　D．胆道蛔虫症

　　E．胆囊结石急性发作

36．张力性气胸时首要的急救措施是

　　A．气管插管辅助呼吸

　　B．输血输液行休克

　　C．立即排气，降低胸膜腔内压力

　　D．剖胸探查

　　E．气管切开辅助呼吸

37．蛛网膜下腔出血的临床表现不包括

　　A．各年龄组均可发病

　　B．脑膜刺激征阳性

　　C．偏瘫

　　D．以突然剧烈的头痛起病

　　E．动眼神经麻痹

38．颅脑损伤行冬眠低温疗法错误的护理是

　　A．用药前量体温、脉搏、呼吸、血压

　　B．物理降温后用冬眠药物

　　C．维持直肠内温度在 32～34℃

　　D．维持、电解质及酸碱平衡

　　E．患者在注射冬眠药物后半小时内不宜翻身或搬运

39. 乳癌患者乳房皮肤出现"橘皮样"改变是由于

    A. 癌细胞堵塞皮下淋巴管

    B. 癌肿侵犯乳房 Coper 韧带

    C. 癌肿与胸肌黏连

    D. 癌肿与皮肤黏连

    E. 癌肿侵犯乳管

40. 三（四）腔管的正确护理措施

    A. 放置期间不得轻易放气以防滑出

    B. 定期抽吸胃管

    C. 出血停止后应立即拔管，以防黏膜受损

    D. 放置期间，无需定时测量囊内压力

    E. 间断应用气囊压迫一般以 4～5 天为限

41. 大肠癌最常见的转移方式为

    A. 直接浸润

    B. 血行转移

    C. 淋巴转移

    D. 种植播散

    E. 胎盘垂直转移

42. 胃十二指肠溃疡的发病因素中，下列无关的是

    A. 幽门螺杆菌感染

    B. 胃酸分泌过多

    C. 遗传

    D. 高糖饮食

    E. 使用非甾体类抗炎药

43. 患者，男，32 岁。腰痛伴左下肢放射痛 5 个月，脊柱侧凸，左小腿肌肉萎缩，足背感觉缺如。Lasepue 征（+），腰椎后伸痛（−）。X 线平片示 L_5S_1 椎间隙稍狭窄，最可能的诊断是

    A. 腰椎管狭窄

    B. 腰椎间盘突出症

    C. 慢性腰肌劳损

    D. 马尾肿瘤

    E. 腰椎肿瘤

44. 乳癌根治术后，患侧上肢肘部开始功能锻炼的时间是

    A. 1～2 天

    B. 2～3 天

    C. 3～5 天

    D. 1 周

    E. 1 周以上

45. 子宫肌瘤发生红色样变常见于

    A. 妊娠期

    B. 围绝经前期

    C. 绝经前期

    D. 红斑狼疮治疗期

    E. 生育期

46. 最常见的输卵管宫外孕病灶部位在输卵管

    A. 伞部

    B. 壶腹部

    C. 峡部

    D. 壶腹部和峡部相接处

    E. 间质部

47. 初产妇，25 岁，妊娠 38 周。规律宫缩 8 小时，未破膜，宫口开大 3cm，胎心 140 次 / 分。本例正确处置应是

    A. 严密观察产程进展

    B. 人工破膜

    C. 静注 25% 葡萄糖液内加入维生素 C

    D. 静脉滴注缩宫素，加速产程进展

    E. 立即行剖宫产术

48. 2 岁小儿身长约

A．32cm

B．50cm

C．75cm

D．85cm

E．95cm

49．先心病患儿肺动脉瓣区第二心音六进，固定分裂，应首先考虑

    A．房间隔缺损

    B．室间隔缺损

    C．动脉导管未闭

    D．法洛四联症

    E．心力衰竭

50．维生素 D 缺乏最早出现的骨变化是

    A．方颅

    B．颅骨软化

    C．肋骨串珠

    D．鸡胸

    E．肋膈沟

二、多选题（以下每题的备选答案中有 2 个或 2 个以上正确答案，每小题 2 分，共 40 分）

1．护理学的基本概念包括

    A．人

    B．环境

    C．健康

    D．疾病

    E．护理

2．进行护理评估时，所收集的客观资料包括

    A．患者的感受

    B．实验室检查结果

    C．身体评估得到的资料

    D．护士用眼睛观察到的资料

    E．护士用触摸感觉到的资料

3．陈述护理诊断时，应注意

A．护理诊断必须具备诊断依据

B．一个诊断可针对多个健康问题

C．避免将临床表现误为相关因素

D．确定护理诊断应贯彻整体护理观点

E．尽量使用 NANDA 认可的护理诊断名称

4．麻醉护理盘中需要准备的用品是

    A．压舌板

    B．血压计，听诊器

    C．吸痰管

    D．护理记录单

    E．导尿管

5．病区护士对新入院的患者应

    A．先自我介绍

    B．不需要按患者意愿安置床位

    C．指导常规标本留取方法

    D．护理评估，了解患者身心需要

    E．介绍病区环境及制度

6．影响住院患者疼痛的因素包括

    A．情绪

    B．注意力

    C．个体差异

    D．医务人员

    E．个人卫生

7．压疮第三期的临床表现为

    A．局部组织红、肿、热、痛

    B．表皮有水疱

    C．皮肤表面呈紫红色

    D．真皮层有黄色渗液

    E．表皮水疱扩大破溃

8．肌肉锻炼需注意

    A．适度适量

    B．掌握要领

C. 肌力练习不应引起明显疼痛

D. 运动前后应做准备及放松运动

E. 较严重心血管病变者可用等长练习

9. 留置导尿护理措施包括

　A. 集尿袋每周更换 1 次

　B. 引流管长度以患者翻身引流管末端不会浸入尿液为度

　C. 每周更换尿管 1 次

　D. 记录每次倾倒的尿量

　E. 集尿袋位置应低于耻骨联合

10. 使用化学消毒剂的注意事项有

　A. 严格掌握浸泡时间

　B. 配置成有效的浓度

　C. 物品要全部浸没在消毒液内

　D. 消毒前必须用无菌生理盐水冲洗

　E. 性质不稳定的消毒液应临时配置

11. 发作急性期需完全卧床休息的心血管疾患有

　A. 心力衰竭（Ⅱ度）

　B. 急性心肌梗死

　C. 病毒性心肌炎

　D. 风湿热

　E. 肺心病后期

12. 支气管哮喘的诱发因素正确的是

　A. 吸入性变应原

　B. 感染

　C. 食物中缺乏维生素 A

　D. 气候改变

　E. 精神因素如紧张

13. 与幽门螺杆菌感染相关的疾病有

　A. 急性胃炎

　B. 慢性胃窦炎

　C. 慢性胃体炎

D. 胃溃疡

E. 十二指肠球部溃疡

14. 类风湿关节炎患者可表现

　A. 关节疼痛

　B. 晨僵

　C. 关节肿胀

　D. 关节畸形

　E. 关节皮肤蝶形红斑

15. 甲亢患者术后一般护理措施有

　A. 取半卧位

　B. 引流物一般于术后 24～36 小时拔除

　C. 密切观察生命体征

　D. 观察切口渗血情况

　E. 继续服用复方碘化钾溶液

16. MODS 最主要的临床特征有

　A. 重症感染

　B. 心功能不全

　C. 休克

　D. 消化道出血

　E. 肾功能不全

17. 乳癌视诊的内容包括

　A. 乳房体积的变化

　B. 乳房、腋窝、淋巴结

　C. 乳房周围组织情况

　D. 乳头的内陷和抬高

　E. 乳头皮肤的改变

18. 门静脉高压症首先出现的病理变化有

　A. 脾大

　B. 腹水

　C. 脾功能亢进

　D. 静脉交通支的扩张

　E. 消化道出血

19. 预防产褥感染的措施正确的是

A．加强孕期保健，纠正贫血

B．孕晚期避免盆浴及性交

C．防止产道损伤和产后出血

D．减少不必要的阴道检查及肛查

E．破膜 24 小时仍不分娩者预防性应用抗生素

20．儿童生长发育的顺序规律是

A．由上到下

B．由远到近

C．由细到粗

D．由低级到高级

E．由简单到复杂

三、判断题（在题干后面的括号里划√或×，每题 1 分，共 10 分）

1．乙醇擦浴后测量体温应间隔 15 分钟。（　　）

2．长期医嘱有效时间在 24 小时以上至医嘱停止。（　　）

3．急性尿潴留产生的原因一定是机械性梗阻。（　　）

4．肝性脑病患者可给予高蛋白饮食，以补充营养。（　　）

5．治疗巨幼红细胞性贫血最常用又有效的药物是硫酸亚铁。（　　）

6．门脉高压患者术前肠道准备可使用红霉素以减少肠道细菌。（　　）

7．深Ⅱ度烧伤后皮肤基底层苍白与潮红相间，有刺痛，局部温度略高。（　　）

8．代谢性酸中毒临床表现为呼吸慢而浅，同时伴有低钾血症。（　　）

9．子宫内膜异位症镜检能找到少量内膜间质细胞即可确诊。（　　）

10．6 个月以内婴儿可不接种麻疹减毒活疫苗。（　　）

参考答案

一、单选题

1. E	2. A	3. E	4. C	5. A	6. E	7. C	8. C	9. A	10. B
11. A	12. C	13. A	14. C	15. D	16. B	17. C	18. B	19. C	20. E
21. A	22. B	23. E	24. A	25. B	26. A	27. A	28. B	29. E	30. D
31. D	32. D	33. B	34. A	35. B	36. C	37. C	38. B	39. A	40. B
41. C	42. D	43. B	44. C	45. A	46. B	47. B	48. D	49. A	50. B

二、多选题

1. ABCE	2. BCDE	3. CE	4. ABCD	5. ACDE	6. ABCD	7. BDE	8. ABCD
9. BCDE	10. ABCE	11. BCE	12. ABDE	13. ABDE	14. ABCD	15. ACDE	16. AC
17. ADE	18. AC	19. ABCD	20. ADE				

三、判断题

1. ×	2. √	3. ×	4. ×	5. ×	6. ×	7. ×	8. ×	9. √	10. √

模拟演练十一

1. 单选题（请从备选答案中选择一个最佳答案，每小题 1 分，共 50 分）

1. 难治性肝硬化腹水的最佳治疗措施是
    A. 腹腔穿刺放液
    B. 使用脱水药
    C. 多次少量输血
    D. 使用利尿药
    E. 自身腹水浓缩回输

2. 某患者为毕业班老师，住院后表现烦躁，每天批阅学生作业到很晚，此患者属于
    A. 角色适应
    B. 角色行为冲突
    C. 角色行为强化
    D. 角色行为消退
    E. 角色行为缺如

3. 实质性脏器损伤时最有助明确诊断的依据是
    A. 腹膜刺激征
    B. 肠鸣音亢进
    C. 呕血
    D. B 超检查
    E. 腹腔穿刺抽出不凝固血液

4. 对昏迷患者、婴幼儿等难以表达自己主观意志的患者，适用的护患关系模式为
    A. 主动－被动型
    B. 指导－合作型
    C. 平等互动型
    D. 共同参与型
    E. 辅助教育型

5. 下列属于主观资料的是
    A. 水肿
    B. 腹部肿物

C. 胸闷憋气
    D. 血压下降
    E. 体温 36.8℃

6. 关于特级护理的内容不正确是
    A. 每 15 ～ 30 分钟观察病情及生命体征
    B. 安排专人 24 小时护理
    C. 制定护理计划，严格执行，准确记录
    D. 备好急救所需药品和用物
    E. 做好基础护理，严防并发症，确保患者安全

7. 不符合铺床节力原则的是
    A. 将用物备齐
    B. 按使用顺序放置物品
    C. 铺床时身体靠近床沿
    D. 先铺远侧，后铺近侧
    E. 下肢前后分开，降低重心

8. 无菌操作中取无菌溶液时不必
    A. 检查瓶口有无裂缝
    B. 检查瓶盖有无松动
    C. 核对瓶签上溶液名称、浓度、有效期
    D. 注意有无配伍禁忌
    E. 检查无菌溶液有无沉淀、浑浊或变色

9. 腰穿后 6 小时内去枕平卧的目的
    A. 预防脑压升高
    B. 预防脑压降低
    C. 预防脑缺血
    D. 预防脑部感染
    E. 有利于脑部血液循环

10. 患者，男，50 岁。因脑出血住院，患者意识不清，躁动，需要使用约束具以保护患者安全，患者的肢体应处于
    A. 主动体位

B．被动体位

C．强迫体位

D．功能位置

E．稳定体位

11．真菌感染的患者口腔护理时，应用的漱口液是

　　A．1%～3% 过氧化氢

　　B．2%～3% 硼酸

　　C．0.9% 氯化钠

　　D．01% 醋酸

　　E．1%～4% 碳酸氢钠

12．可以采用口腔测温的患者是

　　A．腹部手术前患者

　　B．婴幼儿

　　C．精神病患者

　　D．口腔手术后的患者

　　E．张口呼吸的患者

13．服磺胺药需多饮水的目的是

　　A．避免损害造血系统

　　B．减轻服药引起的恶心

　　C．避免尿中结晶析出

　　D．避免影响血液酸碱度

　　E．增加药物疗效

14．关于紫外线消毒效果监测错误的是

　　A．将紫外线强度计置于紫外线灯管正中 1m

　　B．开灯 5 分钟后判断结果

　　C．普通 30W 新灯辐射强度≥90μW/cm²

　　D．使用中的灯管辐射强度≥60μW/cm²

　　E．记录灯管使用时间应不超过 1000 小时

15．患者，女，45 岁。因胃溃疡大出血入院，医嘱输血 200ml，当输血 15ml 左右时，患者

诉说头痛，四肢麻木，腰背剧痛，护士立即采取措施，处理不妥的是

　　A．立即停止输血，与医生联系

　　B．采集血标本重做血型鉴定

　　C．静脉注射输葡萄糖酸钙 10ml

　　D．安慰患者，避免心理紧张

　　E．双侧腰部封闭并热敷

16．休克患者留置导尿最主要的目的是

　　A．保持床单位的清洁干燥

　　B．引流尿液，促进有毒物质的排泄

　　C．收集尿标本，作细菌培养

　　D．测量尿量及比重，了解肾血流灌注情况

　　E．避免尿潴留

17．不符合无痛注射原则的是

　　A．分散患者注意力

　　B．正确的体位，使肌肉放松

　　C．"两快一慢"的注射技术

　　D．刺激性强的药物快速推入，以免疼痛

　　E．注意配伍禁忌

18．发生青霉素过敏反应，患者最早出现的症状是

　　A．意识丧失

　　B．血压下降

　　C．面色苍白

　　D．喉头水肿、气促

　　E．幻觉、谵妄

19．下列属于长期备用医嘱的是

　　A．一级护理

　　B．可待因 30mg　q8h　prn

　　C．普食

　　D．氧气吸入

E．青霉素 80U im q6h

20．患者，男，28 岁。5 分钟前误服硫酸，目前患者神志清楚，最好立即给患者

    A．用 1：15 000 高锰酸钾溶液洗胃

    B．用硫酸镁导泻

    C．饮牛奶

    D．口服碳酸氢钠

    E．用 1%～4% 碳酸氢钠溶液洗胃

21．患者，男，20 岁。淋雨受凉后出现寒战、高热和咳嗽，咳铁锈色痰，查血及胸部 X 线片示大叶性肺炎，提示可能的致病菌是

    A．肺炎链球菌

    B．肺炎克雷伯杆菌

    C．铜绿假单胞菌

    D．支原体

    E．厌氧菌

22．在我国，目前引起心房颤动最常见的病因是

    A．风湿性心脏病二尖瓣狭窄

    B．情绪激动

    C．急性乙醇中毒

    D．剧烈运动后

    E．缩窄性心包炎

23．慢性肺心病急性加重期并发肺性脑病，不可用的药物是

    A．泼尼松

    B．氨茶碱

    C．巴比妥类

    D．呼吸兴奋药

    E．抗生素

24．溃疡病并发上消化道出血的先兆是

    A．心悸

    B．腹痛加重，失去规律

    C．头晕、眼花

    D．黑便

    E．面色苍白

25．门静脉肝硬化，腹腔穿刺放腹水，不正确的是

    A．协助诊断

    B．缓解症状

    C．每次不超过 3000ml

    D．作为治疗目的反复放腹水

    E．在腹腔内不必注入抗菌药物

26．急性肾衰竭第 1 周最主要的死亡原因是

    A．严重心律失常

    B．急性左心衰竭

    C．高钾血症

    D．消化道出血

    E．肺部感染

27．在我国贫血的诊断标准为

    A．男：$Hb < 150g/L$，女：$Hb < 140g/L$

    B．男：$Hb < 140g/L$，女：$Hb < 130g/L$

    C．男：$Hb < 130g/L$，女：$Hb < 120g/L$

    D．男：$Hb < 120g/L$，女：$Hb < 110g/L$

    E．男：$Hb < 110g/L$，女：$Hb < 100g/L$

28．出血倾向最明显的急性白血病是

    A．急性淋巴细胞白血病

    B．急性原粒细胞白血病

    C．急性早幼粒细胞白血病

    D．急性单核细胞白血病

    E．急性红白血病

29．不符合单纯性甲状腺肿的检查是

    A．T_4 升高

    B．T_3 正常或偏高

    C．TSH 正常或偏高

    D．甲状腺摄 ^{131}I 升高

E．可被 T_3 抑制

30．下列抗甲状腺药物，可抑制 T_4 在周围组织中转化为 T_3 的是

A．甲硫氧嘧啶

B．甲亢平

C．丙硫氧嘧啶

D．他巴唑

E．倍他乐克

31．甲状腺危象最主要的临床表现是

A．心率 $>$ 160 次 / 分、体温 $>$ 39℃、腹泻

B．心率加快、血压高、头晕、头痛

C．心悸、气促、呕吐、腹泻

D．发绀、鼻翼扇动、心悸、出汗

E．面色苍白、四肢厥冷、呼吸困难

32．类风湿关节炎缓解期护理最主要的是

A．注意休息

B．密切观察药物不良反应

C．关节功能锻炼

D．保持乐观

E．控制感染

33．引起高钾血症的最常见原因是

A．急性酸中毒

B．急性肾衰竭

C．大量使用含钾药物

D．输库存血过多

E．严重组织损伤

34．良性肿瘤的特征不包括

A．生长速度慢

B．浸润性生长

C．有包膜

D．一般不转移

E．很少复发

35．胸膜腔闭式引流的引流管脱出时应首先

A．通知医师紧急处理

B．给患者吸氧

C．嘱患者缓慢呼吸

D．将脱出的引流管重新置入

E．用手指捏闭引流口周围皮肤

36．腹膜炎引起的肠梗阻属于

A．机械性绞窄性肠梗阻

B．机械性单纯性肠梗阻

C．麻痹性肠梗阻

D．血运性肠梗阻

E．痉挛性肠梗阻

37．引起高渗性脱水的因素不包括

A．高热多汗

B．鼻饲高浓度的肠内营养液

C．食管癌晚期

D．频繁呕吐

E．昏迷、禁食

38．营养支持的适应证不包括

A．胃肠道疾病

B．高代谢状态

C．大手术围手术期

D．重症疾病

E．休克

39．休克经处理后，微循环改善最重要的指标是

A．神志恢复清楚

B．皮肤颜色转红

C．肢端温度上升

D．血压回升

E．尿量增多

40．术后早期离床活动的目的不包括

A．减少肺部并发症

B. 促进伤口愈合

C. 促进胃肠功能恢复

D. 促进排尿功能恢复

E. 减轻切口疼痛

41. 患者，女，68 岁。因颅内压增高，头痛逐渐加重，行腰椎穿刺脑脊液检查后突然呼吸停止，双侧瞳孔直径 2mm，以后逐渐散大，血压下降，该患者最可能出现了

A. 小脑幕切迹疝

B. 枕骨大孔疝

C. 大脑镰下疝

D. 脑干缺血

E. 脑血管意外

42. 骨折所特有的体征是

A. 疼痛

B. 肿胀

C. 瘀斑

D. 出血

E. 假关节活动

43. 毕 II 式胃大部切除术后发生胃出血时，最主要的表现是

A. 脉搏细速、血压下降

B. 烦躁不安、面色苍白

C. 尿量减少、四肢湿冷

D. 头晕、心悸、出冷汗

E. 胃管内吸出大量血性液体

44. 预防甲亢术后甲状腺危象的关键在于

A. 术后使用镇静药

B. 加强术后护理

C. 术前使基础代谢率降至 20% 以下

D. 术后使用镇痛药

E. 术时选用全身麻醉

45. 患儿，11 个月。腹泻合并中度脱水、代

谢性酸中毒，给予补液、纠正酸中毒后出现抽搐，最可能的原因是

A. 低血钾

B. 低血钠

C. 低血镁

D. 低血钙

E. 低血糖

46. 颅底骨折患者出现颅内低压时，可缓解症状的措施是

A. 补充水分

B. 静滴甘露醇

C. 镇静药

D. 神经营养药

E. 止痛药

47. 小儿上呼吸道感染中的咽 - 结合膜热的病原体为

A. 腺病毒

B. 流感病毒

C. 葡萄球菌

D. 柯萨奇病毒

E. 溶血性链球菌

48. 早产儿的外观特点有

A. 皮肤红润，毳毛少

B. 头发分条清楚

C. 乳晕明显

D. 足底纹少

E. 耳周直挺

49. 有助于异位妊娠诊断的检查不包括

A. 盆腔检查

B. 妊娠试验

C. B 型超声

D. 阴道后穹窿穿刺

E. 粪便隐血试验

50. 预防产后乳房肿胀，<u>不正确</u>的是
    A. 分娩后马上吸吮
    B. 保持正确的含接姿势
    C. 正确按时喂哺
    D. 做到充分有效的吸吮
    E. 按需哺乳

二、多选题（以下每题的备选答案中有 2 个或 2 个以上正确答案,每小题 2 分,共 40 分）

1. 下列选项中属于非语言沟通类型的有
    A. 仪表和身体的外观
    B. 身体的姿势和步态
    C. 面部表情
    D. 目光的接触
    E. 护理计划

2. 人的成长与发展所遵循的规律有
    A. 不可预测性
    B. 顺序性
    C. 连续性
    D. 阶段性
    E. 平衡性

3. 属于一级护理的患者有
    A. 胃出血
    B. 心脏瓣膜术后
    C. 肾移植术后
    D. 昏迷
    E. 早产婴

4. 需要使用保护具的患者是
    A. 小儿
    B. 昏迷患者
    C. 体温过低患者
    D. 躁动患者
    E. 危重患者

5. 24 小时内有效的物品是

A. 开启过未污染的无菌溶液
B. 无菌法保存的无菌持物钳
C. 铺好的无菌盘
D. 开启过未污染的无菌包
E. 正在进行的静脉输液器

6. 特殊口腔护理叙述正确的是
    A. 侧卧位或仰卧头转向一侧
    B. 每次只夹一个棉球
    C. 擦洗完毕，患者应漱口
    D. 棉球不可过湿
    E. 昏迷患者使用开口器应从臼齿处放入

7. 医院饮食的分类中包括
    A. 治疗饮食
    B. 少渣饮食
    C. 基本饮食
    D. 试验饮食
    E. 普通饮食

8. 吸痰法适用于
    A. 全麻未醒
    B. 危重患者呼吸道被分泌物阻塞
    C. 老年患者咳痰无力
    D. 小儿呼吸道被异物阻塞
    E. 呼吸衰竭者

9. 肺炎球菌性肺炎的诱因是
    A. 受凉，淋雨
    B. 过度疲劳
    C. 酒醉
    D. 精神紧张
    E. 恶性肿瘤

10. 肝性脑病患者应<u>避免</u>使用
    A. 止痛药
    B. 安眠药
    C. 镇静药

D. 降氨药

E. 麻醉药

11. 肝硬化患者内分泌功能异常时可出现

A. 肝掌和蜘蛛痣

B. 男性乳房发育

C. 月经失调

D. 鼻出血

E. 腹壁静脉曲张

12. 以下属于急性白血病浸润表现的是

A. 胸骨压痛

B. 肝脾肿大

C. 淋巴结肿大

D. 牙龈出血

E. 绿色瘤

13. 休克引起重要器官继发性损害可导致

A. 心力衰竭

B. 呼吸衰竭

C. 肾衰竭

D. 肝衰竭

E. 脑出血

14. 关于医嘱的种类不正确的论述是

A. 长期医嘱当医生注明停止时间后才失效

B. 长期备用医嘱有效期在 24 小时以内

C. 临时医嘱应在短时间内执行，一般只执行 1 次

D. 临时备用医嘱需医生注明停止方失效

E. 长期医嘱有效时间在 24 小时以上

15. TPN 的护理操作注意事项为

A. 严格无菌操作

B. 输液速度可快可慢

C. 输液导管必须专用

D. 导管接头必须牢固

E. 预防置管后并发症

16. 颅内压增高发生脑疝，应

A. 大量补液

B. 吸氧，保持呼吸道通畅

C. 静脉快速输入 20% 甘露醇

D. 呼吸停止的行人工呼吸

E. 发生枕骨大孔疝者，行脑室引流术

17. 骨折的早期并发症有

A. 休克

B. 骨筋膜室综合征

C. 脂肪栓塞综合征

D. 骨化性肌炎

E. 缺血性骨坏死

18. 胃十二指肠溃疡急性大出血的护理

A. 禁食

B. 监测血压、脉搏

C. 输液、输血

D. 用三腔管压迫止血

E. 使用止血药物

19. 患者，女，26 岁。哺乳期患急性乳腺炎，畏寒发热，右侧乳房肿胀疼痛，表面皮肤红热，扪及触痛的硬块，未查到脓肿，对患乳的正确护理是

A. 暂停哺乳

B. 吸净积乳

C. 抬高乳房

D. 切开引流

E. 理疗及外敷药物

20. 苯丙酮尿症的临床特点包括

A. 特殊面容，四肢粗短

B. 可有抽搐发作或脑性瘫痪

C. 皮肤白皙，易出现湿疹样皮疹

D. 生后 4 个月左右发现智力低下

E．头发黄褐色，尿呈"霉臭"气味

三、判断题（在题干后面的括号里划√或×，每题1分，共10分）

1．对于个体而言，健康是绝对的，是一稳定的状态，一旦身体状况发生变化，健康即不存在。（　　）

2．炎症晚期用热可促进炎性渗出物吸收与消散。（　　）

3．长期鼻饲的患者每次喂食前必须证实胃管在胃内方可喂食。（　　）

4．由于小儿大网膜发育不全，故发生阑尾炎时病情重且发展快，右下腹体征不明显。（　　）

5．维生素A、维生素D、维生素E及维生素B_2宜在进餐时或饭后服用。（　　）

6．若患者心绞痛发作较以往频繁，疼痛剧烈、持久，用硝酸甘油疗效差，提示发生急性心肌梗死。（　　）

7．置入胸膜腔引流管引流液体的部位，一般选在腋中线和腋后线之间的第6～8肋间。（　　）

8．小儿生后生长最迅速的是幼儿期。（　　）

9．宫颈癌主要播散的方式是血行转移和淋巴转移。（　　）

10．肠瘘时伴肠液丢失的电解质主要为Na^+、K^+及Cl^-。（　　）

参考答案

一、单选题

1. E	2. B	3. E	4. A	5. C	6. A	7. D	8. D	9. B	10. D
11. E	12. A	13. C	14. D	15. C	16. D	17. D	18. D	19. B	20. C
21. A	22. A	23. C	24. B	25. D	26. C	27. D	28. C	29. A	30. C
31. A	32. C	33. B	34. B	35. E	36. C	37. D	38. E	39. E	40. E
41. B	42. E	43. B	44. C	45. D	46. A	47. A	48. D	49. E	50. C

二、多选题

1. ABCD	2. BCD	3. ADE	4. ABDE	5. ABDE	6. ABDE	7. ACD	8. ABCD
9. ABCD	10. ABCE	11. ABC	12. ABCE	13. ABCD	14. BD	15. ACDE	16. BCDE
17. ABC	18. ABCE	19. ABCE	20. BCDE				

三、判断题

1. ×	2. √	3. √	4. √	5. √	6. √	7. √	8. ×	9. ×	10. ×

模拟演练十二

一、单选题（请从备选答案中选择一个最佳答案，每小题 1 分，共 50 分）

1. 根据需要理论，以下属于安全需要的是
   A. 氧气
   B. 睡眠
   C. 自卑
   D. 住所
   E. 孤独

2. 关于整体护理的内涵，不正确的是
   A. 护理服务于人的生命全过程
   B. 其宗旨是满足护理对象的生理需要
   C. 确立了以整体为中心的护理观
   D. 护理从为个体服务扩展到家庭、社区
   E. 重视自然环境和社会环境对健康的影响

3. 患者，男，32 岁。因腹痛、腹泻，诊断为急性肠炎入院，护理体检：神萎，体温 37.2℃，粪便呈水样，以上资料中属于主观资料的是
   A. 体温 37.2℃
   B. 腹痛
   C. 粪便含少量浓血
   D. 痛苦面容
   E. 神色萎靡

4. 在护理学中有关"健康"这一概念的描述，正确的是
   A. 健康就是没有疾病或不适
   B. 健康和疾病具有清晰的界限
   C. 健康是一个动态、连续的过程
   D. 人的健康观念受单独某一因素的影响
   E. 健康主要是指机体内部各系统的协调和稳定

5. 下列护理目标的陈述正确的是
   A. 每 30 分钟测量血压一次
   B. 1 周后患者自理能力增强
   C. 住院期间患者皮肤无压疮发生
   D. 出院前教会产妇给新生儿洗澡
   E. 4 天后患者能复述并学会胰岛素注射的方法

6. 下列有关暂空床的叙述正确的是
   A. 将备用床的盖被上端向内折 1/5
   B. 取橡皮中单放于床上，上缘距床头 55cm
   C. 铺备用床，然后将被筒对折，开口向门
   D. 可供暂时离床活动的患者使用
   E. 将备用床的盖被扇形两折于床尾

7. 能破坏细菌细胞膜的通透性屏障，使蛋白质漏出或与细菌酶蛋白起碘化反应而杀菌的化学消毒剂是
   A. 过氧乙醇
   B. 乙醇
   C. 碘伏
   D. 碘酊
   E. 福尔马林

8. 灌肠的注意事项，正确的是
   A. 伤寒患者灌肠液量不得超过 600ml
   B. 钠潴留患者可用生理盐水灌肠
   C. 肝昏迷患者可用肥皂水灌肠
   D. 中暑患者用 28℃生理盐水行保留灌肠
   E. 对顽固性失眠者可给保留灌肠进行催眠

9. 压疮血红润期的处理不妥的是
   A. 增加翻身次数

B. 加强局部按摩

C. 加强营养

D. 避免破溃感染

E. 避免潮湿和排泄物的刺激

10. 颅内压监护时，压力超过多少为危险临界点

    A. 0.7kPa

    B. 2.0kPa

    C. 3.5kPa

    D. 4.6kPa

    E. 5.7kPa

11. 患者心率 115 次 / 分，心音强弱不等，心律不规则，脉细弱，72 次 / 分，且极不规则，为准确观察，护士应

    A. 先测心率，后测脉搏

    B. 先测脉搏，后测心率

    C. 两人一人测脉率，一人测脉率

    D. 一人同时测心率和脉率

    E. 两人同时分别测心率和脉率

12. 支气管哮喘急性发作的患者适宜的卧位是

    A. 侧卧位

    B. 仰卧位

    C. 半坐卧位

    D. 头高脚低卧位

    E. 端坐位

13. 护士在为患者测血压时嘱患者仰卧，使手臂（肱动脉）的位置

    A. 平第 4 肋间

    B. 平腋中线

    C. 平腋前线

    D. 平第 5 肋间

    E. 平锁骨中线

14 输血发生溶血反应，出现黄疸和血红蛋白

尿的原因是

    A. 红细胞凝集成团，阻塞部分小血管

    B. 血红蛋白形成结晶，阻塞肾小管

    C. 肾小管内皮缺血、缺氧而坏死

    D. 红细胞破坏，释放凝血物质引起 DIC

    E. 凝集的红细胞发生溶解，大量血红蛋白释放入血浆

15. 留 24 小时尿标本 17- 羟类固醇检查时，为防止尿中激素被氧化，其标本中应加的防腐剂是

    A. 甲苯

    B. 甲醛

    C. 甲酸

    D. 浓盐酸

    E. 稀盐酸

16. 下列关于紫外线灯消毒空气的叙述，不正确的是

    A. 照射时间应不少于 30 分钟

    B. 消毒过程中用纱布遮盖患者双眼

    C. 灯管用乙醇棉球擦拭

    D. 使用超过 2000 小时的灯管应更换

    E. 消毒过程中应避免人员走动并关闭门窗

17. 子宫切除患者手术前留置导尿管的目的是

    A. 保持会阴部清洁干燥

    B. 收集无菌尿标本作细菌培养

    C. 测定残余尿

    D. 避免术中误伤膀胱

    E. 避免术后泌尿系感染

18. 为了给患者补充热量，输液中应选用

    A. 各种代血浆

    B. 0.9% 氯化钠

    C. 5% 碳酸氢钠

D. 5%～10% 葡萄糖溶液

E. 50% 葡萄糖注射液

19. 肝、肾、心源性水肿患者的膳食

    A. 高热量饮食

    B. 无盐少盐饮食

    C. 低脂肪

    D. 低蛋白、低脂饮食

    E. 低糖、低脂饮食

20. 呕吐物有粪臭味者见于

    A. 幽门梗阻

    B. 肠梗阻

    C. 肠套叠

    D. 有机磷农药中毒

    E. 肝昏迷

21. 重症哮喘发生原因不包括

    A. 呼吸道感染未控制

    B. 持续接触大量过敏原

    C. 精神过度紧张

    D. 突然停用糖皮质激素

    E. 贫血

22. 治疗过敏性休克应首选

    A. 盐酸肾上腺素

    B. 去甲肾上腺素

    C. 异丙肾上腺素

    D. 多巴胺

    E. 酚妥拉明

23. 心脏瓣膜病变最常见的心律失常为

    A. 心房颤动

    B. 心室颤动

    C. 早搏

    D. 异位性心动过速

    E. 房室传导阻滞

24. 从心电图上区别心肌梗死和心绞痛最有意

义的改变是

    A. ST 段上升

    B. 合并心律失常

    C. T 波异常高耸

    D. 冠状 T 波倒置

    E. 病理性 Q 波

25. 对于腹泻患者的饮食指导，不合理的是

    A. 摄营养丰富、低脂肪、易消化少纤维
食物

    B. 适当补充水分和食盐

    C. 根据病情采取禁食

    D. 多吃韭菜、芹菜等粗纤维食物

    E. 避免刺激性强的调味品

26. 患者今日中午单位会餐后 1 小时突然出现
上腹部疼痛，难以忍受并伴呕吐，疼痛放射至
背部。立即来院急诊收住，查血尿常规无异常，
血淀粉酶 760U/L，对其应采取的首要护理措
施为

    A. 心理护理

    B. 立即禁食、胃肠减压

    C. 抗感染

    D. 协助患者半卧位

    E. 立即建立静脉通路

27. 贫血最常见的共同特征是

    A. 皮肤、黏膜苍白

    B. 心悸、气短

    C. 女性月经不调

    D. 恶心、呕吐

    E. 头痛、头晕

28. 慢性粒细胞白血病的突出表现是

    A. 淋巴结肿大

    B. 脾肿大

    C. 低热

D. 贫血

E. 出血

29. 风湿性疾病最常见的症状是

A. 关节痛

B. 肌肉痛

C. 软组织痛

D. 神经痛

E. 关节致残

30. 患者自述全身乏力，心慌，每天大便 3～4 次，某医院诊断为甲亢，经治疗后病情好转自行停药，半年后心率加快，上述症状又复出现。请问抗甲状腺药物治疗甲亢的总疗程通常是

A. 1 个 2 月

B. 3 个 4 周

C. 5 个 6 月

D. 1 个 2 年

E. 3～4 年

31. 锁骨下静脉穿刺术后应该注意的事项，错误的是

A. 更换插管应在患者吸气末屏气时进行

B. 胶管与玻璃接头保持紧密

C. 保持一段输液管低于患者心脏水平

D. 绝不能使输液瓶滴空

E. 术后嘱患者去枕平卧 4～6 小时

32. Cushing 病的病因

A. 垂体性 ACTH 分泌过多

B. 异位 ACTH 分泌过多

C. 肾上腺皮质腺瘤

D. 肾上腺髓质腺癌

E. 不依赖 ACTH 的肾上腺大结节性增生

33. 高渗性脱水患者应首先输注的液体是

A. 5% 葡萄糖或 0.45% 低渗盐水

B. 5% 葡萄糖等渗盐水

C. 林格溶液

D. 平衡盐溶液

E. 低分子右旋糖酐

34. 患者，男，45 岁。患十二指肠溃疡近 18 年，胃镜检查诊断有幽门梗阻，近 10 天来持续性呕吐，可造成

A. 低氯高钾碱中毒

B. 低钾性酸中毒

C. 低氯低钾酸中毒

D. 低氯高钠碱中毒

E. 低氯低钾碱中毒

35. 肠外营养的适应证不包括

A. 高位肠瘘

B. 短肠综合征

C. 胰腺炎

D. 大面积烧伤

E. 肿瘤患者手术前后

36. 判断休克存在的指标中最重要的是

A. 尿量 > 30ml/h

B. 收缩压 < 90mmHg

C. 脉率 < 50 次/分

D. 意识淡漠或烦躁

E. 皮肤苍白、湿冷

37. 全身麻醉患者清醒前，护理措施最重要的是

A. 每 15 分钟测生命体征 1 次

B. 去枕平卧，头偏向一侧

C. 保持输液通畅

D. 注意观察伤口渗血情况

E. 防止意外损伤

38. 腹部手术后患者出现呼吸困难、发绀、呼吸音减弱或消失，应首先考虑

A. 切口感染

B. 肺不张和肺炎

C. 气胸

D. 血胸

E. 支气管炎

39. 临床上应用 20% 甘露醇降低颅内压，正确的输液方法是

A. 快速静推

B. 缓慢静滴，防止高渗液产生静脉炎

C. 1 ～ 2 小时滴完 250ml

D. 15 ～ 30 分钟内滴完 250ml

E. 输液速度控制在每分钟 60 ～ 80 滴

40. 枕骨大孔疝最危急的临床表现

A. 枕下部疼痛

B. 颈项强直

C. 意识障碍

D. 频繁呕吐

E. 早期突发呼吸骤停

41. 甲状腺功能亢进症术后最危急的并发症是

A. 术后呼吸困难和窒息

B. 甲状旁腺损伤

C. 喉返神经损伤

D. 喉上神经损伤

E. 甲状腺危象

42. 乳腺癌患者乳房出现酒窝征的原因是

A. 表皮破溃

B. 周围组织或皮肤被肿块累积

C. 乳头深部癌肿侵及乳管致乳头凹陷

D. 癌肿侵入 cooper 韧带使皮肤凹陷

E. 癌肿侵及局部的那个部位

43. 患者，男，40 岁。右胸外伤后出现极度呼吸困难、发绀、胸壁皮下气肿，伤侧叩诊鼓音，呼吸消失，诊断首先考虑

A. 闭合性多根多处肋骨骨折

B. 闭合性气胸

C. 开放性气胸

D. 张力性气胸

E. 进行性气胸

44. 肱骨中下 1/3 交界处骨折最常见的神经损伤

A. 肌皮神经

B. 桡神经

C. 尺神经

D. 正中神经

E. 腋神经

45. 维持子宫正常位置的韧带不包括

A. 圆韧带

B. 阔韧带

C. 主韧带

D. 宫骶韧带

E. 卵巢固有韧带

46. 产程中观察胎先露下降程度的标志是

A. 耻骨联合

B. 骶尾关节

C. 坐骨结节水平

D. 坐骨棘水平

E. 骶骨岬

47. 筛查宫颈癌最常用的方法

A. 宫颈碘试验

B. 宫颈刮片细胞学检查

C. 阴道镜检查

D. 后穹窿涂片检查

E. 宫颈活检

48. 新生儿败血症的主要感染途径是

A. 宫内

B. 产道

C. 泌尿道

D. 消化道

E. 脐部

49. 急性肾炎患儿经治疗后，最后消失的是

A. 水肿

B. 肉眼血尿

C. 高血压

D. 镜下血尿

E. 管型或蛋白尿

50. 为了预防高血压的发生，WHO 建议每人每天食盐摄入量<u>不超过</u>

A. 12g

B. 10g

C. 8g

D. 6g

E. 4g

二、多选题（以下每题的备选答案中有 2 个或 2 个以上正确答案，每小题 2 分，共 40 分）

1. 人类基本需要层次理论对护理实践的意义包括

A. 帮助护士发现护理问题

B. 使护士更好地理解患者的言行

C. 有利于护士预测患者潜在的护理问题

D. 有助于护士确定护理计划的优先顺序

E. 人类基本需要层次理论是护理学的基本理论依据

2. 按照 Orem 的自理理论，护士设定不同的护理系统是根据

A. 病房的人员编制

B. 医院的设备条件

C. 个体的自理需求

D. 个体的自理力量

E. 社会和环境因素

3. 传染病区内属清洁区的是

A. 库房

B. 走廊

C. 治疗室

D. 值班室

E. 化验室

4. 下列需执行呼吸道隔离的是

A. 流脑

B. 乙脑

C. 流感

D. 伤寒

E. 白血病

5. 下列有关平车搬运法的叙述正确的为

A. 采用挪动术搬运时协助患者按上半身、臀部、下肢的顺序向平车挪动

B. 平车一端为大轮，一端为小轮，则以小轮端为头端

C. 单人搬运时护士一手自患者腋下插入至对侧肩外侧，一手插至对侧大腿下，屈曲手指，嘱患者双臂交叉依附于搬运者颈部

D. 二人或三人搬运时搬运者用力应一致，以保持患者身体平直，免受伤害

E. 上下坡时，患者头部应位于高处

6. 急性肺水肿患者，乙醇湿化吸氧的目的是

A. 纠正缺氧状态

B. 减少肺泡内毛细血管的渗出

C. 改善通气，扩张支气管

D. 降低肺泡内泡沫的表面张力

E. 降低肺泡表面张力

7. 磷化锌类灭鼠药中毒时可选用的洗胃或引吐剂是

A. 鸡蛋

B. 1 ∶ 15 000 高锰酸钾

C. 2% 碳酸氢钠

D. 牛奶

E. 0.1% 硫酸铜

8. 导致测得的血压高于实际值的因素有

　A. 手臂肱动脉位置低于心脏水平

　B. 手臂肱动脉位置高于心脏水平面

　C. 袖带缠得太松

　D. 袖带缠得太紧

　E. 视线低于水银柱的弯月面

9. 急性胰腺炎的临床表现有

　A. 腹痛、腹胀

　B. 腹泻、肠鸣音亢进

　C. 恶心、呕吐

　D. 发热

　E. 黄疸

10. 强心苷主要临床应用于

　A. 慢性心功能不全

　B. 心房颤动

　C. 心房扑动

　D. 阵发性室上性心动过速

　E. 室性心动过速

11. 吸气性呼吸困难的特点是

　A. 呼吸深而慢

　B. 严重时出现三凹征

　C. 吸气时间大于呼气时间

　D. 呼吸频率增加

　E. 高调的吸气性哮鸣音

12. 急性白血病治疗原则包括

　A. 防治感染

　B. 纠正贫血

　C. 控制出血

　D. 抗生素治疗

E. 饮食治疗

13. 长效的糖皮质激素有

　A. 可的松

　B. 氢化可的松

　C. 地塞米松

　D. 倍他松

　E. 泼尼松龙

14. 早期胃癌的表现是

　A. 上腹部肿块

　B. 食欲减退伴消瘦

　C. 上腹部不适伴隐痛

　D. 大便潜血（＋）

　E. 左锁骨上淋巴结肿大

15. 空腔脏器破裂的症状与特征主要有

　A. 出现移动性浊音

　B. 弥漫性腹膜炎

　C. 出血性休克

　D. 感染性休克

　E. 恶心呕吐

16. 疝手术后需延长下床时间的有

　A. 无张力疝修补术后

　B. 年老体弱患者

　C. 复发性疝

　D. 绞窄性疝

　E. 巨大疝

17. 可以引起高钾血症的是

　A. 输入大量库存血

　B. 代谢性碱中毒

　C. 急性肾衰竭、少尿、无尿

　D. 大量组织破坏，细胞内钾外移

　E. 持续伤口引流

18. 针对肠内营养可能发生吸入性肺炎，应该

　A. 开始肠内营养时，必须明确营养管的

位置

B．可通过 X 线证实鼻胃管的位置

C．灌注营养液时，患者应采取半卧位

D．发现有误吸现象，应立即停止肠内营养

E．对存在误吸危险的患者，应改为经十二指肠或空肠喂养

19．第一产程观察产程进展需要观察的指标是

A．宫缩

B．胎心

C．宫口扩张

D．胎先露下降

E．会阴部情况

20．在治疗小儿肺炎过程中，应考虑有并发症可能的情况包括

A．全身中毒症状加重

B．呼吸困难突然加重

C．体温持续不退

D．咳嗽加重

E．热退后又复上升

三、判断题（在题干后面的括号里划√或 ×，每题 1 分，共 10 分）

1．沟通过程是通过语言和非语言行为来完成的。（　　）

2．无菌包一经打开，所剩无菌物品使用有效期为 4 小时。（　　）

3．护送不能起床的患者入院、做检查、治疗或手术需用平车。（　　）

4．采集咽拭子标本进行真菌培养时，须在口腔溃疡面上采集分泌物。（　　）

5．为患者进行超声雾化时，在水槽中加温水或热水，可缩短雾化器的预热时间。（　　）

6．患者处于休克、衰竭和濒危状态时禁忌进行腰椎穿刺。（　　）

7．右半结肠癌临床以肠梗阻症状较多见。（　　）

8．急性肾衰竭患者少尿时，应严格控制入水量，每天进水量为前 1 天出水量加 500ml。（　　）

9．二尖瓣狭窄孕妇即使未出现症状，也应于预产期前 2 周住院待产。（　　）

10．小儿液体分布与成人相比，不同之处主要是间质液较多。（　　）

<h1 align="center">参考答案</h1>

一、单选题

1. D	2. B	3. B	4. C	5. C	6. D	7. C	8. E	9. B	10. D
11. E	12. E	13. B	14. E	15. D	16. D	17. D	18. D	19. B	20. B
21. E	22. A	23. A	24. E	25. D	26. B	27. A	28. B	29. A	30. D
31. E	32. A	33. A	34. E	35. D	36. B	37. B	38. B	39. D	40. E
41. A	42. D	43. D	44. B	45. E	46. D	47. B	48. E	49. D	50. D

二、多选题

1. ABCD	2. CD	3. ACD	4. AC	5. ACDE	6. ACD	7. BE	8. ACE
9. ACDE	10. ABCD	11. ABE	12. ABCD	13. CD	14. BCD	15. BDE	16. BCDE
17. ACD	18. ABCD	19. ABCD	20. ABCE				

三、判断题

1. √	2. ×	3. √	4. √	5. ×	6. √	7. ×	8. √	9. √	10. √

模拟演练十三

一、单选题（请从备选答案中选择一个最佳答案，每小题 1 分，共 50 分）

1. 缺氧是指
   A. 大气中氧含量降低引起的病理过程
   B. 吸入气中的氧不足引起的病理过程
   C. PO_2 降低引起的病理过程
   D. 血氧含量降低引起的病理过程
   E. 对组织氧供不足和（或）用氧障碍引起的病理过程

2. 代谢性碱中毒常常伴发
   A. 低钠血症
   B. 高钠血症
   C. 低钾血症
   D. 高钾血症
   E. 高镁血症

3. 护士为患者测量脉搏后，仍将手放在患者桡动脉上是为了
   A. 复查脉率
   B. 了解脉律
   C. 转移患者的注意力便于测量呼吸
   D. 安慰患者
   E. 看表计时

4. 患者，男，48 岁。手术后第 2 天，护士通过评估认为目前存在以下问题，属于首优问题的是
   A. 尿潴留
   B. 体温 39.0℃
   C. 气体交换受损
   D. 生活自理能力缺乏
   E. 营养失调：低于机体需要量

5. 患者，男，69 岁。胰腺癌晚期,病情日趋恶化,患者情绪低落，要求见好友，并急于交代后事，此时患者心理反应处于
   A. 忧郁期
   B. 愤怒期
   C. 否认期
   D. 协议期
   E. 接受期

6. 行胃大部切除术的患者，术中生命体征正常，术后回病房。护士应遵照医嘱给予该患者
   A. 特级护理
   B. 一级护理
   C. 二级护理
   D. 三级护理
   E. 四级护理

7. 患者，男，23 岁。生食毛蚶导致甲型病毒性肝炎，遵医嘱消化道隔离，此项医嘱属于
   A. 临时医嘱
   B. 长期医嘱
   C. 临时备用医嘱
   D. 长期备用医嘱
   E. 即刻执行的医嘱

8. 无菌持物钳的正确使用方法是
   A. 可以夹取任何无菌物品
   B. 病区及门诊换药室的无菌持物钳均应每周消毒一次
   C. 到远处夹取物品应速去速回
   D. 取放无菌持物钳时，钳端均需闭合
   E. 钳端向上，不可跨越无菌区

9. 关于卫生健康的物理环境，错误的是
   A. 病床之间的距离不得少于 1m
   B. 一般病室室温应保持在 18～22℃宜
   C. 病室湿度以 50%～60% 为宜

D. 病房的噪声白天以 50～60dB 为宜

E. 病室应经常通风换气，一般通风 30 分钟即可转换室内空气

10. 为患者进行吸痰时<u>不妥</u>的是

    A. 调节负压，成人 40～53.3kPa

    B. 检查口鼻腔，取出活动义齿

    C. 插管时不可阻断负压

    D. 每次吸痰时间 < 15 秒

    E. 痰液黏稠者可配合蒸汽或雾化吸入

11. <u>不需要</u>使用保护具的患者是

    A. 昏迷患者

    B. 谵妄患者

    C. 腹痛患者

    D. 躁动患者

    E. 高热患者

12. 在为患者输液时发现液体滴注不畅，寻其原因为静脉痉挛导致，护士应采取的措施是

    A. 减小滴液速度

    B. 加压输液

    C. 局部热敷

    D. 适当更换肢体位置

    E. 降低输液瓶位置

13. 单位时间内脉率少于心率多见于

    A. 颅内压增高

    B. 高热

    C. 洋地黄中毒

    D. 心房纤颤

    E. 心肌炎

14. 患者，男，60 岁。有高血压史，在家务农，劳动中突然昏厥，诊断为脑出血，患者应采取的卧位是

    A. 左侧卧位

    B. 右侧卧位

    C. 平卧位

    D. 头高脚低位

    E. 半坐卧位

15. 目前医院内感染的研究对象主要是

    A. 住院患者

    B. 工作人员

    C. 陪护人员

    D. 探视人员

    E. 门诊患者

16. 青霉素过敏试验可疑阳性患者作对照试验宜选择

    A. 利多卡因

    B. 5% 葡萄糖溶液

    C. 注射用水

    D. 5% 葡萄糖盐水

    E. 0.9% 氯化钠溶液

17. 关于冷疗法的禁忌，正确的是

    A. 枕后用冷易引起反射性心率减慢

    B. 足心用冷可引起末梢血管收缩而影响散热或一过性冠状动脉收缩

    C. 心前区处用冷易引起一过性冠状动脉收缩

    D. 阴囊用冷易致排尿困难或腹泻

    E. 耳郭用冷可致心室纤颤及房室传导阻滞

18. 根据患者双侧瞳孔缩小初步判断患者可能为何种毒物中毒

    A. 碱性物中毒

    B. 酸性物中毒

    C. 有机磷、吗啡类中毒

    D. 颠茄类中毒

    E. 乙醇中毒

19. 甲亢患者入院后应给予的饮食种类是

A．高热量饮食

B．低热量饮食

C．低蛋白饮食

D．高蛋白饮食

E．高纤维素饮食

20．属于临时医嘱的是

A．病危

B．转科

C．一级护理

D．流质饮食

E．氧气吸入

21．患者，女，25岁。近1个月心慌、双下肢水肿，不能平卧。既往有风湿性心瓣膜病4年，3天来静脉注射毛花苷丙0.8mg，自服地高辛2片，静脉注射呋塞米60mg，尿量增多。后心电图示房颤，频发室性期前收缩。正确的处理措施是

A．停用洋地黄

B．静脉注射钾盐

C．停用洋地黄，静脉滴注钾盐，静注苯妥英钠

D．停用洋地黄，静脉注射钾盐

E．静脉滴注利多卡因

22．急性心肌梗死死亡的主要原因是

A．疼痛

B．心律失常

C．低血压、休克

D．心力衰竭

E．胃肠道反应

23．患者，女，39岁。患支气管扩张10年，咳嗽，咳脓性痰，痰量50ml/d，下列处理不当的是

A．体位引流

B．加强营养

C．长期应用抗生素

D．给予祛痰剂

E．给予雾化吸入

24．最易引起慢性肺心病急性发作的因素是

A．吸烟

B．寒冷空气刺激

C．急性呼吸道感染

D．慢性呼吸道感染

E．慢性支气管炎

25．引起肝性脑病最常见的原因是

A．门体分流手术

B．原发性肝癌

C．妊娠急性脂肪肝

D．肝硬化

E．严重胆道感染

26．急性肾盂肾炎患者的护理诊断，错误的是

A．紧张、焦虑

B．舒适的改变

C．体温过高

D．缺乏本病防护知识

E．潜在肾功能损害

27．患者，男，32岁。近日双眼睑水肿，伴血压150/90mmHg，尿呈洗肉水样，尿蛋白（++），尿沉渣有少量红细胞，大量颗粒管型，其病变在

A．膀胱

B．肾盂

C．肾小球

D．输尿管

E．前尿道

28．糖尿病性神经病变最常见的部位是

A．周围神经病变

B．脑神经病变

C. 自主神经病变

D. 中枢神经病变

E. 脊髓病变

29. 提示类风湿关节炎病情活动的特点是

A. 关节疼痛

B. 晨僵不明显

C. 关节僵硬、畸形

D. 类风湿结节

E. 游走性四肢大关节肿痛

30. 下列系统性红斑狼疮的临床表现中，错误的是

A. 长期低、中度发热

B. 盘状红斑是最具特征性的皮肤改变

C. 大多数患者有不对称的多关节痛

D. 心力衰竭是系统性红斑狼疮患者死亡的常见原因

E. 约 30% 患者可有消化道症状

31. 蛛网膜下腔出血最常见的原因

A. 外伤

B. 高血压动脉硬化

C. 血液病

D. 先天性脑动脉瘤

E. 脑血管畸形

32. 特发性血小板减少性紫癜治疗首选

A. 血小板悬液输注

B. 止血

C. 糖皮质激素

D. 脾切除

E. 免疫抑制药

33. 关于高渗脱水，错误的是

A. 早期主要症状为口渴

B. 抗利尿激素分泌增多

C. 引起细胞内脱水

D. 血清钠大于 150mmol/L

E. 严重患者可经静脉补高渗盐

34. 休克的护理，不正确的是

A. 下肢抬高 30°～40°，头部不抬高

B. 至少开放两条输液路径

C. 准确记录出入量

D. 常规吸氧

E. 最好有中心静脉压监测

35. 容易引起急性肾衰的损伤是

A. 严重挤压伤

B. 广泛擦伤

C. 严重撕裂伤

D. 多处刺伤

E. 冻伤

36. 患者，男，37 岁。1 年前因急性化脓性阑尾炎行阑尾切除术，半年后出现切口疝，最可能的原因是

A. 术后并发肠瘘

B. 术后曾有腹腔内感染

C. 早期活动

D. 曾有切口感染

E. 前列腺肥大

37. 开放性胸部损伤的主要诊断依据是

A. 胸部有开放性伤口

B. 食管损伤

C. 肋骨骨折刺破胸膜

D. 肺损伤伴气胸

E. 胸壁伤口与胸膜腔相通

38. 结肠癌最早出现的症状是

A. 排便习惯和性状的改变

B. 腹痛

C. 腹部肿块

D. 肠梗阻

E．全身症状

39．为避免骨折断端的移位，急救及护理中应特别注意

　　A．原暴力作用方向

　　B．肢体自身重量

　　C．肌肉牵拉作用

　　D．固定搬运方法

　　E．局部加压包扎

40．手术后鼓励患者深呼吸和咳嗽的主要目的是

　　A．促进伤口愈合

　　B．预防肺不张

　　C．减轻出血

　　D．避免产生气胸

　　E．预防肺栓塞

41．急性颅内压增高患者典型的生命体征表现是

　　A．脉快，呼吸急促

　　B．脉快，血压降低

　　C．脉快，血压高

　　D．脉慢，呼吸慢，血压高

　　E．脉慢，血压低

42．患者，男，32 岁。甲状腺功能亢进，术后出血，颈部迅速肿大，呼吸困难，此时应

　　A．立即吸氧，立即拆线止血

　　B．立即拆线，消除血肿，止血

　　C．立即颈部置冰袋，止血

　　D．立即口服复方碘剂 1 ～ 2ml

　　E．立即应用呼吸兴奋剂，止血

43．乳腺癌根治术后造成患侧上肢活动受限的原因是

　　A．腋窝瘢痕牵拉

　　B．胸壁瘢痕牵拉

　　C．腋窝和胸壁瘢痕牵拉

　　D．术中损伤了神经

　　E．术后神经受压

44．胸腔闭式引流后的护理，错误的是

　　A．患者取半卧位

　　B．保持引流管通畅

　　C．引流瓶不能高于患者胸腔平面

　　D．观察记录引流物的量及性质

　　E．引流瓶内短玻璃管与引流管相接，长玻璃管开放

45．新生儿生后脐带脱落的时间为

　　A．1 ～ 7 天

　　B．8 ～ 14 天

　　C．15 ～ 21 天

　　D．22 ～ 28 天

　　E．29 ～ 35 天

46．新生儿寒冷损伤综合征皮肤硬肿的特点是

　　A．以非凹陷性水肿为主

　　B．以凹陷性水肿为主

　　C．以暗红色硬肿为主

　　D．以鲜红色硬肿为主

　　E．中间软，四周硬

47．常见的青紫型先天性心脏病是

　　A．室间隔缺损

　　B．房间隔缺损

　　C．动脉导管未闭

　　D．法洛四联症

　　E．动脉瓣狭窄

48．某孕妇产前检查时，宫高为剑突下 2 指，则该孕妇的妊娠周数大约为

　　A．满 24 周

　　B．满 28 周

　　C．满 32 周

D. 满 36 周

E. 满 40 周

49. 胎盘娩出后，产妇还应在产房内观察

    A. 0.5 小时

    B. 1 小时

    C. 1.5 小时

    D. 2 小时

    E. 2.5 小时

50. 患者，女。从分娩后第 2 天起，持续 3 天体温在 37.8℃，子宫收缩好，无压痛，会阴伤口红肿、疼痛，恶露淡红色，无臭味，双乳软，无硬结。发热的原因最可能是

    A. 阴伤口感染

    B. 乳腺炎

    C. 产褥感染

    D. 上呼吸道感染

    E. 乳头皲裂

二、多选题（以下每题的备选答案中有 2 个或 2 个以上正确答案，每小题 2 分，共 40 分）

1. 下列关于护患关系的阐述正确的是

    A. 护患关系是专业性的互动关系

    B. 护患关系是一种治疗性的人际关系

    C. 护患关系中患者始终居于的主导地位

    D. 护患关系是一种帮助与被帮助的人际关系

    E. 护患关系是在护理服务过程中自然形成的

2. 护理程序是护士在工作中运用的一种解决问题的方法，其特点是

    A. 以系统理论为指导

    B. 护士有决策的权利

    C. 护理工作是按计划进行的

    D. 是一个需要不断反馈的过程

    E. 按患者的生理需要来安排计划

3. 护理实践中常见的伦理问题在于

    A. 护士与患者之间

    B. 护士之间

    C. 护士与医生之间

    D. 护士与医疗机构之间

    E. 护士与自身亲属之间

4. 下列关于四人搬运术的叙述正确的是

    A. 一人站于床头托住患者的头及颈部

    B. 一人站于床尾托住患者的两腿

    C. 两人分别站于平车及病床的两侧，抓住中单四角

    D. 由一人喊口令，四人合力同时抬起

    E. 轻轻将患者放于平车中央，取合适卧位

5. 活动受限对心血管系统造成的影响是

    A. 低血压

    B. 静脉血栓

    C. 高血压

    D. 直立性低血压

    E. 肺栓塞

6. 高浓度给氧的不良反应包括

    A. 氧中毒

    B. 呼吸抑制

    C. 晶状体后纤维组织增生

    D. 呼吸道分泌物干燥

    E. 剧烈头痛

7. 关于医嘱的种类不正确的论述是

    A. 长期医嘱当医生注明停止时间后才失效

    B. 长期备用医嘱有效期在 24 小时以内

    C. 临时医嘱应在短时间内执行，一般只执行 1 次

D. 临时备用医嘱需医生注明停止方失效

E. 长期医嘱有效时间在 24 小时以上

8. 关于慢性呼吸衰竭时的氧疗，正确的是

A. 一般采用低浓度持续给氧

B. 供氧时应给予湿化

C. 可通过多种途径给氧

D. 氧疗的目的是使患者的 PaO_2 维持在正常范围

E. 每 24 小时更换导管

9. 洋地黄中毒常见的毒性反应包括

A. 食欲缺乏、恶心、呕吐

B. 头痛、黄绿视

C. 多种类型的心律失常

D. 头痛、面红、头部跳动感

E. 肝肾功能受损

10. 幽门梗阻患者特征性的表现为

A. 空腹时有上腹饱胀

B. 餐后腹绞痛加重

C. 出现胃蠕动波

D. 空腹时出现振水音

E. 食欲减退

11. 下列关于慢性支气管炎患者的体征正确的是

A. 早期可无异常体征

B. 急性发作期常有散在干、湿啰音

C. 咳嗽后啰音可减少或消失

D. 常在背部出现固定性湿啰音

E. 喘息型患者可听到哮鸣音及呼气延长

12. 属于糖尿病微血管病变的是

A. 冠心病

B. 糖尿病肾病

C. 糖尿病性视网膜病变

D. 白内障

E. 屈光改变

13. 胃十二指肠疾病围手术期的术前护理正确的是

A. 应向患者说明手术的重要性以及可能出现的并发症

B. 术前 2 天进流质饮食，术前 1 天禁食、禁饮

C. 合并幽门梗阻者术前 3 天每晚用 300～500ml 温生理盐水洗胃

D. 手术日的清晨放置胃管

E. 患者营养差者，术前可以输血输液等

14. 气管切开护理包括

A. 切口周围纱布每 2 天更换 1 次

B. 气囊 6～8 小时放气 1 次

C. 导管固定松紧以容 1 手指为宜

D. 拔除导管后及时清除分泌物

E. 适当支撑与呼吸机相连接管道

15. 小脑幕切迹疝可出现的表现包括

A. 频繁呕吐

B. 嗜睡或昏迷

C. 运动障碍

D. 呼吸衰竭

E. 剧烈头痛

16. 甲状腺大部切除术后呼吸困难和窒息的原因有

A. 切口内出血形血肿

B. 气管塌陷

C. 喉头水肿

D. 痰液阻塞

E. 单侧喉返神经损伤

17. 急性腹膜炎手术时，放置引流的目的

A. 控制炎症

B. 减轻中毒症状

C. 引流腹腔内积气

D. 促进炎症局限

E. 便于向腹腔注入抗生素

18. 孕激素的功能包括

A. 抑制输卵管蠕动

B. 促进乳腺管发育

C. 使子宫内膜变为分泌期

D. 促进水钠潴留和钙盐沉积

E. 排卵后使基础体温上升 0.3 ～ 0.5℃

19. 妊娠合并心脏病易发生心力衰竭的几个时期为

A. 妊娠 28 ～ 30 周

B. 妊娠 32 ～ 34 周

C. 第二产程

D. 产后最初 3 天

E. 产后 1 周以后

20. 急性肾小球肾炎的休息措施，正确的有

A. 不必卧床休息

B. 起病 2 周内均应卧床休息

C. 尿液 Addis 计数正常才能正常活动

D. 血沉正常时可恢复上学，应避免剧烈活动

E. 当肉眼血尿消失、水肿消退、血压正常方可下床或户外活动

三、判断题（在题干后面的括号里划√或 ×，每题 1 分，共 10 分）

1. 所有有生命的系统都有一个内环境和围绕在其周围的外环境。（　　）

2. 行为性体温调节是以自主性体温调节为基础，是对自主性体温调节的补充。（　　）

3. 给 2 岁以下婴幼儿进行肌内注射时宜选择肌肉丰厚的臀大肌。（　　）

4. 深昏迷患者气管内积聚较多的分泌物时可出现鼾声呼吸。（　　）

5. 肝性脑病前兆是出现意识模糊、扑翼样震颤及脑电图异常。（　　）

6. 肺源性心脏病呼吸衰竭时应给予低流量持续吸氧。（　　）

7. 输卵管妊娠最常见的病因是慢性输卵管炎。（　　）

8. 新生儿硬肿症是由于受寒、早产、感染、缺氧等多种原因引起的皮肤和皮下脂肪变硬与水肿的一种疾病。（　　）

9. 心律失常患者尽量避免右侧卧位以防不适感。（　　）

10. 血清淀粉酶对急性胰腺炎早期最具诊断价值。（　　）

参考答案

一、单选题

1. E	2. C	3. C	4. C	5. A	6. B	7. B	8. D	9. D	10. C
11. C	12. C	13. D	14. D	15. A	16. E	17. B	18. C	19. A	20. B
21. C	22. B	23. C	24. C	25. D	26. E	27. C	28. A	29. D	30. B
31. D	32. C	33. E	34. A	35. A	36. D	37. E	38. A	39. D	40. B
41. D	42. B	43. E	44. E	45. A	46. C	47. D	48. D	49. D	50. A

二、多选题

1. ABDE	2. ABCD	3. ABCD	4. CDE	5. BD	6. ABCD	7. BD	8. ABCE
9. ABC	10. ACD	11. ABCE	12. BC	13. ACDE	14. CDE	15. ABCE	16. ABCDE
17. ABDE	18. ACE	19. BCD	20. BCDE				

三、判断题

1. √	2. √	3. ×	4. √	5. √	6. √	7. √	8. √	9. ×	10. √

模拟演练十四

一、单选题（请从备选答案中选择一个最佳答案，每小题 1 分，共 50 分）

1. 代谢性酸中毒常见的原因是
   A. 肺气肿、哮喘
   B. 肠瘘、肠梗阻
   C. 低钾血症
   D. 急性胃扩张
   E. 持续胃肠减压

2. 蛛网膜下腔出血的临床表现不包括
   A. 各年龄组均可发病
   B. 脑膜刺激征阳性
   C. 偏瘫
   D. 以突然剧烈的头痛起病
   E. 动眼神经麻痹

3. 平时身体健康的人突然发生急病，患者通常出现的角色适应问题是
   A. 角色缺如
   B. 角色冲突
   C. 角色消退
   D. 角色强化
   E. 角色困难

4. 护理评估资料主要来源于
   A. 服务对象
   B. 护士本身
   C. 医生
   D. 实验室检查
   E. 病历

5. 应排在首位的护理诊断是
   A. 营养失调
   B. 焦虑
   C. 气体交换障碍
   D. 自我形象紊乱
   E. 活动无耐力

6. 无菌技术操作时，正确的是
   A. 定期检查无菌物品保存情况，有效期为 14 天
   B. 操作环境要清洁，操作前 1 小时禁止清扫工作
   C. 取出的用物没有用完应及时放回原无菌容器中
   D. 操作者不得跨越无菌区，手臂始终保持在操作台面以上
   E. 操作者要修剪指甲，为方便操作，应将手表尽量塞进衣袖

7. 关于医院感染的概念，正确的是
   A. 感染和发病应同时发生
   B. 患者在住院期间遭受的感染
   C. 出院后发生的感染不属于医院内感染
   D. 探视陪住者是医院内感染的主要对象
   E. 入院前处于潜伏期而住院期间发生的感染

8. 判定患者缺氧程度时，可以根据临床表现和
   A. 皮肤颜色的改变
   B. 口唇发绀的程度
   C. HB 和 PaO_2 值
   D. PaO_2 和 $PaCO_2$ 的值
   E. 意识状态的变化

9. 患者因"风心病、房颤"入院，主诉心悸、头晕、胸闷、四肢乏力，护士为其诊脉时发现脉搏细速、不规则，同一单位时间内心率大于脉率，听诊心率快慢不一，心律完全不规则，心音强弱不等。此脉搏称为
   A. 间歇脉

B．缓脉

C．细脉

D．洪脉

E．丝脉

10. 患者，男，67 岁。哮喘发作伴咳嗽，行超声雾化吸入治疗，正确的做法是

　　A．调整定时器，打开雾量调节开关，接通电源

　　B．面罩置患者口鼻部，闭口深呼吸

　　C．治疗毕，先关闭电源，再关雾化开关

　　D．雾化时，患者呼吸宜浅快

　　E．水槽内水量不足及时补充

11. 某肺心病患者因呼吸困难，行气管切开，护士为其吸痰时，正确的操作是

　　A．动作快并上下提拉，左右旋转

　　B．动作宜慢并上下提拉，左右旋转

　　C．动作轻柔，并向上提拉，左右旋转

　　D．动作轻柔，由上而下，边抽边吸

　　E．动作迅速，由浅入深，保证充分吸痰

12. 乙醇拭浴的浓度和温度分别是

　　A．10%～20%，28～30℃

　　B．21%～34%，30～31℃

　　C．25%～35%，32～34℃

　　D．40%～50%，32～34℃

　　E．40%～50%，35～37℃

13. 昏迷患者用热水袋时水温不超过 50℃ 的原因是

　　A．机体对热敏感度增加

　　B．血管对热反应过敏

　　C．可加深患者昏迷程度

　　D．皮肤抵抗力下降

　　E．局部感觉迟钝

14. 行子宫肌瘤手术前导尿并留置导尿管的目的是

　　A．排空膀胱避免手术损伤

　　B．测定残尿

　　C．收集尿液以作细菌培养

　　D．排除尿液以解除痛苦

　　E．保持会阴部清洁干燥

15. 大量不保留灌肠时，成人每次灌注量为

　　A．200～500ml

　　B．250～400ml

　　C．400～500ml

　　D．500～1000ml

　　E．1000～1500ml

16. 每天三次的外文缩写是

　　A．qd

　　B．qn

　　C．qh

　　D．bid

　　E．tid

17. 吞服强酸、强碱类腐蚀性药物的患者，禁忌进行的护理操作是

　　A．口腔护理

　　B．洗胃

　　C．输液

　　D．导泻

　　E．灌肠

18. 患者，男，72 岁。脑血管疾病，医嘱静脉输液，输入血栓通，输液时发生静脉痉挛致滴注不畅，护士应

　　A．加压输液

　　B．局部热敷

　　C．增加输液速度

　　D．减低输液瓶位置

　　E．适当更换肢体位置

19. 急救物品和药品在保管使用中错误的是
    A. 定人保管
    B. 定时检查
    C. 定点放置
    D. 定人使用
    E. 定期消毒

20. 影响神经系统发育的最主要的激素是
    A. 糖皮质激素
    B. 生长素
    C. 肾上腺素
    D. 甲状腺激素
    E. 甲状旁腺素

21. 呼吸衰竭的主要治疗措施是
    A. 治疗原发病
    B. 祛除诱因
    C. 支持疗法
    D. 纠正缺氧和 CO_2 潴留
    E. 纠正酸碱平衡失调

22. 二尖瓣狭窄患者最易有血栓形成的心律失常是
    A. 阵发性心动过速
    B. 频发房性早搏
    C. 频发室性早搏
    D. 心房颤动
    E. 房室传导阻滞

23. 肝昏迷前驱期的主要表现是
    A. 轻度性格和行为改变
    B. 扑翼样震颤
    C. 脑电图异常
    D. 意识错乱
    E. 昏睡但可唤醒

24. 胃溃疡患者上腹部疼痛典型节律是
    A. 疼痛－进食－疼痛
    B. 进食－疼痛－缓解
    C. 缓解－疼痛－进食
    D. 进食－缓解－疼痛
    E. 疼痛－进食－缓解

25. 急性肾小球肾炎的主要临床表现是
    A. 肉眼血尿
    B. 水肿
    C. 镜下血尿
    D. 高血压
    E. 肾功能损害

26. 有关肾炎性水肿的护理措施，不正确的是
    A. 保持皮肤清洁
    B. 一律给予低盐低蛋白饮食
    C. 定期对病室进行消毒
    D. 各种穿刺前严密消毒皮肤
    E. 静脉输液控制滴速和总量

27. 血液病出血倾向的护理措施中，错误的是
    A. 保持衣服轻软
    B. 避免皮肤摩擦
    C. 可行局部冷敷
    D. 高维生素饮食
    E. 深部肌内注射

28. 急性白血病出血的主要原因是
    A. 血小板减少
    B. 白血病细胞浸润
    C. 感染
    D. 免疫功能下降
    E. 弥散性血管内凝血

29. 关于甲状腺功能亢进症的护理评估，错误的项目为
    A. 食欲亢进
    B. 心率增快
    C. 多语多动

D．可出现躁狂抑郁症

E．脉压缩小

30．最常见的应用胰岛素的不良反应是

A．胰岛素抗药物

B．低血糖反应

C．胰岛素过敏反应

D．脂肪营养不良

E．注射部位感染

31．系统性红斑狼疮（SLE）是一种

A．感染性疾病

B．自身免疫性疾病

C．传染性疾病

D．遗传性疾病

E．代谢性疾病

32．脑血管意外中发病最急的是

A．脑栓塞

B．蛛网膜下腔出血

C．脑血栓形成

D．脑出血

E．TIA

33．基础代谢率的计算方法是

A．收缩压＋舒张压－111

B．脉搏＋收缩压－111

C．脉搏＋舒张压－111

D．脉搏＋脉压－111

E．脉搏－111

34．防治脑水肿，应用最广，效果较好的脱水药是

A．50% 葡萄糖溶液

B．20% 甘露醇溶液

C．25% 山梨醇溶液

D．30% 尿素溶液

E．浓缩血清白蛋白

35．初期复苏的首要关键操作是

A．心脏按压

B．口对口人工呼吸

C．保持呼吸道通畅

D．简易人工呼吸器使用

E．电除颤

36．对中心静脉压和血压均低于正常值的休克患者，应采取的措施是

A．大量输液，加快滴速

B．控制滴速，减慢输液

C．暂停输液，用强心药

D．用升压药物

E．用扩血管药物

37．患者，男，32 岁。既往有胃病史，近 1 周来，常感上腹部不适，4 小时前突发上腹部剧烈疼痛，伴有恶心、呕吐。查体：腹部压痛、肌紧张，肝浊音界缩小，X 线检查可见膈下游离气体，首先考虑

A．急性阑尾炎穿孔

B．胆囊炎穿孔

C．急性胰腺炎

D．溃疡病穿孔

E．急性肠梗阻

38．外伤性血气胸最简便可靠的诊断依据是

A．呼吸困难、发绀

B．气管移位

C．胸部 X 线检查见有液平面

D．胸穿抽出血液和气体

E．胸部超声探查见有液平面

39．血肿局限于某一颅骨，以骨缝为界且有波动感的是

A．皮下血肿

B．帽状腱膜下血肿

313

C. 骨膜下血肿

D. 硬膜外血肿

E. 硬膜下血肿

40. 十二指肠溃疡的好发部位是

A. 球部

B. 降部

C. 水平部

D. 升部

E. 降部和升部

41. 腹腔穿刺抽到不凝固血液，可见于

A. 胃十二指肠溃疡急性穿孔

B. 胆总管结石

C. 急性阑尾炎

D. 急性胰腺炎

E. 外伤性脾破裂

42. 一患者右腰部被重物击伤，自觉疼痛，查体见右腰部压痛、叩击痛，血压、脉搏正常，尿液镜检红细胞 10 ～ 15 个 / 高倍视野，应考虑

A. 腰部挫伤

B. 肾挫伤

C. 肾部分裂伤

D. 肾全层裂伤

E. 肾蒂裂伤

43. 对腺乳癌术后患者的出院健康指导，对预防复发最重要的是

A. 五年内避免妊娠

B. 参加体育活动

C. 继续功能锻炼

D. 加强营养

E. 经常自查

44. 新鲜骨折的时间期限是伤后

A. 3 天

B. 1 周

C. 2 周

D. 3 周

E. 4 周

45. 引起秋冬小儿腹泻的病原体主要是

A. 柯萨奇病毒

B. 腺病毒

C. 大肠埃希菌

D. 埃可病毒

E. 轮状病毒

46. ORS 液的张力是

A. 1/2 张

B. 1/3 张

C. 2/3 张

D. 1/4 张

E. 1/5 张

47. 婴幼儿易患上呼吸道感染的因素主要是

A. 居室拥挤

B. 免疫特点

C. 护理不当

D. 疾病影响

E. 冷热失调

48. 关于雌激素的作用，下列说法正确的是

A. 促进水钠排泄

B. 抑制输卵管蠕动

C. 使阴道上皮角化现象消失

D. 使宫颈黏液分泌增多而稀薄

E. 对下丘脑和垂体仅产生负反馈作用

49. 初产妇，从分娩后第 2 天起，持续 3 天体温在 37.5℃左右，子宫收缩好，无压痛，会阴伤口红肿、疼痛，恶露淡红色，无臭味，双乳软，无硬结。发热的原因最可能是

A. 会阴伤口感染

B．乳腺炎

C．产褥感染

D．上呼吸道感染

E．乳头皲裂

50．关于新生儿出生后 24 小时内护理，<u>错误</u>的是

    A．热水袋保温

    B．面部出现苍白或青紫应立即清洗呼吸道

    C．为防止呕吐应予侧卧位

    D．脐带出血多时应重新结扎

    E．哺乳后稍休息片刻再更换尿布

二、多选题（以下每题的备选答案中有 2 个或 2 个以上正确答案，每小题 2 分，共 40 分）

1．非语言性沟通的表现形式有

    A．面部表情

    B．仪表

    C．手势

    D．沉默

    E．倾听

2．在护理评估中，收集资料的方法有

    A．交谈法

    B．查阅

    C．体格检查

    D．观察法

    E．分析法

3．护患关系的基本模式包括

    A．主动—被动型

    B．指导—合作型

    C．共同参与型

    D．完全依赖型

    E．独立—顺从型

4．需要较高的病室湿度是

A．心力衰竭

B．气管切开

C．支气管哮喘

D．急性支气管炎

E．肺气肿

5．急性阑尾炎术后，采用半坐位的目的是

    A．利于腹腔引流

    B．减轻伤口缝合处张力

    C．减轻疼痛

    D．减少手术后出血

    E．减轻腹胀

6．患者活动受限的原因有

    A．疼痛

    B．神经功能受损

    C．身体残疾

    D．严重疾病

    E．心理因素

7．最易发生压疮的情况是

    A．长期插导尿管者

    B．贫血者

    C．糖尿病患者

    D．昏迷患者

    E．脊椎受伤者

8．氧气吸入的适应证包括

    A．哮喘发作时

    B．心力衰竭

    C．一氧化碳中毒

    D．分娩时产程过长

    E．急性肾衰

9．冷疗的作用有

    A．减轻局部充血或出血

    B．减轻疼痛

    C．制止炎症扩散和化脓

D. 降低体温

E. 解除肌肉痉挛及强制收缩

10. 下列需低蛋白饮食的患者是

A. 急性肾炎

B. 尿毒症

C. 肝性昏迷

D. 冠心病

E. 肾病综合征

11. 慢性肺源性心脏病常见的并发症有

A. 肺性脑病

B. DIC

C. 消化道出血

D. 休克

E. 心力衰竭

12. 慢性心力衰竭患者的护理诊断有

A. 气体交换受损

B. 心输出量增加

C. 活动无耐力

D. 体液过多

E. 焦虑

13. 肝硬化门静脉高压的表现有

A. 食管胃底静脉曲张

B. 痔静脉曲张

C. 腹水

D. 肝肿大

E. 脾肿大

14. 对肾盂肾炎患者进行健康教育的内容应包括

A. 注意会阴部和肛周皮肤清洁

B. 不穿紧身裤

C. 鼓励患者多饮水勤排尿

D. 指导患者养成二次排尿习惯

E. 告诉患者应摄取低钠盐、低蛋白食物

15. 颅内高压的典型临床表现是

A. 进行性头痛

B. 喷射性呕吐

C. 肢体偏瘫

D. 视神经乳头水肿

E. 意识障碍

16. 属于全身化脓性感染的是

A. 菌血症

B. 败血症

C. 毒血症

D. 脓血症

E. 严重软组织感染

17. "T"形管引流的作用是

A. 促使炎症消退

B. 防止胆汁性腹膜炎

C. 防止狭窄、梗阻等并发症

D. 减少胆汁分泌

E. 减轻胆总管缝合处张力

18. 骨折特有的体征包括

A. 畸形

B. 骨擦音

C. 异常活动

D. 功能障碍

E. 疼痛

19. 可能导致 DIC 的是

A. 稽留流产

B. 死胎

C. 妊娠高血压疾病

D. 前置胎盘

E. 胎盘早剥

20. 子宫内膜癌常见的转移途径有

A. 淋巴转移

B. 直接蔓延

C．血行转移

D．腹腔种植

E．腹膜种植

三、判断题（在题干后面的括号里划√或×，每题1分，共10分）

1．患者在手术前要了解手术的有关注意事项，属于安全的需要。（ ）

2．脑卒中的早期康复指导属于二级预防。（ ）

3．体位引流适用于痰量较多、排痰困难及咳嗽反射弱的患者。（ ）

4．风心病二尖瓣狭窄最重要的体征是心尖区闻及收缩期杂音。（ ）

5．消化性溃疡多数患者的腹痛具有节律性，节律性的消失标志溃疡面逐渐愈合。（ ）

6．阑尾损伤是急性阑尾炎发生的最重要原因。（ ）

7．破伤风患者采用人工冬眠，主要目的是减少抽搐。（ ）

8．胆石症患者出现胆绞痛时禁用吗啡。（ ）

9．新生儿期女婴在生后3～5天可出现乳腺肿大，有的甚至挤出少量乳汁，此为生理性乳腺肿大，男婴无此现象。（ ）

10．子痫患者使用硫酸镁解痉，用药前及持续滴注期间检测膝反射、呼吸、尿量、血镁浓度。（ ）

参考答案

一、单选题

1．B	2．C	3．A	4．A	5．C	6．D	7．B	8．D	9．C	10．B
11．C	12．C	13．E	14．A	15．D	16．E	17．B	18．B	19．D	20．D
21．D	22．D	23．A	24．B	25．C	26．B	27．E	28．A	29．E	30．B
31．B	32．A	33．D	34．B	35．C	36．A	37．D	38．D	39．C	40．A
41．E	42．B	43．A	44．C	45．E	46．C	47．C	48．D	49．A	50．D

二、多选题

1．ABC	2．ABCD	3．ABC	4．BD	5．ABC	6．ABCD	7．DE	8．ABCD
9．ABCD	10．ABC	11．ABCD	12．ACDE	13．ABCE	14．ABCD	15．ABD	16．BD
17．ABC	18．ABC	19．ABCE	20．ABC				

三、判断题

1．√	2．√	3．×	4．×	5．×	6．×	7．√	8．√	9．×	10．√

模拟演练十五

一、单选题（请从备选答案中选择一个最佳答案，每小题 1 分，共 50 分）

1. 传递手术器械错误的做法是
   A. 将器械柄递给手术者
   B. 手术刀要将刀锋朝下
   C. 弯钳的弯曲部朝上
   D. 持针器钳夹弯针，要在后 1/3 处
   E. 血管钳传递时，要以柄轻击手术者手掌

2. 中霉型细菌性痢疾休克型治疗中采用山莨菪碱的主要作用是
   A. 控制抽搐
   B. 兴奋呼吸中枢
   C. 解除肠道痉挛
   D. 抑制频繁的腹泻
   E. 解除微循环痉挛

3. 关于丘疹性荨麻疹，错误的是
   A. 好发于儿童
   B. 多见于春秋季节
   C. 皮疹为形状不规则的风团样丘疹
   D. 自觉剧痒
   E. 预防应注意螨、蚤及避免食物过敏

4. 肝性脑病患者的饮食应是
   A. 高热量，高蛋白，高维生素，适量脂肪饮食
   B. 低动物脂肪，低胆固醇，少糖少盐饮食
   C. 高热量，高维生素，高效低价蛋白饮食
   D. 低盐高维生素，易消化饮食
   E. 高热量低脂肪，低盐，禁蛋白饮食

5. 按照马斯洛的人类基本需要层次论，生理的需要满足后应注意满足
   A. 刺激的需要
   B. 安全的需要
   C. 爱与归属的需要
   D. 尊敬的需要
   E. 自我实现的需要

6. 应执行接触隔离的是
   A. 中霉型细菌性痢疾休
   B. 暴发性肝炎
   C. 百日咳
   D. 流行性乙型脑炎
   E. 破伤风

7. 异烟肼致周围神经炎是由于
   A. 维生素 B_1 缺乏
   B. 维生素 B_2 缺乏
   C. 维生素 B_6 缺乏
   D. 维生素 B_{12} 缺乏
   E. 复合维生素 B 缺乏

8. 患者，男，20 岁。擦玻璃时不慎从楼上跌下，造成严重颅脑损伤，需随时观察、抢救，入院后对此患者的护理应给予
   A. 特级护理
   B. 一级护理
   C. 二级护理
   D. 三级护理
   E. 个案护理

9. 患者卧床多日，臀部红肿，硬化，起小水疱及上皮剥落，有时有渗液患者诉疼痛，患者局部皮肤属于压疮的
   A. 瘀血红润期
   B. 炎性浸润期

C．浅度溃疡期

D．深度溃疡期

E．局部皮肤感染

10．患者肛裂感染，遵医嘱热水坐浴，水温应控制在

A．30～35℃

B．35～40℃

C．40～45℃

D．45～50℃

E．55～60℃

11．患者出差中感染了疟疾，发作时明显寒战，全身发抖，面色苍白，口唇发绀，寒战持续约10分钟，体温骤升至40℃，面色潮红，皮肤干热，烦躁不安，持续约3小时，体温又骤降至正常。经过几天的间歇期后，又再次发作，此患者发热的热型是

A．波浪热

B．稽留热

C．弛张热

D．间歇热

E．不规则热

12．凡软组织扭伤、挫伤禁忌用热疗的时间

A．损伤后10小时内

B．损伤后12小时内

C．损伤后24小时内

D．损伤后48小时内

E．损伤后72小时内

13．采用乙醇湿化给氧的目的是

A．提高肺泡内压力

B．减少肺泡内毛细血管漏出液的产生

C．加速肺泡内液体的排出

D．改善气体交换，改善缺氧症状

E．减少回心血量，减轻心脏负荷

14．患者，男，36岁。患慢性痢疾，其病变部位在乙状结肠，对其进行保留灌肠宜采取

A．头低脚高位

B．头高脚低位

C．左侧卧位

D．右侧卧位

E．屈膝位

15．若患者需要做 ^{131}I 试验，在患者进行试验前应禁食的食物是

A．蔬菜

B．海带

C．肉类

D．动物血

E．巧克力及甜食

16．预防溶血反应的措施包括

A．严格执行无菌操作

B．输血前肌注异丙嗪

C．做好血液质量检查

D．输血前静注 10% 葡萄糖酸钙

E．输血前静注地塞米松

17．颈外静脉输液，最佳穿刺点在

A．下颌角与锁骨上缘中点连线下 1/3 处

B．下颌角与锁骨下缘中点连线下 1/3 处

C．下颌角与锁骨下缘中点连线上 1/3 处

D．下颌角与锁骨上缘中点连线上 1/3 处

E．下颌角与锁骨上缘中点连线中 1/3 处

18．青霉素过敏抢救时首选的药物是

A．去甲肾上腺素

B．盐酸肾上腺素

C．异丙肾上腺素

D．升压药物

E．呼吸兴奋药

19．评估颅内疾病、药物中毒患者病情变化的

重要指征是

 A. 体温

 B. 瞳孔

 C. 脉搏

 D. 呼吸

 E. 血压

20. 患者，男，35 岁。CT 示颅内肿物，近日神志恍惚、语无伦次、躁动不安、答非所问，此情况属

 A. 精神错乱

 B. 意识模糊

 C. 谵妄

 D. 狂躁

 E. 浅昏迷

21. 慢性支气管炎最突出的症状是

 A. 长期反复咳嗽

 B. 经常咳嗽

 C. 时有喘息

 D. 反复发热

 E. 少量咯血

22. 护士为患者进行体位引流，不正确的是

 A. 确定引流体位很重要

 B. 引流应在进餐前 30 分钟完成

 C. 每天可引流 1 ～ 3 次

 D. 每次引流时间可持续 15 分钟

 E. 引流后辅以雾化吸入可增加引流效果

23. 慢性风心病最常见的瓣膜病变范围

 A. 单纯二尖瓣

 B. 二尖瓣合并主动脉瓣

 C. 单纯主动脉瓣

 D. 主动脉瓣合并肺动脉瓣

 E. 肺动脉瓣合并三尖瓣

24. 患者，男，58 岁。因高血压病住院，夜间

突然惊醒，被迫坐起，烦躁不安，咳嗽、气急，咳粉红色泡沫痰，若采取以下措施，不妥的是

 A. 立即半卧位

 B. 50% 乙醇湿化面罩给氧

 C. 肌内注射吗啡 5mg

 D. 硝酸甘油片 0.3mg 舌下含化

 E. 静脉注射呋塞米（速尿）20mg

25. 原发性肝癌最早、最常见的转移方式是

 A. 淋巴转移

 B. 肝内血行转移

 C. 肝外血行转移

 D. 种植转移

 E. 直接蔓延

26. 烧伤患者的急救，正确的是

 A. 衣服着火时迅速跑离现场并呼叫

 B. 检查烫伤时应将衣裤剥脱

 C. 转运时头侧放在车的前侧

 D. 口渴者给白开水解渴

 E. 创面用清洁被单包裹

27. 患者，女，35 岁。主诉水肿就诊。尿液检查蛋白(+)，红细胞 5 ～ 10/HP，白细胞 2 ～ 3/HP，颗粒管型 0 ～ 2/HP，拟诊慢性肾炎普通型。体检时最可能发现水肿的部位是

 A. 眼睑和颜面

 B. 足背和踝部

 C. 胸壁和腹壁

 D. 臀部和阴部

 E. 手背和腕部

28. 原发肾病综合征的主要并发症是

 A. 血栓及栓塞

 B. 动脉粥样硬化

 C. 肾功能不全

 D. 感染

 E. 心绞痛、心肌梗死

29．护理白血病化疗患者的措施中，下列**不妥**的是

    A．药液必须新鲜配制

    B．呕吐后鼓励进食

    C．严密观察血象变化

    D．有明显脱发者应暂停化学治疗

    E．定期做肝功能检查

30．最常引起肝、脾、淋巴结肿大及脑膜白血病的是

    A．急性粒细胞白血病

    B．急性淋巴细胞白血病

    C．急性粒 - 单核细胞白血病

    D．慢性粒细胞白血病

    E．慢性淋巴细胞白血病

31．糖尿病酮症酸中毒的特征性表现为

    A．极度口渴

    B．厌食恶心

    C．呼吸加速

    D．眼球下陷

    E．呼气有烂苹果味

32．甲状腺功能亢进症突眼的护理**错误**的是

    A．睡眠时用眼罩

    B．每天滴眼药水 1 ～ 2 次

    C．低盐饮食

    D．戴墨镜

    E．头低平卧位

33．患者因急性肠梗阻频繁呕吐，出现口渴、尿少、脱水征、血压偏低。进行液体疗法，应静脉滴注

    A．5% 葡萄糖液

    B．右旋糖酐

    C．5% 葡萄糖盐水

    D．复方氯化钠

    E．3% 氯化钾

34．休克患者的危重征象是

    A．收缩压低于 10.7kPa（80mmHg）

    B．伴代谢性酸中毒

    C．脉搏细速，120 次 / 分

    D．神志淡漠

    E．皮肤出现多处瘀点、瘀斑

35．一患者胃大部切除术后 5 天，切口疼痛，发热 38.5℃，应考虑

    A．外科热

    B．腹部切口感染

    C．盆腔脓肿

    D．肺部感染

    E．膈下脓肿

36．多器官功能衰竭最先受累的一般是

    A．心

    B．肝

    C．肾

    D．肺

    E．胃肠

37．脑损伤患者出现中间清醒期提示有

    A．脑挫裂伤

    B．脑震荡

    C．硬脑膜外血肿

    D．颅底骨折

    E．脑内血肿

38．甲状腺危象的好发时间是

    A．术后 36 ～ 72 小时

    B．术后 12 ～ 36 小时

    C．术后 48 小时

    D．术后 24 ～ 48 小时

    E．术后 6 小时

39．急性乳腺炎的主要病因是

    A．产后首次哺乳时间推迟

B. 乳汁淤积和细菌入侵

C. 过早终止哺乳

D. 每次哺乳时间太短

E. 乳汁经常溢出

40. 患者，男，22岁。右胸刺伤2小时，创口与胸腔相通，患者极度呼吸困难，急救措施是

    A. 迅速封闭胸壁伤口

    B. 立即手术

    C. 输血、输液

    D. 胸腔闭式引流

    E. 吸氧

41. 搬动胸腔闭式引流的患者过床时，最重要的是

    A. 保证引流管通畅

    B. 引流瓶不能高于患者胸腔平面

    C. 免引流管受压、折曲

    D. 注意管内水柱波动情况

    E. 夹紧引流管，暂停引流，外接无菌水封瓶

42. 枕骨大孔疝不同于小脑幕切迹疝的临床表现是

    A. 头痛剧烈

    B. 呕吐频繁

    C. 意识障碍

    D. 呼吸骤停出现早

    E. 血压升高，脉缓有力

43. 患者，男，37岁。患胃溃疡9年余。行毕Ⅱ式胃大部切除术后第5天，突发右上腹剧痛，腹部有明显压痛、反跳痛和腹肌紧张。首先考虑并发了

    A. 吻合口出血

    B. 急性输入襻梗阻

    C. 倾倒综合征

D. 吻合口梗阻

E. 十二指肠残端破裂

44. 骨折晚期并发症有

    A. 血管损伤

    B. 骨筋膜室综合征

    C. 关节僵硬

    D. 脂肪栓塞

    E. 神经损伤

45. 出生时存在以后永不消失的反射有

    A. 觅食反射

    B. 握持反射

    C. 角膜反射

    D. 拥抱反射

    E. 提睾反射

46. 尿毒症患者最常见的继发性感染是

    A. 皮肤感染

    B. 原发性腹膜炎

    C. 口腔黏膜溃疡

    D. 胃肠道广泛黏膜炎症

    E. 肺部和泌尿系统感染

47. 急性感染性喉炎患儿烦躁不安时最好选用

    A. 异丙嗪

    B. 氯丙嗪

    C. 地西泮

    D. 鲁米那（苯巴比妥）

    E. 水合氯醛

48. 导致功能失调性子宫出血的病因不包括

    A. 精神紧张

    B. 营养不良

    C. 子宫肌瘤

    D. 过度劳累

    E. 气候骤变

49. 患者，女，32岁。已婚，未育，体检发

现宫颈重度糜烂，防癌涂片正常，针对该患者最合适的处理是

  A．门诊随访观察

  B．局部药物治疗

  C．口服抗生素

  D．物理治疗

  E．宫颈锥切术

50．某孕妇，孕 38 周。突然感到剧烈腹痛伴有少量阴道出血。检查：血压 150/110mmHg，子宫似足月妊娠大小，硬如木板、有压痛，胎心 90 次 / 分，胎位不清，最大的可能是

  A．临产

  B．早产

  C．前置胎盘

  D．胎盘早期剥离

  E．不完全性子宫破裂

二、多选题（以下每题的备选答案中有 2 个或 2 个以上正确答案，每小题 2 分,共 40 分）

1．NANDA 认为，自我概念的组成包括

  A．身体心像

  B．角色表现

  C．自我表现

  D．自信

  E．自尊

2．评估患者压力的方法有

  A．实验室生物测量

  B．心理测试

  C．交谈

  D．观察

  E．体格检查

3．用紫外线消毒病室，正确的做法是

  A．卧床患者需戴墨镜

  B．病室应先做好清洁工作

  C．灯管表面的灰尘需要擦净

  D．灯管使用满 1000 小时则应更换

  E．灯亮开始计算消毒时间

4．下列有关无菌物品的使用保管正确的是

  A．不可暴露在空气中应存放于无菌容器内

  B．取出后未污染可立即放回

  C．取用时必须使用无菌钳

  D．应放在干燥固定地方

  E．怀疑已被污染不能使用

5．医院的治疗饮食包括

  A．高热量饮食

  B．低蛋白饮食

  C．半流质饮食

  D．软质饮食

  E．低盐饮食

6．压疮炎性浸润期的处理正确的是

  A．用无菌注射器抽出水疱中液体

  B．涂 0.1% 洗必泰溶液

  C．暴露疮面

  D．防止局部受压

  E．每天用红外线照射创面

7．患者不慎咬破体温计吞下水银后应立即

  A．吃大量韭菜

  B．服鸡蛋清和牛奶

  C．胶囊内装棉花吞下

  D．用高锰酸钾洗胃

  E．喝大量清水

8．下列属于等渗溶液的是

  A．5% 葡萄糖溶液

  B．10% 葡萄糖溶液

  C．5% 碳酸氢钠

  D．1.4% 碳酸氢钠

E．11.2% 乳酸钠溶液

9．青霉素引起血清病型反应的临床表现有

A．四肢麻木

B．皮肤瘙痒，荨麻疹

C．过敏性紫癜

D．发热，关节肿痛

E．全身淋巴结肿大

10．肺癌早期症状可有

A．刺激性咳嗽

B．声音嘶哑

C．吞咽困难

D．时有痰中带血

E．胸痛

11．对心源性呼吸困难应采取的护理措施是

A．采取俯卧位

B．稳定患者的情绪

C．注意适当休息

D．必要时供给氧气

E．密切观察病情变化

12．上消化道大出血患者病情观察应注意

A．呕血、黑便次数

B．神志变化

C．血压、脉搏变化

D．尿量变化

E．皮肤、甲床色泽

13．慢性肾小球肾炎的基本表现为

A．水肿

B．高血压

C．蛋白尿

D．血尿

E．少尿

14．再生障碍性贫血患者的护理诊断有

A．活动无耐力　与贫血有关

B．保护能力改变与血小板减少有关

C．有感染的危险　与白细胞减少有关

D．恐惧　与病情不断变化，预后不良有关

E．自我形象紊乱　与治疗效果差、反复住院有关

15．可引起高血钾的情况是

A．瘢痕性幽门梗阻

B．严重挤压伤

C．输入大量库存血

D．急性肾衰竭

E．大面积烧伤

16．溃疡病穿孔典型的症状和体征是

A．突发上腹部剧烈疼痛

B．腹肌紧张板样腹

C．面色苍白，四肢发冷并有休克现象

D．可一过性好转，随即加重

E．频繁恶心呕吐

17．肠梗阻在非手术期间使用胃肠减压的目的是

A．吸出胃肠道内的气体和液体

B．避免出血

C．减少肠腔内的细菌和毒素

D．改善肠壁血循环

E．改善全身情况

18．骨折患者现场处理的原则是

A．首先抢救生命

B．包扎伤口，避免继续污染

C．有出血者应及时止血

D．妥善固定

E．ABD

19．麻疹的隔离期是

A．出疹后 5 天

B．出疹后 7 天

C．出疹后 10 天

D．并发肺炎者，至出疹后 10 天

E．并发肺炎者，至出疹后 2 周

20．卵巢肿瘤的常见并发症包括

A．肿瘤恶性变

B．肿瘤破裂

C．感染

D．蒂扭转

E．与周围组织粘连

三、判断题（在题干后面的括号里划√或×，每题 1 分，共 10 分）

1．在一般情况下，健胃药宜在饭后服，助消化药宜在饭前服。（　　）

2．为患者进行超声波雾化时，在水槽中加温水或热水，可缩短雾化器的预热时间。（　　）

3．对呼吸困难伴低氧血症者，可采用大流量持续给氧，流量 4 ～ 5L/min。（　　）

4．急性心肌梗死需绝对卧床休息 3 周，避免搬动，限制探视。（　　）

5．肝硬化腹水患者应严格限制水盐摄入，进水量限制在每天约 1000ml。（　　）

6．代谢性酸中毒为外科最常见的酸碱平衡紊乱。（　　）

7．库欣反应是颅内压增高引起的血压升高、心率增快、呼吸深慢。（　　）

8．胸腔引流瓶内的长玻璃管下端应浸入液面下 3 ～ 4cm。（　　）

9．坐骨棘水平是临产观察先露下降程度的标志。（　　）

10．为降低高胆红素血症，防止或减轻核黄疸，简单而有效的方法是换血疗法。（　　）

参考答案

一、单选题

1．B	2．E	3．C	4．E	5．B	6．E	7．C	8．A	9．B	10．C
11．D	12．D	13．D	14．C	15．B	16．C	17．D	18．B	19．B	20．C
21．A	22．E	23．A	24．A	25．B	26．E	27．A	28．E	29．D	30．B
31．E	32．E	33．E	34．E	35．B	36．D	37．C	38．B	39．B	40．A
41．E	42．D	43．E	44．C	45．C	46．E	47．A	48．C	49．A	50．D

二、多选题

1．ABE	2．BCDE	3．ABCD	4．ACDE	5．ABE	6．ABDE	7．ABC	8．AD
9．BDE	10．AD	11．BCDE	12．BCDE	13．ABCD	14．ABCD	15．BCDE	16．ABC
17．ACDE	18．ABCD	19．AD	20．ABCD				

三、判断题

1．×	2．×	3．×	4．×	5．√	6．√	7．×	8．√	9．√	10．×

模拟演练十六

一、单选题（请从备选答案中选择一个最佳答案，每小题 1 分，共 50 分）

1. 为减轻重症胰腺炎患者的肝脏负担，应采用的饮食是
   A. 高蛋白
   B. 低盐
   C. 低脂肪
   D. 无盐
   E. 高脂肪

2. 慢性化脓性中耳炎骨疡型或胆脂瘤型施行乳突根治手术的目的最重要的是
   A. 获得干耳
   B. 提高听力
   C. 清除病灶，预防颅内外并发症
   D. 改善中耳腔内压力
   E. 预防感染

3. 甲型肝炎病毒的主要感染途径是
   A. 输血、注射
   B. 消化道
   C. 昆虫
   D. 接触
   E. 呼吸道

4. 晚期肝硬化发生酸碱平衡紊乱中，最常见的是
   A. 呼吸性碱中毒
   B. 代谢性碱中毒
   C. 代谢性酸中毒
   D. 呼吸性酸中毒
   E. 呼吸性碱中毒，代谢性酸中毒

5. 铺无菌盘时，错误的是
   A. 用无菌持物钳夹取治疗巾
   B. 注意使治疗巾边缘对齐
   C. 治疗巾开口部分及两侧反折
   D. 有效期不超过 6 小时
   E. 避免潮湿和暴露过久

6. 使用化学消毒剂的注意事项中，错误的是
   A. 严格掌握药物的有效时间和浓度
   B. 浸泡前要打开器械的轴节
   C. 物品应全部浸没在消毒液中
   D. 消毒液容器要盖严
   E. 使用前用 3% 盐水冲净，以免药液刺激组织

7. 护士为脉搏短绌的患者测心率、脉率的正确方法是
   A. 先测心率，再在右侧测脉率
   B. 先测心率，再在左侧测脉率
   C. 一人同时测心率和脉率，共测 1 分钟
   D. 一人听心率，一人在右侧测脉率，同时测 1 分钟
   E. 一人听心率，一人在左侧测脉率，同时测 1 分钟

8. 大手术后患者宜采用的饮食是
   A. 高热量、低蛋白
   B. 高蛋白、高纤维素
   C. 高维生素、低蛋白
   D. 高脂肪、高蛋白
   E. 低脂肪、高热量

9. 在对高热患者的护理中，下列护理措施不妥的是
   A. 卧床休息
   B. 测体温每 4 小时 1 次
   C. 鼓励多饮水
   D. 冰袋放入头顶、足底处
   E. 每天口腔护理 2 ～ 3 次

10. 烧伤修复期的治疗重点是
    A. 防治休克
    B. 防治感染
    C. 防治并发症
    D. 促进创面早愈
    E. 促进抵抗力恢复

11. 鼻饲时的注意事项中<u>不妥</u>的是
    A. 间隔时间应大于 4 小时
    B. 每次鼻饲量不超过 200ml
    C. 药片应研碎溶解后再注入
    D. 新鲜果汁与奶液应分别注入
    E. 每次鼻饲前应用少量温水冲管后再进行喂食

12. 口臭患者应选择的漱口液是
    A. 1%～4% 碳酸氢钠溶液
    B. 1%～3% 过氧化氢溶液
    C. 0.1% 醋酸溶液
    D. 2%～3% 硼酸溶液
    E. 0.02% 呋喃西林溶液

13. 乙醇擦浴时，<u>禁擦</u>的部位是
    A. 侧颈、上肢
    B. 腋窝、腹股沟
    C. 前胸、腹部
    D. 臀部、下肢
    E. 手掌、脚心

14. 急性肺水肿患者吸氧时，在湿化瓶内应加的湿化液是
    A. 清水
    B. 冷蒸馏水
    C. 10%～20% 的乙醇
    D. 20%～30% 的乙醇
    E. 1%～4% 呋喃西林

15. 急性细菌性痢疾患者灌肠时采取的体位是
    A. 仰卧位
    B. 左侧卧位
    C. 右侧卧位
    D. 俯卧位
    E. 膝胸卧位

16. 肝昏迷患者灌肠时禁用肥皂水是因为
    A. 肥皂水易引起腹胀
    B. 肥皂水易造成肠穿孔
    C. 可以减少氨的产生和吸收
    D. 可以防止发生水肿
    E. 可以防止发生酸中毒

17. <u>不必</u>通知患者空腹采集血标本的检查是
    A. 抽血检查甘油三酯
    B. 抽血做交叉配血试验
    C. 检查血糖
    D. 检查二氧化碳结合力
    E. 检查肝功能

18. 关于静脉注射，<u>错误</u>的是
    A. 长期给药，应由近心端到远心端选择血管
    B. 根据病情，掌握注药的速度
    C. 防止刺激性强的药液溢出血管外
    D. 不可在静脉瓣处进针
    E. 不要在一个部位反复穿刺

19. 输液后引起静脉炎的原因是
    A. 输入致热物质
    B. 输入致敏物质
    C. 输入药液浓度过高
    D. 输入药液量大，速度过快
    E. 输液滴管中空气未排尽

20. 患者，男，32 岁。在输液过程中突然感到胸部异常不适，随后出现呼吸困难，严重发绀，主要原因及处理措施是

A. 肺水肿，停止输液

B. 空气栓塞，立即左侧卧位

C. 过敏，皮下注射地塞米松

D. 心脏病发作，立即遵医嘱使用强心药

E. 低血容量休克，立即补充血容量

21. 急性肺水肿的护理措施<u>不正确</u>的是

A. 按医嘱静脉注射西地兰

B. 取坐位，两腿下垂

C. 持续低流量吸氧

D. 遵医嘱吗啡皮下注射

E. 遵医嘱静脉注射氨茶碱

22. 最常见的咯血原因是

A. 支气管扩张

B. 慢性支气管炎

C. 肺结核

D. 支气管肺癌

E. 风湿性心脏病二尖瓣狭窄

23. 急性下壁心肌梗死患者最常见的心律失常是

A. 房室传导阻滞

B. 心房颤动

C. 频发室性期前收缩

D. 频发房性期前收缩

E. 阵发性室性心动过速

24. 高血压脑病临床表现与高血压危象<u>不同</u>的是

A. 血压急骤升高

B. 剧烈头痛、头晕

C. 伴恶心、呕吐

D. 常见意识障碍

E. 视神经乳头水肿

25. 构成门脉高压症的三大临床表现是

A. 黄疸、腹水、脾肿大

B. 腹水、脾肿大、肾功衰竭

C. 黄疸、腹水、侧支循环建立与开放

D. 腹水、脾肿大、侧支循环的建立与开放

E. 腹水、上消化道出血、侧支循环的建立与开放

26. 判断急性坏死型胰腺炎预后不佳的情况是

A. 急性胰腺炎

B. 休克

C. 高热

D. 低钙抽搐

E. 代谢性酸中毒

27. 急性胰腺炎时，血清淀粉酶增高的时间是

A. 发病后立即增高

B. 发病后 4 小时开始增高

C. 发病后 8 小时开始增高

D. 发病后 20 小时开始增高

E. 发病后 24 小时开始增高

28. 可诊断为镜下血尿的情况是

A. 新鲜尿离心沉渣每高倍镜视野红细胞 > 2 个

B. 1 小时尿红细胞计数 > 2 万

C. 1 小时尿红细胞计数 > 10 万

D. 12 小时尿红细胞计数 > 50 万

E. 12 小时尿红细胞计数 > 10 万

29. 对急性肾炎患者进行休息及饮食护理指导时，<u>不妥</u>的是

A. 卧床休息

B. 卧床能改善肾血流量，促进肾炎恢复

C. 卧床至水肿消退可下床活动

D. 低盐饮食，一般食盐 2g/d

E. 高血压、水肿严重者应无盐饮食

30. 白血病最重要的护理措施是预防和观察

A．药物不良反应

B．颅脑出血

C．感染情况

D．贫血情况

E．口腔溃疡

31．化疗药物最常见的毒性作用是

A．骨髓抑制

B．消化道反应

C．肝功能损害

D．局部刺激

E．脱发

32．鉴别糖尿病酮症酸中毒和高渗性非酮症糖尿病昏迷的主要症状为

A．神志改变

B．多饮多尿症状明显

C．局限性抽搐

D．血压偏低

E．食欲减退

33．给休克患者快速大量输血补液时，掌握量和速度，可靠的指标是

A．颈静脉充盈情况

B．面色和肢端温度

C．血压和脉搏

D．尿量和中心静脉压

E．根据已丧失量

34．烧伤休克补液治疗，第1个8小时输入24小时补液计划总量的

A．1/4

B．1/3

C．1/2

D．2/3

E．2/5

35．手术后切口感染的表现<u>不包括</u>

A．术后24小时内切口剧烈疼痛

B．术后3天切口处疼痛剧烈

C．术后3天体温上升至38℃以上

D．切口红肿热痛

E．术后白细胞总数持续上升

36．患者，女，27岁。在甲状腺次全切除术后4小时，突感呼吸困难，颈部肿胀，口唇发绀，紧急处理第一步应

A．吸氧

B．气管切开

C．注射呼吸兴奋剂

D．请麻醉医师插管

E．立即拆开颈部缝线，去除血块

37．必须密切注意尿量和尿色，以防发生急性肾衰竭的是

A．火器伤

B．剥脱伤

C．裂伤

D．挤压伤

E．切割伤

38．胆石症取石手术后，拔除"T"管引流的指征是

A．术后1周，疼痛消失

B．术后1周，引流量减少

C．术后2周，引流量减少，造影通畅

D．术后2周，引流量增加

E．术后体温正常，白细胞不高

39．X线腹部透视见膈下有游离气体，见于

A．胃十二指肠溃疡急性穿孔

B．胆总管结石

C．急性阑尾炎

D．急性胰腺炎

E．外伤性脾破裂

40. 开放性气胸产生纵隔摆动的主要原因是

　　A. 伤侧肺萎陷

　　B. 健侧肺膨胀不全

　　C. 纵隔移向健侧

　　D. 吸气及呼气时两侧胸膜腔内的压力改变

　　E. 伤侧胸膜腔内压力超过大气压

41. 乳腺癌最早出现的症状是

　　A. 乳房增大

　　B. 乳头凹陷

　　C. 无痛性肿块

　　D. 橘皮样改变

　　E. 两侧乳头不对称

42. 属于膀胱结石的典型症状的是

　　A. 尿频、尿急

　　B. 排尿中断

　　C. 血尿

　　D. 脓尿

　　E. 尿潴留

43. 骨折晚期并发症不包括

　　A. 创伤性关节炎

　　B. 缺血性骨坏死

　　C. 缺血性肌挛缩

　　D. 关节僵硬

　　E. 脂肪栓塞

44. 石膏固定的患者血液循环障碍最早出现的症状是

　　A. 感觉异常

　　B. 疼痛

　　C. 苍白

　　D. 体温下降

　　E. 发绀

45. 新生儿化脓性脑膜炎病原菌多是

　　A. 脑膜炎奈瑟菌

　　B. 流感嗜血杆菌

　　C. 大肠埃希菌

　　D. 肺炎球菌

　　E. 葡萄球菌

46. 腹泻伴脱水患儿经 6 小时补液治疗后，脱水基本纠正，开始排尿，但又出现精神萎靡、腹胀、肠鸣音减弱、心音迟钝，护士考虑该患儿可能是

　　A. 低钙血症

　　B. 低钾血症

　　C. 低镁血症

　　D. 低钠血症

　　E. 酸中毒未纠正

47. 佝偻病骨样组织的表现不包括

　　A. 方颅

　　B. 肋骨串珠

　　C. 枕秃

　　D. 手镯

　　E. 足镯

48. 急性乳腺炎最常见的病因

　　A. 乳管堵塞

　　B. 乳汁淤积

　　C. 乳头破损

　　D. 乳腺手术

　　E. 乳头内陷

49. 患者，女，38 岁。阴道分泌物增多 3 个月，因同房后出血前来就诊。妇科检查发现宫颈重度糜烂，子宫大小正常，双侧附件未见异常。诊断为慢性宫颈炎。该患者首先要做的检查是

　　A. 宫颈细胞学检查

　　B. 冷冻治疗

　　C. 微波治疗

D．手术治疗

E．宫颈分泌物培养及药敏实验

50．一中年妇女普查时发现子宫增大如6周妊娠大小，B超检查确诊为子宫肌瘤，最好的处理方案是

A．子宫全切

B．子宫颈全切

C．定期复查

D．雌激素治疗

E．孕激素治疗

二、多选题（以下每题的备选答案中有2个或2个以上正确答案,每小题2分,共40分）

1．下列收集的资料中，属客观资料的是

A．头晕2天

B．上腹胀痛

C．胸闷憋气

D．体温38℃

E．皮肤溃烂

2．护理诊断的三大要素是指

A．目标

B．问题

C．相关因素

D．措施

E．症状与体征

3．氧中毒患者主要损伤

A．泌尿系统

B．消化系统

C．呼吸系统

D．造血系统

E．中枢神经系统

4．脉压增大，见于

A．心包积液

B．缩窄性心包炎

C．主动脉瓣关闭不全

D．主动脉硬化

E．甲亢

5．洗胃时一次灌入洗胃液量不宜过多，否则可能引起

A．疼痛

B．急性胃扩张

C．胃内压升高

D．增加毒物吸收

E．反射性心跳骤停

6．下列措施属于物理降温的有

A．放置冰袋

B．冷湿敷

C．75%乙醇擦浴

D．温水擦浴

E．安乃近滴鼻

7．对口服给药患者须做好以下健康教育

A．抗生素应准时服用

B．健胃药宜饭前服用

C．助消化药宜饭后服用

D．磺胺类药服后宜多饮水

E．服强心类药时需加强对心率、节律的监测

8．管理急救物品需要

A．定数量品种

B．定点安置、定人保管

C．定期消毒灭菌

D．定期检查维修

E．定期更换

9．呼吸衰竭患者的护理诊断为

A．气体交换受损

B．清理呼吸道无效

C．生活自理能力缺陷

331

D．不能维持自主呼吸

E．体液过多

10．左心衰竭可能的症状有

A．夜间阵发性呼吸困难

B．心悸

C．劳累性呼吸困难

D．严重者可发生端坐呼吸

E．心前区疼痛

11．上消化道大出血患者病情观察应注意

A．呕血、黑便次数

B．神志变化

C．血压、脉搏变化

D．尿量变化

E．皮肤、甲床色泽

12．尿毒症期可出现的电解质紊乱包括

A．高血钙

B．高血钾

C．低血钠

D．低血磷

E．低血钾

13．原发性醛固酮增多症的临床表现有

A．低血压

B．神经肌肉功能障碍

C．心律失常

D．钠潴留

E．高血钾

14．低钾血症患者可出现

A．肌肉无力

B．代谢性碱中毒

C．腹胀

D．呼吸困难

E．心动过缓

15．休克的常见临床表现包括

A．面色苍白

B．洪脉

C．血压明显升高

D．皮肤湿冷

E．神志改变

16．关于甲亢术后患者的护理，正确的是

A．病情平稳后给半卧位

B．术后 1～2 天可进食温凉流食

C．禁服碘剂，以免诱发甲亢

D．保持呼吸道通畅，防止肺不张

E．保持颈部引流管通畅

17．可以出现纵隔摆动的情况有

A．多根多处肋骨骨折

B．张力性气胸

C．闭合性气胸

D．开放性气胸

E．损伤性血胸

18．骨折的专有体征有

A．畸形

B．弹性固定

C．假关节活动

D．骨擦音

E．局部瘀血、肿胀

19．维生素 D 缺乏性佝偻病骨骼软化的表现包括

A．漏斗胸

B．O 型腿

C．肋骨串珠

D．肋缘外翻

E．颅骨软化

20．在听胎心音的同时还能听到

A．母亲心音

B．脐带杂音

C．胎动音

D．子宫杂音

E．腹主动脉音

三、判断题（在题干后面的括号里划√或×，每题1分，共10分）

1．从无菌容器中取出的物品如未使用，可放回无菌容器中，以避免浪费。（　　）

2．急性肺水肿是由于在短时间内输入了大量液体，引起了循环血量急剧增加，心脏负担过重所致。（　　）

3．吞服强酸、强碱等腐蚀性毒物患者，应立即洗胃。（　　）

4．心绞痛是主动脉供血不足，心肌暂时缺血缺氧所引起的临床症候群。（　　）

5．脑疝晚期患者可出现典型的Cushing反应。（　　）

6．炎症的基本病理变化为局部组织的变性、渗出和增生，可出现红、肿、热、痛和功能障碍。（　　）

7．严重挤压伤是外科引起高血钾的常见病因。（　　）

8．胆道手术后3～5天可考虑行T管缓慢低压冲洗。（　　）

9．孕妇血液中存在IgG血型抗体即有可能引起新生儿溶血病。（　　）

10．新生儿的肾脏对酸、碱调节能力差，故易发生代谢性酸中毒。（　　）

参考答案

一、单选题

1. C	2. C	3. B	4. B	5. D	6. E	7. D	8. B	9. D	10. D
11. A	12. B	13. C	14. D	15. B	16. C	17. B	18. A	19. C	20. B
21. C	22. C	23. A	24. D	25. D	26. D	27. C	28. C	29. C	30. B
31. A	32. C	33. D	34. C	35. A	36. E	37. D	38. C	39. A	40. D
41. C	42. B	43. E	44. B	45. C	46. B	47. C	48. B	49. A	50. C

二、多选题

1. DE	2. BCE	3. CE	4. CDE	5. BCDE	6. ABD	7. ACDE	8. ABCD
9. ABCD	10. ABCD	11. BCDE	12. BCE	13. BCD	14. ABCD	15. ADE	16. ABDE
17. AD	18. ACD	19. ABDE	20. BDE				

三、判断题

1. ×	2. √	3. ×	4. ×	5. ×	6. ×	7. √	8. ×	9. √	10. √

模拟演练十七

一、单选题（请从备选答案中选择一个最佳答案，每小题 1 分，共 50 分）

1. 急性闭角型青光眼的瞳孔开大是由于高眼压使

    A．瞳孔括约肌麻痹

    B．瞳孔开大肌兴奋

    C．副交感神经抑制

    D．交感神经兴奋

    E．交感及副交感神经功能失调

2. 影响神经系统发育的最主要的激素是

    A．糖皮质激素

    B．生长素

    C．肾上腺素

    D．甲状腺激素

    E．甲状旁腺素

3. 颅骨牵引患者在翻身时应采用的方法是

    A．先放松牵引后翻身

    B．翻身后放松牵引

    C．头侧向一边后再翻身

    D．翻身后头侧向一边

    E．不可放松牵引

4. 血浆蛋白浓度下降时，引起水肿的原因是由于

    A．血浆胶体渗透压下降

    B．血浆晶体渗透压下降

    C．毛细血管的通透性增加

    D．淋巴回流量减少

    E．血浆中白蛋白增加

5. 护理体温不升患者最直接有效的方法是

    A．增加盖被

    B．静脉补充热量

    C．给予热水袋

    D．饮热饮料

    E．设法提高室温

6. 某患者车祸全身多处骨折，需急送医院，搬运时宜用

    A．挪动法

    B．一人搬运法

    C．二人搬运法

    D．三人搬运法

    E．四人搬运法

7. 在穿脱隔离衣时要避免污染的是

    A．腰带以下部分

    B．腰带及衣边

    C．袖子的后面

    D．衣领及里面

    E．胸前及背后

8. 当患者吸入氧气流量为 5L/min 时其氧浓度是

    A．29%

    B．33%

    C．37%

    D．41%

    E．45%

9. 因疾病长期俯卧位的卧床患者，压疮最易发生在

    A．额部

    B．大转子处

    C．髂前上棘

    D．髂后上棘

    E．髋部

10. 尿查 17-羟类固醇标本中需使用浓盐酸防腐剂是因为

    A．防止尿中激素被氧化

B．固定尿中有机成分

C．保持尿液的化学成分不变

D．避免尿液被污染变质

E．防止尿液颜色改变

11．胆管阻塞的患者大便颜色呈

　　A．黑色

　　B．黄褐色

　　C．陶土色

　　D．暗红色

　　E．鲜红色

12．应执行接触隔离的疾病是

　　A．中毒性菌痢

　　B．暴发性肝炎

　　C．百日咳

　　D．流行性乙型脑炎

　　E．破伤风

13．面部危险三角区感染化脓时，禁忌用热，其原因是

　　A．易加重局部出血

　　B．易加重患者疼痛

　　C．易导致面部烫伤

　　D．易导致颅内感染

　　E．易掩盖病情

14．静脉输液的目的不包括

　　A．纠正体内水、电解质及酸碱失衡

　　B．增加血红蛋白，纠正贫血

　　C．补充营养，维持能量

　　D．输入药物，治疗疾病

　　E．增加循环血量，维持血压

15．患者，男，36岁。急救入院后患者呼吸由浅慢逐渐加深加快，又由深快逐渐变为浅慢，暂停30秒后再度出现上述状态的呼吸。该患者的呼吸是

A．间断呼吸

B．潮式呼吸

C．毕奥呼吸

D．鼾声呼吸

E．呼吸困难

16．患者，女，25岁。服用大量毒药，药名不详，胃管洗胃时首先应

　　A．立即灌入液体

　　B．问患者服的是何种药物

　　C．抽取毒物立即送检

　　D．灌入牛奶

　　E．灌入蛋清水

17．书写病区报告的顺序是先写

　　A．施行手术患者

　　B．转入患者

　　C．危重患者

　　D．新入院患者

　　E．转出患者

18．患者，女，30岁。患急性白血病，牙龈和口腔黏膜有瘀点，为该患者做口腔护理时不妥的是

　　A．避免棉球过湿

　　B．先取下活动义齿

　　C．每次夹紧一个棉球擦拭

　　D．擦洗动作轻

　　E．用棉球轻轻擦去瘀点

19．助消化药服用的时间是

A．ac

B．pc

C．pm

D．am

E．dc

20．在为患者输液时，护士发现液体滴入不畅，

观察注射部位无肿胀、疼痛，挤压输液管有回血，原因可能是

    A．针尖滑出血管外

    B．针尖斜面一半在血管内，一半在外

    C．针梗完全阻塞

    D．针梗不完全堵塞

    E．针头斜面紧贴血管壁

21．呼吸衰竭患者的病情观察，对发现肺性脑病先兆极为重要的是

    A．皮肤及面部变化

    B．神志与精神变化

    C．呼吸变化

    D．心率与血压变化

    E．瞳孔变化

22．慢性支气管炎最常见的并发症是

    A．肺气肿

    B．肺部感染

    C．支气管扩张

    D．咯血

    E．肺源性心脏病

23．患者，男，50岁。慢性支气管炎、肺气肿病史多年，于阵咳后突然出现呼吸困难，右胸刺痛，逐渐加重，最可能是

    A．急性心肌梗死

    B．慢支急性发作

    C．气胸

    D．支气管哮喘

    E．胸腔积液

24．符合高血压治疗原则的是

    A．联合用药，达到降压目的后停药

    B．症状不重者，不宜用降压药

    C．联合用药，达到降压目的后短期服用维持量

    D．联合用药，达到降压目的后长期服用维持量

    E．间断用药，避免产生抗药性

25．急性心肌梗死最早、最突出的症状是

    A．胸前区疼痛

    B．心源性休克

    C．室性心律失常

    D．急性左心衰竭

    E．胃肠道症状

26．下列可诱发心力衰竭的因素中，最常见者是

    A．呼吸道感染

    B．发生快速性心律失常

    C．过度体力活动或情绪激动

    D．钠盐摄入过多

    E．输液（血）过量及过快

27．确诊慢性胃炎的主要依据是

    A．消化道症状

    B．胃液分析

    C．纤维胃镜检查

    D．胃脱落细胞检查

    E．胃肠钡餐X线检查

28．当幽门梗阻出现持续性呕吐时，可引起

    A．低钾性碱中毒

    B．低氯高钾碱中毒

    C．低氯低钾酸中毒

    D．低氯高钠碱中毒

    E．低氯低钾碱中毒

29．患者，男，30岁。诉上腹部疼痛5年，近1周加重，腹痛以空腹为重，伴有反酸、嗳气，近两天出现黑便，查体：上腹部有轻压痛，肝脾未触及，其诊断考虑为

    A．慢性胃炎合并上消化道出血

B. 胃溃疡合并上消化道出血

C. 十二指肠球部溃疡合并上消化道出血

D. 胃癌合并上消化道出血

E. 肝硬化合并上消化道出血

30. 慢性肾衰竭患者最常见的继发感染是

A. 口腔炎

B. 皮肤感染

C. 原发性腹膜炎

D. 肺部和泌尿道感染

E. 胃肠炎

31. 再生障碍性贫血高热患者最适宜的降温措施是

A. 肌内注射退热药

B. 口服退热药

C. 乙醇擦浴

D. 静脉输液

E. 冰袋置头部及大血管处，或温水擦浴

32. 患者，女，30岁。怕热、出汗，易激动，食欲亢进但体重减轻，双眼球微突。最可能诊断为

A. 神经官能症

B. 地方性甲状腺肿

C. 甲亢

D. 糖尿病酮症酸中毒

E. 慢性肝炎

33. 纠正液体紊乱补液第1天要补充多少累计丧失量

A. 1/5

B. 1/4

C. 1/2

D. 1/10

E. 1/3

34. 气管切开后最重要的护理措施是

A. 清洁伤口

B. 湿化气道

C. 取半卧位

D. 重建沟通方式

E. 预防并发症

35. 急性颅内压增高患者典型的生命体征表现是

A. 脉快，呼吸急促

B. 脉快，血压降低

C. 脉快，血压高

D. 脉慢，呼吸慢，血压高

E. 脉慢，血压低

36. 乳腺癌常见而最早转移的淋巴结是

A. 同侧腋下淋巴结

B. 锁骨下淋巴结

C. 锁骨上淋巴结

D. 胸骨旁淋巴结

E. 对侧腋下淋巴结

37. 下列生理过程中，属于负反馈调节的是

A. 排尿反射

B. 血液凝固

C. 减压反射

D. 排便反射

E. 分娩

38. 决定上消化道出血预后的主要因素除外

A. 治疗方式

B. 出血速度

C. 呕出物颜色

D. 出血方式

E. 出血量多少

39. 患者，男，32岁。既往有胃病史，近1周来，常感上腹部不适，4小时前突发上腹部剧烈疼痛，伴有恶心、呕吐。查体：腹部压痛、肌紧

张，肝浊音界缩小。X 线检查可见膈下游离气体，首先考虑

    A．急性阑尾炎穿孔

    B．胆囊炎穿孔

    C．急性胰腺炎

    D．溃疡病穿孔

    E．急性肠梗阻

40．腹腔穿刺抽到不凝固血液，可见于

    A．胃十二指肠溃疡急性穿孔

    B．胆总管结石

    C．急性阑尾炎

    D．急性胰腺炎

    E．外伤性脾破裂

41．区别空腔脏器破裂与实质脏器破裂的最重要的依据是

    A．外伤史

    B．腹痛程度

    C．腹膜刺激征轻重

    D．有无移动性浊音

    E．腹腔穿刺液性状

42．前列腺增生症最早出现的症状是

    A．排尿费力

    B．夜间尿频

    C．急性尿潴留

    D．尿失禁

    E．血尿

43．可发生反常呼吸运动的胸部疾病是

    A．多根多处肋骨骨折

    B．闭合性气胸

    C．张力性气胸

    D．急性脓胸

    E．慢性脓胸

44．骨折和脱位共有的特殊体征是

    A．异常活动

    B．弹性固定

    C．骨擦音

    D．畸形

    E．关节盂空虚

45．下列胎方位正常的是

    A．枕右前位

    B．骶左前位

    C．额右横位

    D．肩左前位

    E．臀位

46．前置胎盘的主要特征

    A．无痛性反复阴道流血

    B．腹痛

    C．出血量与类型无关

    D．破膜后胎先露下降仍不止血

    E．先露高浮

47．子宫肌瘤最常见的临床症状是

    A．月经改变

    B．白带增多

    C．疼痛

    D．不孕

    E．压迫症状

48．造成营养不良最常见的疾病是

    A．恶性肿瘤

    B．肾病综合征

    C．长期发热

    D．急性传染病

    E．消化系统疾病

49．新生儿颅内出血患者降颅压宜首选

    A．地塞米松

    B．50% 葡萄糖

    C．20% 甘露醇

D．50% 甘油口服

E．25% 葡萄糖

50．法洛四联症患儿喜蹲踞是因为

　　A．缓解漏斗部痉挛

　　B．使心脑供血增加

　　C．使腔静脉回心血量增加

　　D．增加体循环阻力，减少右向左分流量

　　E．使劳累、气急缓解

二、多选题（以下每题的备选答案中有 2 个或 2 个以上正确答案,每小题 2 分,共 40 分）

1．关于需要各层次之间的关系，下列描述中正确的有

　　A．有些需要必须立即且持续地予以满足

　　B．低层次需要的满足是高层次需要产生的基础

　　C．层次越高的需要其满足方式差异越大

　　D．一层需要未被完全满足时，不会出现新层次的需要

　　E．各需要层次满足的顺序是固定不变的

2．正确的无菌技术操作原则是

　　A．洗手、衣帽整洁、戴口罩

　　B．必须用无菌持物钳取无菌物品

　　C．从无菌容器内取出无菌物品未用完立即放回

　　D．无菌包开包后，有效期为 24 小时之内

　　E．无菌盘有效期为 4 小时之内

3．不宜采用直肠测温的患者是

　　A．昏迷患者

　　B．婴幼儿

　　C．灌肠后 10 分钟者

　　D．痔疮手术后

　　E．腹泻患者

4．下列属于节律异常的脉搏是

A．速脉

B．间歇脉

C．短绌脉

D．二联律脉

E．三联律脉

5．氧疗的不良反应有

A．氧中毒

B．肺不张

C．呼吸抑制

D．呼吸道分泌物增多

E．晶状体后纤维组织增生

6．下列关于输血前的准备工作正确的是

A．备血做血型鉴定和交叉配血试验

B．需有两个人核对姓名、血型及交叉配血结果

C．输血前先输少量生理盐水

D．从血库取出库存血后勿剧烈振荡

E．冬季库存血在输入前应加温以免寒冷刺激

7．记录每天排出量应包括

A．粪便量和尿量

B．出汗量

C．胃肠减压量

D．胸腹腔穿刺放液量

E．呕吐物量

8．下列疾病表现为呼气性呼吸困难的是

A．喉头水肿

B．胸腔积液

C．肺气肿

D．肺炎

E．支气管哮喘

9．支气管扩张大咯血的护理措施是

A．保持呼吸道通畅

339

B. 缓慢推注垂体后叶素

C. 备齐抢救物品

D. 患者烦躁时即可使用中枢镇静药

E. 发现窒息征象立即取头低足高位，轻拍背部

10. 急性心力衰竭时的护理要点包括

　　A. 去枕平卧位

　　B. 给予高流量吸氧

　　C. 使用快速利尿药时注意监测电解质

　　D. 使用血管扩张药时应监测血压

　　E. 静点硝普钠时，为使药效更强应提前配制

11. 消化性溃疡常见的并发症

　　A. 穿孔

　　B. 上消化道大出血

　　C. 幽门梗阻

　　D. 癌变

　　E. 胃炎

12. 慢性肾衰竭患者可出现的电解质紊乱有

　　A. 高钾血症

　　B. 低钾血症

　　C. 高钙血症

　　D. 低磷血症

　　E. 高镁血症

13. 血液病患者出现颅内出血，护理措施正确的是

　　A. 平卧位、高流量吸氧

　　B. 保持呼吸道通畅

　　C. 迅速建立静脉通路

　　D. 禁用脱水药

　　E. 头部置冰袋或冰帽

14. 胃十二指肠溃疡的手术适应证有

　　A. 顽固性溃疡

B. 并发急性大出血

C. 胃溃疡恶变

D. 溃疡病近期频发

E. 并发瘢痕性幽门梗阻

15. 手术后不宜早期下床活动的是

　　A. 大隐静脉高位结扎术

　　B. 门静脉高压分流术

　　C. 腹外疝修补术

　　D. 胃大部切除术

　　E. 直肠癌根治术

16. 不稳定骨折有

　　A. 嵌插性骨折

　　B. 粉碎性骨折

　　C. 斜形骨折

　　D. 青枝性骨折

　　E. 螺旋形骨折

17. 甲亢术后发生呼吸困难多见于

　　A. 喉头水肿

　　B. 双侧喉上神经内支损伤

　　C. 切口积血

　　D. 双侧喉返神经损伤

　　E. 双侧喉上神经外支损伤

18. 腹部闭合性损伤未明确诊断时的处理原则是

　　A. 禁食

　　B. 静脉补液

　　C. 使用镇痛药

　　D. 严密观察病情

　　E. 不随意搬动患者

19. 婴儿生理性腹泻的临床特点有

　　A. 大便次数增多

　　B. 伴有食欲缺乏

　　C. 生长发育正常

D．多见于 6 个月以上的婴儿

E．添加辅食后大便转为正常

20．下列可以作为诊断重度妊娠期高血压疾病的指标是

A．血压 21.3/14.6kPa（160/110mmHg）

B．尿蛋白（+++）

C．尿蛋白定量为 10g/d

D．头痛、眩晕、眼花、呕吐等自觉症状明显

E．伴有抽搐或昏迷

三、判断题（在题干后面的括号里划√或×，每题 1 分，共 10 分）

1．对骶尾部发生压疮破溃、局部感染的患者，应首选碳酸氢钠溶液清洗创面。（　　）

2．局部组织长期受压是压疮发生的最主要原因。（　　）

3．大咯血时应让患者尽量屏气以减少出血。（　　）

4．肺气肿急性发作期治疗以控制感染、祛痰止咳、解痉平喘为主。（　　）

5．心律失常是急性心肌梗死急性期致死的主要原因。（　　）

6．血压基本正常而脉压变大是休克代偿期的突出表现。（　　）

7．压痛、反跳痛、腹肌紧张是腹膜炎的标志性体征。（　　）

8．甲状腺手术后最危险的并发症是甲状腺危象。（　　）

9．碘缺乏可使小儿生长滞迟、智力落后，故应避免摄入不足。（　　）

10．正常的胎心率是 140～160 次 / 分。（　　）

参考答案

一、单选题

1. A	2. D	3. E	4. A	5. E	6. E	7. D	8. D	9. C	10. A
11. C	12. E	13. D	14. B	15. B	16. C	17. E	18. E	19. B	20. D
21. B	22. A	23. C	24. D	25. A	26. A	27. C	28. E	29. C	30. D
31. E	32. C	33. C	34. B	35. D	36. A	37. C	38. D	39. D	40. E
41. E	42. B	43. A	44. D	45. A	46. A	47. A	48. E	49. C	50. D

二、多选题

1. ABC	2. ABDE	3. CDE	4. BCDE	5. ABCE	6. ABCD	7. ACDE	8. CE
9. ABCE	10. BCD	11. ABCD	12. ABE	13. ABCE	14. ABCE	15. BC	16. BCE
17. ACD	18. ABDE	19. AC	20. ABCDE				

三、判断题

1. ×	2. √	3. ×	4. √	5. √	6. ×	7. √	8. √	9. √	10. ×

模拟演练十八

一、单选题（请从备选答案中选择一个最佳答案，每小题 1 分，共 50 分）

1. 活体组织检查标本常规使用的固定液是
   A. 福尔马林
   B. 戊二醛
   C. 乙醇
   D. 冰醋酸
   E. 甲醛

2. 关于卧位及翻身的叙述中，正确的是
   A. 颅脑手术后，头部卧于健侧或平卧
   B. 为颅骨牵引患者翻身时，应先放松牵引
   C. 头低脚高位是指抬高床尾约 40 ～ 50cm
   D. 膝胸卧位适用于膀胱镜检查
   E. 为患者翻身侧卧时，应使其下腿弯曲，上腿稍伸直

3. 关于 HBV 抗原、抗体检测的意义，错误的是
   A. 用于乙型肝炎的诊断
   B. 用于筛选合格的献血员
   C. 调查人群的免疫水平
   D. 选择治疗用药的参考
   E. 判断乙型肝炎的预后

4. 护理诊断的内容是针对
   A. 患者疾病
   B. 患者疾病的病理过程
   C. 患者疾病潜在的病理过程
   D. 患者疾病的病理变化
   E. 患者疾病的行为反应

5. 尸体料理时，头下垫枕的目的是
   A. 防止面部瘀血变色

B. 为了尸体包裹外观良好
   C. 防止下颌下垂
   D. 保持头部不易移动
   E. 便于家属认领

6. 病房最适宜的温度和相对湿度为
   A. 14 ～ 15℃，15% ～ 25%
   B. 10 ～ 17℃，30% ～ 40%
   C. 20 ～ 22℃，40% ～ 50%
   D. 18 ～ 22℃，50% ～ 60%
   E. 15 ～ 16℃，60% ～ 70%

7. 腰椎骨折患者需用何种方法搬运
   A. 一人法
   B. 二人法
   C. 三人法
   D. 四人法
   E. 挪动法

8. 平车上下坡时，患者头部应在高处一端的主要目的是
   A. 以免血压下降
   B. 以免呼吸不畅
   C. 以免头部充血不适
   D. 以防坠车
   E. 有利于与患者交谈

9. 盘状红斑狼疮多见损害为
   A. 皮肤萎缩性蝶形红斑
   B. 蛋白尿
   C. 不规则发热
   D. 游走性关节痛
   E. 贫血

10. 手术器械最可靠的灭菌法是
    A. 高压蒸汽
    B. 煮沸

C．紫外线照射

D．熏蒸

E．浸泡法

11．输液引起急性循环负荷过重（肺水肿）的特征性症状是

　　A．咳嗽、呼吸困难

　　B．心慌、恶心、呕吐

　　C．发绀、烦躁不安

　　D．咳嗽、咳粉红色泡沫性痰、气促、胸闷

　　E．胸闷、心悸伴呼吸困难

12．预防脑水肿，降低颅内压应采取的卧位是

　　A．平卧位

　　B．头低脚高位

　　C．头高脚低位

　　D．半坐卧位

　　E．膝胸卧位

13．处理下列医嘱时应首先执行

　　A．停止医嘱

　　B．临时备用医嘱

　　C．即刻医嘱

　　D．定时执行的医嘱

　　E．新开出的长期医嘱

14．细菌性痢疾患者应采取的隔离措施是

　　A．严密隔离

　　B．消化道隔离

　　C．昆虫隔离

　　D．接触隔离

　　E．保护性隔离

15．患儿，9岁。扁桃体切除术后伤口局部有少量出血，可在颌下

　　A．放置热水袋

　　B．放置冰囊

C．用乙醇纱布湿敷

D．进行红外线照射

E．用50%硫酸镁进行湿热敷

16．适用一级护理的是

　　A．病情危重，需随时进行抢救的患者

　　B．重症患者，大手术后绝对卧床休息的患者

　　C．年老或婴幼儿患者

　　D．生活不能完全自理的患者

　　E．随时需要观察病情变化的患者

17．磷化锌中毒的患者在饮食上需特别注意，牛奶、鸡蛋及其他油类食物都不能食用，这是因为

　　A．分解成毒性更强的物质

　　B．分解成更易吸收的物质

　　C．促进磷的溶解吸收

　　D．促进锌的溶解吸收

　　E．与蛋白结合后不易排出

18．患者，女，18岁。跳绳比赛时不慎将踝部扭伤，应立即

　　A．局部按摩

　　B．红外线照射

　　C．松节油涂擦

　　D．局部冷湿敷

　　E．放置热水袋

19．高热患者退热期提示可能发生虚脱的症状是

　　A．头晕、恶心、无汗

　　B．皮肤苍白、寒战、出汗

　　C．脉细速、四肢湿冷、出汗

　　D．脉搏、呼吸减慢、无汗

　　E．脉速、面部潮红、无汗

20．可以输给低血容量及低血浆蛋白的患者的

血制品是

    A．新鲜血

    B．新鲜血浆

    C．自体血

    D．保存血浆

    E．库存血

21．慢性支气管炎并发阻塞性肺气肿患者，主要是在原有症状的基础上又出现

    A．反复发绀

    B．剧烈咳嗽

    C．咯多量脓痰

    D．经常感染发热

    E．逐渐加重的呼吸困难

22．护理重症哮喘患者时，不妥的是

    A．守护在床边，加强心理护理

    B．安排舒适的半卧位或坐位

    C．给予低流量鼻导管吸氧

    D．勿勉强进食，限制水的摄入

    E．痰多及稠者可作药物雾化吸入

23．慢性支气管炎合并肺气肿的主要临床表现是

    A．心悸

    B．哮喘

    C．突然发作呼吸困难

    D．进行性呼吸困难

    E．咳粉红色痰

24．属于心功能Ⅱ级的是

    A．体力活动轻度受限，较重活动出现症状

    B．端坐呼吸

    C．体力活动明显受限，较轻活动出现症状

    D．休息时亦有呼吸困难

    E．体力活动不受限

25．长期卧床的心力衰竭患者，其水肿最易出现的部位是

    A．胫前

    B．踝部

    C．腹部

    D．腰骶部

    E．眼睑

26．护士在发给心力衰竭患者地高辛之前，应先数心率，不能给药的心率指标是低于

    A．100次／分

    B．90次／分

    C．80次／分

    D．70次／分

    E．60次／分

27．肝性脑病患者以昏睡及精神错乱表现为主时属

    A．前驱期

    B．昏睡期

    C．昏迷前期

    D．昏迷期

    E．临终期

28．下列不符合溃疡病临床表现的是

    A．胃溃疡多为食后痛

    B．溃疡病疼痛均可位于剑突下正中

    C．十二指肠溃疡不引起幽门梗阻

    D．溃疡病大出血后疼痛减轻

    E．溃疡病穿孔时可出现休克

29．原发性肝癌最早、最常见的转移方式是

    A．淋巴转移

    B．肝内血行转移

    C．肝外血行转移

    D．种植转移

    E．直接蔓延

30．尿毒症患者最早和最突出的临床表现是

  A．胃肠道表现

  B．精神神经系统表现

  C．心血管系统表现

  D．呼吸系统表现

  E．代谢性酸中毒

31．特发性血小板减少性紫癜最常见的出血部位为

  A．皮肤黏膜

  B．消化道

  C．泌尿道

  D．生殖道

  E．颅内

32．癫痫大发作的正确护理措施是

  A．及时喂饮，以防脱水

  B．按压肢体，制止抽搐

  C．口表测温，每天 4 次

  D．注意吸痰，气道通畅

  E．牙垫布条，塞于舌上

33．患者，男，54 岁。患十二指肠溃疡，突然呕血，并有烦躁不安，面色苍白、手足湿冷，脉搏 106 次 / 分，血压 14.7/12.8kPa。考虑患者已发生

  A．大出血、但尚无休克

  B．重度休克

  C．中度休克

  D．轻度休克（休克代偿期）

  E．虚脱

34．防止术后肺不张，错误的做法是

  A．术前锻炼深呼吸，咳出痰液

  B．吸烟者术前戒烟

  C．合并上呼吸道感染患者，术前先控制感染

  D．防止术中或术后呕吐物吸入肺内

  E．及时用镇咳药，减轻咳嗽

35．急性呼吸窘迫综合征主要护理诊断

  A．低效性呼吸型态

  B．体液过多

  C．活动无耐力

  D．营养失调

  E．感染的危险

36．患者，女，43 岁。被汽车撞倒，头部受伤，唤之睁眼，回答问题错误，检查时躲避刺痛，其格拉斯哥昏迷评分为

  A．15 分

  B．12 分

  C．11 分

  D．8 分

  E．5 分

37．关于小脑幕切迹疝的临床表现，错误的是

  A．剧烈头痛，频繁呕吐并有烦躁不安

  B．颈项强直，生命体征紊乱，没有瞳孔改变而出现呼吸骤停

  C．有进行性意识障碍

  D．由一侧瞳孔散大发展到双侧瞳孔散大

  E．有瞳孔散大侧的对侧肢体运动障碍

38．为降低颅内压和防止颅内压突然增高，常采取的措施不正确的是

  A．镇静、休息

  B．床头抬高 15 ～ 30cm 卧位

  C．输液量可不控制

  D．发热者给予降温

  E．应用脱水药

39．甲状腺大部切除术后，并发手足抽搐，最有效的治疗是

  A．限制肉、乳、蛋类食品

  B．给镇静剂

C. 口服葡萄糖酸钙

D. 口服双氢速固醇

E. 口服乳酸钙

40. 患者胸部被撞伤后，出现呼吸困难且进行性加重，气管明显右移，左胸叩诊呈鼓音，呼吸音消失，心率 120 次 / 分，血压 80/60mmHg。诊断应考虑为

    A. 心包填塞

    B. 张力性气胸

    C. 进行性血胸

    D. 胸壁软化

    E. 胸部爆震伤

41. 急性腹膜炎的最主要体征是

    A. 肠鸣音减弱或消失

    B. 压痛和反跳痛

    C. 腹肌紧张

    D. 肝浊音界缩小或消失

    E. 腹式呼吸减弱或消失

42. 诊断胃十二指肠溃疡的首选检查是

    A. X 线钡餐

    B. 粪便隐血试验

    C. 胃镜检查

    D. 胃酸测定

    E. B 型超声波

43. 门静脉高压症最危急的并发症是

    A. 食管胃底静脉曲张破裂

    B. 肝性脑病

    C. 脾功能亢进

    D. 严重顽固性腹水

    E. 肝衰竭

44. 关于骨折的治疗原则，正确的是

    A. 复位，固定及内外用药

    B. 复位，固定及康复治疗

C. 复位，固定

D. 复位，固定及物理治疗

E. 固定，功能锻炼及内外用药

45. 能提高子宫平滑肌对催产素的敏感性和收缩力的激素是

    A. 孕激素

    B. 雌激素

    C. 绒毛膜促性腺激素

    D. 雄激素

    E. 胎盘生乳素

46. 妊娠高血压疾病患者的基本病理变化为

    A. 水钠潴留

    B. 血液浓缩

    C. 全身小动脉痉挛

    D. 低血容量

    E. DIC

47. 某患者，诊断为右侧输卵管破裂，拟行剖腹探查术，术前准备下列不妥的是

    A. 禁饮食

    B. 皮肤准备

    C. 灌肠

    D. 留置导尿管

    E. 协助医生与患者家属签订手术协议书

48. 用甘露醇治疗新生儿颅内出血是为了

    A. 并发脑疝患者，以达到迅速降颅压的目的

    B. 预防继续出血

    C. 预防颅高压

    D. 促进脑细胞代谢

    E. 兴奋呼吸中枢

49. 肺炎并发心力衰竭患儿给氧方法是

    A. 加大氧气流量

    B. 间歇吸氧

C．吸入经 50%～70% 乙醇湿化氧气

D．持续高流量给氧

E．持续低流量给氧

50．婴儿手足搐搦症发生惊厥时的紧急处理是

　　A．输氧加人工呼吸

　　B．静注钙剂

　　C．静注地西泮或苯巴比妥钠

　　D．肌注维生素 D

　　E．静滴葡萄糖＋呼吸兴奋剂

二、多选题（以下每题的备选答案中有 2 个或 2 个以上正确答案,每小题 2 分,共 40 分）

1．在确定护理诊断的优先顺序时可遵循的原则有

　　A．马斯洛的需要层次论

　　B．按护理工作的方便

　　C．考虑患者的主观感受

　　D．可按首优、中优、次优顺序排列

　　E．一定要先解决现存的护理问题

2．长期身体仰卧位时，最易发生压疮的部位是

　　A．足跟

　　B．踝部

　　C．髂骨处

　　D．骶尾部

　　E．膝关节内外侧

3．体温上升期的临床表现

　　A．皮肤苍白、干燥、无汗

　　B．出现立毛反应

　　C．畏寒伴寒战

　　D．皮肤灼热，呼吸加快加深

　　E．大汗

4．发现血压听不清或异常重测时，需使汞柱降至"0"点，稍停片刻再测，其原因是

A．防止患者感到不适

B．连续测血压，使血压数值升高

C．加压时间过长，肢体循环受阻

D．免受血液重力学影响

E．防止血压计的误差

5．执行胆囊造影饮食时，正确的护理方法是

A．检查当日，禁食早餐

B．检查当日，显影良好后进无脂肪餐

C．检查前一日中午进食高脂肪餐

D．检查前一日晚餐进无脂肪餐

E．检查当日，显影良好的可食脂肪餐

6．无菌物品经启用后，在 24 小时内有效的物品是

A．开启过的无菌治疗巾包，未污染

B．开启过的灭菌溶液，未污染

C．持续进行静脉输液的输液器

D．开启的灭菌注射器容器

E．铺好的无菌盘，未污染

7．肺心病急性加重期治疗原则

A．改善营养状况

B．控制感染

C．给予镇静药

D．维持呼吸道通畅

E．强心、利尿

8．心力衰竭患者输液时需及时减慢滴速的情况包括

A．颈静脉更充盈

B．心率显著增快

C．尿量逐渐增多

D．呼吸变浅加快

E．血压稍有波动

9．患者，男，69 岁。慢性肺心病患者，除气急、咳嗽、下肢明显水肿外，一般情况尚可。在制

347

定护理措施时，尤应注意

    A．严防其着凉感染

    B．避免其情绪激动

    C．保持给氧流量 6 ～ 8L/min

    D．输液速度不宜超过 30 滴 / 分

    E．夜间防止其心源性哮喘发生

10. 慢性心力衰竭患者的护理诊断有

    A．气体交换受损

    B．心输出量增加

    C．活动无耐力

    D．体液过多

    E．焦虑

11. 十二指肠溃疡上腹痛的特点有

    A．慢性周期性

    B．腹痛部位在上腹部正中偏左

    C．节律性为进餐—舒适—疼痛

    D．疼痛常为饥饿痛

    E．服用碱性药物可缓解

12. 判断上消化道出血已停止的指标为

    A．无口渴、冷汗

    B．脉搏正常有力

    C．尿量＜ 25ml/h

    D．肠鸣音正常

    E．皮肤转红，温暖

13. 休克前期可能表现为

    A．神志清楚，精神烦躁

    B．四肢湿冷

    C．尿量正常或减少

    D．呼吸微弱

    E．发绀

14. 关于乳腺癌患者术后的健康教育，错误的是

    A．定期进行乳房的自我检查

    B．出院后不宜在患侧上肢测量血压

    C．术后 3 年内避免妊娠

    D．提拉重物时，患侧不受限制

    E．为矫正胸部改变可行乳房重建

15. 胸腔闭式引流的护理，正确的是

    A．引流液满后要及时倾倒，用自来水刷洗干净

    B．胸腔引流瓶长管插入液面下 3 ～ 4cm，防止气胸发生

    C．随时挤压引流管，保持引流通畅，观察引流管中水柱波动大小及引流物的量和性质

    D．发现引流管脱出后，则马上插进去，防止空气进入胸腔

    E．定时更换引流液

16. 下列应立即行手术治疗的是

    A．股疝

    B．腹股沟疝

    C．难复性疝

    D．嵌顿性疝

    E．绞窄性疝

17. 胃大部切除术后的并发症有

    A．术后吻合口出血

    B．腹腔内感染

    C．吻合口梗阻

    D．倾倒综合征

    E．吻合口瘘

18. X 线摄片前，确诊骨折的体征有

    A．骨擦音

    B．休克

    C．畸形

    D．出血

    E．反常活动

19．关于宫颈癌的早期发现与预防，正确的措施有

　　A．普及防癌知识

　　B．积极治疗宫颈疾病

　　C．每 3～5 年普查 1 次宫颈涂片

　　D．提倡晚婚少育

　　E．重视接触性出血者的进一步追踪

20．出生时已存在以后逐渐消失的反射有

　　A．吸吮反射

　　B．拥抱反射

　　C．瞳孔反射

　　D．吞咽反射

　　E．觅食反射

三、判断题（在题干后面的括号里划√或 ×，每题 1 分，共 10 分）

1．压疮炎性浸润期为可逆性改变，如及时去除原因，可阻止其发展。（　　）

2．TAT 试敏阳性者不能注射 TAT。（　　）

3．支气管肺癌患者慢性疼痛，与癌肿侵犯胸膜、肋骨、胸骨或压迫肋间神经有关。（　　）

4．发生高血压危象时，患者血压显著增高，常以收缩压增高为主。（　　）

5．上消化道出血原因诊断有困难时，应在 24～48 小时行胃镜检查。（　　）

6．一般情况下，颈、胸、腹部手术后采用平卧位。（　　）

7．急性肾衰竭少尿期患者的饮食原则是低蛋白、高糖、高维生素。（　　）

8．急性阑尾炎的最常见最重要体征为右下腹固定压痛点。（　　）

9．随访葡萄胎患者时必须进行的常用检查方法是测尿中的 hCG 值。（　　）

10．寒冷季节应加强对新生儿尤其是早产儿的保暖工作，产房温度不得低于 22℃。（　　）

参考答案

一、单选题

1. A	2. A	3. D	4. E	5. A	6. D	7. D	8. C	9. A	10. A
11. D	12. C	13. C	14. B	15. B	16. B	17. C	18. D	19. C	20. D
21. E	22. D	23. D	24. A	25. D	26. E	27. B	28. C	29. B	30. A
31. A	32. D	33. D	34. E	35. A	36. D	37. B	38. C	39. D	40. C
41. B	42. C	43. A	44. B	45. B	46. C	47. C	48. A	49. C	50. C

二、多选题

1. AD	2. ABCD	3. ABC	4. AC	5. ACDE	6. ABC	7. BDE	8. ABD
9. ABD	10. ACDE	11. ACDE	12. ABDE	13. ABC	14. CD	15. BCE	16. DE
17. ACDE	18. ACE	19. ABDE	20. ABE				

三、判断题

1. ×	2. ×	3. √	4. √	5. √	6. ×	7. √	8. √	9. √	10. ×

模拟演练十九

一、单选题（请从备选答案中选择一个最佳答案，每小题 1 分，共 50 分）

1. 细菌的合成代谢产物不包括
   A. 色素
   B. 抗毒素
   C. 抗生素
   D. 维生素
   E. 毒素

2. 新生儿心肺复苏时，吹气和心脏按压时，错误的是
   A. 吹气频率 30 ～ 40 次 / 分
   B. 示指与环指按压胸骨中 1/3 处
   C. 使胸骨下陷 1 ～ 2cm
   D. 吹气和按压比例为 1 ： 5
   E. 按压频率为 100 ～ 120 次 / 分

3. 有关纵隔的叙述，正确的是
   A. 位于两侧纵隔胸膜之间
   B. 前界是胸包
   C. 上界是胸骨角水平
   D. 属于胸膜腔的一部分
   E. 内含少量浆液可减少摩擦

4. 医嘱处理后在医嘱本上所作的标记错误的是
   A. 长期医嘱抄录医嘱单后用蓝笔打钩
   B. 临时医嘱抄录医嘱单后用蓝笔打钩
   C. 长期医嘱转到执行单用红笔打钩
   D. 临时医嘱抄录医嘱单后铅笔打钩
   E. 长期备用医嘱抄录医嘱单后用蓝笔打钩

5. 室温过高可致
   A. 消化功能亢进
   B. 提高呼吸功能
   C. 促进体力恢复
   D. 神经系统受抑制
   E. 有利于体温散发

6. 关于特级护理的内容不正确是
   A. 每 15 ～ 30 分钟观察病情及生命体征
   B. 安排专人 24 小时护理
   C. 制定护理计划，严格执行，准确记录
   D. 备好急救所需药品和用物
   E. 做好基础护理，严防并发症，确保患者安全

7. 压疮瘀血红润期的处理不妥的是
   A. 增加翻身次数
   B. 加强局部按摩
   C. 加强营养
   D. 避免破溃感染
   E. 避免潮湿和排泄物的刺激

8. 无菌操作中防止交叉感染的措施是
   A. 无菌物品与非无菌物品分别放置
   B. 进行无菌操作时衣帽要整洁
   C. 执行无菌操作时地方要宽阔
   D. 取无菌物品时用无菌持物钳
   E. 一份无菌物品只供一位患者使用

9. 关于紫外线消毒效果监测错误的是
   A. 将紫外线强度计置于紫外线灯管正中 1m
   B. 开灯 5 分钟后判断结果
   C. 普通 30W 新灯辐射强度 ≥ 90μW/cm²
   D. 使用中的灯管辐射强度 ≥ 60μW/cm²
   E. 记录灯管使用时间者应不超过 1000 小时

10. 关于紫外线消毒，错误的是

A. 紫外线穿透性差，被消毒的物品不可有任何遮蔽

B. 照射前，病室应先做好清洁工作

C. 紫外线灯管要保持清洁透亮

D. 灯管使用期限不能超过 2000 小时

E. 为检查紫外线杀菌效果需定期进行空气细菌培养

11. 患者，男，59 岁。患慢性胃溃疡。近日感到胃部疼痛，发现大便颜色发黑。医嘱做粪便隐血试验，护士应告诉患者 3 天内应禁食的食物是

A. 大米稀饭

B. 面包

C. 豆腐

D. 瘦肉

E. 鸡蛋

12. 关于冷疗法的禁忌，正确的是

A. 枕后用冷易引起反射性心率减慢

B. 足心用冷可引起末梢血管收缩而影响散热或一过性冠状动脉收缩

C. 心前区处用冷易引起一过性冠状动脉收缩

D. 阴囊用冷易致排尿困难或腹泻

E. 耳廓用冷可致心室纤颤及房室传导阻滞

13. 防止血标本溶血的方法中，错误的是

A. 选用干燥无菌注射器及针头

B. 采血后去针头沿试管壁将血液和泡沫缓慢注入试管内

C. 避免过度振荡

D. 血增减标本将血液注入培养瓶内

E. 立即送验

14. 留 24 小时尿标本 17- 羟类固醇检查时，为防止尿中激素被氧化，其标本中应加的防腐剂是

A. 甲苯

B. 甲醛

C. 甲酸

D. 浓盐酸

E. 稀盐酸

15. 患者，男，28 岁。5 分钟前误服硫酸，目前患者神志清楚，最好的立即给患者

A. 用 1：15 000 高锰酸钾溶液洗胃

B. 用硫酸镁导泻

C. 饮牛奶

D. 口服碳酸氢钠

E. 用 1% ～ 4% 碳酸氢钠溶液洗胃

16. 口腔有铜绿假单胞菌感染的患者应用的漱口液是

A. 生理盐水

B. 醋酸溶液

C. 呋喃西林溶液

D. 碳酸氢钠溶液

E. 双氧水

17. 大量输血在 1000ml 以上，需补充钙离子，其原因是

A. 防止过敏反应

B. 防止溶血反应

C. 防止枸橼酸钠中毒

D. 防止肺水肿

E. 防止发热反应

18. 预防脑水肿，降低颅内压应采取的卧位是

A. 平卧位

B. 头低脚高位

C. 头高脚低位

D. 半坐卧位

E. 膝胸卧位

19. 大叶肺炎患者发热常见的热型是
    A. 间歇热
    B. 不规则热
    C. 稽留热
    D. 回归热
    E. 波浪热

20. 代谢性酸中毒患者的呼吸异常表现为
    A. 吸气呼吸困难
    B. 呼气呼吸困难
    C. 呼吸间断
    D. 呼吸深大而规则
    E. 呼吸浅表而不规则

21. 患者，男，72 岁。因肺气肿、Ⅱ 型呼吸衰竭收入院。入院第 1 天晚上，因咳嗽、痰多、呼吸困难，并对医院环境不适应而不能入睡，对其护理措施不妥当的是
    A. 给镇静和镇咳药，帮助入睡
    B. 减少夜间操作，保证患者睡眠
    C. 给低流量持续吸氧
    D. 减少白天睡眠时间和次数
    E. 和患者一同制定白天活动计划

22. 患者，男，48 岁。因支气管哮喘入院，给予应用氨茶碱药物，其中以下护理不正确的是
    A. 不宜肌内注射
    B. 饭后服用可减轻胃肠道反应
    C. 静脉注射浓度不宜过高
    D. 注射时间不宜超过 10 分钟
    E. 急性心肌梗死及血压降低者禁用

23. 患者，男，63 岁。心前区持续疼痛 5 小时，确诊为急性心肌梗死收入监护室。监测中发现患者出现心室颤动，此时责任护士应即刻采取的首要措施是
    A. 静脉注射利多卡因
    B. 静脉注射异丙肾上腺素
    C. 安装心脏起搏器
    D. 非同步直流电除颤
    E. 同步直流电除颤

24. 左心衰竭的症状不包括
    A. 夜间阵发性呼吸困难
    B. 心前区疼痛
    C. 心悸
    D. 劳累性呼吸困难
    E. 端坐呼吸

25. 肝性脑病最早的表现是
    A. 昏睡
    B. 性格和行为的改变
    C. 定向力障碍
    D. 反复亢进
    E. 扑翼样震颤

26. 患者，女，30 岁。急性腹痛发作 10 小时入院，对诊断急性胰腺炎最有价值的检查是
    A. 血清淀粉酶测定
    B. 血清脂肪酶测定
    C. 血糖测定
    D. 血清钙测定
    E. 血清谷丙转氨酶测定

27. 急性肾炎临床首发症状多为
    A. 少尿、无尿
    B. 高血压
    C. 心力衰竭
    D. 水肿、血尿
    E. 高血压脑病症状

28. 患者，男，37 岁。有慢性肾炎史 8 年，近日出现厌食、恶心、呕吐、尿少、失眠、呼吸深而稍快，血压 21.3/13.3kPa（160/100mmHg），

应首先考虑

    A. 心力衰竭

    B. 呼吸衰竭

    C. 尿毒症

    D. 急性肝炎

    E. 高血压脑病

29. 患者，女，37岁。甲亢3年，短期服抗甲状腺药后病情好转，自动停药。其后又复发，2天来腹泻，每天5～7次无腹痛，发热39～40℃，多汗，衣被湿，兴奋不安，心率每分钟160次，频发早搏，诊断应首先考虑

    A. 甲亢复发

    B. 细菌性痢疾

    C. 甲亢性心脏病

    D. 甲亢伴感染

    E. 甲状腺危象

30. 患者，女，20岁。被诊断1型糖尿病1年，并多次发生酮症酸中毒，护士教给患者自己注射胰岛素。请问胰岛素治疗护理，下列不妥的是

    A. 采用1ml注射器

    B. 剂量必须准确

    C. 普通胰岛素餐前半小时注射

    D. 保存于室温20℃以下

    E. 应经常更换部位

31. 急性肾衰竭时，需紧急血液透析的情况是

    A. 血尿素氮＞20.4mmol/L

    B. 持续呕吐

    C. 血钾＞6.0mmol/L

    D. 急性肺水肿

    E. 动脉血气分析pH＜7.35

32. 患者，女，28岁。皮肤黏膜出血一周，平时有鼻出血且月经过多。查体红细胞$2.5×10^{12}$/L，血红蛋白80g/L，白细胞$10×10^9$/L，血小板$10×10^9$/L，骨髓增生活跃，巨细胞增加，最可能的诊断是

    A. 再生障碍性贫血

    B. 血小板减少性紫癜

    C. 过敏性紫癜

    D. 急性白血病

    E. 慢性白血病

33. 纠正代谢性酸中毒首选

    A. 11.2% 乳酸钠

    B. 5% 碳酸氢钠

    C. 3.6% 三羟甲基氨基甲烷

    D. 0.9% 氯化钠

    E. 5% 葡萄糖溶液

34. 符合早期休克表现的是

    A. 面色苍白，烦躁不安

    B. 脉弱无力

    C. 血压降低

    D. 代谢性酸中毒

    E. 皮肤黏膜出现瘀斑

35. 硬膜外麻醉最严重的并发症是

    A. 血压下降

    B. 血管扩张

    C. 尿潴留

    D. 呼吸变慢

    E. 全脊髓麻醉

36. 浅Ⅱ度烧伤的深度是

    A. 深至皮肤角质层

    B. 达真皮深层

    C. 深至皮肤生发层

    D. 达真皮浅层，部分生发层健在

    E. 深至皮肤全层

37. 对确定肿瘤的诊断价值最大的是

A．体检所见

B．化验检查

C．X线超声波检查

D．病理检查

E．手术探查所见

38．急性阑尾炎发生的最重要的原因

A．阑尾梗阻

B．阑尾损伤

C．胃肠道功能紊乱

D．全身感染

E．神经反射

39．患者，女，44岁。胃溃疡穿孔合并急性腹膜炎，手术后5天体温39℃，每天大便7～8次，有大便不尽感，最可能诊断为

A．肠炎

B．细菌性痢疾

C．肠粘连

D．盆腔脓肿

E．肠间隙脓肿

40．患者，男，29岁。反复上腹疼痛，伴反酸2个月。患者自述夜间疼痛明显，2天来大便呈黑色。查体：血压140/80mmHg，腹软，右上腹压痛，无反跳痛，肝脾未及，最可能的诊断是

A．十二指肠溃疡

B．胆囊炎

C．肝硬化

D．胰腺炎

E．结肠溃疡

41．有关肠梗阻错误的叙述是

A．单纯性肠梗阻为阵发性腹痛

B．高位小肠梗阻腹胀明显

C．麻痹性肠梗阻腹痛不剧烈

D．低位小肠梗阻呕吐较晚

E．绞窄性肠梗阻呕吐物为血性

42．压迫颈交感神经丛可出现霍纳综合征，主要表现不包括

A．患侧眼球内陷

B．患侧上睑下垂

C．患侧瞳孔缩小

D．声音嘶哑

E．同侧面部无汗

43．患者，男，20岁。从3米高处跌下骑跨于木杆上，经检查阴茎、会阴和下腹壁青紫肿胀，排尿困难，尿道口滴血，应考虑为

A．会阴部挫伤

B．下腹部挫伤

C．前尿道损伤

D．后尿道损伤

E．膀胱损伤

44．小儿股骨干斜形骨折应采取

A．骨牵引，局部夹板固定

B．皮牵引，复位固定

C．手法复位，夹板固定

D．手法复位，石膏固定

E．切开复位，内固定

45．灰黄色泡沫状白带，量多，稀薄，可能为

A．滴虫性阴道炎

B．霉菌性阴道炎

C．慢性宫颈炎

D．老年性阴道炎

E．宫颈癌

46．早期宫颈癌的临床症状是

A．更年期周期短的阴道流血

B．生育年龄月经前后的点滴出血

C．接触性出血

D．绝经后的出血

E．阴道水样排液

47．初产妇，足月临产 5 小时入院。入院时宫缩强，4 小时后转弱为 30 秒 /5 ～ 6 分钟，胎心好，遵医嘱缩宫素缓慢静滴后宫口开全顺利分娩，此分娩应属于

A．潜伏期延长

B．加速期延长

C．活跃期延长

D．第二产程延长

E．正常的分娩经过

48．关于小儿颅骨发育，下列<u>不正确</u>的是

A．囟门早闭或过小，见于头小畸形

B．前囟凹陷见于极度消瘦或脱水者

C．有的小儿出生时后囟即很小或已闭合

D．后囟最迟在 3 ～ 4 个月闭合

E．前囟出生时大小为 1.5 ～ 2cm

49．小儿，2 岁。多汗，烦躁，前囟未闭，方颅、鸡胸、"O" 形腿，血清钙、磷均低于正常。考虑为

A．佝偻病初期

B．佝偻病激期

C．佝偻病恢复期

D．佝偻病后遗症期

E．软骨营养障碍

50．新生儿硬肿症常见的表现<u>不包括</u>

A．皮肤硬、凉

B．反应低下

C．体温不升

D．不吃、不哭、不动

E．皮肤硬肿后软，中央坏死形成

二、多选题（以下每题的备选答案中有 2 个或 2 个以上正确答案，每小题 2 分，共 40 分）

1．奥瑞姆自护理论中的完全补偿系统适用于

A．卒中患者

B．精神患者

C．昏迷患者

D．婴儿患者

E．老年患者

2．用新鲜鸡蛋内膜贴于压疮浅表创面的作用是

A．防止水分散失

B．避免细菌感染

C．利于上皮组织增生

D．减少摩擦

E．防止热量散失

3．适用于俯卧位的患者有

A．腰背检查

B．脊柱结核手术后

C．背部蜂窝织炎

D．肛门部检查

E．臀部伤口

4．<u>不宜</u>选用直肠测温的患者包括

A．腹泻患者

B．直肠癌手术后

C．昏迷患者

D．婴幼儿

E．清洁灌肠后 10 分钟

5．幽门梗阻患者洗胃的时间是

A．饭后即刻

B．饭后 1 小时内

C．空腹

D．饭后 2 小时内

E．饭后 4 ～ 6 小时内

6．下列<u>不宜</u>灌肠的患者包括

A．急腹症患者

B. 消化道出血

C. 严重心血管疾病

D. 初产妇宫口开大 2cm

E. 肠道手术前

7. 胸外心脏按压的有效指征为

　　A. 自主呼吸恢复

　　B. 口唇转红

　　C. 上肢收缩压维持在 6kPa 以上

　　D. 瞳孔散大

　　E. 出现躁动

8. 患者，女，34 岁。风湿性心脏病史 16 年，因感冒、发热住院，医嘱静脉输液，上午 8 点开始输液，每分钟滴速 40 滴，患者自行调节滴速达每分钟 100 滴，半小时后患者出现呼吸急促，剧烈咳嗽，痰液呈泡沫血性，不能平卧。护士应采取的正确措施是

　　A. 立即停止输液

　　B. 患者端坐，双腿下垂

　　C. 必要时进行四肢轮扎

　　D. 给予高流量氧气吸入

　　E. 遵医嘱给予强心、利尿、扩血管的药物

9. 呼吸衰竭患者为保持呼吸道通畅，清除呼吸道分泌物，可采取的措施包括

　　A. 应用祛痰剂

　　B. 超声雾化吸入

　　C. 气管切开

　　D. 机械辅助通气

　　E. 环甲膜穿刺

10. 需要绝对卧床休息的心脏病包括

　　A. 心功能 IV 级

　　B. 冠心病早期

　　C. 风湿性心肌炎

D. 急性心肌梗死

E. 室性心动过速

11. 溃疡病呕血患者的正确护理措施是

　　A. 卧床休息

　　B. 禁食 4 小时

　　C. 早期使用三腔气囊管

　　D. 定期测量生命体征

　　E. 禁用巴比妥类药物

12. 慢性肾功能衰竭水、电解质和酸碱平衡失调可表现为

　　A. 失水或水过多

　　B. 钠平衡失调

　　C. 低钾血症

　　D. 钙、磷平衡失调

　　E. 酸碱平衡失调

13. 糖尿病饮食治疗需

　　A. 少量多餐

　　B. 终身控制饮食

　　C. 膳食要平衡

　　D. 合理控制总热量

　　E. 维持理想体重

14. 氨基糖苷类的不良反应主要有

　　A. 抑制骨髓造血

　　B. 超敏反应

　　C. 肾毒性

　　D. 耳毒性

　　E. 神经肌肉阻断作用

15. 完全胃肠外营养给予营养物质的途径有

　　A. 周围静脉

　　B. 深静脉

　　C. 中心静脉

　　D. 锁骨下动脉

　　E. 颈内静脉

16. 烧伤急救措施正确的是
    A. 迅速脱离致热源
    B. 镇静止痛
    C. 减少创面污染
    D. 衣服着火应用手立即扑灭
    E. 避免再损伤创面

17. 胆道手术后经 T 管胆道造影，下列描述正确的是
    A. 术后 7 天可以进行造影检查
    B. 造影前用生理盐水冲洗胆道
    C. 造影时为了使胆道充分显影，可改变患者体位
    D. 造影后应开放 T 管引流
    E. 造影后有发热可用抗生素

18. 胸外伤患者急救处理原则是
    A. 保持呼吸道通畅
    B. 立即给予氧气吸入
    C. 张力性气胸应立即剖胸探查
    D. 迅速重建胸内负压
    E. 肺裂伤后造成活动性血胸者，应立即行肺裂切除术

19. 禁止使用硫酸镁的情况包括
    A. 呼吸＜ 16 次 / 分
    B. 膝反射消失
    C. 尿量＜ 600ml/d
    D. 心率＞ 110 次 / 分
    E. 血压＜ 90/68mmHg

20. Rh 抗体极少自然产生，但主要的产生原因是
    A. 免疫注射
    B. 输血
    C. 药物
    D. 妊娠
    E. 过敏

三、判断题（在题干后面的括号里划√或 ×，每题 1 分，共 10 分）

1. 鼻饲的目的是保证不能经口进食的患者摄入足够的营养、水分和药物。（　　）

2. 经鼻 / 口腔吸痰时，应评估患者生命体征、病情、意识状态、合作程度、氧疗情况、SpO_2、咳嗽能力、痰液的颜色、量和黏稠度，按需吸痰。（　　）

3. 对痰多而咳嗽无力患者应常帮助其翻身拍背，并随时准备吸痰，以防痰液阻塞。（　　）

4. 急性心肌梗死严重类型可发生心律失常、休克或心力衰竭。（　　）

5. 用三腔管压迫止血在拔管后 24 小时内仍需严密观察，如发现出血征象仍可用三腔管压迫止血。（　　）

6. 高血钾引起心律失常时，首先应注射 10% 葡萄糖酸钙。（　　）

7. 张力性气胸需立即排气，用一粗针头在伤侧锁骨中线第 3 肋间处刺入胸膜腔，立即收到排气减压的效果。（　　）

8. 胸腔闭式引流瓶应低于胸壁引流口平面 3 ～ 4cm。（　　）

9. 新生儿生理性黄疸是指生后 2 ～ 3 天开始出现，4 ～ 5 天最明显，7 ～ 14 天消退。（　　）

10. 妊娠高血压疾病患者的基本病理变化为 DIC。（　　）

参考答案

一、单选题

1. B	2. D	3. A	4. D	5. D	6. A	7. B	8. E	9. D	10. D
11. D	12. B	13. B	14. D	15. C	16. B	17. C	18. C	19. C	20. D
21. A	22. D	23. D	24. B	25. B	26. A	27. D	28. C	29. E	30. D
31. D	32. B	33. B	34. A	35. E	36. D	37. D	38. A	39. D	40. A
41. B	42. D	43. C	44. B	45. A	46. C	47. E	48. D	49. B	50. E

二、多选题

1. ABCD	2. ABCE	3. ABCE	4. ABE	5. CE	6. ABC	7. ABE	8. ABCDE
9. ABE	10. ACDE	11. AD	12. ABCDE	13. BCDE	14. BCDE	15. ABCE	16. ABCE
17. BCDE	18. ABD	19. ABC	20. ABD				

三、判断题

1. √	2. √	3. √	4. √	5. √	6. √	7. ×	8. √	9. √	10. ×

模拟演练二十

一、单选题（请从备选答案中选择一个最佳答案，每小题 1 分，共 50 分）

1. 大面积烧伤早期出现的休克属于
   A. 过敏性休克
   B. 心源性休克
   C. 神经源性休克
   D. 低血容量性休克
   E. 感染性休克

2. 使用的隔离衣其更换的时间是
   A. 1 天
   B. 2 天
   C. 3 天
   D. 5 天
   B. 6 天
   E. 7 天

3. 属于下消化道的器官是
   A. 胃
   B. 十二指肠
   C. 食管
   D. 空肠
   E. 咽

4. 护士在与患者第一次接触时，应采用的距离是
   A. 个人距离
   B. 亲密距离
   C. 社会距离
   D. 公众距离
   E. 社区距离

5. 以下关于消毒灭菌时间说法错误的是
   A. 煮沸至 100℃后，持续 5 ～ 10 分钟达消毒效果

B. 橡胶类物品用纱布包好，待水沸后放入，5 分钟后取出

C. 高压蒸汽灭菌法，温度达 121℃后，5 分钟即可灭菌

D. 紫外线灯管法对空气消毒，须在灯亮 5 分钟后持续照射 30 分钟

E. 床垫的消毒，须将其放在直射日光下曝晒 6 小时

6. 患者行甲状腺腺瘤切除术后，采取半坐卧位的主要目的是
   A. 减轻局部出血
   B. 避免疼痛
   C. 有利于伤口愈合
   D. 改善呼吸困难
   E. 有利于治疗护理

7. 炎性浸润期压疮出现大水疱，正确的处理是
   A. 涂厚层滑石粉包扎
   B. 剪去表皮无菌纱布包扎
   C. 抽去水疱内液体消毒包扎
   D. 揭去表皮，贴新鲜蛋膜
   E. 用 1 ：5000 呋喃西林清洁创面

8. 长期大量使用免疫抑制药的患者应采用的隔离种类是
   A. 严密隔离
   B. 保护性隔离
   C. 呼吸道隔离
   D. 消化道隔离
   E. 接触隔离

9. 代谢性酸中毒患者的呼吸表现为
   A. 吸气性呼吸困难
   B. 呼气性呼吸困难

C. 呼吸间断

D. 呼吸深大而规则

E. 呼吸浅表而不规则

10. 疟疾患者发热常见的热型是

A. 波浪热

B. 稽留热

C. 弛张热

D. 间歇热

E. 不规则热

11. 观察病情时，须两人同时分别测量心率和脉率的病情是

A. 心动过速

B. 心律不齐

C. 心房纤颤

D. 心室纤颤

E. 心动过缓

12. 下列外文缩写和中文译意<u>不正确</u>的组合是

A. bid－每天2次

B. DC－停止

C. 12mn－午夜12点

D. qod－每天4次

E. Rp－处方

13. 护士执行给药原则中，最重要的是

A. 遵医嘱给药

B. 给药途径要准确

C. 给药时间要准确

D. 注意用药的不良反应

E. 给药中要经常观察疗效

14. <u>不需</u>应用保护具的患者是

A. 高热患者

B. 昏迷患者

C. 躁动患者

D. 体温过低患者

E. 谵妄患者

15. 血液病患者最好输入

A. 新鲜血

B. 库存血

C. 白细胞浓缩液

D. 红细胞浓缩液

E. 血浆

16. 患者，男，20岁。擦玻璃时不慎从楼上跌下，造成严重颅脑损伤，需随时观察、抢救，入院后对此患者的护理应给予

A. 特级护理

B. 一级护理

C. 二级护理

D. 三级护理

E. 个案护理

17. 为留置导尿患者进行膀胱反射功能锻炼的护理时应

A. 温水冲洗外阴每天2次

B. 每周更换导尿管

C. 间断夹闭引流管

D. 定时给患者翻身

E. 鼓励患者多饮水

18. 患者，男，45岁。患伤寒病，住院治疗期间患者口唇干裂，口温40℃，脉搏120次/分。去除患者口腔异味的含漱液是

A. 生理盐水

B. 朵贝儿液

C. 0.1%醋酸

D. 1%～2%碳酸氢钠溶液

E. 2%～3%硼酸溶液

19. 患者，男，45岁。出差当晚腹泻多次，粪便呈果酱样，入院检查初诊为阿米巴痢疾，医嘱用灭滴灵灌肠治疗。护理措施正确的是

A．灌肠前臀部抬高 20cm

B．液面与肛门有距离 40 ～ 60cm

C．灌肠时患者取右侧卧位

D．灌入药液量应少于 500ml

E．灌入后保留 30 分钟

20．书写病室报告时，首先报告的是

A．出院患者

B．大手术后患者

C．危重患者

D．新入院患者

E．特殊检查治疗的患者

21．肺源性心脏病的首要死亡原因是

A．休克

B．肺性脑病

C．上消化道出血

D．水、电解质平衡失调

E．心律失常

22．支气管哮喘患者突然出现胸痛、气急、呼吸困难、大汗、不安，应考虑

A．自发性气胸

B．支气管哮喘急性发作

C．左心衰竭

D．肺炎

E．胸膜炎

23．患者，男，48 岁。常常在晨起及晚间躺下时咳大量脓痰，伴少量鲜血，并且痰液放置后分 3 层，可能是

A．慢性支气管炎

B．肺癌

C．肺结核

D．支气管扩张

E．肺气肿

24．引起右心室后负荷增加的疾病是

A．主动脉瓣关闭不全

B．阻塞性肺气肿

C．三尖瓣关闭不全

D．房间隔缺损

E．贫血性心脏病

25．患者，男，60 岁。诊断为高血压性脑出血，处于昏迷状态，呼吸变慢或停止，两侧瞳孔不等大，应考虑

A．窒息

B．脑疝

C．心室纤颤

D．脑出血

E．心力衰竭

26．患者，男，72 岁。输液过程中突起胸闷、气促、烦躁不安。呼吸 30 次 / 分，脉搏 140 次 / 分，两侧肺底有细湿啰音，最可能的诊断是

A．左心衰竭

B．右心衰竭

C．全心衰竭

D．药物过敏

E．急性肺炎

27．下列关于消化性溃疡合并大出血的叙述，不正确的是

A．出血后疼痛加重

B．呕血常混有食物

C．呕血呈酸性

D．呕血常为咖啡色

E．出血后可有发热及氮质血症

28．上消化道出血并肝性脑病，为清除肠内积血，最适宜用

A．弱碱性液灌肠

B．弱酸性液灌肠

C．中性液灌肠

D．肥皂水灌肠

E．口服 25% 硫酸镁 50ml

29．慢性肾衰竭心血管系统临床表现常见

　　A．心力衰竭

　　B．心肌炎

　　C．心包炎

　　D．冠心病

　　E．心肌病

30．慢性肾盂肾炎患者服用碳酸氢钠的好处为

　　A．帮助消化

　　B．增加水钠潴留

　　C．中和胃酸止腰痛

　　D．缓解尿路刺激症状

　　E．增进食欲

31．关于特发性血小板减少性紫癜的诊断下列何项最有价值

　　A．血小板计数

　　B．骨髓象

　　C．毛细血管脆性试验

　　D．血小板相关 IgG

　　E．出、凝血时间

32．2 型糖尿病患者，体态肥胖，"三多一少"症状不太明显，血糖偏高，长期采用饮食控制和口服降血糖药物治疗，但血糖仍高。此时最适当的处理是

　　A．注射胰岛素

　　B．运动疗法

　　C．应用抗生素

　　D．加大降糖药剂量

　　E．补充碳酸氢钠

33．严重低渗性脱水的治疗可先输入

　　A．5% 葡萄糖盐水

B．10% 葡萄糖液

C．3%～5% 氯化钠液

D．11.2% 乳酸钠液

E．低分子右旋糖酐液

34．术后切口发生感染的时间是术后

　　A．1～2 天

　　B．3～5 天

　　C．5～7 天

　　D．7～10 天

　　E．10～12 天

35．腹膜炎患者采用半卧位的目的不包括

　　A．渗液积聚于盆腔

　　B．腹肌松弛，以减轻疼痛

　　C．防止下肢静脉血栓形成

　　D．使炎症局限及引流

　　E．利于呼吸及循环

36．瘢痕性幽门梗阻最主要的临床表现是

　　A．呕吐大量隔餐或隔夜食物

　　B．消瘦

　　C．上腹胀痛

　　D．胃型及胃蠕动波

　　E．食欲减退

37．容易发生肠绞窄的肠梗阻类型是

　　A．肠扭转

　　B．肠粘连

　　C．肠麻痹

　　D．肠套叠

　　E．肠壁肿瘤

38．急性胆囊炎表现有右肩背部疼痛，这种疼痛属于

　　A．内脏性疼痛

　　B．躯体性疼痛

　　C．牵涉性疼痛

D. 转移性疼痛

E. 胆绞痛

39. 实质性脏器损伤与空腔脏器破裂的主要区别在于

A. 发生休克的类型

B. 有无腹膜刺激征

C. 腹痛性质

D. 腹腔穿刺液的性质

E. 外伤程度

40. 胸外伤后，胸壁软化，其发生原因是

A. 单根肋骨单处骨折

B. 单根肋骨多处骨折

C. 多根肋骨单处骨折

D. 多根肋骨多处骨折

E. 胸骨骨折

41. 甲状腺次全切除术后，出现颈部肿大，呼吸困难，应考虑到

A. 痰液阻塞

B. 伤口内出血

C. 神经损伤

D. 甲状腺危象

E. 气管软化

42. 不符合门静脉高压症病理改变的是

A. 脾肿大

B. 脾功能亢进

C. 消化系器官瘀血

D. 腹水形成

E. 中心静脉压高

43. 患者，女，60岁。跌倒致右股骨颈骨折，现给予持续皮牵引处理。该患者最易发生的并发症是

A. 休克

B. 髋关节创伤性关节炎

C. 骨化性肌炎

D. 右坐骨神经损伤

E. 右股骨头缺血坏死

44. 患者，男，44岁。做下肢静脉瓣膜功能试验，先平卧，抬高患肢，待曲张静脉瘀血排空后，在大腿根部扎止血带，患者站立后30秒内曲张静脉迅速充盈，说明瓣膜功能不全的是

A. 大隐静脉

B. 小隐静脉

C. 深静脉

D. 交通支

E. 大隐静脉和小隐静脉

45. 妊娠早期，子宫增大变软，形成黑加征的部位是

A. 子宫底

B. 子宫体

C. 子宫峡部

D. 子宫角部

E. 子宫颈

46. 关于子宫收缩乏力性产后出血，首选的止血措施是

A. 宫腔填塞纱条

B. 按摩子宫，并注射宫缩剂

C. 压迫腹主动脉

D. 双手压迫腹部，按摩子宫

E. 子宫切除术

47. 卵巢肿瘤最常见的并发症是

A. 囊肿破裂

B. 感染

C. 蒂扭转

D. 恶性变

E. 远处转移

48. 关于新生儿的特点，正确的是

A. 体液免疫功能较完善

B. 肾小球滤过率高，浓缩功能好

C. 消化道面积较小，肠壁通透性较差

D. 呼吸较快，节律可不规则，心率波动大

E. 体温调节中枢不健全，体表面积相对小，不易散热

49. 患儿，2岁半。生后3个月出现青紫，哭闹、活动后青紫明显加重，该患儿生长发育落后，喜蹲踞，有杵状指，心前区有明显杂音。患儿可能为

A. 室间隔缺损

B. 房间隔缺损

C. 法洛四联征

D. 动脉导管未闭

E. 主动脉瓣缩窄

50. 急性肾小球肾炎患儿可恢复上学的客观指标是

A. 水肿消退

B. 血压正常

C. 血沉正常

D. 尿常规检查

E. 抗链球菌溶血素"O"正常

二、多选题（以下每题的备选答案中有2个或2个以上正确答案,每小题2分,共40分）

1. 按照席尔的压力与适应学说，人体面对压力源刺激的反应分为

A. 反应期

B. 抵抗期

C. 紧张期

D. 耗竭期

E. 死亡期

2. 属于高效消毒剂的是

A. 碘伏

B. 戊二醛

C. 环氧乙烷

D. 甲醛

E. 碘酊

3. 热水坐浴适用于

A. 外阴部炎症

B. 肛门部充血

C. 女性月经期

D. 肛门周围感染

E. 妊娠后期痔疮疼痛

4. 关于血压的生理变化正确的是

A. 同年龄组的女性低于男性

B. 小儿低于成人

C. 清晨高于傍晚

D. 左上肢高于右上肢

E. 下肢高于上肢

5. 胸膝位适用于

A. 直肠检查

B. 纠正臂先露胎位

C. 保留灌肠

D. 结肠镜检

E. 孕妇胎膜早破

6. 下列标本采集的叙述正确的是

A. 尿蛋白定性用甲苯防腐

B. 查阿米巴原虫的粪便标本应特别注意保温

C. 尿培养标本可取中段尿5～10ml

D. 血气分析标本应特别注意隔绝空气

E. 怀疑口腔真菌感染者应在口腔溃疡面上采取分泌物

7. "1、2、3"灌肠溶液的组成

A. 50% 硫酸镁 30ml

B．甘油 60ml

C．新霉素溶液 30ml

D．生理盐水 90ml

E．温开水 90ml

8．小儿头皮静脉输液正确的是

　　A．准备输液，排尽空气

　　B．剃去局部头发，选择静脉

　　C．用 70% 乙醇消毒穿刺部位皮肤后待干

　　D．固定静脉两端持针沿静脉离心方向平行刺入

　　E．见回血后松开调节器

9．记录患者的出入水量时，其出量包括

　　A．呕吐物

　　B．出汗

　　C．大小便

　　D．引流液

　　E．输液量

10．慢性支气管炎可导致

　　A．支气管扩张症

　　B．肺气肿

　　C．支气管腔狭窄

　　D．肺癌

　　E．肺出血性梗死

11．患者，男，63 岁。肺心病后期患者，近日表现兴奋多语，白天嗜睡，夜间失眠。护士值夜班时应家属要求前往查视，见患者神志恍惚、烦躁、躁动不安、时有抽搐。检查皮肤潮湿多汗，球结膜充血水肿。对此应采取的护理措施有

　　A．加大给氧流量至 6 ～ 8L/min

　　B．肌注异丙嗪 25mg

　　C．100g/L 水合氯醛 10ml 保留灌肠

　　D．床旁加床档以防坠床

E．调节病室相对湿度至 60% ～ 65%

12．慢性肾衰竭引起的早期消化系统临床表现是

　　A．厌食

　　B．上腹饱胀

　　C．恶心、腹泻

　　D．口腔溃疡

　　E．口腔氨臭味

13．出血性疾病患者在急性出血时的护理措施

　　A．患者常有恐惧和紧张情绪，应予安慰

　　B．给予哌替啶镇静

　　C．准备一切抢救用品

　　D．密切观察出血情况

　　E．嘱患者绝对卧床休息

14．甲亢患者甲状腺激素分泌过多症群包括

　　A．促进物质代谢，产热散热增加

　　B．急躁易怒，可有手、舌、眼睑震颤

　　C．心悸、脉压增宽

　　D．食欲差、消瘦

　　E．多有慢性甲亢性肌病

15．"T" 形管引流的作用是

　　A．促使炎症消退

　　B．防止胆汁性腹膜炎

　　C．防止狭窄、梗阻等并发症

　　D．减少胆汁分泌

　　E．减轻胆总管缝合处张力

16．高钾血症可见于

　　A．急性肾衰竭

　　B．慢性肾衰竭

　　C．Addison 病

　　D．糖尿病

　　E．经胃肠摄钾过多

17．甲亢术后发生呼吸困难多见于

A．喉头水肿

B．双侧喉上神经内支损伤

C．切口积血

D．双侧喉返神经损伤

E．双侧喉上神经外支损伤

18．骨折特有的体征包括

A．畸形

B．骨擦音

C．异常活动

D．功能障碍

E．疼痛

19．妊娠期肝脏负荷加重，体现在

A．孕期营养需要增加

B．母体基础代谢增高

C．胎儿的代谢产物经母体排泄

D．孕期雌激素分泌增加

E．妊娠期间血容量增加

20．对婴儿腹泻病患儿的饮食疗法，正确的是

A．继续饮食，合理用药

B．暂时禁食，但不宜过久

C．一律禁食，给予静脉补液

D．病毒性肠炎暂停乳类喂养，改为豆制代乳品

E．腹泻停止后，饮食由少到多，由稀到浓，逐渐过渡到正常饮食

三、判断题（在题干后面的括号里划√或×，每题1分，共10分）

1．要长期进行静脉给药者，为保护静脉应从远端至近端选择血管进行注射。（　　　）

2．吸痰管最大外径不能超过气管导管内径的1/2，负压不可过大，进吸痰管时不可给予负压，以免损伤患者气道。（　　　）

3．体位引流的时间可安排在饭前1小时或者饭后1小时进行。（　　　）

4．心室颤动一旦发生，患者会立即出现阿-斯综合征，表现为意识丧失、抽搐、呼吸停止。（　　　）

5．肝硬化并发上消化道出血后，脾脏可增大，腹水迅速增长并诱发肝昏迷。（　　　）

6．患者出现休克时应先补足血容量，待尿量超过40ml/h，给予静脉补钾。（　　　）

7．小脑幕裂孔疝最常出现同侧偏瘫。（　　　）

8．肿瘤侵及Cooper韧带可引起乳房表面皮肤凹陷，形成酒窝征。（　　　）

9．为预防孕妇发生仰卧位低血压综合征的出现，孕妇休息时应取左侧卧位。（　　　）

10．新生儿可从母体获得，但3～5个月后逐渐消失的抗体是IgG。（　　　）

参考答案

一、单选题

1. D	2. A	3. D	4. A	5. C	6. A	7. C	8. B	9. D	10. D
11. C	12. D	13. A	14. D	15. A	16. A	17. C	18. C	19. C	20. A
21. B	22. A	23. D	24. B	25. B	26. A	27. A	28. B	29. A	30. D
31. B	32. B	33. C	34. B	35. C	36. A	37. A	38. C	39. D	40. D
41. B	42. E	43. E	44. D	45. C	46. B	47. C	48. D	49. C	50. C

二、多选题

1. ABD	2. BCD	3. ABD	4. ABE	5. ABD	6. BCDE	7. ABE	8. ABCE
9. ABCD	10. ABC	11. CDE	12. AB	13. ACDE	14. ABCDE	15. ABCE	16. ABCD
17. ACD	18. ABC	19. ABCD	20. ABDE				

三、判断题

1. √	2. √	3. ×	4. √	5. ×	6. √	7. ×	8. √	9. √	10. √

第二节　基本知识问答

1. 简述隔离的概念是什么？

隔离是将传染源、高度易感人群安置在指定地点，暂时避免和周围人群接触。隔离的目的就是切断感染链中感染源、传播途径、易感人群之间的联系。

2. 简述隔离的种类有哪些？

（1）呼吸道隔离。

（2）消化道隔离。

（3）严密隔离。

（4）接触隔离。

（5）血液 - 体液隔离。

（6）肠道隔离。

（7）昆虫隔离。

3. 确认胃管在胃内有哪几种方法？

（1）在胃管末端连接注射器进行抽吸，能抽出胃液。

（2）置听诊器于患者胃区，快速经胃管内注入 10ml 空气，听到气过水声。

（3）将胃管末端置于盛水的治疗碗内，无气泡逸出。

4. 鼻饲时的注意事项有哪些？

（1）有的患者接触液体石蜡油会发生恶心症状，可用生理盐水润滑。

（2）插管时动作轻柔，避免损伤食管黏膜，插入不畅时检查胃管是否盘曲在口咽部，此时可将胃管拔出少许，再小心插入。

（3）插管过程中若患者出现呛咳、呼吸困难、发绀等，表明胃管误入气管，应立即拔出。

（4）每次鼻饲前应证实胃管在胃内且通畅，并用少量温水冲管后再进行喂食，鼻饲完后再次灌入温水，以冲净胃管，避免鼻饲液凝结。

（5）鼻饲液温度保持在 38 ～ 40℃，不可过冷过热。新鲜果汁与奶液应分别灌入，防止产生凝块；药片应研碎、溶解后灌入。

（6）长期鼻饲者，每天进行 2 次口腔护理，并定期更换胃管，普通胃管每周更换 1 次，硅胶管每月更换 1 次。

（7）食管静脉曲张、食管梗阻的患者禁止使用鼻饲法。

5. 吸痰法的注意事项有哪些？

（1）操作动作应轻柔、准确、快速，每次吸痰时间不超过 15 秒，连续吸痰不超过 3 次，吸痰间隔予以纯氧吸入。

（2）注意吸痰管插入是否顺利，遇到阻力时应分析原因，不可粗暴盲插。

（3）吸痰管最大外径不能超过气管导管内径的1/2，负压不可过大，进吸痰管时不可给予负压，以免损伤患者气道。

（4）注意保持呼吸机接头不被污染，戴无菌手套持吸痰管的手不被污染。

（5）冲洗水瓶应分别注明吸引气管插管、口鼻腔之用，不能混用。

（6）吸痰过程中应密切观察患者的病情变化，如有心率、血压、呼吸、血氧饱和度的明显变化时，应立即停止吸痰，立即接呼吸机通气并给予纯氧吸入。

6. 试述破伤风的处理原则是什么？

（1）消除毒素来源。

（2）中和游离毒素。

（3）控制和解除痉挛。

（4）防治并发症。

7. 口腔护理的目的是什么？

（1）保持口腔清洁、湿润，预防口腔感染等并发症。

（2）预防或减轻口腔异味，清洁牙垢，增进食欲，确保患者舒适。

（3）提供口腔内的变化，提供病情变化的信息。

8. 简述什么是无菌技术？

无菌技术是指在医疗、护理操作中，防止一切微生物侵入人体和防止无菌物品、无菌区域被污染的技术。

9. 简述无菌操作的原则有哪些？

（1）操作环境整洁宽敞：①操作环境应清洁、宽敞、定期消毒；②操作台清洁、干燥、平坦、物品布局合理。

（2）工作人员着装符合无菌操作要求：无菌操作前，工作人员应戴好帽子和口罩，修剪指甲并洗手，必要时穿无菌衣、戴无菌手套。

（3）明确无菌区和非无菌区、无菌物品的概念。

（4）无菌物品放置有序，标志明显：①无菌物品必须与非无菌物品分开放置，并标有明显标志；②无菌物品不可暴露于空气中，应存放于无菌包或无菌容器内；③无菌包外需标明物品名称、灭菌日期，并按失效期先后顺序摆放；④一套无菌物品只供一位患者一次使用。

（5）操作中的无菌观念：①进行无菌操作时，操作者身体与无菌区域保持一定距离；②取放无菌物品时应面向无菌区；③取放无菌物品时应使用无菌持物钳；④手臂应保持在腰部以上或治疗台面以上，不可跨越无菌区域，手不可接触无菌物品；⑤无菌物品一经取出，虽未使用不可放回；

⑥避免面对无菌区谈笑、咳嗽、打喷嚏；⑦如无菌物品疑有或已被污染，应予更换或重新灭菌。

10. 简述特级护理适用于哪些患者？

特级护理适用于病情危重的患者，因为随时需要观察，以便进行抢救。如严重创伤、复杂疑难大手术后、器官移植、大面积灼伤以及某些严重的内科疾病等。

11. 一级护理的适用对象、护理内容是什么？

（1）适应对象：①病情趋向稳定的重症患者；②手术后或者治疗期间需要严格卧床的患者；③生活完全不能自理且病情不稳定的患者；④生活部分自理，病情随时可能发生变化的患者。

（2）护理要点：①每小时巡视患者，观察患者病情变化；②根据患者病情，测量生命体征；③根据医嘱，正确实施治疗、给药措施；④根据患者病情，正确实施基础护理和专科护理，如口腔护理、压疮护理、气道护理及管路护理等，实施安全措施；⑤提供护理相关的健康指导。

12. 简述二级护理适应范围及护理内容有哪些？

（1）适用范围：患者病情较重，生活不能自理，如大手术后病情稳定者、年老体弱、慢性病不宜多活动者以及幼儿等。

（2）护理内容：每1～2小时巡视一次，观察病情；按照护理常规护理；给予必要的生活协助及心理护理，满足患者身心需要。

13. 简述哪些患者应给予口腔护理？

对于高热、昏迷、危重、禁食、鼻饲、口腔疾病、术后、生活不能自理者，护士应给予特殊口腔护理。

14. 简述脉压增大主要见于哪些疾病？

脉压增大常见于：主动脉硬化、主动脉瓣关闭不全、动静脉瘘、甲状腺功能亢进。

15. 压疮分哪几期，各期的临床表现是什么？应该如何护理？

（1）Ⅰ期：瘀血红润期，局部皮肤受压或潮湿后，出现红、肿、热、痛或麻木，短时间内不见消退。护理：应加强护理措施，除去致病原因，增加翻身次数，避免摩擦、潮湿和排泄物的刺激，改善局部血液循环，加强营养的摄取以增强机体的抵抗力。

（2）Ⅱ期：炎性浸润期，受压部位呈紫红色，皮下产生硬结，皮肤因水肿而变薄，可出现水疱，此期极易破溃。破溃后可显示潮湿红润的创面。护理：应保护皮肤，避免感染。除继续加强上述措施外，有水疱时，未破坏的小水疱要减少摩擦，防止破裂感染，使其自行吸收。大水疱可在无菌操作下用注射器抽出疱内液体，不必剪去表皮，然后涂消毒液，用无菌敷料包扎。

（3）Ⅲ期：浅度溃疡期，表皮水疱逐渐扩大，破溃，真皮层创面可有黄色渗出液，感染后表面有脓液覆盖，致使浅层组织坏死，形成溃疡，患者感觉疼痛加重。护理：尽量保持局部清洁、干燥，可采用鸡蛋内膜、纤维蛋白膜、骨胶原膜等贴于创面治疗。如内膜下有气泡，应以无菌棉球轻轻挤压使之排除，再以无菌敷料覆盖其上，1～2天更换一次，直到创面愈合为止。

（4）Ⅳ期：坏死溃疡期，坏死组织侵入真皮下层和肌肉层，感染可向周边及深部扩展，可深达骨面。脓液较多，坏死组织发黑，脓性分泌物增多，有臭味，严重者细菌入血引起败血症，造成全身感染。护理：应清洁创面，去除坏死组织，保持引流通畅，促进愈合。采用清热解毒、活血化瘀、去腐生肌收敛的中草药治疗。

16．简述压疮发生的原因有哪些？

（1）压力因素：垂直压力、摩擦力、剪切力。

（2）皮肤受潮湿或排泄物的刺激。

（3）营养状况。

（4）年龄。

（5）体温升高。

（6）矫形器械使用不当。

17．发生急性肺水肿应立即采取哪些紧急处理措施？

（1）立即停止输液并迅速通知医生，进行紧急处理。

（2）如病情允许，可协助患者取端坐位，双腿下垂，以减少下肢静脉回流，减轻心脏负担。同时安慰患者以减轻其紧张心理。

（3）给予高流量氧气吸入，一般氧流量为6～8L/min，同时，湿化瓶内加入20%～30%的乙醇溶液，减轻缺氧症状。

（4）遵医嘱给予镇静、平喘、强心、利尿和扩血管药物。

（5）必要时进行四肢轮扎。

（6）静脉放血200～300ml也是一种有效减轻回心血量的最直接方法，但应慎用，贫血者应禁忌采用。

（7）做好心理护理。

18．简述基本饮食主要包括哪几种？

基本饮食包括普通饮食、软质饮食、半流质饮食和流质饮食四种。

19．简述什么是治疗饮食？

在基本饮食的基础上，根据病情的需要，适当调整总热能和某些营养素，以达到治疗或辅助治疗的目的。

20．简述何为医院感染？

医院感染是指住院患者在医院内获得的感染，包括在住院期间发生的感染和在医院内获得而出院后发生的感染；但不包括入院前已开始或入院时已处于潜伏期的感染。医院工作人员在医院内获得的感染属医院感染。

21. 简述冷疗法的禁忌部位有哪些？为什么？

（1）枕后、耳廓、阴囊部位忌冷以防冻伤。

（2）心前区忌冷以防反射性心率减慢、心房及心室纤颤或传导阻滞。

（3）腹部忌冷以防腹泻。

（4）足底忌冷以防反射性末梢血管收缩而影响散热或引起一过性冠状动脉收缩。

22. 简述热疗法的目的有哪些？

（1）促进炎症的局限和消退。

（2）减轻局部组织的出血。

（3）减轻疼痛。

（4）保暖与舒适。

23. 简述紫外线杀菌的机制是什么？

（1）作用于微生物的 DNA 使菌体 DNA 失去转换能力而死亡。

（2）破坏菌体蛋白质中的氨基酸，使菌体蛋白光解变性。

（3）降低菌体内氧化酶的活性。

（4）使空气中的氧电离产生具有极强杀菌作用的臭氧。

24. 简述使用紫外线灯管消毒时的注意事项是什么？

（1）保持灯管清洁：每周 2 次用无水乙醇棉球轻轻擦拭以除去灰尘和污垢。

（2）消毒条件：温度 20 ～ 40℃，湿度 40% ～ 60%。

（3）消毒时间：从灯亮 5 ～ 7 分钟后开始计时。

（4）做好记录。

（5）加强防护：照射时人应离开房间，必要时戴防护镜、穿防护衣。

（6）定期检测灭菌效果，保证灯管照射强度不低于 $70\mu W/cm^2$。

25. 简述青霉素皮肤过敏试验结果的判断方法有哪些？

（1）阴性：①局部皮丘反应：大小无改变，周围无红肿，无红晕；②全身情况：无自觉症状，无不适表现。

（2）阳性：①局部皮丘反应：皮丘隆起增大，出现红晕，直径大于 1cm，或周围出现伪足、有痒感；②全身情况：可有头晕、心慌、恶心等不适，严重者可发生过敏性休克。

26. 当患者出现青霉素过敏性休克时应立即采取哪些抢救措施？

（1）立即停药，协助患者平卧，报告医生，就地抢救。

（2）立即皮下注射 0.1% 盐酸肾上腺素 0.5 ～ 1ml，小儿剂量酌减。症状如不缓解，可每隔半小时皮下注射或静脉注射该药 0.5ml，直至脱离危险期。

（3）给予氧气吸入，改善缺氧状况。呼吸受抑制时，应立即进行口对口人工呼吸，并肌内注射尼可刹米、洛贝林等呼吸兴奋药。有条件者可插入气管导管，协助人工呼吸机辅助或控制呼吸。喉头水肿导致窒息时，应尽快实行气管切开。

（4）根据医嘱给予抗过敏、改善微循环、纠正酸中毒等药物。静脉滴注 10% 葡萄糖溶液或平衡溶液扩充血容量。

（5）若发生呼吸心跳骤停，立即进行心肺复苏抢救。

（6）加强病情观察和基础护理。

27．简述便秘的定义是什么？

便秘指正常的排便形态改变，排便次数减少，排出过干过硬的粪便，且排便不畅，困难。

28．粪便标本采集的注意事项是什么？

（1）采集培养标本，如患者无便意，用长无菌棉签蘸 0.9% 氯化钠溶液，由肛门插入 6 ～ 7cm，顺一个方向轻轻旋转后退出，将棉签置于培养瓶内，塞紧瓶塞。

（2）采集隐血标本时，嘱患者检查前 3 天禁食肉类、动物肝、血和含铁丰富的药物、食物、绿叶蔬菜，3 天后收集标本，以免造成假阴性。

（3）采集寄生虫标本时，如患者服用过驱虫药或做血吸虫孵化检查，应该留取全部粪便。

（4）检查阿米巴原虫，在采集标本前几天，不应给患者服用钡剂、油质或含金属的泻剂，以免金属制剂影响阿米巴虫卵或胞囊的显露。

（5）患者腹泻时的水样便应盛于容器中送检。

29．试述大量不保留灌肠的注意事项有哪些？

（1）妊娠、急腹症、严重心血管疾病等患者禁忌灌肠。

（2）伤寒患者灌肠时溶液不得超过 500ml，压力要低（液面不得超过 30cm）。

（3）为肝昏迷患者灌肠时，禁用肥皂水，以减少氨的产生和吸收；充血性心力衰竭和水钠潴留患者禁用 0.9% 氯化钠溶液灌肠。

（4）准确掌握灌肠溶液的温度、浓度、流速、压力和溶液的量。

（5）灌肠时患者如有腹胀或便意时，应嘱患者做深呼吸，以减轻不适。

（6）灌肠过程中应随时注意观察患者的病情变化，如发现脉速、面色苍白、出冷汗、剧烈腹痛、心慌气急时，应立即停止灌肠并及时与医生联系，采取急救措施。

30．穿脱隔离衣的注意事项有哪些？

（1）穿隔离衣前应准备好操作中所需的物品。

（2）隔离衣长短合适，需完全遮盖内面工作服，并完好无损。

（3）穿隔离衣后，只限在规定区域内活动，不得进入清洁区。

（4）系领口时，勿使衣袖触及面部、衣领及工作帽。

（5）洗手时，隔离衣不得污染洗手设备。

（6）隔离衣应每天更换，如有潮湿或被污染，应立即更换。

（7）挂隔离衣时，若在半污染区，不得露出污染面；若在污染区，不得露出清洁面。

31．简述常见的热型有哪些？

稽留热、弛张热、间歇热、回归热、波状热、不规则热。

32．简述发热患者的护理措施有哪些？

（1）降低体温，包括物理降温和药物降温。

（2）加强病情观察：包括生命体征、伴随症状、原因及诱因、治疗效果、尿量及体重变化。

（3）补充营养和水分：补充蛋白质、高热量、高维生素、易消化的流质或半流质饮食；多喝水，每天补充液量3000ml。

（4）促进患者舒适：卧床休息，口腔护理，皮肤护理。

（5）心理护理：注意患者的心理状态，对体温的变化给予合理的解释，以缓解患者紧张和焦虑的情绪。

33．什么叫脉搏短绌？

脉搏短绌是指在单位时间内脉率少于心率。

34．疼痛患者应该如何护理？

（1）首先应减少或消除引起疼痛的原因，解除疼痛的刺激源。

（2）正确使用止痛药物及配合其他护理措施如物理止痛、针灸止痛等，以减轻疼痛。

（3）做好心理护理，通过了解患者的心理，教导有关疼痛的知识，减轻心理压力，分散注意力等。

（4）帮助患者取用正确的姿势、舒适整洁的病床单位、良好的采光和通风设备、适宜的室内温度等都是促进舒适的必要条件。

35．简述臀大肌注射的定位法？

（1）十字定位法：从臀裂顶点向左或向右划一水平线，然后从髂嵴最高点上作一垂线，将一侧臀部分为四个象限，其外上象限（避开内角）为注射区。

（2）连线定位法：从髂前上棘至尾骨做一连线，其外上1/3处为注射部位。

36．简述常见的输液反应有哪些？

（1）发热反应。

（2）急性肺水肿。

（3）静脉炎。

（4）空气栓塞。

37．输液过程中出现发热反应时应如何处理？

（1）反应轻者可减慢滴速或停止输液；重者应立即停止输液，及时通知医生，同时注意观察体温变化。

（2）对症处理：寒战者给予保暖，高热者给予物理降温。

（3）遵医嘱给予抗过敏药物或激素治疗。

（4）做好记录保留剩余溶液和输液器进行检测，查找引起发热反应的原因。

38．输液微粒的定义是什么？

输液微粒指输入液体中的非代谢性颗粒杂质，其直径一般为 1 ～ 15μm，大的可达 50 ～ 300μm，50μm 以上的微粒肉眼可见。这些颗粒在溶液中存在的多少决定着液体的透明度，可判断液体的质量。

39．简述静脉输血时"三查八对"是指哪些内容？

（1）三查：血液的有效期、血液的质量以及血液的包装是否完好无损。

（2）八对：姓名、床号、住院号、血袋号、血型、交叉配血相容实验的结果、血液的种类、血量。

40．简述大量输血的定义是什么？

大量输血一般是指在 24 小时内紧急输血量相当于或大于患者总血量。

41．简述被迫卧位的定义是什么？

患者意识清晰，也有变换卧位的能力，因疾病或治疗的原因，被迫采取的卧位。

42．简述半坐卧位的适用范围及目的。

（1）某些面部及颈部手术后的患者，采取半坐卧位可减少局部出血。

（2）心肺疾病引起呼吸困难的患者，采取半坐卧位时，由于重力作用，使膈肌位置下降，胸腔容量扩大，同时腹腔内脏器对心肺的压力也减轻，肺活量增加；另一方面，半坐卧位可使部分血液滞留在下肢和盆腔，回心血量减少，从而减轻肺部瘀血和心脏负担，改善呼吸困难。

（3）胸、腹、盆腔手术后或有炎症的患者，采取半坐卧位，可使腹腔渗出液流入盆腔，促使感染局限。因盆腔腹膜抗感染性较强，而吸收性能较弱，这样可以达到限制炎症扩散和毒素吸收的作用，减轻中毒反应。同时又可防止感染向上蔓延引起膈下脓肿。

（4）腹部手术后患者，采取半坐卧位，可减轻腹部切口缝合处的张力，缓解疼痛，促进舒适，有利于伤口愈合。

（5）疾病恢复期体质虚弱的患者，使其逐渐适应体位改变，有利于向站立过渡。

43．协助患者翻身侧卧的目的是什么？

（1）协助不能起床的患者更换卧位，使患者舒适。

（2）减轻患者局部组织受压，预防压疮的发生。

（3）减少并发症，如坠积性肺炎。

（4）适应治疗护理的需要。

44．协助患者更换卧位的注意事项有哪些？

（1）帮助患者翻身时，不可拖拉，以免擦伤皮肤。应将患者身体稍抬起再行翻身。移动体位后，需用软枕垫好背部及膝下，以维持舒适体位。两人协助翻身时，注意动作协调轻稳。

（2）根据病情及皮肤受压情况，确定翻身间隔时间。如发现皮肤发红或破损，应及时处理，并增加翻身次数，同时做好交班。

（3）若患者身上置有多种导管，翻身时应先将导管安置妥当，翻身后，检查各导管是否扭曲，注意保持导管通畅。

（4）为手术后患者翻身时，应先检查敷料是否脱落，如分泌物浸湿敷料，应先更换再行翻身。

（5）翻身时应注意节力原则，让患者尽量靠近护士，使重力线通过支持面保持平衡，缩短重力臂，达到省力。

45．简述压疮的预防措施有哪些？

（1）防止局部皮肤长期受压：①鼓励和协助卧床患者经常更换卧位，每2小时翻身1次，必要时30分钟翻身1次；②减轻骨隆突处的压力和支持身体空隙处；③对于使用夹板、石膏、牵引固定的患者，应加强观察局部皮肤的变化。

（2）避免摩擦力和剪切力：①患者平卧时，如需抬高床头，一般不应高于30°。②患者翻身或更换床单时，避免拖、拉、拽、推等动作，以免形成摩擦力而损伤皮肤。③正确使用便盆。

（3）保持局部皮肤的清洁和干燥。

（4）按摩背部及受压局部，促进局部血液循环。

（5）改善全身营养状况，保证充足的营养，给予高热量、高蛋白、高纤维素、易消化的饮食。

46．简述测量血压的注意事项有哪些？

（1）定期检查，校对血压计。

（2）对需要密切检查血压者，应做到四定，即定时间、定部位、定体位、定血压计。

（3）发现血压不清或异常，将水银柱降至"0"点，稍等片刻后重测。必要时，做双侧对照。

（4）注意测压装置、测量者、受检者、测量环境等因素引起血压测量的误差，以保证测量血压的准确性。

（5）一侧肢体有疾病时，应在健侧手臂上测量，若上肢有大面积烧伤、脉管炎、血管畸形者，应测量下肢血压。

47．乙醇擦浴时为什么用冰袋和热水袋？何时取下？

（1）乙醇擦浴时，足底用热水袋是使患者末梢循环良好，感到温暖舒适，同时足底血管扩张减少头部充血；头部置冰袋是防止由于皮肤血管收缩而引起的头部充血。

（2）热水袋在擦浴毕取出，待体温降至39℃以下，应取下头部冰袋。

48．什么叫医源性损伤？

医源性损伤是指由于医务人员言谈及行为的不慎造成患者心理或生理的损害。

49．简述膀胱冲洗的目的有哪些？

（1）对留置导尿管的患者，保持其尿液引流通畅。

（2）清洁膀胱：清除膀胱内血凝块、黏液、细菌等异物、预防感染。

（3）治疗某些膀胱疾病，如膀胱炎、膀胱肿瘤。

50．简述膀胱刺激征的定义是什么？

膀胱刺激征是指由于膀胱颈和膀胱三角区受到炎症或机械刺激使膀胱紧张度增加所致的尿频、尿急、尿痛。

51．导尿术的注意事项有哪些？

（1）在操作过程中注意保护患者，严格执行无菌技术原则。

（2）对膀胱高度膨胀且极度虚弱的患者，第一次放尿不得超过1000ml。因为大量放尿可使腹内压急剧下降，血液大量滞留在腹腔内，导致血压下降而虚脱；又因为膀胱内压突然降低，导致膀胱黏膜急剧充血，发生血尿。

（3）老年女性尿道口回缩，插管时应仔细观察、辨认，避免误入阴道。

（4）为女患者插尿管时，如导尿管误入阴道，应另换无菌导尿管重新插管。

（5）为避免损伤和导致泌尿系统的感染，必须掌握男性和女性尿道的解剖特点。男性尿道长18～20cm，有三个狭窄，即尿道内口、膜部和尿道外口；两个弯曲，即耻骨下弯和耻骨前弯。耻骨下弯固定不变，而耻骨前弯则随阴茎位置的不同而变化。女性尿道长4～5cm，尿道外口位于阴蒂下方，与阴道口、肛门相邻，比男性更容易发生尿道的感染。

52．胸外按压术有效指征有哪些？

（1）能扪及大动脉搏动，肱动脉收缩压大于60mmHg以上。

（2）口唇、面色、甲床、皮肤等处颜色由发绀转为红润。

（3）散大的瞳孔缩小，吸气时可听到肺泡呼吸音或有自主呼吸，呼吸功能改善。

（4）意识逐渐恢复，昏迷变浅，可出现反射或挣扎。

（5）有小便出现。

（6）心电图检查有波形改变。

53．简述肌张力划分层次有哪些？

（1）0级：完全瘫痪，肌肉无收缩。

（2）1级：肌肉可收缩，但不能产生运动。

（3）2级：肢体能在床上移动，但不能抬起

（4）3级：肢体能抗地心引力而抬离床面，但不能抗阻力。

（5）4级：能做抗阻力的运动，但未达正常。

（6）5级：正常肌力。

54．我国脑死亡的标准有哪些？

（1）自主呼吸停止，需要不停地进行人工呼吸。

（2）不可逆性深昏迷。

（3）脑干神经反射消失。

（4）脑电图呈平直线。

（5）脑血液循环完全停止。

55．简述心肌梗死的定义是什么？

心肌梗死是冠状动脉病变的基础上供应心肌某一片断的冠脉血流急剧减少或中断，而引起相应心肌严重而持久的缺血坏死。

56．简述肝性脑病的定义是什么？

肝性脑病是指由严重肝病引起的、以代谢紊乱为基础的中枢神经系统功能失调的综合征，其主要表现是意识障碍、行为失常和昏迷，过去也称肝昏迷。

57．简述心功能分级有哪些？

目前采用NYHA心功能分级标准将心功能分为四级。

（1）Ⅰ级：患者有心脏病，但体力活动不受限制。一般的体力活动不引起疲劳、心悸、呼吸困难或心绞痛。

（2）Ⅱ级：体力活动稍受限制。休息时无自觉症状，但一般的体力活动会引起疲劳、心悸、呼吸困难或心绞痛，休息后很快缓解。

（3）Ⅲ级：体力活动明显受限。休息时尚无症状，但轻体力活动就会引起疲劳、心悸、呼吸困难或心绞痛，休息较长时间方可缓解。

（4）Ⅳ级：患者有心脏病，体力活动能力完全丧失，休息时仍可存在心力衰竭症状或心绞痛，

进行任何体力活动都会使症状加重。

58．简述洋地黄中毒的临床表现及处理要点有哪些？

（1）临床表现：①胃肠道症状最常见，表现为厌食、恶心、呕吐。②神经精神症状，常见有头痛、疲乏、烦躁、易激动。③视觉异常，常表现为视物模糊、黄视、绿视症。④心脏表现主要有心律失常，常见室性期前收缩呈二联律或三联律、房性期前收缩心动过速、心房颤动、房室传导阻滞。

（2）处理要点：①立即停用洋地黄是治疗洋地黄中毒的首要措施。②可口服或静脉补充氯化钾、门冬氨酸钾镁，停用排钾利尿药。③若有快速性心律失常，可用利多卡因或苯妥英钠。④如发生室颤，则行电除颤。⑤若心动过缓可用阿托品或临时起搏器。

59．简述肝硬化患者的健康教育有哪些？

（1）帮助患者和家属掌握本病有关知识和自我护理方法，分析和消除不利于个人和家庭应对的各种因素，树立治病信心，保持愉快心情。

（2）保持身心两方面的休息，增强活动耐力。

（3）注意保暖和个人卫生，预防感染。

（4）应向患者及家属说明饮食治疗的意义及原则，切实遵循饮食治疗原则和计划。

（5）按医师处方用药，加强药物需征得医师同意，以免服药不当而加重肝脏负担和肝功能损害。

（6）家属应理解和关心患者，给予精神支持和生活照顾。

60．简述呼吸衰竭的定义是什么？

呼吸衰竭是指各种原因引起的肺通气和（或）肺换气功能严重障碍，以致在静息状态下不能维持足够的气体交换，导致低氧血症伴（或不伴）高碳酸血症，进而引起一系列病理生理改变和相应临床表现的综合征。

61．如何判断上消化道出血量？

（1）粪便隐血试验阳性提示每天出血量大于5～10ml。

（2）出现黑粪表示出血量在50～70ml以上。

（3）胃内积血量达250～300ml时，可引起呕血。

（4）出血量超过400～500ml，可出现头晕、心悸、乏力等症状。

（5）出血量超过1000ml，临床即出现急性周围循环衰竭的表现，严重者引起失血性休克。

62．高血压的定义是什么？

高血压指收缩压≥140mmHg和（或）舒张压≥90mmHg。

63．什么是高血压脑病？

发生在重症高血压患者，由于过高的血压突破了脑血流自动调节范围，脑组织血流灌注过多引起脑水肿。表现为弥漫性严重头痛、呕吐、意识障碍、精神错乱，甚至昏迷、抽搐。

64．急性肾小球肾炎的特点是什么？

特点为起病急，患者出现血尿、蛋白尿、水肿和高血压，可伴有一过性氮质血症。

65．肾病综合征的临床表现有哪些？

临床表现有：大量蛋白尿（尿蛋白定量大于 3.5g/d）；低白蛋白血症（血浆白蛋白＜ 30g/L）；水肿；高脂血症。

66．慢性肾衰竭的分期为哪几期？

（1）肾贮备能力下降期。

（2）氮质血症期。

（3）肾衰竭期。

（4）尿毒症期。

67．哪些征象提示颅内出血？

患者突然视物模糊、呼吸急促、喷射性呕吐、颈项强直，甚至昏迷，提示颅内出血。

68．什么是缺铁性贫血？

缺铁性贫血是指体内用来制造血红蛋白的贮存铁缺乏，使血红素合成减少而引发的一种小细胞低色素性贫血。

69．人体铁的主要吸收部位在哪里？

在十二指肠及空肠上段。

70．人体组织缺铁的表现有哪些？

（1）精神系统症状：以头痛为主，少数患者有异食癖；

（2）消化系统症状：口角炎、舌炎，引起缺铁性吞咽困难；

（3）其他症状：皮肤干燥、角化、萎缩、无光泽、毛发干枯易脱落，指（趾）甲扁平、脆薄易裂。

71．口服铁剂时的不良反应与注意事项是什么？

口服铁剂常见的不良反应有：恶心、呕吐、胃部不适和排黑便等胃肠道反应。

（1）为减轻胃肠道反应，应嘱患者饭后或餐中服用，反应过于强烈者应减少剂量或从小剂量开始。

（2）应避免与牛奶、茶、咖啡同时服用，可服用维生素 C、乳酸或稀盐酸等酸性食物或药物。

（3）口服铁剂时需使用吸管，避免染黑牙齿。

（4）服用铁剂期间，粪便会变成黑色，应做好解释，以消除患者顾虑。

（5）强调要按剂量、按疗程服药，定期复查相关实验室检查。

72. 意识障碍按程度表现分为哪几种类型？

嗜睡、昏睡、昏迷，昏迷又可分为浅昏迷、中昏迷、深昏迷。

73. 简述感觉障碍的分类有哪些？

（1）刺激性症状：①感觉过敏；②感觉倒错；③感觉过度感；④感觉异常；⑤疼痛。

（2）抑制性症状：①完全性感觉缺失；②分离性感觉障碍。

74. 内囊典型的三偏体征是什么？

病灶对侧偏瘫、对侧偏身感觉障碍和双眼对侧同向性偏盲。

75. 简述颅内压增高的定义是什么？

颅内压增高是指各种原因使颅内容物体积增加或颅腔容积减少，超过颅腔内代偿的容量，导致颅内压持续高于 $200mmH_2O$，并出现头痛、呕吐和视神经盘水肿三大病征。

76. 颅内压增高三主征是指什么？

头痛、喷射性呕吐、视乳头水肿三项合称为颅内压增高三主征。

77. 简述蛛网膜下腔出血的治疗原则是什么？

治疗原则是防治继发性脑血管痉挛，制止继续出血和预防复发。

78. 简述肺炎的解剖分类有哪些？

大叶性（肺泡性）肺炎、小叶性（支气管）肺炎、间质性肺炎。

79. 简述支气管哮喘的诱因有哪些？

（1）吸入物：如吸烟、尘螨、花粉、真菌、动物毛屑、二氧化硫、氨气等。

（2）感染：如细菌、病毒、原虫、寄生虫等。

（3）食物：如鱼、虾、蟹、蛋类、牛奶、面粉等。

（4）药物：如普萘洛尔（心得安）、阿司匹林等。

80. 简述慢性支气管炎的定义是什么？

慢性支气管炎是指气管、支气管黏膜及其周围组织的慢性、非特异性炎症，患者每年咳嗽、咳痰达 3 个月以上，连续两年或以上，并排除其他已知原因的慢性咳嗽，即可诊断为慢性支气管炎。

81. 简述呼吸困难的定义是什么？

呼吸困难是指患者主观感觉空气不足、呼吸费力，客观上出现呼吸频率、节律和幅度异常，严重者出现口唇发干、鼻翼扇动、端坐呼吸，辅助呼吸肌参与呼吸运动。

82. 简述促进有效咳嗽的方法有哪些？

（1）患者取坐位或立位，上身可略前倾。

（2）缓慢深吸气，屏气几秒钟，继而咳嗽2～3次，咳嗽时收缩腹肌，腹壁回缩，或用自己的手按压上腹部，帮助咳嗽。

（3）停止咳嗽，缩唇将余气尽量呼出。

（4）再缓慢深吸气，重复以上动作。连做2～3次，休息几分钟后可再重新开始。

（5）如深吸气诱发咳嗽，可试断续分次吸气，使肺泡充分充气，增加咳嗽效率。

83. 简述支气管哮喘的定义是什么？

支气管哮喘简称哮喘，是由多种细胞如嗜酸性粒细胞、肥大细胞、T淋巴细胞、中性粒细胞、气道上皮细胞等与细胞组分参与的气道慢性炎症性疾病。

84. 急性呼吸窘迫综合征（ARDS）的定义是什么？

ARDS是指心源性以外的各种肺内、外致病因素导致的急性进行性呼吸困难和难治性低氧血症为特征的急性呼吸衰竭。

85. 何为II型呼吸衰竭？其氧疗原则是什么？

（1）II型呼吸衰竭：既有缺O_2，又有CO_2潴留（$PaO_2 < 60mmHg$，$PaCO_2 > 50mmHg$）。

（2）宜持续低流量吸氧。

86. 简述肺性脑病的定义是什么？

由缺氧和CO_2潴留导致的神经精神系统障碍症候群称为肺性脑病。

87. 心力衰竭的定义是什么？

心力衰竭是指由于心脏收缩障碍和（或）心脏血液充盈障碍使心脏不能泵出足够的血液以满足组织代谢需要。

88. 冠心病的定义是什么？

冠心病是冠状动脉粥样硬化性心脏病，指冠状动脉粥样硬化使血管腔狭窄或阻塞，和（或）因冠状动脉功能性改变（痉挛）导致心肌缺血缺氧或坏死而引起的心脏病，亦称缺血性心脏病。

89. 冠心病的分型有哪些？

（1）无症状性心肌缺血。

（2）心绞痛。

（3）心肌梗死。

（4）缺血性心肌病。

（5）猝死。

90．稳定型心绞痛的定义及典型特点是什么？

（1）稳定型心绞痛是在冠状动脉狭窄的基础上，由于心肌负荷的增加而引起心肌急剧的、暂时的缺血与缺氧的临床综合征。

（2）其典型特点为：阵发性的前胸压榨性疼痛，主要位于胸骨后部，可放射至心前区和左上肢尺侧，常发生于劳力负荷增加时，持续数分钟，休息或口服硝酸甘油后消失。

91．简述系统性红斑狼疮患者的护理有哪些？

（1）挂厚窗帘以免阳光直射，病室做紫外线消毒时安排患者回避。

（2）患者应避免在烈日下活动，必要时穿长袖衣裤，戴遮阳帽、打伞，禁忌日光浴。

（3）保持皮肤的清洁卫生，可用清水冲洗皮损处，每天 3 次使用 30℃左右的温水湿敷红斑处，每次 30 分钟。

（4）忌用碱性肥皂，避免化妆品及化学药品，防止刺激皮肤。

（5）保持口腔清洁及黏膜完整，坚持晨起、睡前、餐后用消毒液漱口，防止感染。

（6）忌染发、烫发、卷发。鼓励患者采用适当方法遮盖脱发，可戴帽子、假发等。

92．抗肿瘤化学治疗的原则是什么？

按照早期、适量、联合、规律、全程的原则进行。

93．肝硬化腹水形成的因素有哪些？

（1）门静脉压增高。

（2）低白蛋白血症。

（3）淋巴液生成过多。

（4）抗利尿激素和继发性醛固酮增多。

（5）有效循环血容量不足。

（6）红细胞计数、血细胞比容、血红蛋白测定不断下降，网织红细胞计数持续增高。

（7）在补液足够、尿量正常的情况下，血尿素氮持续或再次增高。

（8）门静脉高压的患者原有脾大，在出血后常暂时缩小，如不见脾恢复肿大亦提示出血位置。

94．什么是贫血？

贫血是指外周围血液中单位容积内血红蛋白浓度、红细胞计数和血细胞比容低于同年龄、同性别、同地区的正常底线的一种常见的临床症状。其中以血红蛋白浓度降低最为重要。

95. 哪些征象提示上消化道出血患者有继续出血或再出血？

（1）反复呕血甚至呕吐物由咖啡色转为鲜红色。

（2）黑便次数增多且粪质稀薄，色泽转为暗红色，伴肠鸣音亢进。

（3）周围循环衰竭的表现经补液、输血而未改善，或转好后又恶化，血压波动，中心静脉压不稳定。

96. 简述胃溃疡（GU）与十二指肠溃疡（DU）的区别。

（1）疼痛性质不同：GU 表现为钝痛、灼痛、胀痛；DU 为剧痛或饥饿样不适感。

（2）疼痛部位不同：GU 多位于上腹部中部或偏左；DU 多位于胸骨正中或偏右。

（3）疼痛时间不同：GU 多出现于进餐后 0.5 ～ 1 小时；DU 多出现于餐后 3 ～ 4 小时，多数患者于午夜出现疼痛。

（4）疼痛规律：GU 为进餐—疼痛—缓解；DU 为疼痛—进餐—缓解。

97. 简述慢性胃炎患者饮食护理要点有哪些？

（1）饮食治疗的护理原则：鼓励患者养成良好的饮食习惯，应少量多餐，摄入高热量、高蛋白、高维生素、易消化的饮食，避免摄入过冷过热、粗糙和辛辣的刺激性食物，养成细嚼慢咽的习惯，戒除烟酒嗜好。

（2）制定饮食计划：向患者说明摄取足够营养的重要性，与患者共同制定饮食计划，指导患者及家属改进烹饪技术，注意食物的色、香、味的搭配，刺激患者食欲。胃酸低者的食物应完全煮熟后食用，以利于消化吸收，并给刺激胃酸分泌的食物，如肉汤、鸡汤等，或酌情食用酸性食物，如山楂、食醋等；高胃酸者应避免进酸性、多脂肪食物。

（3）提供舒适的进食环境：保持环境清洁、空气新鲜、温度适宜，避免环境中的不良刺激，如噪声、不良气味等，有利于患者食欲。

（4）保持口腔清洁：鼓励患者晨起、睡前、进食前后刷牙或漱口，保持口腔清洁舒适，促进食欲。

（5）营养状况评估：观察并记录患者每天进餐次数、量、品种，以了解其摄入营养能否满足机体需要。定期测量体重，检测有关营养指标的变化，如血红蛋白浓度、血清蛋白等，并及时将营养状况的改善转告患者，以增强患者的信心。

98. 如何进行糖尿病患者足部的护理？

（1）足部观察：每天检查双足一次，观察足部颜色、温度改变、感觉变化，注意检查趾甲、趾间、足底部皮肤有无鸡眼、甲沟炎、甲癣、红肿、水疱、溃疡、坏死等，及时发现糖尿病足，做好相应处理。

（2）促进足部循环：①经常按摩足部，按摩方向由足端往上，避免直接按摩静脉曲张处。②每天进行适当活动以促进血液循环，避免同姿势站立过久。坐位时，避免两足交叉。③冬天注意足部保暖，避免长时间暴露于寒冷或潮湿环境，使用热水袋应避免烫伤皮肤而引起感染。④积极戒烟。

（3）避免足部受伤：①患者应选择轻巧柔软、前头宽大的鞋子，袜子以弹性好、透气及散热性好的棉毛质为佳。②指导患者不要赤脚走路，以防刺伤；外出时不可穿拖鞋，以免踢伤。③冬天使用电热毯或烤灯时谨防烫伤。

（4）保持足部清洁：①勤换鞋袜，每天用温水清洁足部，保持趾间清洁、干燥；②趾甲不能过长，修剪趾甲时注意剪平；③局部出现红、肿、热、痛等感染表现时，应立即治疗。

99．简述应用胰岛素常见的不良反应有哪些？

（1）低血糖反应：肌肉颤抖、心悸、出汗、软弱无力，紧张、焦虑、性格改变，严重时发生抽搐、昏迷。

（2）过敏反应：表现为注射部位瘙痒，继而出现荨麻疹样皮疹。

（3）注射部位皮下脂肪萎缩或增生。

100．什么叫癫痫持续状态？

癫痫持续状态是指若癫痫连续发作之间意识尚未完全恢复又频繁再发，或癫痫发作持续30分钟以上不能停止称癫痫持续状态或称癫痫状态。

101．简述隐性感染的定义是什么？

隐性感染又称亚临床感染，指病原体侵入人体后，仅引起机体发生特异性免疫应答，不发生或只发生轻微组织损伤，而临床上无任何症状、体征，只有通过免疫学检查才能发现。

102．什么叫晨僵？

晨僵是指病变的关节在夜间或日间静止不动后出现（至少1小时）的僵硬,如胶黏着样的感觉。

103．简述类风湿关节炎的概念是什么？

类风湿关节炎是对关节功能破坏性最强的疾病之一；是一种主要侵袭关节，以慢性、对称性、周围性多关节炎性病变为主要特征的多系统炎症性的自身免疫性疾病。

104．什么叫高血压危象？

高血压危象是指因紧张、疲劳、寒冷、突然停止降压药物等诱因，小动脉发生强烈痉挛，血压急剧上升，影响重要脏器供血而产生危急症状，出现头痛、烦躁、眩晕、恶心、呕吐、心悸、气急、视物模糊等症状。

105．甲状腺危象的诱因及临床表现有哪些？

（1）主要诱因：①应激状态，如感染、手术、放射性碘治疗等；②严重躯体疾病，如心力衰竭、低血糖症、败血症、脑卒中、急腹症或严重创伤等；③口服过量 TH 制剂；④严重精神创伤；⑤手术过度挤压甲状腺。

（2）临床表现：早期表现为原有的甲状腺症状加重，并出现高热（T＞39℃），心动过速（120～140 次／分），伴有心房颤动或扑动、烦躁不安、大汗淋漓、呼吸急促、畏食、呕吐、腹泻，患者可因大量失水导致虚脱、休克、嗜睡、谵妄或昏迷。

106．简述我国糖尿病诊断的标准有哪些？

（1）糖尿病症状＋任意时间血浆葡萄糖糖水平≥11.1mmol/L。

（2）空腹血浆葡萄糖水平≥7.0mmol/L。

（3）OGTT 中 2 小时血浆葡萄糖≥11.1mmol/L。

以上三条中符合任何一条，且在另一日再测一次证实，诊断即可成立。

107．简述癫痫发作时的护理有哪些？

（1）防止外伤：防止跌倒和外伤，迅速使患者就地躺下，用厚纱布包裹的压舌板或筷子、纱布、手绢等置于上下臼齿间以防咬伤舌头和颊部；癫痫发作时切勿用力按压抽搐的肢体，以免造成骨折及脱臼；抽搐停止前，护理人员应守护在床边观察，并保护患者。

（2）防止窒息：患者应取头低侧卧位，下颌稍向前，解开衣领和腰带，使唾液和呼吸道分泌物由口角流出，防止被吸入肺内，并及时吸出痰液。必要时托起下颌，将舌用舌钳拉出，以防舌后坠引起呼吸道阻塞，不可强行喂食、喂水。

108．高血压患者的合理饮食包括哪些内容？

（1）减轻体重：减少热量摄入，尽量将体重指数控制在 25 以下。

（2）减少钠盐摄入：每天食盐量以不超过 6g 为宜。

（3）补充钙和钾盐：应多食新鲜蔬菜，多饮牛奶可补充钙和钾。

（4）减少脂肪摄入：膳食中脂肪量应控制在总热量的 25% 以下。

（5）限制饮酒：饮酒量每天不可超过相当于 50g 乙醇的量。

109．简述中间清醒期的概念是什么？

中间清醒期是指硬膜外血肿的典型意识改变。原发性脑损伤很轻，最初的昏迷时间很短，而且血肿形成又不是很快，则在最初的昏迷和脑疝昏迷之间有一段意识清楚时间，称为中间清醒期。

110．简述关节脱位的定义是什么？

关节脱位是指构成关节骨的关节面失去正常的对合关系。

111．简述脑疝发生的前驱症状有哪些？

脑疝前驱症状：烦躁不安、频繁呕吐、意识障碍进行性加重、两侧瞳孔大小不等、血压进行性增高、脉搏加快、呼吸不规则等。

112．试述静脉补液的原则有哪些？

先快后慢、先晶后胶、先盐后糖、宁酸勿碱、宁少勿多、见尿补钾、见惊补钙。

113．简述什么是等渗性缺水？

等渗性缺水是指水钠成比例丢失，血清钠和细胞外液的渗透压保持在正常范围，又称急性缺水或混合性缺水。

114．简述高渗性脱水的定义是什么？

高渗性脱水又称原发性脱水，水钠同时丢失，但失水多于失钠，血清钠高于正常范围，细胞外液的渗透压升高。

115．简述补钾的原则。

（1）补钾前应注意肾功能，要求尿量超过 40ml/h 方可补钾。

（2）计量不宜过多，每天补充 3～6g。

（3）浓度不宜过高，每升输液中钾含量不超过 40mmol，即 1000ml 液体中氯化钾不超过 3g。

（4）速度不宜过快，不超过 20～40mmol/h。

（5）尽量口服，不可静脉推注。

116．低钾血症的临床表现有哪些？

（1）肌无力。

（2）消化道功能障碍。

（3）心脏传导异常，传导阻滞和节律异常。

（4）代谢性碱中毒，反常性酸性尿。

117．试述腹外疝的发病原因有哪些？

（1）腹内压增高：如咳嗽、便秘、排尿困难、腹水、婴儿哭闹、妊娠等。

（2）腹壁强度减低：如先天性结构缺陷和发育异常，后天性腹壁肌肉功能丧失或缺损。

118．试述肠梗阻的临床症状有哪些？

（1）腹痛。

（2）恶心、呕吐。

（3）腹胀。

（4）肛门停止排便排气。

119．简述 T 管引流的护理措施有哪些？

（1）妥善固定。

（2）保持有效引流。

（3）观察记录引流液的颜色、性质和量。

（4）严格无菌操作。

（5）拔管指征：术后 10 天左右，试行夹管 1～2 天，患者若无发热、腹痛、黄疸等症状，可经 T 管胆道造影，如造影无异常，在持续开放 T 管 24 小时充分引流造影剂后，再夹管 2～3 天，患者无不适可拔管。

120．脑室引流管护理的注意事项是什么？

（1）应当让患者头枕无菌治疗巾。

（2）搬动患者时应先夹闭引流管，待患者安置稳定后再打开。

（3）帮助患者翻身时，避免引流管牵拉、滑脱、扭曲、受压。

（4）患者出现精神症状、意识障碍时，应适当约束。

121．胸腔闭式引流的注意事项是什么？

（1）术后患者若血压平稳，应取半卧位以利引流。

（2）水封瓶应位于胸部以下，不可倒转，维持引流系统密闭，接头牢固固定。

（3）保持引流管长度适宜，翻身活动时防止受压、打折、扭曲、脱出。

（4）保持引流管通畅，注意观察引流液的量、颜色、性质，并做好记录。如引流量增多，即时通知医生。

（5）更换引流瓶时，应用止血钳夹闭引流管防止空气进入。注意保证引流管与引流瓶连接得紧密牢固，切勿漏气。操作时严格无菌操作。

（6）搬动患者时，应注意保持引流瓶低于胸膜腔。

（7）拔除引流管后，24 小时内要密切观察患者有无胸闷、憋气、呼吸困难、气胸、皮下气肿等。观察局部有无渗血、渗液，如有变化，及时报告医生处理。

122．简述糖尿病现代治疗的五个方面是什么？

（1）健康教育：坚持治疗，会自我注射胰岛素等。

（2）饮食治疗是基础：①按时进食。②控制的关键在于控制总热量。③严格限制各种甜食。④患者进行体育锻炼时不宜空腹，应补充少量食物，防止发生低血糖。⑤每周测量体重一次，衣服重量要相同，且用同一磅秤。

（3）运动疗法：有利于减轻体重，提高胰岛素敏感性。

（4）药物治疗：包括口服药物和胰岛素治疗。

（5）自我检测：监测血、尿糖的变化。

123．急性阑尾炎的临床表现有哪些？

（1）腹痛常始于上腹，逐渐移向脐部数小时后转移并局限于右下腹，大多数人具有这种典型的转移性右下腹痛的特点。

（2）右下腹固定压痛是急性阑尾炎最常见的重要体征，压痛点常位于脐与右髂前上棘连线中外 1/3 交界处，即麦氏（Mcburney）点。

（3）腹膜刺激征，除了压痛，还出现反跳痛、腹肌紧张。

（4）右下腹包块，如体检发现右下腹饱满，扪及一压痛性包块，边界不清，固定，应考虑有阑尾周围囊肿。

124．试述早期下床活动的意义有哪些？

（1）增加肺通气量，有利于肺扩张和分泌物排出，减少肺部并发症。

（2）促进全身血液循环，有利于切口愈合，防止压疮和深静脉血栓形成。

（3）促进肠蠕动，增进食欲，防止腹胀和肠粘连。

（4）有利于膀胱收缩功能的恢复，防止尿潴留。

125．患者约束法的注意事项是什么？

（1）实施约束时，将患者肢体处于功能位，约束带松紧适宜，以能伸进 1～2 指为宜。

（2）密切观察约束部位皮肤情况。

（3）保护性约束属制动措施，使用时间不宜过长，病情稳定或治疗结束后，应及时解除约束。需较长时间约束者，每 2 小时松解约束带 1 次并活动肢体，并协助患者翻身。

（4）准确记录交接班，包括约束的原因、时间，约束带的数目，约束部位，约束部位皮肤情况，解除约束时间等。

126．乳腺癌最常见的临床表现有什么？

（1）乳房肿块，无痛性单发乳房肿块是最常见的症状，小的肿块边界清楚，活动度良好，进一步增大时，表面不光滑，质硬且与周围组织分界不清，活动度差。癌肿增殖速度较快，晚期可破溃呈菜花状。

（2）乳房外形改变，癌肿较大时局部凸起。若癌肿侵及 Cooper 韧带，表面皮肤凹陷，呈"酒窝征"。癌肿表面皮肤因皮内和皮下淋巴管被癌细胞阻塞，皮肤出现"橘皮样"改变。乳头深部癌肿侵及乳管可使乳头内陷。

（3）乳头溢乳，少数患者出现乳头溢乳，液体以血性分泌物多见。

（4）淋巴结肿大，乳腺癌淋巴转移最初多见于同侧腋窝，早期为散在、质硬、无痛、活动的结节，后期相互黏连、融合。

127．简述外科感染的特点是什么？

（1）多为数种细菌引起的混合感染，少数在感染早期为单一的细菌感染，以后逐渐发展为几种细菌的混合感染。

（2）大部分感染的局部症状和体征明显而突出。

（3）感染一般集中在局部，发展后会导致化脓、坏死等，使组织遭到破坏，最终形成瘢痕组织而影响局部功能。

128. 气胸的分类是什么？

根据气胸的性质，分为闭合性气胸、开放性气胸、张力性气胸。

129. 何为反常呼吸运动？

当多根多处肋骨骨折时，由于局部胸壁失去肋骨的支持而变得软化，吸气时软化的胸壁向内凹陷，呼气时软化的胸壁向外突出，这种与正常呼吸运动相反的呼吸运动称为反常呼吸运动。

130. 气胸的处理原则是什么？

（1）闭合性气胸，少量积气的患者，无需特殊处理。大量气胸应行胸膜腔穿刺，抽净气体，或行闭式胸腔引流术。

（2）开放性气胸，急救要点为：立即封闭伤口，将开放式气胸变为闭合式气胸。

（3）张力性气胸，是可迅速致死的危急重症，立即进行胸膜腔排气减压。可用一个或几个粗针头，在伤侧锁骨中线第 2 肋间刺入胸腔。

131. 下肢静脉曲张的病因是什么？

基本病因是静脉壁薄弱、瓣膜功能不良和静脉压力增高。

132. 尿失禁的类型有哪些？

（1）真性尿失禁，又称完全性尿失禁。

（2）假性尿失禁，又称充盈性尿失禁。

（3）压力性尿失禁。

（4）急迫性尿失禁。

133. 简述前列腺增生的临床表现有什么？

（1）尿频是前列腺增生患者最常见的早期症状，夜间较明显。

（2）排尿困难，进行性排尿困难是前列腺增生最重要的症状，病程发展缓慢。

（3）尿潴留，梗阻严重者可发生尿潴留，并可出现充盈性尿失禁。

（4）其他症状，可发生无痛血尿等。

134. 简述骨折的三大特有体征是什么？

（1）畸形。

（2）异常活动。

（3）骨擦音或骨擦感。

135．简述骨折的治疗原则有哪些？

（1）复位。

（2）固定。

（3）功能锻炼。

136．简述什么是骨筋膜室综合征？

骨筋膜室综合征即由骨、骨间膜、肌间隔和深筋膜形成的骨筋膜室内肌和神经因急性缺血而产生的一系列早期综合征，最多见于前臂掌侧和小腿。

137．简述骨肉瘤主要临床表现是什么？

主要症状是进行性加重的疼痛，开始时呈间歇性发作的隐痛，逐渐转为持续性剧痛。患肢关节有不同程度的功能障碍。病变局部肿胀，很快形成肿块，局部皮温增高，静脉怒张。

138．简述骨折患者功能锻炼的方法有哪些？

（1）骨折早期：指伤后 1～2 周，以固定肢体肌肉的主动等长舒缩运动为主，每天数次，每次 5～10 分钟。骨折部位上下关节暂不活动，身体其他部位关节均应锻炼。

（2）骨折中期：指伤后 2 周至 8～10 周，继续患肢肌肉的主动等长舒缩运动，开始骨折部位上、下关节的活动，其强度和范围逐渐缓慢增加。

（3）骨折后期：此期已拆除外固定，功能锻炼的目的是增强肌力，克服肌肉和软组织挛缩，恢复关节活动度。主要是在抗阻力下进行锻炼，如从最简单的上肢提重物、下肢踢沙袋开始，逐渐增加强度，直至划船、蹬车运动。

139．骨折的临床愈合标准有哪些？

（1）局部无压痛和纵向叩击痛。

（2）局部无反常活动。

（3）X 线片显示骨折处有连续骨痂，骨折线模糊。

（4）外固定解除后，如为上肢骨折，应能向前平举 1kg 重物持续达 1 分钟；下肢骨折应能不扶在平地连续步行 3 分钟，不少于 30 步。

（5）连续观察 2 周骨折处不变形。

140．试述骨牵引术后的护理措施有哪些？

（1）心理护理：解释牵引的目的，使患者积极配合治疗。

（2）保持牵引的有效性：①颅骨牵引或下肢牵引，应将床脚抬高，利用体重做反牵引。②颅骨牵引者，应定期拧紧牵引弓的螺母，防止滑脱，始终保持牵引力与躯干在同一轴线上。③牵引锤要悬空，滑轮要灵活，牵引绳中途无阻挡，下肢牵引的足底部及颅骨牵引的头顶部不可抵住床栏杆。④四肢牵引时躯干及骨盆要放直摆正，保持肢体外展位。⑤定期测量患肢长度，并与健侧对比，为加、减牵引锤重量提供依据。

（3）观察肢端血运：包括颜色、温度、感觉、运动、肿胀及肢端动脉搏动等，如有异常及时报告医生。

（4）皮牵引出现皮肤溃疡时，若面积小，可按一般换药法处理；若面积较大，则应停止皮牵引，改为骨牵引。

（5）骨牵引针两端套上胶盖小瓶；针眼处滴70%乙醇，每天2次，并按时换药；牵引针若左右偏移，应报告医生，消毒后调整；发生感染者应充分引流，严重时须拔去钢针，更换牵引装置。

（6）预防压疮、垂足畸形、关节僵硬、坠积性肺炎、泌尿感染等并发症。

141．简述烧伤的分度、区别有哪些？

（1）Ⅰ度烧伤，又称红斑烧伤，仅伤及表皮浅层，表面红斑状，干燥、烧灼感。3～7天脱屑痊愈，短期内有色素沉着。

（2）浅Ⅱ度烧伤，伤及表皮的生发层及真皮的乳头层。局部红肿明显，大小不一的水疱形成，内含淡黄色澄清液体，水疱皮如剥脱，创面红润、潮湿、疼痛剧烈。2周左右愈合，有色素沉着，无瘢痕形成。

（3）深Ⅱ度烧伤，伤及真皮层，可有小水疱，疱壁较厚，基底苍白与潮红相间、湿润，痛觉迟钝，3～4周愈合，常有瘢痕增生。

（4）Ⅲ度烧伤，是全皮烧伤甚至达到皮下、肌肉及骨骼。痛觉消失，创面无水疱，呈蜡白或焦黄色甚至完全炭化成焦痂，痂下水肿并可显树枝状栓塞的血管，必须靠植皮而愈合。只有很局限的小面积Ⅲ度烧伤，有可能靠周围健康皮肤的上皮爬行而收缩愈合。

142．简述烧伤现场救护的原则有哪些？

（1）迅速脱离热原。

（2）抢救生命。

（3）预防休克。

（4）保护创面和保温。

（5）尽快转送。

143．简述痔的定义是什么？

由于各种原因引起的直肠下端黏膜或肛管皮肤下静脉丛淤血、扩张和屈曲形成的静脉团块。

144．试述椎管内麻醉的并发症有哪些？

（1）血压下降、心动过缓。

（2）呼吸抑制。

（3）恶心、呕吐。

（4）局麻药毒性反应。

（5）全脊髓麻醉。

145．简述休克的概念是什么？

休克是机体在多种病因侵袭下引起的以有效循环血量骤减、组织灌注不足、细胞代谢紊乱和功能受损为共同特点的病理生理改变的综合征。

146．休克分哪些种类？

休克分为低血容量性休克、感染性休克、心源性休克、神经性休克、过敏性休克五类。低血容量性休克包括创伤性休克和失血性休克两类。其中低血容量性休克和感染性休克在外科休克中最为常见。

147．简述手术缝线各部位的拆除时间？

（1）一般头、面、颈部手术后 3～5 天拆线。

（2）胸部、上腹部、背部、臀部为 7～9 天拆线。

（3）下腹部、会阴部为 5～7 天拆线。

（4）四肢为 10～12 天拆线（近关节处可适当延长），减张缝线为 14 天，必要时可间隔拆线。

148．简述脑疝的急救与护理有哪些？

（1）快速静脉注射 20% 甘露醇 200～400ml，利用留置导尿管以观察脱水效果。

（2）保持呼吸道通畅并给氧，呼吸功能障碍者，应气管插管行人工辅助呼吸。

（3）密切观察患者呼吸、心跳、意识和瞳孔变化。

（4）做好紧急手术准备。

149．简述肠梗阻的定义是什么？

肠梗阻是指肠内容物不能正常运行，顺利通过肠道。

150．简述绞窄性肠梗阻的特点有哪些？

（1）腹痛发作急骤，呈持续性剧痛，阵发性加剧，肠鸣音可不亢进，呕吐出现早且频繁。

（2）病情发展迅速，休克出现早，抗休克治疗后改善不显著。

（3）明显的腹膜刺激征。

（4）腹胀不对称，腹部有局部隆起或扪及有压痛的肿块。

（5）呕吐物、胃肠减压抽出液、肛门排出物为血性，腹穿可见血性液体。

（6）经积极的非手术治疗效果无明显改善。

（7）X线检查显示孤立、突出胀大的肠袢不随时间改变位置。

151．简述早期倾倒综合征的定义是什么？

早期倾倒综合征是指胃大部切除后常见的并发症，多发于进食后30分钟内，患者出现心悸、心动过速、出汗、无力、面色苍白等表现，伴有恶心、呕吐、腹部绞痛、腹泻等消化道症状。

152．简述甲亢的定义是什么？

甲亢是由于各种原因导致甲状腺素分泌过多而引起的以全身代谢亢进为主要特征的疾病的总称。

153．胸腔闭式引流管的护理措施有哪些？

（1）保持管道密闭。

（2）严格无菌操作，防止逆行感染。

（3）保持引流通畅。

（4）观察和记录。

（5）拔管：置管48～72小时后，引流瓶内无气流逸出，引流液颜色变浅。24小时引流液量少于50ml，脓液少于10ml。胸部X线摄片显示肺膨胀良好无漏气，可考虑拔管。

154．简述外科感染的定义是什么？

外科感染是指需要外科治疗的感染性疾病，包括创伤、手术、烧伤、有创检查、留置导尿管等并发的感染。

155．简述尿路感染的易感因素有哪些？

（1）女性：尿道短而直。

（2）尿流不畅或尿液反流：尿路结石，前列腺增生。

（3）使用尿道插入性器械留置导尿、膀胱镜检查等。

（4）机体抵抗力下降：如糖尿病等。

（5）尿道口周围或盆腔炎症：妇科炎症等。

156．破伤风梭菌感染发病的三个条件是什么？

（1）有开放性伤口。

（2）存在缺氧的环境。

（3）机体抵抗力低下。

157．治疗甲状腺危象的措施有哪些？

（1）口服碘剂。

（2）氢化可的松。

（3）肾上腺素阻滞剂。

（4）镇静药。

（5）降温。

（6）静脉给予大量葡萄糖以补充能量。

（7）吸氧，改善组织缺氧。

（8）心力衰竭者使用洋地黄。

158．腰椎间盘突出症的非手术治疗措施有哪些？

（1）绝对卧床休息。

（2）持续牵引。

（3）硬膜外注射皮质激素。

（4）理疗、推拿和按摩。

159．简述腹外疝患者术后的健康教育有哪些？

（1）患者出院后逐渐增加活动量，3个月内应避免重体力劳动或提举重物等。

（2）减少和消除引起腹外疝复发的因素，并注意避免增加腹内压的动作，如剧烈咳嗽、用力排便等，防止术后复发。

（3）调整饮食习惯，保持排便通畅。

（4）定期随访，若疝复发应及时诊治。

160．简述腹外疝的定义是什么？

腹外疝是由腹腔内的器官或组织连同腹膜壁层经腹膜薄弱点或孔隙，向体表突出形成。

161．简述脑脊液漏患者的护理措施有哪些？

（1）保持外耳道、鼻腔和口腔清洁，每天2～3次清洁、消毒。

（2）抬高头部促进漏口封闭。

（3）严禁从鼻腔吸痰和放置胃管，禁止耳鼻滴药、冲洗、堵塞，严禁腰穿。

（4）避免用力咳嗽、打喷嚏、擤鼻涕及用力排便。

（5）观察和记录脑脊液流出量。

162．何为逆行性遗忘？

脑震荡患者在伤后立即出现短暂的意识障碍，持续数秒或数分钟，一般不超过30分钟。同时可出现皮肤苍白、出汗、血压下降、心动徐缓、呼吸微弱、肌张力减低、各种生理反射迟钝或消失。清醒后大多不能回忆受伤前及当时的情况，称为逆行性遗忘。

163．脑卒中的概念及类型是什么？

各种原因引起的脑血管疾病急性发作，造成脑的供应动脉狭窄或闭塞以及非外伤性的脑实质性出血，并引起相应临床症状及体征，称为脑卒中，包括缺血性脑卒中和出血性脑卒中。根据脑动脉狭窄和闭塞后神经功能障碍的轻重和症状的持续时间，又可将缺血性脑卒中分为短暂性脑缺血发作（TIA）、可逆性缺血性神经功能障碍、完全性脑卒中 3 种。

164．尿路结石形成的原因有哪些？

（1）流行病学因素：包括年龄、性别、职业、饮食成分和结构、水摄入量、气候、代谢和遗传疾病等。

（2）尿液因素：①尿液中形成结石的物质增加；②尿 pH 改变；③尿液浓缩；④抑制晶体形成的物质不足。

（3）泌尿系统局部因素：①尿液积滞；②尿路感染；③尿路异物。

165．什么叫尿三杯试验？

尿三杯试验是以排尿最初 5 ～ 10ml 为第一杯，排尿最后 10ml 为第三杯，中间部分为第二杯。初步判断镜下血尿和脓尿的来源和病变部位。

166．什么叫门静脉高压症？

门静脉高压症是指门静脉血流受阻、血液淤滞造成门静脉系统压力超过 $24cmH_2O$ 时引起的临床综合征。

167．原发性肝癌患者该如何护理？

（1）加强心理支持，减轻悲哀。

（2）减轻或有效缓解疼痛。

（3）改善营养状况：术前采用高蛋白、高热量、高维生素饮食；术后禁食、胃肠减压，待肠蠕动恢复后逐步给予流质、半流质饮食，直至正常饮食。

（4）并发症的预防和护理：①出血：术前改善凝血功能；加强腹部体征的观察，嘱患者勿剧烈咳嗽、用力排便等；术后严密观察病情变化，注意体位与活动，注意引流液的观察。②肝性脑病：术前 3 天肠道准备；术后注意病情观察，吸氧，禁用肥皂水灌肠，口服新霉素或卡那霉素，使用降血氨药物，给予富含支链氨基酸的制剂或溶液。

168．试述胃大部切除术毕 I 式手术后早期并发症有哪些？

（1）吻合口出血。

（2）十二指肠残端破裂。

（3）吻合口梗阻。

（4）输入段肠襻梗阻。

（5）输出段肠襻梗阻。

（6）倾倒综合征。

169．食管癌术后吻合口瘘的原因有哪些？

（1）食管的解剖特点如无浆膜覆盖、肌纤维呈纵形走向，易发生撕裂。

（2）食管血液供应呈节段性，易造成吻合口缺血。

（3）吻合口张力太大。

（4）感染、营养不良、贫血、低蛋白血症等。

170．破伤风感染者发病时的典型症状是什么？

首先在肌紧张性收缩（肌强直，发硬）的基础上，呈阵发性强烈痉挛肌群影响的顺序是咀嚼肌、面部表情肌、颈、背、腹、四肢肌，最后为膈肌，面部呈"苦笑"面容，身体成"角弓反张"或"侧弓反张"。

171．女性内生殖器包括哪几个部分？

女性内生殖器包括：阴道、子宫、输卵管及卵巢，后两者称子宫附件。

172．卵巢的周期性变化主要表现有哪些？

（1）卵泡的发育与成熟。

（2）排卵。

（3）黄体形成。

（4）黄体退化。

173．简述雌激素的主要生理作用是什么？

（1）促进子宫发育，使子宫基层增厚、血运增加。提高子宫平滑肌对催产素的敏感性和收缩力；使子宫内膜增生；使宫颈口松弛，宫颈黏液分泌增多，质变稀薄，易拉成丝，利于精子通过。

（2）促进输卵管发育，加强输卵管节律性收缩振幅。

（3）促进卵泡发育。

（4）促进阴道上皮增生，使上皮细胞内糖原增加，保持阴道呈酸性环境。

（5）使阴唇发育、丰满、色素沉着。

（6）促使乳腺管增生，乳头、乳晕着色，大量雌激素可抑制泌乳。

（7）对下丘脑和垂体具有正、负反馈调节，控制促性腺激素的分泌。

（8）促进水钠潴留。

174．简述胎盘的功能有哪些？

（1）气体交换。

（2）营养物质供应。

（3）排出胎儿的代谢物。

（4）防御功能。

（5）合成功能。

175．简述胎方位的概念是什么？

胎方位是胎儿先露部的指示点与母体骨盆的关系称胎方位。

176．简述影响分娩的因素有哪些？

影响分娩的因素为产力、产道、胎儿及产妇的精神心理状态。

177．简述胎盘剥离征象有哪些？

（1）子宫收缩使子宫体变硬呈半球形，宫底升高达脐上。

（2）少量血液从阴道流出。

（3）露于阴道外的脐带自行延长。

（4）用手掌尺侧在产妇耻骨联合上方按压子宫下段时，宫体上升而外露脐带不再回缩。

178．简述小儿生长发育的规律是什么？

（1）生长发育的连续性和阶段性。

（2）各器官、系统发育的不平衡性。

（3）生长发育的顺序：由上到下、由近到远、由粗到细、由低级到高级、由简单到复杂。

（4）生长发育的个体差异。

179．简述母乳喂养的优点有哪些？

（1）各种营养成分比例适宜，易于消化吸收：母乳中蛋白质、脂肪、糖类的比例为 1 ∶ 3 ∶ 6，符合小儿的消化能力和生长发育的需要。

（2）增进婴儿免疫力：母乳中所含 SIgA 可结合肠道内细菌、病毒等病原体和过敏原，固有抗感染和抗过敏的作用。

（3）有利于增进母婴感情，有利于婴儿心理和智能发育，同时便于密切观察婴儿的变化，及时发现某些疾病征象。

（4）母乳温度适宜，既经济、方便，又省时、省力。

（5）产后哺乳可刺激子宫收缩促使母亲早日恢复：哺乳尚可减少母亲乳腺癌和卵巢癌的发生。

180．简述婴儿添加辅食的顺序是什么？

（1）由少到多。

（2）由稀到稠。

（3）由细到粗。

（4）由一种到多种。

（5）应在婴儿健康、消化功能正常时添加。

181．简述正常足月儿的概念是什么？

正常足月儿是指胎龄满 37 周不满 42 周出生，体重在 2500 ～ 4000g，无任何畸形和疾病的活产婴儿。

182．新生儿常见的特殊生理状态有哪几种？

（1）生理性黄疸。

（2）生理性体重下降。

（3）乳腺肿大。

（4）假月经。

（5）"马牙"和"螳螂嘴"。

（6）新生儿红斑及粟粒疹。

183．简述新生儿病理性黄疸的特点有哪些？

（1）黄疸出现过早（生后 24 小时内）。

（2）程度重，血清胆红素浓度足月儿＞ 12.9mg/dl，早产儿超过 15mg/dl。

（3）进展快，每天上升超过 5mg/dl。

（4）黄疸持续时间长，足月儿超过 2 周，早产儿超过 4 周。

（5）黄疸退而复现。

（6）血清结合胆红素超过 2mg/dl。

184．光照疗法的注意事项有哪些？

（1）患儿光疗时，应随时观察患儿眼罩、会阴遮盖物有无脱落，注意皮肤有无破损。

（2）注意患儿洗浴后不要擦爽身粉，防止降低光疗效果。

（3）患儿光疗时，如体温高于 37.8℃或低于 35℃，应暂时停止光疗。

（4）光疗不良反应有发热、腹泻、皮疹、维生素 B_2 缺乏、低血钙、贫血、青铜症等，注意监护患儿在光疗中的不良反应。

（5）灯管使用 300 小时后光能量输出减弱 20%，900 小时后减弱 35%，因此灯管使用 1000 小时后必须更换。

（6）保持灯管及反射板的清洁，每天擦拭，防止灰尘影响光照强度。夏季为避免箱温过高，光疗箱最好放于空调病室内。

185．简述新生儿寒冷损伤综合征的概念是什么？

新生儿寒冷损伤综合征是由多种原因引起的低体温、皮下和皮下脂肪变硬及水肿为临床特征的一组综合征，严重者可发生多器官功能的损伤。

186、简述小儿腹泻的概念是什么？

小儿腹泻是一组由多种病原、多种因素引起的，以大便次数增多和大便性状改变为特点的临床综合征。

187．简述骨髓外造血的概念是什么？

当发生感染或溶血性贫血等需要增加造血时，肝、脾、淋巴结恢复到胎儿时期的造血状态，出现肝、脾、淋巴结肿大，外周血中可见有核红细胞或幼稚中性粒细胞。这是小儿造血器官的一种特殊反应，称为骨髓外造血。

188．简述食物的特殊动力作用是什么？

食物在胃肠道消化吸收及代谢过程中均能产热，人体进食后，产热比进食前有所增加，食物这种刺激能量代谢的作用称为食物的特殊动力作用。

189．法洛四联征四种病理变化分别是什么？

肺动脉狭窄、室间隔缺损、主动脉骑跨、右心室肥厚。

190．听诊胎心音的注意事项有哪些？

（1）保持环境安静。

（2）听胎心音时，需与子宫杂音、腹主动脉音、胎动音及脐带杂音相鉴别。

（3）若孕妇的胎心音少于 120 次 / 分或大于 160 次 / 分，应立即触诊孕妇脉搏作对比鉴别，必要时吸氧，改变孕妇体位，进行胎心监护，通知医师。

191．简述胎儿血液循环的特点。

（1）胎儿的营养、气体交换是通过脐血管、胎盘进行的。

（2）胎儿时期左右心脏同时向全身供血。

（3）静脉导管、动脉导管、卵圆孔是胎儿血液循环的特殊通道。

（4）胎儿体内大多为混合血，肝脏含血氧最丰富，心、脑、上半身次之，下半身含氧量最低。

192．小儿早期观察铁剂治疗疗效的可靠指标有哪些？

服用铁剂后 12 ～ 24 小时临床症状好转，烦躁减轻，食欲增加，36 ～ 48 小时开始出现红系增生现象，2 ～ 3 天后降至正常，1 ～ 2 周后血红蛋白开始上升，3 ～ 4 周后达到正常。

193．小儿疫苗接种有哪些注意事项？

（1）免疫缺陷病患者、自身免疫性疾病患者、接受免疫治疗者禁止接种。

（2）有明确的过敏史者禁白喉类毒素、破伤风类毒素。鸡蛋过敏者禁麻风疫苗，牛奶过敏者禁脊髓灰质炎疫苗。

（3）结核患者、急性传染病、肾炎、心脏病、湿疹及皮肤病患者禁卡介苗。

（4）肝炎、急性传染病、有其他严重疾病者不宜免疫接种。

194．维生素 D 缺乏性佝偻病的骨骼畸形有哪些？

方颅、佝偻病串珠、郝氏沟、漏斗胸、鸡胸、手足镯、X 型腿、O 型腿、脊柱侧突或侧弯。

195．麻疹患儿发热时应注意什么？

监测体温、观察热型，高热时可给予物理降温，如减少盖被、温水擦浴等。慎用退热剂，忌用乙醇擦浴、冷敷，以免影响透疹，导致并发症。

196．临产的标准是什么？

有规律且逐渐增强的子宫收缩，持续 30 秒或以上，间歇 5 ～ 6 分钟，同时伴有进行性子宫颈管消失、宫颈口扩张、胎先露下降。

197．何时做好接产准备？

初产妇宫颈口开全、经产妇宫颈口扩张 4cm 且规律宫缩有力时，应做好接产准备工作。

198．妊娠期高血压的处理原则是什么？

解痉、降压、镇静、合理扩容、适时终止妊娠。

199．产后出血的原因有哪些？

（1）子宫收缩乏力：是产后出血的常见原因。

（2）胎盘因素：胎盘滞留、胎盘粘连或植入、胎盘部分残留。

（3）软产道损伤。

（4）凝血机制障碍。

200．哪些心脏病患者不宜妊娠？

心脏病变严重，心功能Ⅲ～Ⅳ级，既往有心力衰竭史；肺动脉高压者；严重心律失常者；右向左分流型先天性心脏病；围生期心肌病遗留有心脏扩大；并发细菌性心内膜炎；风湿热活动期者。

参考文献

［1］井秀玲，苏茂泉，衣晓娟．医疗卫生系统面试一本通，北京：化学工业出版社，2016.

［2］井秀玲，崔海燕，周洁．护理技术110项考评指导，北京：军医出版社，2015.

［3］张春舫，任景坤．护士岗位技能操作训练50项考评指导．北京：人民军医出版社，2009.

［4］戴青梅，陈丽英，杨莲荣．新编护理技术考评指南．北京：科学技术文献出版社，2006.

［5］赵云冲，王春水（启政公务员录用考试命题研究中心）．国家公务员录用考试专用教材面试．北京：中共党史出版社，2013.

［6］付奎．山东省事业单位公开考试专用教材面试考点·热点·真题·预测一本通．北京：中国铁道出版社，2012.